LINCHUANG CHANGYONG HULI CAOZUO GUICHENG YU PINGJIA JI BINGFAZHENG YUFANG

临床常用护理操作规程与评价及并发症预防

主　审　余昌胤

主　编　黄仕明　江智霞　袁晓丽

副主编　权明桃　廖庆萍　陶　明　何　琼　谭　静

编　者　（以姓氏笔画为序）

王　俊　王安素　王秋梅　付立仙　权明桃　刘　艾　刘　永　刘其兰
江智霞　孙贵红　李　元　李　玉　李　金　李晓娟　杨　娅　吴　琼
何　英　何　琼　宋凌霞　张　婕　张江容　张智群　陈　伟　陈　芳
陈　美　陈开永　邵　星　邹孔敏　罗　茜　周家梅　郑喜兰　赵远莲
钟跃勤　骆书菊　袁晓丽　夏同霞　高绘明　陶　明　黄　议　黄仕明
崔　晔　彭　燕　蒋德玉　廖庆萍　谭　静　谭君梅　缪小菊

中国协和医科大学出版社

北　京

图书在版编目（CIP）数据

临床常用护理操作规程与评价及并发症预防 / 黄仕明，江智霞，袁晓丽主编．—北京：中国协和医科大学出版社，2022.5

ISBN 978-7-5679-1972-3

Ⅰ.①临…　Ⅱ.①黄…②江…③袁…　Ⅲ.①护理－技术操作规程②护理－操作－并发症－预防(卫生)－技术操作规程　Ⅳ.①R472-65

中国版本图书馆 CIP 数据核字（2022）第 065181 号

临床常用护理操作规程与评价及并发症预防

主　　编：黄仕明　江智霞　袁晓丽
策　　划：朱志祥
责任编辑：田　奇
封面设计：蔡丽丽
责任校对：张　麓
责任印制：张　岱

出版发行：**中国协和医科大学出版社**
（北京市东城区东单三条 9 号　邮编 100730　电话 010－65260431）
网　　址：www.pumcp.com
经　　销：新华书店总店北京发行所
印　　刷：廊坊市祥丰印刷有限公司

开　　本：710mm × 1000mm　1/16
印　　张：26.75
字　　数：583 千字
版　　次：2022 年 5 月第 1 版
印　　次：2022 年 5 月第 1 次印刷
定　　价：118.00 元

ISBN 978-7-5679-1972-3

前言

为深入推进优质护理服务工作，进一步指导护理实践，规范护理行为，提高临床护理质量和技术水平，保障患者安全，根据国家卫生健康委员会《三级医院评审标准（2020年版）》要求，以《临床护理实践指南（2011年版）》为蓝本，结合医疗、护理工作的发展情况和要求，遵义医科大学附属医院护理部组织临床护理专家编写了《临床常用护理操作规程与评价及并发症预防》，供护理人员参考。

本书共分五章，包括基础护理、内科护理、外科护理、妇产科及儿科护理、急危重症护理等122项操作，立足于当前临床护理最新理念和视角，详细阐述了临床常见护理操作规程与评价标准、并发症的预防处理，不仅为临床一线护士的护理操作训练、考核及临床工作提供指引，还可作为各级医院卫生行政部门护理质量和安全监管的重要参考。

本书在编写过程中得到了遵义医科大学附属医院、贵州护理职业技术学院、遵义医科大学护理学院、遵义医科大学第二附属医院的各级领导、护理专家及医院护士的大力支持和帮助，在此一并致谢！囿于编者经验，本书虽经反复修改审校，仍难免有不足之处，恳请读者批评指正。

黄仕明　江智霞

2021年12月

目录

第 1 章

基础护理

一、卧床患者更换床单法

操作规程

（一）计划与实施

操作前

1. 护士：①仪表规范、态度和蔼可亲；②洗手、戴口罩；③评估患者病情。
2. 物品：①大单、中单、被套、枕套；②床刷及床刷套，需要时备清洁衣裤。
3. 环境：安静、整洁，同病室内无患者进餐或治疗，酌情关闭门窗，调节室内温度，必要时屏风遮挡。
4. 患者：了解目的、方法、注意事项及配合要点，愿意配合。

操作中

1. 携用物至患者床旁，核对患者，告知患者操作目的、方法及配合要点。
2. 放平床头和膝下支架。
3. 移开床旁桌椅：移开床旁桌距床旁 20cm 左右，移开床旁椅，放于床尾处。
4. 移患者至对侧：松开床尾盖被，将患者枕头移向对侧，并协助患者移向对侧，患者侧卧、背向护士。
5. 松近侧污单：从床头至床尾将各层床单从床垫下拉出。
6. 清扫近侧橡胶单和床褥。

(1) 上卷中单至床中线处，塞于患者身下。

(2) 清扫橡胶单，将橡胶单搭于患者身上。

(3) 将大单上卷至中线处，塞于患者身下。

(4) 清扫床褥。

7. 铺近侧清洁大单、近侧橡胶单和清洁中单。

(1) 将大单横、纵中线对齐床面横、纵中线放于床褥上，同时向床头、床尾一次打开。

(2) 将近侧大单向近侧下拉散开，将对侧大单内折后卷至床中线处，塞于患者身下。

(3) 铺近侧床头、床尾大单。

(4) 移至床中间处，两手下拉大单中部边缘，塞于床垫下。
(5) 铺平橡胶单，铺清洁中单于橡胶单上，近侧部分下拉至床缘，对侧部分内折后卷于床中线处，塞于患者身下；将近侧橡胶单和中单边缘塞于床垫下。
8. 移患者至近侧：协助患者平卧，将患者枕头移向近侧，并协助患者移向近侧，患者侧卧，面向护士，躺卧于已铺好床单的一侧。
9. 松对侧污单：护士转至床对侧，从床头至床尾将各层床单从床垫下依次拉出。
10. 清扫对侧橡胶单和床褥。
(1) 上卷中单至中线处，取出污中单，放于护理车污衣袋内。
(2) 清扫橡胶单，将橡胶单搭于患者身上。
(3) 将大单自床头内卷至床尾处，取出污大单，放于护理车污衣袋内。
(4) 清扫床褥。
11. 铺对侧清洁大单、橡胶单和清洁中单。
(1) 铺床头、床尾清洁大单。
(2) 移至床中间处，两手下拉大单中部边缘，塞于床垫下。
(3) 放平橡胶单，铺清洁中单于橡胶单上，将对侧橡胶单和中单边缘塞于床垫下。
12. 摆体位：协助患者平卧，将患者枕头移向床中间。
13. 套被套。
(1) 将被套横、纵中线对齐床面横、纵中线放于患者身上，向床头侧打开被套，使被套上端距床头 15cm，再向床尾侧打开被套，并拉平。
(2) 自污被套内将棉胎取出，装入清洁被套内。
(3) 撤出污被套。
(4) 将棉胎展平，系好被套尾端开口处系带。
(5) 折被筒，床尾余下部分塞于床垫下。
14. 更换枕套。

操作后
1. 床旁桌、椅放回原处。
2. 根据患者病情和天气情况，摇起床头和膝下支架，打开门窗。
3. 正确处理污物。
4. 洗手。

（二）评价

1. 患者感觉舒适。
2. 病室及患者床单位整洁、美观。
3. 护士操作轻柔、熟练、规范、省时、节力。
4. 不影响同病室其他患者。

并发症预防与处理

（一）坠床

1. 预防

(1) 操作前告知患者配合操作要点，切勿无操作人员指令自主移动。
(2) 操作前固定移动床刹车。
(3) 尽量采取双人更换床单。

(4) 护士应熟练掌握移动患者的技术；适当运用床挡、约束带等保护工具。

(5) 对躁动不安、病情不稳定的患者，暂时停止更换床单。

2. 处理

(1) 一旦发生坠床，立即查看受伤情况判断病情，马上通知医生进行处理。

(2) 将患者抬至床上进一步检查，遵医嘱对症处理。

(3) 安抚好患者及家属，严密观察病情变化并做好记录。

(二) 引流管滑脱

1. 预防

(1) 搬动患者及更换床单前对各管道要有详细的评估。

(2) 妥善固定引流管，各管道尽量放到准备翻身的一侧，不可过度牵拉引流管，以免牵拉管道引起滑脱或阻塞。

(3) 更换床单后，检查引流管固定是否妥善、是否通畅，避免引流管折叠、扭曲和滑脱。

2. 处理

(1) 一旦发生引流管脱落立即按住伤口，保持合适体位，马上通知医生进行处理。

(2) 安抚患者及家属，遵医嘱对症处理。

(3) 观察患者生命体征，观察引流液的量、性状、色泽变化并记录。

操作考核评分标准

卧床患者更换床单法操作考核评分标准

项目	总分	评分细则	评分等级				得分及扣分依据
			A	B	C	D	
操作前	15	1. 护士：仪表规范、态度和蔼可亲；洗手、戴口罩，评估患者病情、意识状态、活动能力、配合程度等，告知更换床单的目的、方法、注意事项及配合要点。	5	4	3	2	
		2. 物品：准备齐全。	3	2	1	0	
		3. 环境：符合操作要求。	3	2	1	0	
		4. 患者：了解目的，积极配合。	4	3	2	1	
操作中	60	1. 携用物至患者床旁，核对患者。	4	3	2	1	
		2. 放平床头支架和膝下支架。	4	3	2	1	
		3. 正确移开桌、椅，用物放置合理。	4	3	2	1	
		4. 移患者至对侧方法正确。	5	4	3	2	
		5. 松近侧污单：取各层床单顺序及方法正确。	5	4	3	2	
		6. 清扫近侧橡胶单和床褥方法正确。	4	3	2	1	
		7. 铺近侧清洁大单、近侧橡胶单和清洁中单顺序及方法正确。	5	4	3	2	

续表

项目	总分	评分细则	评分等级				得分及扣分依据
			A	B	C	D	
		8. 移患者至近侧方法正确。	4	3	2	1	
		9. 松对侧污单顺序及方法正确。	4	3	2	1	
		10. 清扫对侧橡胶单和床褥方法正确。	4	3	2	1	
		11. 铺对侧清洁大单、对侧橡胶单和清洁中单顺序及方法正确。	5	4	3	2	
		12. 摆体位：协助患者平卧方法正确，将枕头移向床中间。	4	3	2	1	
		13. 套被套方法正确。	4	3	2	1	
		14. 更换枕套方法正确。	4	3	2	1	
操作后	11	1. 移回床旁桌、椅。	3	2	1	0	
		2. 询问患者舒适情况。	5	4	3	2	
		3. 正确处理污物，洗手。	3	2	1	0	
综合评价	10	1. 操作中运用人体力学原理，省时、节力，防止职业损伤。	4	3	2	1	
		2. 保护患者隐私。	3	2	1	0	
		3. 患者感觉舒适。	3	2	1	0	
提问	4	1. 卧床患者更换床单法的目的是什么？	2	1	0	0	
		2. 卧床患者更换床单法的注意事项有哪些？	2	1	0	0	
总分	100						

1. 卧床患者更换床单法的目的是什么？

（1）保持患者清洁，使患者感觉舒适、安全。

（2）预防压疮等并发症发生。

2. 卧床患者更换床单法的注意事项有哪些？

（1）符合铺床的实用、耐用、舒适、安全的原则。

（2）床单中缝与床中线对齐，四角平整、紧扎。

（3）被头充实，盖被平整、两边内折对称。

（4）枕头平整、充实，开口背门。

（5）注意省时、节力，防止职业损伤。

（6）病室及患者床单位环境整洁、美观。

（7）与患者有效沟通，满足患者身心需要。

二、口腔护理

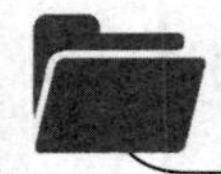

操作规程

（一）计划与实施

操作前

1. 护士：仪表规范、态度和蔼可亲，查对医嘱，洗手、戴口罩，评估患者病情。
2. 物品：治疗车、治疗盘（必要时）、水杯（内有温开水和吸水管1根）、棉签、液体石蜡油、电筒、pH试纸，开口器和舌钳（必要时）、外用药（必要时），无菌口护包（弯盘、治疗碗2个，棉球18个、弯血管钳、镊子、治疗巾、压舌板、纱布），口腔护理溶液或药物根据口腔pH值，遵医嘱选择。
3. 环境：安全、清洁、宽敞、光线充足。
4. 患者：了解目的、方法、注意事项及配合要点，取舒适体位。

操作中

1. 备齐用物放治疗车上，推至患者床旁，核对患者（床号，姓名，腕带），告知患者口腔护理的目的、内容和配合方法。
2. 协助患者取侧卧位或取仰卧位并头偏向一侧，面向护士。
3. 手喷消毒。
4. 打开口护包，取治疗巾垫于患者颌下，置弯盘于患者口角旁清点棉球数。
5. 用湿棉球润口唇。
6. 协助清醒患者用吸水管吸温水漱口，昏迷患者禁止漱口。
7. 取压舌板，用手电筒检查口腔黏膜有无出血、溃疡，如有活动义齿应先取下放入冷水杯中，昏迷患者或牙关紧闭患者用开口器协助张口。
8. 按顺序擦洗，棉球干湿度适宜：①嘱患者咬合上、下齿，用压舌板轻轻撑开左侧颊部，夹棉球纵向擦洗左侧牙齿。按顺序由磨牙擦洗向门齿。同法擦洗右侧。②嘱患者张开上、下齿，擦洗牙齿左上内侧面、咬合面，左下内侧面、咬合面，以弧形擦洗左侧颊部。同法擦洗右侧。③擦洗舌面、舌下及硬腭。
9. 清点棉球数，再次漱口，用纱布擦净口唇及面部。
10. 用手电筒再次观察口腔状况，如有口腔溃疡，遵医嘱用药。
11. 口唇干裂者涂液体石蜡或润唇膏润唇。

操作后

1. 撤去弯盘及治疗巾。
2. 协助患者取舒适体位。
3. 再次核对，整理床单位及用物。
4. 洗手、记录、签字。

（二）评价

1. 告知到位，患者 / 家属知晓相关告知事项。

2. 患者口唇湿润，口腔卫生得到改善，感到清洁、舒适、无异味。

3. 患者出现异常情况时，护士处理及时。

4. 指导患者正确的漱口方法，对化疗、放疗、使用免疫抑制药的患者可以用漱口液清洁口腔，让患者和 / 或家属获得口腔卫生方面的知识及技能。

5. 护士操作轻柔、熟练、规范、节力。

并发症预防与处理

（一）窒息

1. 预防

（1）操作前后清点棉球，用弯血管钳夹紧棉球，每次只用 1 个棉球，防止棉球遗留在口腔内。

（2）棉球湿度适当，以不滴水为标准。

（3）认真评估，检查有无活动义齿或牙齿松动等情况，有活动义齿应先取下。

（4）对于兴奋、躁动的患者尽量在其较安静的情况下进行口腔护理；昏迷、吞咽功能障碍的患者，禁止漱口，棉球不宜过湿。

2. 处理

（1）迅速有效取出异物（用手、血管钳、吸引器等），采用一抠、二转、三压、四吸的方法。“一抠”即用示指、中指从患者口中抠出或用止血钳取出异物；“二转”即将患者倒转 180°，头向下，用手拍击背部，利用重力使异物排出；“三压”即采用海姆立克（Heimlich）手法按压腹部，帮助患者排出异物；“四吸”即利用吸引器负压吸出异物。

（2）一旦异物进入气管内，应先用粗针头在环状软骨下 1 ～ 2cm 处刺入气管，争取建立人工气道的时间，然后在纤维支气管镜下取异物，必要时行气管切开术。

（二）黏膜损伤

1. 预防

（1）为患者进行口腔护理时，动作要轻柔，尤其是放、化疗患者，不要使血管钳或棉签的尖部直接与患者的口腔黏膜接触。

（2）正确使用开口器，应从患者臼齿处放入，并套以橡皮套，牙关紧闭者不可使用暴力使其张口。

（3）选择温度适宜的漱口液，使用过程中，加强对口腔黏膜的观察。

2. 处理

（1）损伤黏膜处出血者立即止血。

（2）保护受损黏膜，如用西瓜霜喷敷。

操作考核评分标准

口腔护理操作考核评分标准

项目	总分	评分细则	评分等级				得分及扣分依据
			A	B	C	D	
操作前	15	1. 护士：仪表规范、态度和蔼可亲；查对医嘱，洗手、戴口罩，评估患者病情，告知患者或家属操作目的、方法及配合要点。	5	4	3	2	
		2. 物品：根据病情需要准备药液，备齐用物，放置合理。	3	2	1	0	
		3. 环境：安全，适合操作。	3	2	1	0	
		4. 患者：了解目的、方法、注意事项，取得配合。	4	3	2	1	
操作中	50	1. 推车至患者床旁，放置合理、安全，核对床号、姓名及腕带。	3	2	1	0	
		2. 协助患者取侧卧位或取仰卧位并头偏向一侧，面向护士。	3	2	1	0	
		3. 手喷消毒。	2	1	0	0	
		4. 打开口护包，颌下铺巾，放置弯盘位置适当；清点棉球数。	3	2	1	0	
		5. 擦口唇、清醒患者温水漱口（昏迷患者禁止漱口）。	3	2	1	0	
		6. 正确使用压舌板、手电筒、开口器等，评估口腔情况。	4	3	2	1	
		7. 义齿处理正确。	2	1	0	0	
		8. 夹取棉球方法正确。	5	4	3	2	
		9. 棉球湿度适宜。	5	3	2	1	
		10. 擦洗顺序、方法正确。	6	4	3	2	
		11. 擦洗过程随时询问患者的感受。	5	3	2	1	
		12. 清点棉球数，再次漱口，用纱布擦净口唇及面部。	3	2	1	0	
		13. 观察口腔状况的方法正确。	2	1	0	0	
		14. 口腔疾患处理正确。	2	1	0	0	
		15. 操作中不污染床单及患者衣服。	2	1	0	0	
操作后	10	1. 撤去弯盘及治疗巾，再次核对，观察、询问患者感受，协助患者取舒适体位。	3	2	1	0	
		2. 整理床单位，用物处理正确，指导患者保持口腔清洁的方法及意义。	4	3	2	1	
		3. 洗手，记录，签字。	3	2	1	0	
综合评价	16	1. 告知有效，患者和 / 或家属知晓相关告知事项。	2	1	0	0	
		2. 患者口唇湿润，口腔卫生得到改善。	3	2	1	0	
		3. 护士及时正确处理异常情况。	3	2	1	0	
		4. 正确指导，患者和 / 或家属获得口腔卫生方面的知识及技能。	2	1	0	0	
		5. 护士仪表规范、语言亲切、态度和蔼。	2	1	0	0	
		6. 护士操作轻柔、熟练、规范、节力。	2	1	0	0	
		7. 严格执行查对制度；区分清洁、干净，无交叉污染。	2	1	0	0	

续表

项目	总分	评分细则	评分等级				得分及扣分依据
			A	B	C	D	
提问	4	1. 口腔护理的目的是什么？ 2. 口腔护理的观察要点有哪些？	2 2	1 1	0 0	0 0	
总分	100						

1. 口腔护理的目的是什么？

（1）保持口腔清洁、湿润，预防口臭，促进食欲，使患者舒适。

（2）预防口腔感染及其他并发症。

（3）观察口腔黏膜和舌苔变化及特殊的口腔气味，提供病情的动态信息。

2. 口腔护理的观察要点有哪些？

（1）观察口唇、口腔黏膜、牙龈、舌苔有无异常。

（2）观察口腔有无异味。

（3）观察牙齿有无松动，有无活动性义齿。

三、床上洗头和床上擦浴

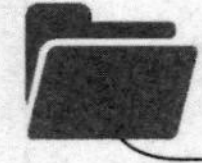

操作规程

（一）计划与实施

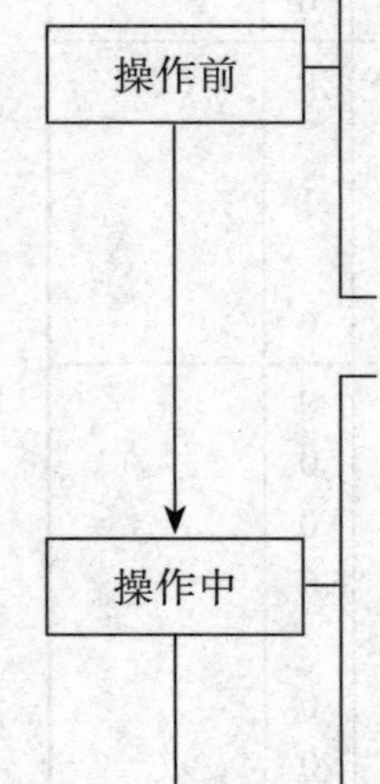

操作前：

1. 护士：仪表规范，态度和蔼可亲，查对医嘱，洗手、戴口罩，评估患者病情、头发和皮肤情况及告知。
2. 物品：洗头车或水壶等、浴巾、毛巾、别针、橡胶单、梳子、棉球、纱布、电吹风、洗发水、橡皮筋（长发）、洗头盆、水桶2个、清洁衣被、爽身粉、剪刀或指甲钳、50%乙醇、弯盘、量水罐、面盆2个、皂液、便盆及盖巾，所有用物放于护理车上。
3. 环境：安全、清洁、宽敞、关好门窗，调节好室温在24±2℃。
4. 患者：理解目的、方法、注意事项及配合要点，愿意配合。

操作中：

床上洗头：

1. 检查洗头车性能，将洗头车（或水壶等）注水加温备用（水温在43～45℃，或符合患者习惯）。
2. 备齐用物放治疗车上，推至患者床旁，核对患者（床号、姓名及腕带）。
3. 患者取仰卧位，枕头移至患者肩下。
4. 将毛巾围于患者颈下，用别针别好。
5. 垫橡胶单及浴巾于头部，然后将洗头盆放于头下。
6. 用棉球塞两耳。

7. 确定合适水温。
8. 洗头，用指腹部揉搓头皮和头发，力量适中，避免抓伤头皮。
9. 用浴巾擦拭头发，并用电吹风吹干头发，梳理，并根据患者习惯束发。

床上擦浴：
1. 备齐用物携到床旁，将用物放于易取、稳妥处；拉上床帘或屏风遮挡患者；核对患者并询问患者有无特殊用物需求，按需给予便器。
2. 将患者身体移近护士，取舒适体位，并保持身体平衡。
3. 将患者面盆放于床边桌上，视病情放平床头及床尾支架，松开盖被移至床尾，适当遮盖患者，保护患者隐私。
4. 调节擦浴水温一般 50℃，以患者耐受性及季节调温。
5. 浴巾铺于擦洗部位下面，将擦洗毛巾折叠成手套形，为患者擦浴，擦浴顺序由上至下，由前至后。
6. 擦洗方法：
(1) 先用擦有肥皂的湿毛巾擦洗。
(2) 清洁湿毛巾擦净肥皂。
(3) 拧干毛巾后再次擦洗。
(4) 大毛巾边按摩，边擦干。
7. 脱穿衣裤方法：先脱近侧，后脱对侧；肢体有疾患时，先脱健肢，后脱患肢；穿衣裤则反之。

操作后
1. 协助患者整理衣裤，取舒适体位。
2. 再次核对，整理床单位。
3. 整理用物，洗手、记录。

（二）评价

1. 告知到位，让患者和 / 或家属知晓相关告知事项。
2. 患者头皮及皮肤卫生清洁。
3. 护理过程中安全，保暖，室温、水温控制好，患者出现异常时护士及时处理。
4. 护士操作轻柔、熟练、规范、节力。

并发症预防与处理

（一）发水流入耳眼部

1. 预防

（1）操作前棉球塞双耳部、纱布盖双眼。

（2）每次冲洗时适当控制水流，避免冲洗时水流过大而流入患者眼部及耳部。

2. 处理

（1）先评估情况做初步判断，需要时通知医生，遵医嘱处理。

（2）若水流入眼睛，则用适量清水冲洗；若水流入耳朵，则将该侧耳廓向下排水或用棉签轻放耳道吸水。

（3）观察病情变化，安抚患者，消除紧张。

（二）发热

1. 预防

（1）严格执行床上洗头和擦浴操作规范，避免受凉。

（2）洗头完毕及时擦去头发上的水分，可使用吹风机烘干。

（3）及时更换在操作过程中浸湿的衣物及床单。

（4）操作时做好保暖，室内温度保持在 24 ～ 26℃，洗头水温维持在 43 ～ 45℃，擦浴水温维持在 49 ～ 50℃，水温要以患者耐受为原则。

2. 处理

（1）监测体温变化，评估病情并通知医生，遵医嘱处理。

（2）观察病情变化，必要时给予物理降温并记录，安抚好患者。

（三）烫伤

1. 预防

（1）严格执行床上洗头和擦浴操作规范。

（2）在操作过程中严格控制水温，中途加水要及时测量水温，水温合适后才能接触患者的头皮及皮肤。

2. 处理

（1）通知医生，遵医嘱局部处理、用药。

（2）安抚好患者及家属。

（3）观察病情变化并记录。

操作考核评分标准

床上洗头和床上擦浴操作考核评分标准

项目	总分	评分细则	评分等级				得分及扣分依据
			A	B	C	D	
操作前	15	1. 护士：仪表规范、态度和蔼可亲；查对医嘱，洗手、戴口罩，评估患者病情及头皮、皮肤卫生情况，告知患者床上洗头和擦浴的目的和配合方法。	5	4	3	2	
		2. 物品；根据病情需要备齐用物，放置合理。	3	2	1	0	
		3. 环境：安全，适合操作。	3	2	1	0	
		4. 患者：了解目的、方法、注意事项，取得配合。	4	3	2	1	
操作中	55	床上洗头：					
		1. 检查洗头车性能，将洗头车（或水壶等）注水加温备用（水温在 43 ～ 45℃）。	6	4	3	2	
		2. 将用物推至患者床旁，放置合理、安全，核对床号、姓名及腕带。	6	4	3	2	
		3. 患者取仰卧位，枕头移至患者肩下。	5	3	2	1	

续表

项目	总分	评分细则	评分等级				得分及扣分依据
			A	B	C	D	
		4. 毛巾围于颈下用别针别好。	5	3	2	1	
		5. 垫橡胶单及浴巾于头部，将洗头盆放于头下。	6	4	3	2	
		6. 棉球塞两耳。	6	4	3	2	
		7. 确定合适水温。	7	5	4	3	
		8. 洗头，用指腹部揉搓头皮和头发，力量适中，避免抓伤头皮。	8	6	4	2	
		9. 用浴巾擦拭头发，并用电吹风吹干头发，梳理并根据患者习惯束发。	6	4	3	2	
		床上擦浴：					
		1. 备齐用物携到床旁，将用物放于易取、稳妥处；拉上床帘或屏风遮挡患者，核对患者并询问患者有无特殊用物需求，按需给予便器。	8	6	4	2	
		2. 将患者身体移近护士，取舒适体位，并保持身体平衡。	8	6	4	2	
		3. 将患者面盆放于床边桌上，视病情放平床头及床尾支架，松床尾盖被，适当遮盖患者，保护患者隐私。	7	5	4	2	
		4. 倒入热水 2/3 满，试温一般 50℃，根据患者耐受性及季节调节温度。	8	6	4	2	
		5. 浴巾铺于擦洗部位下面，将擦洗毛巾折叠成手套形，为患者擦浴，顺序由上至下，由前至后。	8	6	4	2	
		6. 擦洗方法：①先用擦有肥皂的湿毛巾擦洗；②清洁湿毛巾擦净肥皂；③拧干毛巾后再次擦洗；④大毛巾边按摩，边擦干。	8	6	4	2	
		7. 脱穿衣裤方法：先脱近侧，后脱对侧；肢体有疾患时，先脱健肢，后脱患肢；穿衣裤则反之。	8	6	4	2	
操作后	10	1. 协助患者整理衣裤，取舒适体位，观察、询问感受。	3	2	1	0	
		2. 再次核对，整理床单位，用物处理正确。	4	3	2	1	
		3. 洗手，记录。	3	2	1	0	
综合评价	15	1. 告知有效，患者 / 家属知晓相关告知事项。	3	2	1	0	
		2. 患者头皮及皮肤卫生清洁。	3	2	1	0	
		3. 护士及时处理异常情况。	3	2	1	0	
		4. 注意保暖，擦浴时未沾湿被褥。	3	2	1	0	
		5. 护士操作轻柔、熟练、规范、节力。	3	2	1	0	
提问	5	1. 床上洗头的注意事项有哪些？	2	1	0	0	
		2. 床上洗头及擦浴的水温控制范围？	1	0	0	0	
		3. 床上擦浴的注意事项有哪些？	2	2	1	0	
总分	100						

1. 床上洗头的注意事项有哪些?

(1)为患者保暖，观察病情变化，有异常及时处理。

(2)操作中保持患者舒适体位，保护伤口及各种管道，防止水流入耳、眼。

(3)应用洗头车时，按使用说明书或指导手册操作。

(4)操作过程中，用指腹部搓揉头皮及头发，力量适中，避免抓伤头皮。

(5)操作中密切观察患者的病情并与患者沟通，了解患者需求。

2. 床上洗头及擦浴的水温控制范围?

床上洗头水温 43 ～ 45℃，擦浴水温 50℃，要根据患者耐受性及季节调节温度。

3. 床上擦浴的注意事项有哪些?

(1)注意保暖，保护患者隐私。

(2)仔细擦净颈部、耳后、腋窝、腹股沟皮肤皱折处。

(3)擦洗过程中，及时更换热水及清水；随时观察病情变化，如患者出现寒战、面色苍白等病情变化时，立即停止擦洗，及时给予处理。

(4)皮肤有异常应予记录，并与医生联系。

四、协助进食和进水

操作规程

(一)计划与实施

操作前

1. 护士：仪表规范、态度和蔼可亲，核对医嘱，洗手、戴口罩，评估患者的病情、饮食种类、液体出入量、自行进食能力，有无偏瘫、咀嚼吞咽困难、视力减退等；有无餐前、餐中用药。
2. 物品：食物、碗、汤匙、水、水杯、吸管、餐巾或毛巾、纸巾。
3. 环境：安全、清洁、宽敞、室温适宜。
4. 患者：了解目的、方法、注意事项及配合要点，取舒适体位。

操作中

1. 携物品至患者床旁，核对患者床号、姓名及腕带。
2. 告知患者操作目的、方法及配合要点。
3 协助患者漱口，洗手。
4. 如病情允许可协助患者下床进食，不便下床者可安排坐位或半坐位，卧床者可侧卧位或头偏一侧。
5. 食物置于餐桌上并放好餐具，注意食物温度。
6. 将餐巾或毛巾围于患者颌下的胸前，以保护衣服及被服清洁。
7. 不能自行进食者，应耐心喂食，每次以汤匙盛 1/3 满的食物，以便咀嚼和吞咽。喂食的量和速度可按患者病情及要求而定，温度要适宜，固体和液体食物应轮流喂食。
8. 进流质饮食者，可用吸管吸吮。

9. 双目失明或双眼被遮盖的患者，喂食前先告知食物的内容，以增加进食的兴趣，促进消化液的分泌，如患者要求自己进食，可设计时钟平面图安放食物，告知方向、食品名称，利于按顺序摄取。
10. 进餐完毕协助患者洗手、漱口或进行口腔护理。

操作后
1. 协助患者取舒适体位，整理床单位。
2. 再次核对、整理用物。
3. 洗手、记录（记录进食 / 水时间、种类、量等）。

（二）评价

1. 患者出现异常情况时，护士处理及时。
2. 操作轻柔、熟练、规范、节力，患者衣服及被服无污染。
3. 告知到位，语言亲切、态度和蔼，让患者和 / 或家属知晓相关告知事项。
4. 无相关并发症发生。

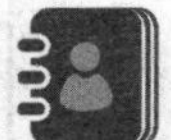

并发症预防与处理

（一）恶心

1. 预防

（1）根据所需的饮食种类对患者进行解释和指导。

（2）饭前 30min 开窗通风，减少不良气味。

2. 处理

暂时停止进食，鼓励患者深呼吸。患者可耐受时少量多次进餐，观察记录。

（二）呕吐

1. 预防

（1）根据患者病情及饮食习惯选择合理的食物，避免不良视觉和气味。

（2）协助患者取舒适的进餐姿势，不便下床者，可安排坐位或半坐位。

2. 处理

（1）停止进食，头偏向一侧，清除呕吐物。

（2）开窗通风，协助漱口或口腔护理。

（3）观察呕吐物的性质、量、颜色和气味，记录。

（三）呛咳

1. 预防

（1）进食过程中细嚼慢咽，宜小口喂食，速度适中，避免边进食边说话。

（2）避免干硬、难咀嚼及刺激性强的食物。

2. 处理

（1）停止进食，协助拍背。

（2）观察咳呛症状并处理。如症状缓解，则调整喂餐速度或限制讲话，观察记录。

操作考核评分标准

协助进食和进水操作考核评分标准

项目	总分	评分细则	评分等级				得分及扣分依据
			A	B	C	D	
操作前	15	1. 护士：仪表规范、态度和蔼可亲，查对医嘱，洗手、戴口罩，评估患者的病情。	4	3	2	1	
		2. 物品：备齐用物，携用物至床旁。	3	2	1	0	
		3. 环境：安静、清洁、舒适、安全，室温适宜，适合进餐。	4	3	2	1	
		4. 患者：了解操作目的、方法、配合要点，协助患者大小便。	4	3	2	1	
操作中	50	1. 推车至患者床旁，放置合理、安全，核对床号，姓名及腕带。	3	2	1	0	
		2. 协助患者取半坐卧位或坐位，卧床者可垫高枕头或头偏一侧。	5	4	3	2	
		3. 食物置于餐桌上并放好餐具。	2	1	0	0	
		4. 餐巾或毛巾围于患者颌下的胸前，以保护衣服及被服清洁。	5	4	3	2	
		5. 不能自行进食者，应耐心喂食，每次以汤匙盛 1/3 满的食物，以便咀嚼和吞咽。喂食的量和速度可按患者病情及要求而定，温度要适宜，固体和液体食物应轮流喂食。	10	8	6	4	
		6. 进流质饮食者，可用吸管吸吮。	5	4	3	2	
		7. 双目失明或双眼被遮盖的患者，喂食前先告知食物的内容，以增加进食的兴趣，促进消化液的分泌，如患者要求自己进食，可设计时钟平面图安放食物，告知方向、食品名称，利于按顺序摄取。	10	8	6	4	
		8. 询问患者进食后反应。	5	4	3	2	
		9. 进食结束协助患者洗手、漱口。	5	4	3	2	
操作后	15	1. 撤去用物，协助患者取舒适体位。	4	3	2	1	
		2. 再次核对，整理床单位。	4	3	2	1	
		3. 告知患者进食后勿剧烈运动。	3	2	1	0	
		4. 整理用物，洗手，记录。	4	3	2	1	
综合评价	16	1. 患者出现异常情况时，护士处理及时。	4	3	2	0	
		2. 操作轻柔、熟练、规范、节力，患者衣服及被服无污染。	4	3	2	0	
		3. 告知到位，语言亲切、态度和蔼，让患者和 / 或家属知晓相关告知事项。	4	3	2	0	
		4. 无相关并发症发生。	4	3	2	1	

续表

项目	总分	评分细则	评分等级				得分及扣分依据
			A	B	C	D	
提问	4	1. 不能自行进食者如何喂食？ 2. 双目失明或双眼被遮盖患者如何喂食？	2 2	1 1	0 0	0 0	
总分	100						

1. 不能自行进食者如何喂食？

根据患者对食物的喜好顺序和习惯喂食，每次以汤匙盛1/3满的食物，以便咀嚼和吞咽。速度要适中，温度要适宜，固态和液态食物应轮流喂食。

2. 双目失明或双眼被遮盖患者如何喂食？

喂食前先告知食物的内容，以增加进食的兴趣，促进消化液的分泌，如患者要求自己进食，可设计时钟平面图安放食物，告知方向、食品名称，利于按顺序摄取（如6点处放饭，3点、9点处放菜，12点处放汤）。

五、鼻 饲

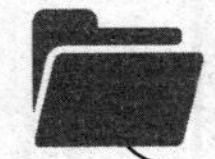

操作规程

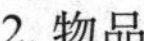

（一）计划与实施

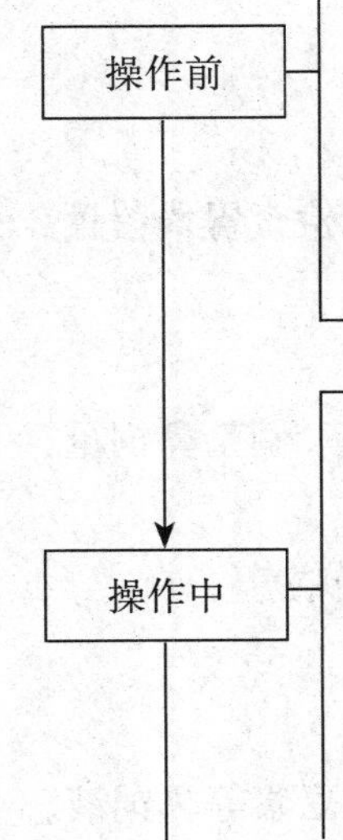

操作前

1. 护士：仪表规范、态度和蔼可亲，核对医嘱，洗手、戴口罩，评估患者，告知患者操作目的、方法及配合要点。
2. 物品
（1）无菌鼻饲包内备治疗碗、镊子、压舌板、纱布、胃管、50ml注射器、治疗巾。
（2）治疗车、治疗盘内备液体石蜡、棉签、胶布、别针、夹子或橡胶圈、手电筒、听诊器、弯盘、鼻饲流食（38～40℃）、温开水适量、水温计、手消毒液按需准备漱口或口腔护理用物及松节油。
3. 环境：整洁、安静、安全。
4. 患者：了解目的、方法、注意事项及配合要点，取舒适体位。

操作中

1. 携用物至床边，核对患者姓名、床号。
2. 协助患者取坐位或右侧卧位，昏迷患者取去枕平卧位，头向后仰。
3. 用手喷液消毒手。
4. 将治疗巾铺在患者颌下，清洁置管侧鼻腔。
5. 检查胃管是否通畅，测量胃管长度并标记。置管长度为患者鼻尖-耳垂-剑突的距离（45～55cm），以患者个体化长度为主；为防止误吸、反流，插管长度可在55cm以上；若需经胃管注入刺激性药物，可将胃管再向深部插入10cm。
6. 将少许液体石蜡倒于纱布上，润滑胃管前端。

7. 左手持纱布托住胃管，右手持镊子夹住胃管前端沿选定侧鼻孔轻轻插入，插入胃管 10 ～ 15cm（咽喉部）时，清醒患者嘱其做吞咽动作；昏迷患者则用左手将患者头托起，使下颌靠近胸骨柄，缓缓插入胃管至预定长度。
8. 插胃管过程中，如有恶心，稍停片刻再插；如盘在口腔内，呛咳、呼吸困难、发绀应立即拔出，休息片刻后重插。
9. 检查胃管在胃内：①能抽出胃液；②置听诊器于患者胃部，经胃管向胃内注入 10ml 空气，听到气过水声；③胃管末端置于水杯中无气泡逸出。
10. 固定胃管于鼻翼及面颊部。
11. 注射器连接胃管，缓慢注入鼻饲液或药物：鼻饲液的量＜ 200ml/ 次，温度 38 ～ 40℃，间隔时间＞ 2h；鼻饲前、后用少量温开水冲洗胃管。
12. 鼻饲完毕将胃管末端反折，用纱布包好，用夹子夹紧或用橡皮筋扎紧，再用别针固定于大单、枕头或患者衣领处。
13. 拔胃管时置弯盘于患者颌下，夹闭胃管末端，取下固定用的胶布，用纱布包裹近鼻孔处的胃管，嘱患者深呼吸，在患者呼气时拔管，至咽喉处快速拔出。

操作后

1. 清洁患者口鼻、面部，擦净胶布痕迹，采取舒适体位。
2. 再次核对，观察，询问患者感受。
3. 整理床单位，清理用物。
4. 洗手、记录。

（二）评价

1. 护士操作轻柔、熟练、规范，正确指导患者配合。

2. 告知到位，语言亲切、态度和蔼，患者和 / 或家属知晓相关告知事项。

3. 患者出现异常情况时，护士处理正确及时。

4. 无相关并发症发生。

并发症预防与处理

（一）胃潴留

1. 预防

（1）每次鼻饲量不超过 200ml，间隔时间不少于 2h。

（2）每次鼻饲后，协助患者取高枕卧位或半坐卧位。

（3）持续鼻饲患者应每隔 4 ～ 8h 检测胃残留量；间歇鼻饲每次喂养前检查胃残留量。

（4）患者病情允许时增加翻身次数，鼓励其多床上或床边活动。

2. 处理

（1）胃残留量＞ 200ml 时，观察有无恶心呕吐、腹胀，肠鸣音是否正常等，调整鼻饲量，选择合适的喂养方法。

（2）胃残留量＞ 200ml 时，可遵医嘱使用促胃肠动力药物或使用空肠喂养。

（二）腹泻

1. 预防

（1）询问饮食史，了解患者饮食过敏情况，胃肠功能差者慎用含牛奶、豆浆等鼻饲液。

(2) 鼻饲营养袋、营养管和营养液容器应每 24 小时更换。

(3) 鼻饲液配置过程中防止污染，当天配置当天使用，并保存于 4℃冰箱内，食物及容器应每天煮沸灭菌后使用。

(4) 控制鼻饲液温度、浓度、容量及注入速度，浓度由低到高，容量由少到多，速度由慢到适宜，直到满足患者的营养需求。

2. 处理

(1) 应减慢鼻饲喂养速度或减少营养液总量，严格执行无菌操作。

(2) 查找腹泻原因、尽早治疗，并加强皮肤护理。

(三) 上消化道出血

1. 预防

(1) 注食前抽吸力量适宜。

(2) 根据患者情况可预防性使用制酸药物，早期肠内营养。

(3) 牢固固定鼻胃管，躁动不安的患者可遵医嘱适当使用镇静药。

2. 处理

(1) 抽出咖啡色胃残留液，疑为消化道出血时，即刻留取标本送检。

(2) 胃活动性出血时，遵医嘱冰盐水注入；凝血酶胃管内注入，每天 3 次；奥美拉唑持续静脉注射。暂停鼻饲，密切观察胃出血情况。

(3) 患者出血停止 48h 后，胃肠功能恢复后可慎重开始鼻饲，宜少量逐渐增加至正常。

(四) 反流、误吸

1. 预防

(1) 评估鼻饲患者误吸的风险，并采取相关措施降低误吸的风险。

(2) 评估患者有无腹胀、反流等误吸危险因素，听诊胃肠蠕动 1 次 /4h。

(3) 对于误吸风险较高的患者，延长鼻胃管插入长度，保证胃管末端达到胃幽门后。

(4) 在病情允许及鼻饲过程中，床头抬高 30° ～ 45°，并在鼻饲后保持 30 ～ 60min。

2. 处理 发生误吸立即停止鼻饲，吸出口鼻反流物，必要时使用纤支镜清除误吸物。

操作考核评分标准

鼻饲操作考核评分标准

项目	总分	评分细则	评分等级				得分及扣分依据
			A	B	C	D	
操作前	10	1. 护士：仪表规范、态度和蔼可亲，核对医嘱，洗手、戴口罩，告知患者操作目的、方法及配合要点。	3	2	1	0	
		2. 物品：备齐用物，放置合理，携用物至床旁。	3	2	1	0	
		3. 环境：安静、清洁、舒适、安全、光线充足。	2	1	0	0	
		4. 患者：了解目的、方法、配合要点，取舒适体位。	2	1	0	0	

续表

项目	总分	评分细则	评分等级				得分及扣分依据
			A	B	C	D	
操作中	60	1. 推车至患者床旁，物品放置合理，核对患者床号、姓名及腕带。	3	2	1	0	
		2. 协助患者取坐位或右侧卧位，昏迷患者取去枕平卧位，头向后仰。	5	4	3	2	
		3. 将治疗巾铺在患者颌下，弯盘置于便于取用处。	2	1	0	0	
		4. 观察鼻腔是否通畅，用棉签清洁通畅侧鼻腔。	3	2	1	0	
		5. 测量胃管长度并标记。	5	4	3	2	
		6. 润滑胃管前端。	2	1	0	0	
		7. 胃管插入至预定长度。	10	8	6	4	
		8. 确认胃管在胃内。	10	8	6	4	
		9. 将胃管用胶布固定在鼻翼及颊部，标识上写明置管日期及长度并粘贴。	4	3	2	1	
		10. 鼻饲液量准确，温度合适。	4	3	2	1	
		11. 鼻饲前抽吸胃液并用适量温开水冲管。	4	3	2	1	
		12. 鼻饲完毕将胃管末端反折，扎紧，再用别针固定于大单、枕头或患者衣领处。	4	3	2	1	
		13. 拔管时嘱患者深呼吸，在患者呼气时正确拔管。	4	3	2	1	
操作后	10	1. 清洁患者口鼻、面部，擦去胶布痕迹，协助患者漱口，采取舒适体位。	3	2	1	0	
		2. 再次核对医嘱，询问患者感受。	2	1	0	0	
		3. 整理床单位，正确处理用物。	3	2	1	0	
		4. 洗手，记录。	2	1	0	0	
综合评价	16	1. 护士操作轻柔、熟练、规范，正确指导患者配合。	4	3	2	1	
		2. 告知到位，语言亲切、态度和蔼，患者和/或家属知晓相关告知事项。	4	3	2	1	
		3. 患者出现异常情况时，护士处理正确及时。	4	3	2	1	
		4. 无相关并发症发生。	4	3	2	1	
提问	4	1. 鼻饲的目的是什么？	2	1	0	0	
		2. 鼻饲的注意事项有哪些？	2	1	0	0	
总分	100						

1. 鼻饲的目的是什么？

对不能自行经口进食的患者以鼻胃管供给食物和药物，以维持患者营养和治疗的需要。

2. 鼻饲的注意事项有哪些？

（1）插管时动作应轻柔。

（2）插入胃管至 10 ～ 15cm（咽喉部）时，清醒患者嘱其做吞咽动作；昏迷患者则用左手将患者头托起，使下颌靠近胸骨柄，以利于插管。

（3）插管过程中患者出现呛咳、呼吸困难、发绀等，表示误入气管，应立即拔出，休息片刻重插。

（4）每次鼻饲前应证实胃管在胃内且通畅，并用少量温水冲管后再进行喂食，鼻饲完毕后再次注入少量温开水。

（5）鼻饲液温度在 38 ～ 40℃，避免过冷或过热。

（6）对长期鼻饲者每天进行 2 次口腔护理，并定期更换胃管。

六、肠内营养支持

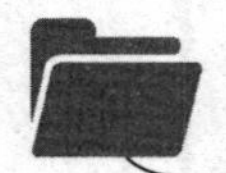

操作规程

（一）计划与实施

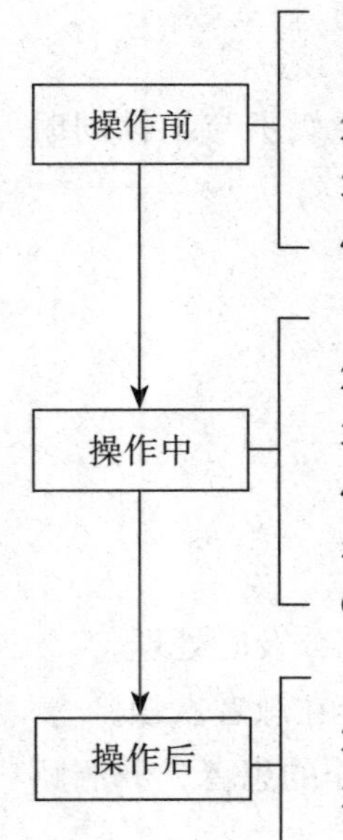

操作前：
1. 护士：仪表规范、态度和蔼，核对医嘱，洗手、戴口罩；评估患者病情、意识、自理能力、营养状况、合作程度，告知患者操作目的、配合及注意事项。
2. 物品：备齐用物，放置合理，准备营养液。
3. 环境：清洁、安静、安全、整齐。
4. 患者：愿意配合，取舒适体位。

操作中：
1. 推车至床旁，再次核对确认患者，检查并确认喂养管在位通畅。
2. 抽吸并估计胃内残留量，用约 30ml 温水冲洗喂养管，如有异常及时报告医师。
3. 管饲药物、流质食物：管饲液的量＜ 200ml/ 次，温度 38 ～ 40℃。
4. 输注速度均匀，询问患者感受。
5. 输注后，用约 30ml 温水冲洗喂养管。
6. 输注完毕，包裹、固定喂养管。

操作后：
1. 整理用物、床单位，洗手、取口罩。
2. 输注后 30min 保持半卧位，避免搬动患者或避免做可能引起误吸的操作。
3. 餐后根据需要做好记录，要求观察并记录输注量以及输注中、输注后的反应，以评价患者的进食是否满足营养需求。

（二）评价

1. 患者营养状态和体重维持情况，营养不良是否得以纠正。
2. 患者情绪、心理状态是否平稳，能否主动配合各项检查、治疗和护理。
3. 患者有无获得预防感染的措施，效果如何。
4. 无相关并发症发生。

并发症预防与处理

（一）吸入性肺炎

1. 预防

（1）每次肠内营养前确认胃管在胃内（判断胃管在胃内有三种方法）。

（2）肠内营养前患者取半卧位，注射器推注时缓慢匀速，控制每次鼻饲量。

（3）监测患者胃内食物残余量，若未消化应延迟鼻饲时间。

（4）每日给予口腔护理 2 次，及时清洁口腔分泌物。

2 处理

（1）发生误吸立即停止肠内营养，患者取右侧卧位，吸出口鼻反流物，必要时使用纤支镜清除误吸物。

（2）肠内营养时半卧位，降低肠内营养速度和每次肠内营养量。

（3）让肠内营养管头部的侧孔完全进入胃内，减少食物返流。

（二）肠内营养管堵塞

1. 预防

（1）肠内营养前应检查肠内营养管是否通畅在位。

（2）制作营养食时要打烂，过稠时加水稀释，药物研成细末，牛奶不与果汁同时服用。

（3）肠内营养前后应用温开水 30ml 冲洗胃管。

2. 处理

（1）肠内营养管堵塞，立即用注射器抽吸，排除堵塞。

（2）重新更换肠内营养管。

（三）肠内营养管脱出

1. 预防

（1）放置肠内营养管后在鼻孔处贴胶布标识放置长度，发现脱出部分及时处理。

（2）鼻翼、面颊两次固定，肠内营养管末端纱布包裹后用别针固定在患者衣领。

（3）嘱患者及照顾者注意肠内营养管勿拔出。对意识不清、不合作的患者，嘱照顾者 24h 陪护，必要时给予患者上肢约束带固定。

2. 处理

（1）肠内营养管脱出后，立即通知医师。

（2）遵医嘱重新置肠内营养管。

（3）置管后加强看护。

操作考核评分标准

肠内营养支持操作考核评分标准

项目	总分	评分细则	评分等级				得分及扣分依据
			A	B	C	D	
操作前	20	1. 护士：仪表规范、态度和蔼，核对医嘱，洗手、戴口罩；评估患者病情、意识、自理能力、营养状况、合作程度，告知患者操作目的、配合及注意事项。	10	9	8	7	
		2. 物品：备齐用物，放置合理，准备营养液。	4	3	2	1	
		3. 环境：清洁、安静、安全、整齐。	2	1	0	0	
		4. 患者：愿意配合，取舒适体位。	4	3	2	1	
操作中	45	1. 推车至患者床旁，物品放置合理，核对患者床号、姓名、腕带。	6	5	4	3	
		2. 检查、确认喂养管在位通畅。	6	5	4	3	
		3. 抽吸并估计胃内残留量。	5	4	3	2	
		4. 用约 30ml 温水冲洗喂养管，如有异常及时报告；	5	4	3	2	
		5. 灌饲药物、流质食物：灌饲液的量＜ 200ml/ 次，温度 38 ～ 40℃。	6	5	4	3	
		6. 输注速度均匀，观察患者有无不适。	6	5	4	3	
		7. 输注后，用约 30ml 温水冲洗喂养管。	5	4	3	2	
		8. 包裹、固定喂养管。	6	5	4	3	
操作后	15	1. 整理用物、床单位。	4	3	2	1	
		2. 根据患者病情取舒适体位，告知患者相关注意事项。	8	7	6	5	
		3. 观察、洗手、记录。	3	2	1	0	
综合评价	16	1. 患者营养状态和体重得到改善。	6	5	4	3	
		2. 保证了热量和营养素的摄入。	5	4	3	2	
		3. 患者获得预防感染的措施。	5	4	3		
提问	4	1. 肠内营养支持液的灌饲量及温度值是多少？	2	1	0	0	
		2. 肠内营养支持的注意事项有哪些？	2	1	0	0	
总分	100						

1. 肠内营养支持液的灌饲量及温度值是多少？

灌饲药物、流质食物：灌饲液的量＜ 200ml/ 次，温度 38 ～ 40℃。

2. 肠内营养支持的注意事项有哪些？

（1）营养液现配现用，粉剂应搅拌均匀，配制后的营养液放置于 4℃以下的冰箱冷藏，24h 内用完。

（2）长期留置鼻胃管或鼻肠管者，每天用油膏涂拭鼻腔黏膜，轻轻转动鼻胃管或鼻肠管，每日进行口腔护理，定期更换喂养管，对胃造口、空肠造口者，保持造口周围皮肤干燥、清洁。

（3）特殊用药前后用约30ml温水冲洗喂养管，药片或药丸经研碎、溶解后注入喂养管。

（4）避免空气入胃，引起胀气。

（5）放置恰当的管路标识。

七、肠外营养支持

操作规程

（一）计划与实施

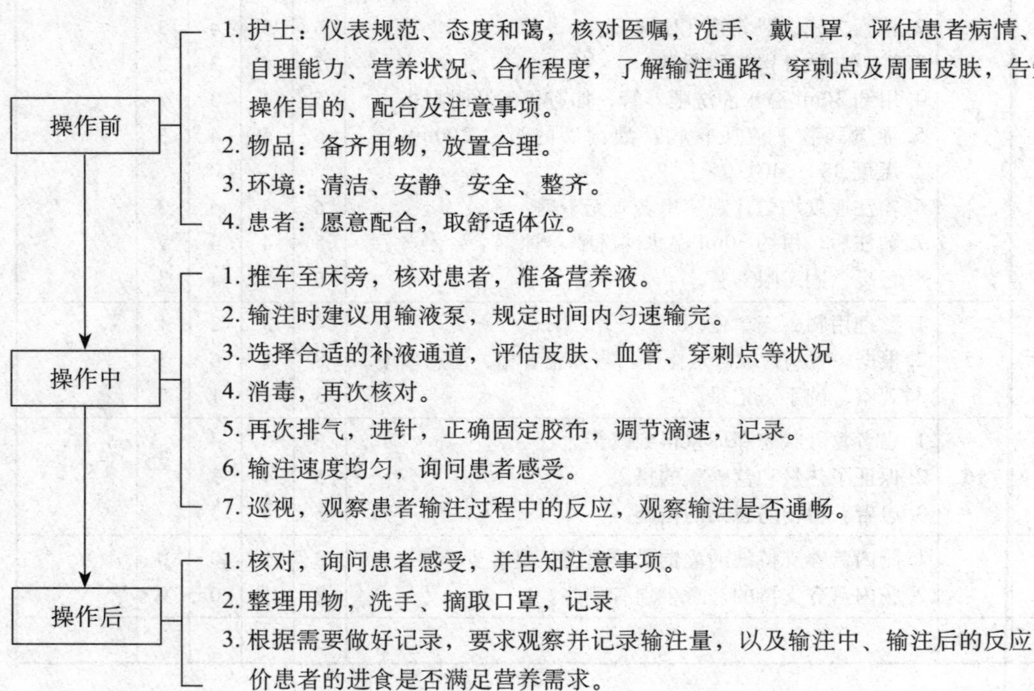

操作前
1. 护士：仪表规范、态度和蔼，核对医嘱，洗手、戴口罩，评估患者病情、意识、自理能力、营养状况、合作程度，了解输注通路、穿刺点及周围皮肤，告知患者操作目的、配合及注意事项。
2. 物品：备齐用物，放置合理。
3. 环境：清洁、安静、安全、整齐。
4. 患者：愿意配合，取舒适体位。

操作中
1. 推车至床旁，核对患者，准备营养液。
2. 输注时建议用输液泵，规定时间内匀速输完。
3. 选择合适的补液通道，评估皮肤、血管、穿刺点等状况
4. 消毒，再次核对。
5. 再次排气，进针，正确固定胶布，调节滴速，记录。
6. 输注速度均匀，询问患者感受。
7. 巡视，观察患者输注过程中的反应，观察输注是否通畅。

操作后
1. 核对，询问患者感受，并告知注意事项。
2. 整理用物，洗手、摘取口罩，记录
3. 根据需要做好记录，要求观察并记录输注量，以及输注中、输注后的反应，以评价患者的进食是否满足营养需求。

（二）评价

1. 患者营养状态和体重维持情况，营养不良是否得以纠正。
2. 是否保证热量及营养素的摄入，从而维持机体新陈代谢。
3. 患者有无提高机体免疫力，效果如何。
4. 无相关并发症发生。

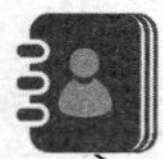

并发症预防与处理

（一）机械性并发症（气胸、空气栓塞）

1. 预防

（1）患者可取头低位，右侧肩下垫薄枕，头稍后仰并稍偏于左侧，此体位可使颈内静脉压力增高，有利于穿刺时减少空气进入概率。

（2）穿刺前先将中心静脉导管注满氯化钠溶液，并封闭侧导管。

（3）穿刺有血液抽出后，嘱患者吸气后憋住气，再置入引导钢丝，以防止空气由穿刺针孔进入血液，当沿引导钢丝置入导管或退出钢丝时亦嘱患者憋气，防止空气由引导钢丝与导管之间或侧孔进入血液。

（4）排导管内空气或冲管时要先卡住导管再接、去掉注射器。

2. 处理

（1）体位：迅速将患者置于头底脚高的左侧卧位，使空气局限于右心房，以利于血液将其击碎，同时也避免空气堵塞右室流出进入肺循环。

（2）给氧：鼻导管吸氧，氧流量 5L/min，可给予纯氧。半小时后患者病情好转，面色红润，呼吸 30 次 /min，胸闷症状缓解。

（3）加强呼吸循环支持，对症处理。

（二）感染性并发症

1. 预防

（1）观察局部反应。认真倾听患者的主诉，及时发现导管炎的早期症状。

（2）严格无菌操作。操作前充分洗手，每天清洁消毒穿刺部位，更换敷料，加强局部护理，保持穿刺部位干燥、清洁，预防感染、液体渗漏的发生。

2. 处理

（1）若穿刺部位出现红、肿，主诉有疼痛感，立即停止肠外营养液的输注，协助拔除导管，更换穿刺部位，局部硫酸镁湿热敷，并涂抗生素油膏，以促进血液循环，减轻患者痛苦。

（2）输注肠外营养液后应用生理盐水充分冲管，以减少肠外营养液对血管壁的刺激；控制滴注速度，减轻血管壁的侧压。

（3）使用正确方法封管。

（三）代谢性并发症

1. 预防

（1）定时监测血糖和尿糖。

（2）定期检测电解质及肝肾功能。

2. 处理

（1）遵医嘱正确使用胰岛素。

（2）及时纠正电解质紊乱现象，保持水电解质平衡。

操作考核评分标准

肠外营养支持操作考核评分标准

项目	总分	评分细则	评分等级				得分及扣分依据
			A	B	C	D	
操作前	20	1. 护士：仪表规范、态度和蔼，核对医嘱，洗手、戴口罩，评估患者病情、意识、自理能力、营养状况、合作程度，了解输注通路、穿刺点及周围皮肤，告知患者操作目的、配合及注意事项。	10	9	8	7	
		2. 物品：备齐用物，放置合理。	4	3	2	1	
		3. 环境：清洁、安静、安全、整齐。	2	1	0	0	
		4. 患者：愿意配合，取舒适体位。	4	3	2	1	
操作中	45	1. 推车至患者床旁，物品放置合理，核对患者床号、姓名、腕带。	5	4	3	2	
		2. 准备营养液。	4	3	2	1	
		3. 输注时建议用输液泵，规定时间内匀速输完。	6	5	4	3	
		4. 选择合适的补液通道。	5	4	3	2	
		5. 消毒，再次核对。	5	4	3	2	
		6. 再次排气，进针，正确固定胶布，调节滴速，记录。	8	6	4	2	
		7. 输注速度均匀，询问患者感受。	6	5	4	3	
		8. 巡视，观察患者输注过程中的反应，观察输注是否通畅。	6	5	4	3	
操作后	15	1. 核对、询问患者感受，告知注意事项。	8	6	4	2	
		2. 整理用物，洗手、摘取口罩、记录。	4	3	2	1	
		3. 记录营养液使用的时间、量、滴速及患者输注过程中的反应。	3	2	1	0	
综合评价	16	1. 患者营养状态和体重得到改善。	6	5	4	3	
		2. 保证了热量和营养素的摄入。	5	4	3	2	
		3. 患者获得预防感染的措施。	5	4	3	2	
提问	4	1. 肠外营养支持的禁忌证有哪些？	2	1	0	0	
		2. 肠外营养患者可能发生的机械性并发症有哪些？	2	1	0	0	
总分	100						

1. 肠外营养支持的禁忌证有哪些？

（1）胃肠道功能正常，能获得足量营养者。

（2）估计应用时间不超过 5d。

（3）患者伴有严重水电解质紊乱、酸碱失衡、出凝血功能紊乱或休克时应暂缓使用，待内环境稳定后再考虑胃肠外营养。

（4）已进入临终期、不可逆昏迷等患者不宜应用胃肠外营养。

2. 肠外营养患者可能发生的机械性并发症有哪些？

（1）在中心静脉置管时，可因患者体位不当、穿刺方向不正确等引起气胸、皮下气肿、血肿，甚至神经损伤。

（2）若穿破静脉及胸膜，可发生血胸或液胸。

（3）输注过程中，若大量空气进入输注管道可发生空气栓塞，甚至死亡。

八、导　尿

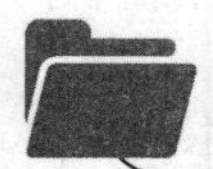

操作规程

（一）计划与实施

操作前

1. 护士：仪表规范、态度和蔼，查对医嘱，洗手、戴口罩，评估患者的病情、临床诊断、膀胱充盈度及会阴部皮肤黏膜，告知患者操作目的、配合及注意事项。
2. 物品：一次性无菌导尿包：包括初步消毒、再次消毒和导尿用物。初步消毒用物有：小方盘，其内盛数个消毒液棉球袋、镊子、纱布、手套。再次消毒及导尿用物有：弯盘，内盛4个消毒液棉球袋、导尿管、镊子2把、自带无菌液体的10ml注射器、润滑油棉球袋、标本瓶、纱布、集尿袋，方盘，孔巾，手套，外包治疗巾，手消毒液，一次性治疗巾，浴巾。
3. 环境：清洁、关闭门窗、屏风遮挡、光线充足、保持合适的室温。
4. 患者：愿意配合，取舒适体位。

操作中

1. 备齐用物，推至患者床旁，核对患者（床号、姓名、腕带）。
2. 准备

（1）用手消毒液消毒双手。

（2）松开床尾盖被，协助患者脱去对侧裤腿，盖在近侧腿部，盖上浴巾，对侧腿用盖被遮盖。

3. 体位：协助患者取屈膝仰卧体位，两腿略外展，暴露外阴。
4. 垫巾：将一次性治疗巾垫于患者臀下，弯盘置于近外阴处，消毒双手，核对检查并打开导尿包，取出初步消毒用物，操作者一只手戴上手套，将消毒液棉球倒入小方盘内。
5. 根据男、女性患者尿道的解剖特点进行消毒、导尿。

女性患者

（1）初步消毒：操作者一手持镊子夹取消毒液棉球初步消毒，依次为阴阜、大阴唇，另一戴手套的手分开大阴唇，消毒小阴唇和尿道口；污棉球置于弯盘内；消毒完毕脱下手套置于弯盘内，将弯盘及小方盘移至床尾处。

（2）打开导尿包：用手消毒液消毒双手后，将导尿包放在患者两腿之间，按无菌技术原则打开治疗巾。

(3) 戴无菌手套，铺孔巾：按无菌技术原则戴好手套，取出孔巾，铺在患者外阴处并暴露会阴部。

(4) 整理用物，润滑尿管：按操作顺序整理好用物，取出导尿管并充分润滑，根据需要将导尿管与集尿袋连接，取消毒液棉球放于弯盘内。

(5) 再次消毒：弯盘置于外阴处，一手分开并固定小阴唇，一手持镊子夹取消毒液棉球，分别消毒尿道口，两侧小阴唇，尿道口。污棉球、弯盘、镊子放床尾弯盘内。

(6) 导尿：将弯盘置于孔巾口旁，嘱患者张口呼吸，用另一镊子夹持导尿管对准尿道口轻轻插入尿道 4 ～ 6cm，见尿液流出后再插入 1 ～ 2cm，松开固定小阴唇的手下移固定导尿管，将尿液引入集尿袋或方盘内。

男性患者

(1)初步消毒：操作者一手持镊子夹取消毒液棉球初步消毒，依次为阴阜、阴茎、阴囊。另一戴手套的手取无菌纱布裹住阴茎将包皮向后推暴露尿道口，自尿道口向外向后旋转擦拭尿道口、龟头及冠状沟。污棉球、纱布置于弯盘内；消毒完毕脱下手套置于弯盘内，将弯盘及小方盘移至床尾处。

(2) 打开导尿包：用手消毒液消毒双手后，将导尿包放在患者两腿之间，按无菌技术原则打开治疗巾。

(3) 戴无菌手套，铺孔巾：按无菌技术原则戴好手套，取出孔巾，铺在患者外阴处并暴露阴茎。

(4) 整理用物，润滑尿管：按操作顺序整理好用物，取出导尿管并充分润滑，根据需要将导尿管与集尿袋连接，取消毒液棉球放于弯盘内。

(5) 再次消毒：弯盘移至近外阴处，一手用纱布包住阴茎将包皮向后推，暴露尿道口。另一只手持镊子夹消毒棉球再次消毒尿道口、龟头、冠状沟。污棉球、弯盘、镊子放床尾弯盘内。

(6) 导尿：一手持无菌纱布固定阴茎并提起，使之与腹壁成 60° 角，将弯盘置于孔巾口旁，嘱患者张口呼吸，用另一镊子夹持导尿管对准尿道口轻轻插入尿道 20 ～ 22cm，见尿液流出后再插入 1 ～ 2cm，将尿液引入集尿袋或方盘内。

6. 夹管、倒尿：将尿液引流入集尿袋内至合适量。

7. 取标本：若需做尿培养，用无菌标本瓶接取中段尿液 5ml，盖好瓶盖，放置合适处。

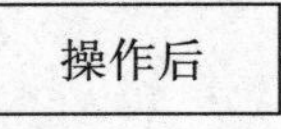

1. 导尿完毕，轻轻拔出导尿管，撤下孔巾，擦净外阴，收拾导尿用物及撤出患者臀下的一次性治疗巾弃于医疗垃圾桶。
2. 脱去手套，手消毒液消毒双手，协助患者穿好裤子，整理床单位，患者取舒适体位。
3. 再次核对，整理用物，测量尿量，尿标本贴标签及时送检。
4. 洗手、记录。

（二）评价

1. 告知到位，患者或家属知晓相关告知事项。
2. 导尿操作顺利有效。
3. 指导患者导尿的配合方法，患者及家属获得导尿方面的知识和技能。
4. 护士仪表规范、微笑服务，语言亲切、流畅、通俗易懂，态度和蔼可亲。
5. 护士操作轻柔、熟练、规范、节力。
6. 无相关并发症发生。

并发症预防与处理

（一）感染

1. 预防

（1）导尿过程中严格无菌操作，男性患者包皮和冠状沟易藏污垢，导尿前要彻底清洁、消毒。

（2）尽量避免留置导尿，必须留置导尿管时尽量缩短留置时间，并保持尿道口清洁，每天用0.05%的碘伏棉球擦拭尿道口及外阴1～2次。

（3）保持引流通畅，防止尿液潴留、逆流，集尿袋应低于膀胱位置。

（4）保持引流系统的密闭性，不要轻易打开导尿管与集尿袋连接处，定期更换集尿袋；根据导尿管材质，适当更换导尿管。

2. 处理

（1）患者如无特殊禁忌，鼓励患者多饮水，使尿量维持在2000ml/d以上，产生自然冲洗尿路的作用，以减少尿路感染的机会。

（2）在条件允许的情况下，尽可能早拔出导尿管，遵医嘱使用抗生素。

（二）黏膜损伤

1. 预防

（1）熟悉尿道解剖特点，严格执行操作规程。

（2）选择合适的导尿管型号，操作熟练，动作轻柔，切忌强行插管及反复插管。

（3）加强宣教，避免患者自行拔管。

（4）导尿管放置不能过久，以免导尿管表面形成结晶、结石造成拔管时损伤尿道黏膜。

2. 处理

（1）导尿所致的黏膜损伤，一般无需特殊处理，经止血、镇痛等对症治疗即可痊愈。

（2）尿道出血较多时可腔镜下电灼止血，若尿道大出血者应尽早开放手术治疗。

操作考核评分标准

导尿操作考核评分标准

项目	总分	评分细则	评分等级				得分及扣分依据
			A	B	C	D	
操作前	20	1. 护士：仪表规范、态度和蔼，查对医嘱，洗手、戴口罩，评估患者的病情、临床诊断、膀胱充盈度及会阴部皮肤黏膜，告知患者操作目的、配合及注意事项。	10	8	6	4	
		2. 物品：备齐用物，放置合理。	4	3	2	1	

续表

项目	总分	评分细则	评分等级				得分及扣分依据
			A	B	C	D	
		3. 环境：清洁、关闭门窗、屏风遮挡、光线充足、保持合适的室温。	4	3	2	1	
		4. 患者：愿意配合，取舒适体位。	2	1	0	0	
操作中	45	1. 推车至患者床旁，放置合理，核对床号、姓名。	4	3	2	1	
		2. 准备					
		（1）用手消毒液消毒双手。	1	0	0	0	
		（2）松开床尾被，协助患者脱去对侧裤腿，盖在近侧腿部，盖浴巾，对侧腿用盖被遮盖。	3	2	1	0	
		3. 体位：患者取屈膝仰卧体位，两腿略外展，暴露外阴。	2	1	0	0	
		4. 垫巾：					
		（1）将一次性治疗巾垫于患者臀下，弯盘置于近外阴处。	2	1	0	0	
		（2）消毒双手，核对检查并打开导尿包，戴手套，将消毒液棉球倒入小方盘内。	3	2	1	0	
		5. 根据男、女性患者尿道的解剖特点进行消毒、导尿。					
		女性患者：					
		（1）初步消毒顺序：阴阜、大阴唇、小阴唇和尿道口。	8	6	4	2	
		（2）打开导尿包：将导尿包放在患者两腿之间，打开治疗巾。	6	5	4	3	
		（3）戴无菌手套，铺孔巾：按无菌技术原则戴好手套，铺孔巾并暴露会阴部。	8	5	4	2	
		（4）整理用物，润滑尿管：按操作顺序整理好用物，取出导尿管并充分润滑，根据需要将导尿管与集尿袋连接，取消毒液棉球放于弯盘内。	7	5	3	1	
		（5）再次消毒顺序：尿道口、两侧小阴唇、尿道口。	8	6	4	2	
		（6）导尿：用另一镊子夹持导尿管，对准尿道口轻轻插入尿道 4 ～ 6cm，见尿液流出后再插入 1 ～ 2cm，松开固定小阴唇的手下移固定导尿管，将尿液引入集尿袋或方盘内。	8	6	4	2	
		男性患者：					
		（1）初步消毒顺序：阴阜、阴茎、阴囊、尿道口、龟头及冠状沟。	4	3	2	1	
		（2）打开导尿包：将导尿包放在患者两腿之间，打开治疗巾。	4	3	2	1	
		（3）戴无菌手套，铺孔巾：按无菌技术原则戴好手套，铺孔巾并暴露阴茎。	3	2	1	0	
		（4）整理用物，润滑尿管：按操作顺序整理好用物，取出导尿管并充分润滑，根据需要将导尿管与集尿袋连接，取消毒液棉球放于弯盘内；	4	3	2	1	

续表

项目	总分	评分细则	评分等级				得分及扣分依据
			A	B	C	D	
		(5) 再次消毒顺序：尿道口、龟头、冠状沟。	4	3	2	1	
		(6) 导尿：一手持无菌纱布固定阴茎并提起，使之与腹壁成 60° 角，用另一镊子夹持导尿管对准尿道口轻轻插入尿道 20 ～ 22cm，见尿液流出后再插入 1 ～ 2cm，将尿液引入集尿袋或方盘内。	5	4	3	2	
		6. 夹管、倒尿：将尿液引流入集尿袋内至合适量。	3	2	1	0	
		7. 取标本：若需做尿培养，用无菌标本瓶接取中段尿液 5ml，盖好瓶盖，放置合适处。	3	2	1	0	
操作后	16	1. 导尿完毕，轻轻拔出导尿管，撤下孔巾，擦净外阴，收拾导尿用物，撤出患者臀下的一次性治疗巾，弃于医疗垃圾桶。	5	4	3	2	
		2. 脱去手套，手消毒液消毒双手，协助患者穿好裤子，整理床单位，患者取舒适体位。	5	4	3	2	
		3. 再次核对，整理用物，测量尿量，尿标本贴标签及时送检。	4	3	2	1	
		4. 洗手、记录。	2	1	0	0	
综合评价	15	1. 告知到位，患者和 / 或家属知晓相关告知事项。	2	1	0	0	
		2. 导尿操作顺利有效。	5	4	3	2	
		3. 指导患者导尿的配合方法，患者及家属获得导尿方面的知识和技能。	2	1	0	0	
		4. 护士仪表规范、微笑服务，语言亲切、流畅、通俗易懂，态度和蔼可亲。	2	1	0	0	
		5. 护士操作轻柔、熟练、规范、节力。	2	1	0	0	
		6. 无相关并发症发生。	2	1	0	0	
提问	4	1. 导尿的目的是什么？	2	1	0	0	
		2. 导尿时如何评估患者？	2	1	0	0	
总分	100						

1. 导尿的目的是什么？

(1) 为尿潴留患者引流出尿液，以减轻患者痛苦。

(2) 协助诊断：如留取未受污染的尿标本做细菌培养，测量膀胱容量、压力及检查残余尿液，进行尿道或膀胱造影等。

(3) 为膀胱肿瘤患者进行膀胱化疗。

2. 导尿时如何评估患者？

(1) 评估患者的自理能力、合作程度及耐受力。

(2) 评估患者病情、意识、膀胱充盈程度、会阴部的皮肤黏膜状况。

九、留置导尿

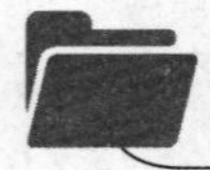

操作规程

（一）计划与实施

操作前

1. 护士：仪表规范、态度和蔼，查对医嘱，洗手、戴口罩；评估患者的病情、临床诊断、膀胱充盈度及会阴部皮肤黏膜；讲解操作目的、配合及注意事项。
2. 物品：一次性无菌导尿包一个（包括初步消毒、再次消毒和导尿用物），其他：手消毒溶液、弯盘、一次性治疗巾、浴巾、屏风，男患者需备无菌纱布。
3. 环境：环境清洁，酌情关闭门窗，屏风遮挡，有足够的照明，保持合适的室温。
4. 患者：愿意配合，取舒适体位。

↓

操作中

1. 备齐用物，推至患者床旁，核对患者。
2. 用手消毒液擦拭双手。
3. 松开床尾盖被，协助患者脱去对侧裤腿，盖在近侧腿部，并盖上浴巾，对侧腿用盖被遮盖。
4. 协助患者取屈膝仰卧体位，两腿略外展，暴露外阴。
5. 将一次性治疗巾垫于患者臀下，弯盘置于近外阴处，用手消毒液擦拭双手，打开导尿包外包装，取出外阴消毒盘放于患者两腿之间，戴手套。
6. 按照无菌原则进行初步消毒：女性消毒顺序依次为阴阜、大阴唇，分开大阴唇消毒小阴唇及尿道口、肛门，男性消毒顺序依次为自阴茎根部向尿道口擦拭，再自尿道口由内向外旋转擦拭，每次用一个棉球，脱下手套置于弯盘内，将用物移至床尾，用手消毒液擦拭双手。
7. 打开无菌导尿包，戴无菌手套，铺孔巾，使孔巾和导尿包形成一无菌区域。
8. 取合适的导尿管并检查气囊有无漏气，连接集尿袋，润滑导尿管前段，放于弯盘中。
9. 再次消毒外阴：女性消毒顺序为尿道口→小阴唇→尿道口（男性消毒顺序为由内向外旋转擦拭尿道口、龟头、冠状沟），每次用一个棉球。
10. 插入导尿管：女性患者为操作者一手分开并固定小阴唇，另一手用血管钳持导尿管经尿道口插入尿道内 4 ～ 6cm（男性患者需提起阴茎与腹壁呈 60° 角插入 20 ～ 22cm），见尿后再插 7 ～ 10cm，夹闭导尿管开口。
11. 按照导尿管标明的气囊容积向气囊内缓慢注入无菌生理盐水或气体，轻拉导尿管有阻力后，开放导尿管弃前段尿，分离导尿管 Y 形接头与集尿袋，接取中段尿标本，擦净外阴。
12. 用安全别针将集尿袋固定在床单上，防止牵拉，并保证管路通畅，集尿袋位置低于膀胱，作好标识并注明置管日期。

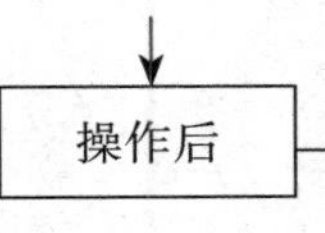

1. 撤去一次性治疗巾，脱去手套，用手消毒液擦拭双手。
2. 协助患者穿好裤子，取舒适体位。
3. 再次核对，整理床单位及用物，测量尿量，尿标本贴标签送检。
4. 洗手、记录（首次导尿的量）、签名。

（二）评价

1. 告知到位，患者或家属知晓相关告知事项。
2. 指导患者导尿的配合方法，患者及家属获得导尿方面的知识。
3. 护士操作轻柔、熟练、规范、节力。
4. 无相关并发症发生。

并发症预防与处理

（一）感染

1. 预防

（1）导尿过程中严格无菌操作，男性患者包皮和冠状沟易藏污垢，导尿前要彻底清洁、消毒。

（2）尽量避免留置导尿，必须留置导尿管时尽量缩短留置时间，并保持尿道口清洁，每天用 0.05%的碘伏棉球擦拭尿道口及外阴 1 ～ 2 次。

（3）保持引流通畅，防止尿液潴留、逆流，集尿袋应低于膀胱位置。

（4）保持引流系统的密闭性，不要轻易打开导尿管与集尿袋连接处，定期更换集尿袋；根据导尿管材质，适当更换导尿管。

2. 处理

（1）患者如无特殊禁忌，鼓励患者多饮水，使尿量维持在 2000ml/d 以上，产生自然冲洗尿路的作用，以减少尿路感染的机会。

（2）在条件允许的情况下，尽早拔出导尿管，遵医嘱使用抗生素。

（二）黏膜损伤

1. 预防

（1）熟悉尿道解剖特点，严格执行操作规程。

（2）选择合适的导尿管型号，操作熟练，动作轻柔，切忌强行插管及反复插管。

（3）加强宣教，避免患者自行拔管。

（4）导尿管放置不能过久，以免导尿管表面形成结晶、结石造成拔管时损伤尿道黏膜。

2. 处理

（1）导尿所致的黏膜损伤，一般无需特殊处理，经止血、镇痛等对症治疗即可痊愈。

（2）尿道出血较多时可腔镜下电灼止血，若尿道大出血者应尽早开放手术治疗。

操作考核评分标准

留置导尿操作考核评分标准

项目	总分	评分细则	评分等级				得分及扣分依据
			A	B	C	D	
操作前	20	1. 护士：仪表规范、态度和蔼，查对医嘱，洗手、戴口罩，评估患者的病情、临床诊断、膀胱充盈度及会阴部皮肤黏膜，告知患者操作目的、配合及注意事项。	8	6	4	2	
		2. 物品：根据病情及需要准备用物，放置合理。	4	3	2	1	
		3. 环境：清洁、酌情关闭门窗、屏风遮挡、有足够的照明、保持合适的室温。	4	3	2	1	
		4. 患者：愿意配合，做好导尿的准备。	4	3	2	1	
操作中	45	1. 推车至患者床旁，放置合理，核对患者。	3	2	1	0	
		2. 用手消毒液擦拭双手。	2	1	0	0	
		3. 松开床尾盖被，协助患者脱去对侧裤腿，盖在近侧腿部，并盖上浴巾，对侧腿用盖被遮盖。	2	1	0	0	
		4. 协助患者取屈膝仰卧体位，两腿略外展，暴露外阴。	2	1	0	0	
		5. 将一次性治疗巾垫于患者臀下，弯盘置于近外阴处，用手消毒液擦拭双手，打开导尿包外包装，取出外阴消毒盘放于患者两腿之间，戴手套。	3	2	1	0	
		6. 按照无菌原则进行初步消毒：女性消毒顺序依次为阴阜、大阴唇、分开大阴唇后消毒小阴唇及尿道口、肛门(男性消毒顺序依次为自阴茎根部向尿道口擦拭，再自尿道口由内向外旋转擦拭)，每次用一个棉球，脱下手套置于弯盘内，将用物移至床尾，用手消毒液擦拭双手。	5	4	3	2	
		7. 打开无菌导尿包，戴无菌手套，铺孔巾，使孔巾和导尿包形成一无菌区域。	5	4	3	2	
		8. 取合适的导尿管并检查气囊有无漏气，连接集尿袋，润滑导尿管前段，放于弯盘中。	5	4	3	2	
		9. 再次消毒外阴：女性消毒顺序为尿道口→小阴唇→尿道口（男性消毒顺序为由内向外旋转擦拭尿道口、龟头、冠状沟）每次用一个棉球；	5	4	3	2	
		10. 插入导尿管：女性患者为操作者一手分开并固定小阴唇，另一手用血管钳持导尿管经尿道口插入尿道内 4 ～ 6cm（男性患者需提起阴茎与腹壁呈 60° 角插入 20 ～ 22cm），见尿后再插 7 ～ 10cm，夹闭导尿管开口。	5	4	3	2	
		11. 按照导尿管标明的气囊容积向气囊内缓慢注入无菌生理盐水或气体，轻拉导尿管有阻力后，开放导尿管弃前段尿，分离导尿管 Y 形接头与集尿袋，接取中段尿标本，擦净外阴。	4	3	2	1	

续表

项目	总分	评分细则	评分等级				得分及扣分依据
			A	B	C	D	
		12. 固定集尿袋，防止牵拉，并保证管路通畅，集尿袋位置低于膀胱，作好标识并注明置管日期。	4	3	2	1	
操作后	16	1. 撤去治疗巾；脱去手套，用手消毒液擦拭双手。	4	3	2	1	
		2. 协助患者穿好裤子，取舒适体位。	4	3	2	1	
		3. 再次核对，整理床单位及用物，测量尿量，尿标本贴标签送检。	5	4	3	2	
		4. 洗手、记录、签名。	3	2	1	0	
综合评价	15	1. 告知到位，患者和/或家属知晓相关告知事项。	3	2	1	0	
		2. 患者出现异常时，护士处理及时。	3	2	1	0	
		3. 指导患者导尿的配合方法，患者和/或家属获得导尿方面的知识。	3	2	1	0	
		4. 护士操作轻柔、熟练、规范、节力。	3	2	1	0	
		5. 无相关并发症发生。	3	2	1	0	
提问	4	1. 留置导尿的目的是什么？	2	1	0	0	
		2. 留置导尿的注意事项有哪些？	2	1	0	0	
总分	100						

1. 留置导尿的目的是什么？

（1）为尿潴留、尿失禁患者引流出尿液，减轻患者痛苦。

（2）避免手术时误伤膀胱，保持会阴部清洁干燥，便于某些泌尿系统疾病手术后引流和冲洗，促进膀胱功能的恢复及切口愈合。

（3）对危重、休克患者准确观察和记录尿量、尿比重。

2. 留置导尿的注意事项有哪些？

（1）操作时严格遵守无菌技术，防止泌尿系统感染。

（2）膀胱过度膨胀且虚弱的患者，患者第一次放尿不宜超过1000ml。

（3）男性患者包皮和冠状沟易藏污垢，导尿前要彻底清洁。导尿插入前建议使用润滑止痛胶。插管遇阻力时切忌强行插入，必要时请专科医师插管。

（4）集尿袋妥善固定在低于膀胱的位置，避免尿液逆流引起感染，防止牵拉致尿管脱落。

（5）保持引流通畅，避免导尿管弯曲、折叠、受压。

（6）保持尿道口清洁，每日用0.05%的碘伏棉球擦拭1～2次。

十、膀胱冲洗

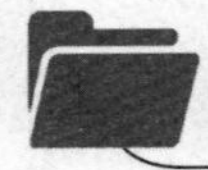

操作规程

（一）计划与实施

操作前

1. 护士：仪表规范、态度和蔼，核对医嘱，洗手、戴口罩；评估患者病情、自理能力、合作程度，是否排尽尿液及尿管通畅情况；解释操作目的、配合及注意事项。
2. 物品：备齐用物，放置合理，冲洗液温度适宜。
3. 环境：整洁、安静、安全，酌情屏风遮挡。
4. 患者：愿意配合，取舒适体位。

操作中

1. 携用物至床旁，核对患者。
2. 将膀胱冲洗液悬挂在输液架上，将冲洗管与冲洗液连接，Y 形管一头连接冲洗管、另外两头分别连接导尿管和尿袋。连接前对各个连接部进行消毒。
3. 打开冲洗管，打开尿袋，根据医嘱调节冲洗速度。
4. 关闭冲洗管，打开尿袋，排出冲洗液。
5. 在持续冲洗过程中，观察患者的反应及冲洗液的量及颜色。
6. 评估冲洗液入量和出量，膀胱有无憋胀感。
7. 冲洗完毕，取下冲洗管，消毒导尿管口接尿袋，妥善固定，位置低于膀胱，以利于引流尿液。
8. 清洁外阴部。

操作后

1. 洗手、取口罩，整理用物、床单位。
2. 协助患者取舒适卧位。
3. 根据需要做好记录，观察并记录冲洗量、引流量及患者反应。

（二）评价

1. 达到清洁膀胱、预防感染的目的。
2. 患者了解膀胱冲洗的目的和护理方法，知晓摄取足够水分的重要性。
3. 患者自感舒适度提高。
4. 冲洗通畅有效。
5. 无相关并发症发生。

并发症预防与处理

（一）膀胱痉挛

1. 预防

（1）寒冷气候，冲洗液应加温至 38 ～ 40℃，冲洗液温度过低，引起膀胱痉挛导致继发出血；过慢会导致膀胱内血液引流不畅，血块堵塞尿管。

（2）冲洗速度根据流出液的颜色进行调节，一般为 60 ～ 80 滴 /min，冲洗速度越快患者膀胱区的感觉越明显，膀胱痉挛的发生率也越高。

（3）冲洗时，冲洗液液面距床面约 60cm，以便产生一定的压力，利于液体流入，保持冲洗通畅。

（4）操作前向患者解释目的及可能发生的并发症，减轻焦虑。

2. 处理

（1）发生膀胱痉挛时，观察病情，做好患者的心理护理，消除紧张情绪。

（2）检查冲洗液温度、速度和高度，必要时进行调节。

（3）立即通知医师，调整尿管和 / 或药物治疗。

（二）尿管堵塞

1. 预防

（1）根据冲出液颜色调节冲洗速度，避免冲洗中断。

（2）适时挤捏导尿管，利于小血凝块排除。

2. 处理

（1）发生导尿管堵塞时，挤捏导尿管与尿袋连接处，使堵塞的血凝块等排出。

（2）挤捏导尿管无效时，通知医师进行处理。

（三）膀胱破裂

1. 预防

（1）冲洗时，观察冲出液的颜色，鲜红则提示有活动性出血的可能，保持冲洗通畅，更换冲洗液应及时，防止膀胱内血块形成。

（2）冲洗时，保持冲洗液冲入速度慢于冲出速度，相反则会使膀胱积聚过多冲洗液。

（3）随时巡视患者，评估膀胱充盈情况，若需夹闭引流管，要观察患者有尿意或冲入溶液 200 ～ 300ml 后应关闭冲入管，打开引流管，将冲入液全部引出后再进行反复冲洗。

2. 处理

（1）立即停止冲洗，迅速建立静脉通道，立即通知医师进行紧急处理。

（2）做好术前准备。

操作考核评分标准

膀胱冲洗操作考核评分标准

项目	总分	评分细则	评分等级				得分及扣分依据
			A	B	C	D	
操作前	20	1. 护士：仪表规范、态度和蔼，核对医嘱，洗手、戴口罩，评估患者病情、自理能力、合作程度，是否排尽尿液及尿管通畅情况；解释操作目的、配合及注意事项。	8	6	4	2	
		2. 物品：备齐用物，放置合理。	4	3	2	1	
		3. 环境：清洁、安静、安全、整齐。	4	3	2	1	
		4. 患者：愿意配合，取舒适体位。	4	3	2	1	

续表

项目	总分	评分细则	评分等级				得分及扣分依据
			A	B	C	D	
操作中	46	1. 携用物至床旁，核对床号、姓名，向患者解释目的、方法、注意事项及配合要点。	5	4	3	2	
		2. 膀胱冲洗液悬挂在输液架上（液面距床面约 60cm），连接各管道；连接前对各个连接部进行消毒。	6	5	4	3	
		3. 打开冲洗管，打开尿袋，根据医嘱调节冲洗速度。	5	4	3	2	
		4. 关闭冲洗管，打开尿袋，排出冲洗液。	4	3	2	1	
		5. 在冲洗过程中，观察患者的反应、冲洗液的量及颜色。	6	5	4	3	
		6. 评估冲洗液入量和出量，膀胱有无憋胀感。	6	5	4	3	
		7. 冲洗完毕，取下冲洗管，消毒导尿管口并接尿袋，妥善固定，位置低于膀胱，以利于引流尿液。	10	9	8	7	
		8. 清洁外阴部。	4	3	2	1	
操作后	15	1. 整理用物、床单位，告知相关注意事项。	5	4	3	2	
		2. 洗手、记录。	5	4	3	2	
		3. 观察、记录冲洗量、冲洗后反应。	5	4	3	2	
综合评价	15	1. 患者了解摄取足够水分的重要性。	4	3	2	1	
		2. 患者情绪、心理状态平稳，自感舒适度提高。	4	3	2	1	
		3. 患者获得预防感染的措施。	4	3	2	1	
		4. 无相关并发症发生。	3	2	1	0	
提问	4	1. 膀胱冲洗的目的是什么？	2	1	0	0	
		2. 膀胱冲洗的注意事项有哪些？	2	1	1	0	
总分	100						

1. 膀胱冲洗的目的是什么？

（1）对留置导尿管的患者，保持其尿液引流通畅。

（2）清洁膀胱，清除膀胱内的血凝块、黏液和细菌等异物，预防感染。

（3）治疗某些膀胱疾病，如膀胱炎和膀胱肿瘤。

2. 膀胱冲洗的注意事项有哪些？

（1）严格执行无菌操作，防止医源性感染。

（2）冲洗时如患者感觉不适，应减缓冲洗速度及量，必要时停止冲洗，密切观察，若患者感觉到剧痛或引流液中有鲜血，应停止冲洗，通知医师处理。

（3）冲洗时，冲洗液液面距床面 60cm，以便产生一定压力，利于液体流入，冲洗速度根据流出液的颜色调节，一般为 60 ～ 80 滴 / min。如果滴入药液，须在膀胱内保留 15 ～ 30min 后再引出液体，或根据需要延长保留时间。

（4）寒冷气候，若病情允许可将冲洗液加温到 38 ～ 40℃，以防冷水刺激膀胱，引起膀胱痉挛。

（5）冲洗过程中注意观察引流管是否通畅。

十一、灌　　肠

操作规程

（一）计划与实施

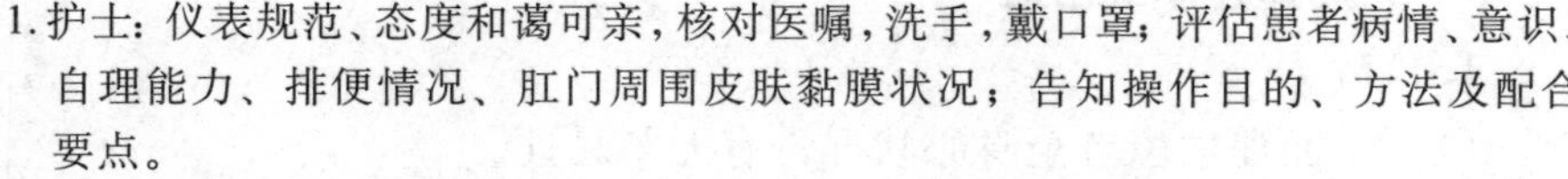

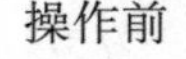

1. 护士：仪表规范、态度和蔼可亲，核对医嘱，洗手，戴口罩；评估患者病情、意识、自理能力、排便情况、肛门周围皮肤黏膜状况；告知操作目的、方法及配合要点。
2. 物品：一次性灌肠袋、水温计、润滑剂、纱布、手套、治疗巾、纸巾、弯盘、小垫枕、便盆、垃圾桶、输液架、手消毒液；常用灌肠液：大量不保留灌肠 0.1% ～ 0.2% 的肥皂液，生理盐水，成人每次用量为 500 ～ 1000ml，小儿 200 ～ 500ml，温度一般为 39 ～ 41℃，降温时用 28 ～ 32℃，中暑用 4℃。小量不保留灌肠选用“1、2、3”溶液（50% 硫酸镁 30ml、甘油 60ml、温开水 90ml）；甘油 50ml 加等量温开水；各种植物油 120 ～ 180ml，温度 38℃。保留灌肠药物及剂量遵医嘱准备，灌肠溶液量不超过 200ml，溶液温度 38℃；镇静、催眠用 10% 水合氯醛；抗肠道感染用 2% 小檗碱，0.5% ～ 1% 新霉素或其他抗生素溶液。
3. 环境：整洁、舒适、安全、关闭门窗、屏风遮挡、室温合适。
4. 患者：愿意配合，取舒适体位。

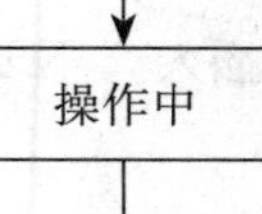

1. 携用物至床旁，核对患者。
2. 准备体位：协助患者取左侧卧位（阿米巴痢疾者取右侧位），双腿屈膝，退裤至膝部，臀部靠近床沿，垫治疗巾于臀下，暴露臀部。
3. 将灌肠液倒入灌肠袋内，测量温度，灌肠袋挂于输液架上，大量不保留灌肠袋内液面高于肛门 40 ～ 60cm，小量不保留灌肠及伤寒患者液面距肛门不超过 30cm，关闭灌肠袋开关。
4. 戴手套，充分润滑肛管并排气。
5. 插肛管：左手持纱布分开臀部，暴露肛门口，嘱患者深呼吸，右手将肛管轻轻插入直肠 7 ～ 10cm（不保留灌肠），小儿 4 ～ 7cm；保留灌肠插入 15 ～ 20cm，固定肛管。
6. 灌肠：打开开关，使液体缓缓流入。
7. 观察：观察袋内液面下降速度和患者的情况，根据患者耐受程度，适当调整灌肠袋高度，告知有便意时，不要紧张，张口呼吸，减轻腹胀和便意感。
8. 拔管：灌毕，关闭灌肠袋开关，用纸巾包裹拔出，擦净肛门；药物保留灌肠时，药液灌入完毕后，再灌入 5 ～ 10ml 温开水。

操作后

1. 撤去用物，协助患者取舒适体位。
2. 告知患者：大量不保留灌肠者，灌肠后保留 5 ～ 10min；小量不保留灌肠者，灌肠后保留 10 ～ 20min；保留灌肠者，灌肠后保留 1h 以上；降温灌肠者，灌肠后保留 30min。
3. 整理用物、洗手、记录。

（二）评价

1. 严格执行查对制度。

2. 操作轻柔、熟练、规范、节力。

3. 告知到位，患者和 / 或家属知晓相关告知事项。

4. 无相关并发症。

并发症预防与处理

（一）肠道痉挛或出血

1. 预防

（1）全面评估患者全身心状况，有无禁忌证。

（2）做好宣教工作，加强心理护理，解除患者的思想顾虑及恐惧心理。

（3）操作时注意保暖，维持个人形象，保护患者自尊，隔帘遮挡保护患者隐私，使其放松。

（4）插管前必须用液体石蜡润滑肛管前端，插管动作要轻柔，忌暴力。

2. 处理

（1）灌肠过程中如患者脉速、面色苍白、大汗、剧烈腹痛、心慌气促，此时可能发生肠道剧烈痉挛或出血，应立即停止灌肠并及时与医师联系，采取急救措施。

（2）发生肠道痉挛或出血时应根据病情应用相应的止血药物或局部治疗。

（二）肠黏膜损伤

1. 预防

（1）插管前，向患者详细解释其目的、意义，使之接受并配合操作。

（2）协助患者取左侧卧位，双膝屈曲。

（3）插管前常规用液体石蜡润滑肛管前端，以减少插管时的摩擦力。

（4）操作时顺应肠道解剖结构，手法轻柔勿用力，进入要缓慢，忌强行插入，不要来回抽插及反复插管。

（5）选择粗细合适、质地软的肛管；插入深度要适宜。

（6）保持一定的灌注压力、速度和容量，密切观察患者反应。

2. 处理

（1）灌肠过程中患者出现脉搏细速、面色苍白、出冷汗等，应立即停止灌肠，并报告医师。

（2）肛门疼痛和已发生肠出血者（观察大便颜色）遵医嘱予以止痛、止血等对症治疗。

操作考核评分标准

灌肠法操作考核评分标准

项目	总分	评分细则	评分等级				得分及扣分依据
			A	B	C	D	
操作前	20	1. 护士：仪表规范、态度和蔼可亲，核对医嘱，洗手，戴口罩；评估患者病情、意识、自理能力、排便情况、肛门周围皮肤黏膜状况；告知操作目的、方法及配合要点。	10	9	8	7	
		2. 物品：备齐用物，根据病情需要准备灌肠溶液，放置合理。	4	3	2	1	
		3. 环境：清洁、安全，酌情关闭门窗，屏风遮挡患者，室温合适。	4	3	2	1	
		4. 患者：愿意配合，取舒适体位。	2	1	0	0	
操作中	45	1. 携用物至床旁，核对患者。	5	4	3	2	
		2. 根据病情选择不同的体位，垫枕抬高臀部防止药液溢出，臀下垫一次性治疗巾。	5	4	4	2	
		3. 将灌肠液倒入灌肠袋内，测量温度，灌肠袋挂于输液架上，高度适宜。	6	5	4	3	
		4. 手消毒，戴手套，将弯盘置于臀边，润滑肛管并排气，关闭灌肠袋开关。	6	5	4	3	
		5. 左手持纱布分开臀部，暴露肛门，嘱患者深呼吸，右手将肛管轻轻插入肛门方法正确，深度正确。	6	6	4	3	
		6. 打开开关，观察液体流入情况及患者情况，患者出现不适情况时处理恰当。	5	4	3	2	
		7. 固定肛管不脱出，不漏液。	4	3	2	2	
		8. 拔管方法正确。	4	3	2	1	
		9. 操作中不污染床单及患者衣物。	4	3	2	1	
操作后	18	1. 撤去用物，协助取舒适体位。	2	1	0	0	
		2. 观察询问患者感受，将便器放置合理位置，必要时协助排便。	3	2	1	0	
		3. 再次核对，整理床单位，开窗通风。	3	2	1	0	
		4. 告知患者出现腹痛、排血便时及时告知护士。	4	3	2	1	
		5. 整理用物，洗手、记录灌肠时间，灌肠液的种类、量、患者的反应，签字。	6	5	4	3	
综合评价	15	1. 严格执行查对制度。	4	3	2	1	
		2. 告知到位，语言亲切、态度和蔼，患者和 / 或家属知晓相关告知事项。	4	3	2	1	
		3. 护士及时处理异常情况。	4	3	2	1	
		4. 无相关并发症发生。	3	2	1	0	

续表

项目	总分	评分细则	评分等级				得分及扣分依据
			A	B	C	D	
提问	2	灌肠的注意事项有哪些?	2	1	0	0	
总分	100						

灌肠的注意事项有哪些?

(1)直肠、结肠、肛门等手术后,大便失禁,妊娠、急腹症、消化道出血、严重心血管疾病患者不宜灌肠。

(2)伤寒患者灌肠时溶液不得超过 500ml,液面不得超过肛门 30cm。

(3)肝性脑病患者禁用肥皂水灌肠,充血性心力衰竭和水钠潴留患者禁用 0.9% 氯化钠溶液灌肠。

(4)准确掌握灌肠液的温度、浓度、压力和溶液的量。

(5)灌肠时患者如有腹胀或便意时,应嘱患者深呼吸。

(6)灌肠过程中如发现患者脉速、面色苍白、出冷汗、剧烈腹痛、心慌气急时,应立即停止灌肠并及时与医师联系,采取急救措施。

十二、卧位护理

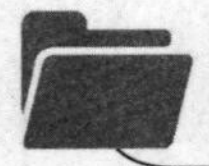

操作规程

(一)计划与实施

操作前

1. 护士:仪表规范、态度和蔼,核对医嘱,洗手、戴口罩,评估病情、生命体征、意识、皮肤、心理状况,告知操作目的、方法、注意事项及配合要点。
2. 物品:根据需要备齐用物。
3. 环境:整洁、安静、安全,注意保暖及保护患者隐私。
4. 患者:愿意配合,取舒适体位。

操作中

1. 携用物至床旁,查对患者。
2. 操作过程中实时观察患者面色,询问有无不适。
3. 仰卧位:

(1)协助患者侧卧位,检查受压部位皮肤是否完好。

(2)去枕仰卧位时,将患者头偏一侧,两臂放于身体两侧,两腿放平

(3)将枕头自然放于床头。

(4)仰卧中凹位时,用垫枕抬高患者头胸部 10° ~ 20° 。

4. 侧卧位:

(1)协助患者侧卧,检查骶尾部皮肤是否完好。

（2）两臂屈肘，一手放于胸前，一手放于枕旁。
（3）下腿稍伸直，上腿稍弯曲。
（4）必要时可在两腿之间、后背、胸腹前放置软枕。
5. 半坐卧位：
（1）协助患者侧卧位，检查骶尾部皮肤是否完好。
（2）取仰卧位，缓慢将床头摇至 30º ～ 60º。
（3）观察患者病情及面色，询问有无不适。
（4）摇起床尾 15º ～ 30º，安置患者舒适为止，放平时先放膝部，再放床头。
6. 端坐卧位：
（1）协助患者坐起，摇高床头支架。
（2）床上放一跨床小桌，桌上放软枕；协助患者前倾，患者伏桌休息。
（3）可使用软枕、靠背架等支撑物辅助坐姿。
（4）使用床挡，做好背部保暖，保护患者安全。
7. 俯卧位：
（1）协助患者俯卧，两臂屈肘，放于头部两侧。
（2）两腿伸直，胸下、髋部、踝部各放一软枕，头偏向一侧。
（3）膝胸卧位者，两小腿平放于床上，稍分开。
（4）大腿和床面垂直，胸贴于床面，腹部悬空，臀部抬起。
（5）头转向一侧，两臂屈肘，放于头的两侧。
8. 头低足高位：
（1）协助患者仰卧，头偏向一侧，枕头横立于床头。
（2）将床尾摇高 15 ～ 30cm。
（3）观察患者耐受情况，询问患者体位是否舒适，避免长时间使用。
9. 头高足低位：
（1）将患者仰卧，床头用支托物垫高或摇高床头 15 ～ 30cm；或根据病情而定。
（2）用软枕横立于床尾以增进舒适感。

操作后
1. 再次核对，询问患者感受。
2. 整理床单位及用物。
3. 洗手、记录。

（二）评价

1. 与患者保持良好沟通，身体各部位保持良好功能位置。
2. 操作规范、熟练，动作轻稳，不过多暴露患者，防受伤观念强。
3. 能及时处理操作过程中出现的异常情况。
4. 未发生变换卧位带来的并发症。

并发症预防与处理

（一）压疮

1. 预防

（1）更换患者体位时，动作轻稳，不可拖、拉、拽患者。
（2）卧位姿势应尽量符合人体力学要求，保持关节处于正常的功能位。

（3）避免局部长期受压，保护受压部位皮肤。

（4）每 2h 检查 1 次受压部位及骨隆突处皮肤情况，每班做好交接工作。

2. 处理

（1）发生压疮，解除局部受压，保护局部皮肤，促进局部血液循环，防止压疮继续发展。

（2）对症处理，严密观察病情及压疮变化并作好记录。

（3）通知医师，安抚患者及家属，上报护理不良事件。

（二）引流管滑脱

1. 预防

（1）更换患者体位前对各管道要有详细的评估。

（2）妥善固定引流管，不可过度牵拉引流管，以免牵拉管道引起滑脱或阻塞。

（3）更换体位后，检查引流管固定是否妥善、通畅，避免引流管折叠、扭曲和滑脱。

2. 处理

（1）一旦发生引流管脱落立即用无菌纱布按住伤口，保持合适体位，马上通知医师进行处理。

（2）安抚患者及家属，遵医嘱对症处理。

（3）观察患者生命体征，观察引流液的量、性状、色泽变化并记录。

操作考核评分标准

卧位护理操作考核评分标准

项目	总分	评分细则	评分等级				得分及扣分依据
			A	B	C	D	
操作前	20	1. 护士：仪表规范、态度和蔼，核对医嘱，洗手、戴口罩；评估病情、生命体征、意识、皮肤、心理状况；告知操作目的、方法、注意事项及配合要点。	8	6	4	2	
		2. 物品：根据需要备齐用物。	4	3	2	1	
		3. 环境：整洁、舒适、安全，注意保暖及保护患者隐私。	4	3	2	1	
		4. 患者：愿意配合，取舒适体位。	4	3	2	1	
		1. 携用物至床旁，查对患者。	3	2	1	0	
		2. 操作过程中实时观察患者面色，询问有无不适。	5	4	3	2	
		3. 仰卧位：					
		（1）协助患者侧卧位，检查受压部位皮肤是否完好。	10	8	6	4	
		(2)去枕仰卧位时，将患者头偏一侧，两臂放于身体两侧，两腿放平。	10	8	6	4	
		（3）将枕头自然放于床头。	8	6	4	2	
		（4）仰卧中凹位时，用垫枕抬高患者头胸部 10° ～ 20° ，将床位摇高抬高下肢 20° ～30° 。	10	8	6	4	

续表

项目	总分	评分细则	评分等级				得分及扣分依据
			A	B	C	D	
操作中	46	4. 侧卧位：					
		(1) 协助患者侧卧，检查骶尾部皮肤是否完好。	10	8	6	4	
		(2) 两臂屈肘，一手放于胸前，一手放于枕旁。	10	8	6	4	
		(3) 下腿稍伸直，上腿稍弯曲。	8	6	4	2	
		(4) 必要时可在两腿之间、后背、胸腹前放置软枕。	10	8	6	4	
		5. 半坐卧位：					
		(1) 协助患者侧卧位，检查骶尾部皮肤是否完好。	10	8	6	4	
		(2) 取仰卧位，缓慢将床头摇至 30º ～ 60º。	10	8	6	4	
		(3) 观察患者病情及面色，询问有无不适	10	8	6	4	
		(4) 摇起床尾 15º ～ 30º，安置患者舒适为止，放平时先放膝部，再放床头。	8	6	4	2	
		6. 端坐卧位：					
		(1) 协助患者坐起，摇高床头支架。	8	6	4	2	
		(2) 床上放一跨床小桌，桌上放软枕；协助患者前倾，患者伏桌休息。	10	8	6	4	
		(3) 可使用软枕、靠背架等支撑物辅助坐姿。	10	8	6	4	
		(4) 使用床挡，做好背部保暖，保护患者安全。	10	8	6	4	
		7. 俯卧位：					
		(1) 协助患者俯卧，两臂屈肘，放于头部两侧。	7	6	5	4	
		(2) 头偏向一侧，两腿伸直，胸下、髋部、踝部各放一软枕。	8	6	4	2	
		(3) 膝胸卧位者，两小腿平放于床上，稍分开。	8	6	4	2	
		(4) 大腿和床面垂直，胸贴于床面，腹部悬空，臀部抬起。	8	6	4	2	
		(5) 头转向一侧，两臂屈肘，放于头的两侧。	7	6	5	4	
		8. 头低足高位：					
		(1) 协助患者仰卧，头偏向一侧，枕头横立于床头。	12	10	8	6	
		(2) 将床尾摇高 15 ～ 30cm。	12	10	8	6	
		(3) 观察患者耐受情况，询问患者体位是否舒适，避免长时间使用。	14	12	10	8	
		9. 头高足低位：					
		(1) 将患者仰卧，床头用支托物垫高或摇高床头 15 ～ 30cm；或根据病情而定。	20	18	16	14	
		(2) 用软枕横立于床尾以增进舒适感。	18	16	14	12	
操作后	15	1. 再次核对，观察询问感受，协助患者取舒适体位。	5	4	3	2	
		2. 整理床单位及用物。	5	4	3	2	
		3. 洗手、记录。	5	4	3	2	

续表

项目	总分	评分细则	评分等级				得分及扣分依据
			A	B	C	D	
综合评价	15	1. 与患者保持良好沟通，身体各部位保持良好功能位置。 2. 操作规范、熟练，动作轻稳，不过多暴露患者，防受伤观念强。 3. 能及时处理操作过程中出现的异常情况。 4. 未发生变换卧位带来的并发症。	4 4 4 3	3 3 3 2	2 2 2 1	1 1 1 0	
提问	4	1. 半坐卧位的适用范围是什么? 2. 俯卧位的适用范围是什么?	2 2	1 1	0 0	0 0	
总分	100						

1. 半坐卧位的适用范围是什么?

（1）胸腔疾病、胸部创伤和心脏病患者。

（2）腹腔、盆腔手术后或有炎症的患者。

（3）某些面部及颈部手术后患者。

（4）恢复期体质虚弱的患者。

2. 俯卧位的适用范围是什么？

（1）腰、背部检查或配合胰、胆管造影检查时。

（2）脊椎手术后或腰、背、臀部有伤口，不能平卧或侧卧的患者。

（3）胃肠胀气所致腹痛的患者。

十三、约束带应用

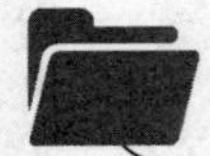

操作规程

（一）计划与实施

操作前

1. 护士：仪表规范、态度和蔼可亲，查对医嘱，洗手、戴口罩，评估患者病情、意识状态、肢体活动度、约束部位皮肤色泽、温度及完整性，评估保护具的种类和时间，向患者及家属解释约束目的、方法、注意事项及配合要点，取得患者（或家属）知情同意并签订同意书。
2. 物品：棉垫、宽绷带、肩部约束带、手肘约束带、肘部保护器、约束手套、约束衣及膝部约束带等。
3. 环境：整洁、宽敞、明亮、安全（必要时移开床旁桌椅）。
4. 患者（或家属）：愿意配合，取舒适体位。

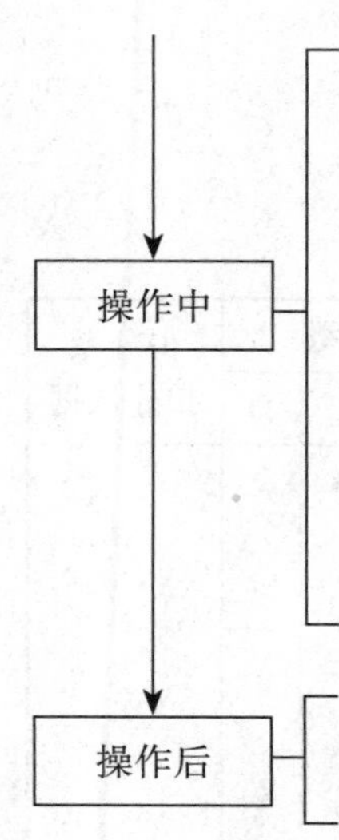

操作中：
1. 携用物至床旁，核对患者。
2. 宽绷带手腕、踝部约束法：
(1) 绷带打成双套结。
(2) 用棉垫包裹于手腕、踝部，双套结套在棉垫外，稍拉紧，以肢体不脱出、不影响肢体血液循环为宜，然后将带子系于床缘上。
3. 肩部固定法：患者腋窝衬棉垫，两肩部套上袖筒，两袖筒上的细带在胸前打结固定，将两条较宽的长带系于床头，必要时将枕头横立于床头。
4. 双膝固定法：两膝衬棉垫，将约束带横放于两膝上，宽带下的两头各缚住一侧膝关节，将宽带两端系于床缘。
5. 尼龙搭扣约束带：将约束带置于关节处，被约束部位衬棉垫，松紧适宜，对合约束带上的尼龙搭扣，将带子系于床缘。

操作后：
1. 安置患者：躺卧舒适，盖好盖被，整理床单位。
2. 物品处理：使用后的约束带送被服间处理。
3. 护理人员：洗手、记录。

（二）评价

1. 告知到位，家属知晓相关告知事项；家属主动配合，达到预期效果。
2. 护士操作规范，动作轻稳、省力、协调，约束安全、顺利。
3. 患者安全、舒适，无血液循环障碍、皮肤破损等发生。
4. 各项检查、治疗和护理措施能顺利进行。
5. 无并发症发生。

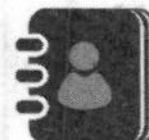

并发症预防与处理

身体局部损伤

1. 预防

(1) 使用约束带时，约束带应有一定的边宽，约束的面积大则不容易损伤皮肤，松紧应适宜，注意保持患者肢体及各关节处于功能位。

(2) 严密观察约束部位的皮肤、末梢循环情况。

(3) 需要长时间约束者，应每2h松解约束带1次并活动肢体，同时协助患者翻身。

(4) 记录约束的原因、时间和约束带的数目、约束部位及皮肤状况。

(5) 记录解除约束的时间，并做好交接班。

2. 处理

(1) 身体约束所致生理损伤：直接损伤和间接损伤，约束时要垫好棉片，防止皮肤被约束带勒伤。

(2) 身体约束所致心理和社会层面（患者制动后，家属或朋友等看到场景的一种创伤）的伤害：病情稳定或治疗结束后，应及时解除约束。

(3) 发生任何一种损伤都要通知医师，及时处理，同时按护理不良事件流程上报。

操作考核评分标准

约束带应用操作考核评分标准

项目	总分	评分细则	评分等级				得分及扣分依据
			A	B	C	D	
操作前	20	1. 护士：仪表规范、态度和蔼可亲，查对医嘱，洗手、戴口罩；评估患者病情、意识状态、肢体活动度、约束部位皮肤色泽、温度及完整性，评估保护具的种类和时间；向患者及家属解释约束目的、方法、注意事项及配合要点，取得患者（或家属）知情同意并签订同意书。	8	6	4	2	
		2. 物品：根据病情备齐用物、人力。	4	3	2	1	
		3. 环境：安全，适合操作。	4	3	2	1	
		4. 患者（或家属）：愿意配合，取舒适体位。	4	3	2	1	
操作中	45	1. 携用物至床旁，核对患者。	5	4	3	2	
		2. 宽绷带手腕、踝部约束法：					
		（1）绷带打成双套结。	8	6	4	2	
		（2）用棉垫包裹于手腕、踝部，双套结套在棉垫外，稍拉紧，以肢体不脱出、不影响肢体血液循环为宜，然后将带子系于床缘上。	8	6	4	2	
		3. 肩部固定法：患者腋窝衬棉垫，两肩部套上袖筒，两袖筒上的细带在胸前打结固定，将两条较宽的长带系于床头，必要时将枕头横立于床头。	8	6	4	2	
		4. 双膝固定法：两膝衬棉垫，将约束带横放于两膝上，宽带下的两头各缚住一侧膝关节，将宽带两端系于床缘。	8	6	4	2	
		5. 尼龙搭扣约束带：将约束带置于关节处，被约束部位衬棉垫，松紧适宜，对合约束带上的尼龙搭扣，将带子系于床缘。	8	6	4	2	
操作后	15	1. 安置患者：躺卧舒适，盖好盖被，整理床单位。	5	4	3	2	
		2. 物品处理：使用后的约束带送被服间处理。	4	3	2	1	
		3. 护理人员：洗手、记录。	6	5	4	3	
综合评价	16	1. 告知到位，家属知晓相关告知事项；家属主动配合，达到预期效果。	5	4	3	2	
		2. 护士操作规范，动作轻稳、省力、协调，约束安全、顺利。	4	3	2	1	
		3. 患者安全、舒适，无血液循环障碍、皮肤破损等发生。	4	3	2	1	
		4. 各项检查、治疗和护理措施能顺利进行。	3	2	1	0	
		5. 无并发症发生。					
提问	4	1. 约束患者评估与告知内容有哪些？	2	1	0	0	
		2. 如何对约束患者及家属进行指导？	2	1	0	0	
总分	100						

1. 约束患者评估与告知内容有哪些?

(1) 评估患者病情、年龄、意识状态、身体状况、肌肉和关节情况。

(2) 了解患者的诊断和治疗，评估约束原因。

(3) 评估患者自理能力、非约束部位的活动能力、约束部位及其皮肤血液循环情况等。

2. 如何对约束患者及家属进行指导?

(1) 向患者和家属说明根据病情适当使用保护具是确保患者安全，使治疗和护理顺利进行的有效措施。

(2) 约束带的使用是短期行为，患者及家属的积极配合是非常必要的。

(3) 使用期间与患者沟通能满足患者的身心需要，避免紧张、焦虑和恐惧的发生。

十四、协助患者翻身侧卧护理

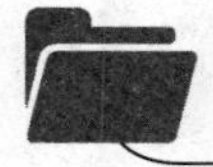

操作规程

(一) 计划与实施

操作前

1. 护士：仪表规范、态度和蔼可亲，核对医嘱，洗手，戴口罩；评估患者年龄、体重、病情、治疗情况、心理状态；解释操作目的、方法、注意事项及配合要点。
2. 物品：视病情准备好枕头及床挡。
3. 环境：安全、整洁、光线充足，室内温湿度适宜，必要时准备屏风。
4. 患者：愿意配合，取舒适体位。

操作中

1. 携用物至床旁，再次核对。
2. 固定床脚轮，将各种导管及输液装置安置妥当，必要时将盖被折叠至床尾或一侧。
3. 协助卧位：协助患者仰卧，两手放于腹部，两腿屈曲。
4. 翻身：

一人协助患者翻身侧卧法：

(1) 将患者肩部、臀部移向护士侧床沿，协助患者或嘱患者屈膝。

(2) 护士一手托肩，一手护膝部，轻轻将患者转向对侧，使其背向护士。

二人协助患者翻身侧卧法：

(1) 两名护士站在床的同一侧，一人托住患者颈肩部及腰部，另一人托住臀部和腘窝部，同时将患者移向近侧。

(2) 两人分别托起患者的肩、腰部和腘窝，轻轻将患者转向对侧。

5. 在患者背部及两膝间放置软枕，使患者安全、舒适，必要时使用床挡。

操作后

1. 检查并安置患者各肢体各关节处于功能位，各种管道保持通畅。
2. 观察背部皮肤并进行护理。
3. 再次核对，整理床单位及用物。
4. 按规范处置用物。
5. 洗手，记录翻身时间及皮肤情况，做好交接班。

（二）评价

1. 护士和患者遵循节力原则，满足护理的需要。

2. 用物准备齐全、放置合理、操作有序、方法正确。

3. 患者各部位处于自然功能位、舒适，无相关并发症发生。

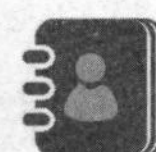

并发症预防与处理

导管滑脱

1. 预防　翻身前妥善固定各导管，保证翻身时导管的长度。

2. 处理

（1）若翻身时导管滑脱，立即告知医师，按照导管的性质行相应处理，如胸腔闭式引流管滑脱，在解释安慰患者的同时立即封闭切口，遵医嘱行胸部X线或CT检查，确定是否需要再次重置引流管。

（2）密切观察病情变化，做好心理护理。

操作考核评分标准

协助患者翻身侧卧护理操作考核评分标准

项目	总分	评分细则	评分等级				得分及扣分依据
			A	B	C	D	
操作前	20	1. 护士：仪表规范、态度和蔼可亲，核对医嘱，洗手，戴口罩；评估患者年龄、体重、病情、治疗情况、心理状态；解释操作目的、方法、注意事项及配合要点。	8	6	4	2	
		2. 物品：视病情准备好枕头及床挡。	4	3	2	1	
		3. 环境：安全、整洁、光线充足，室内温湿度适宜，必要时准备屏风。	4	3	2	1	
		4. 患者：愿意配合，取舒适体位。	4	3	2	1	
操作中	56	1. 携用物至床旁，再次核对。	6	5	4	3	
		2. 固定床脚轮，将各种导管及输液装置安置妥当，必要时将盖被折叠至床尾或一侧。	8	6	4	2	
		3. 协助患者仰卧，两手放于腹部，两腿屈曲。	6	5	4	3	
		4. 翻身： 一人协助患者翻身侧卧法：					
		（1）将患者肩部、臀部移向近侧床沿，协助患者屈膝。	15	13	11	9	
		（2）护士一手托肩，一手护膝部，轻轻将患者转向对侧，使其背向护士。	15	13	11	9	

续表

项目	总分	评分细则	评分等级				得分及扣分依据
			A	B	C	D	
		两人协助患者翻身侧卧法：					
		(1) 两名护士站在床的同一侧，一人托住患者颈肩部及腰部，另一人托住臀部和 窝部，同时将患者抬起移向近侧。	20	18	16	14	
		(2) 两人分别托起患者的肩、腰部和 窝部，轻轻将患者移向对侧。	10	8	6	4	
		5. 在患者背部及两膝间放置软枕，使患者安全、舒适，必要时使用床挡。	6	5	4	3	
操作后	10	1. 检查并安置患者各肢体各关节处于功能位，各种管道保持通畅。	2	1	0	0	
		2. 观察背部皮肤并进行护理。	2	1	0	0	
		3. 再次核对，整理床单位及用物。	2	1	0	0	
		4. 按规范处置用物。	2	1	0	0	
		5. 洗手，记录翻身时间及皮肤情况，做好交接班。	2	1	0	0	
综合评价	10	1. 护士和患者遵循节力原则，满足护理的需要。	2	1	0	0	
		2. 用物准备齐全、放置合理、操作有序、方法正确。	4	3	2	1	
		3. 患者各部位处于自然功能位、舒适，无相关并发症发生。	4	3	2	1	
提问	4	1. 协助患者翻身侧卧的目的是什么？	2	1	0	0	
		2. 协助患者翻身侧卧时注意事项有哪些？	2	1	0	0	
总分	100						

1. 协助患者翻身侧卧的目的是什么？

(1) 协助不能起床的患者变换卧位，使患者感觉舒适。

(2) 预防并发症，如压力性损伤、坠积性肺炎等。

(3) 满足治疗、护理的需要，如背部皮肤护理、更换床单或整理床单位等。

2. 协助患者翻身侧卧时注意事项有哪些？

(1) 注意用屏风遮挡，操作者及患者都应注意使用节力原则。

(2) 妥善固定患者的各导管，保证患者的持续性治疗不受影响。

(3) 翻身过程中不可拖拉以免擦破皮肤，保证患者安全、稳当。

(4) 一人协助翻身适用于体重较轻的患者，二人协助翻身适用于体重较重或病情较重的患者，两人的动作应协调平稳。

十五、轴线翻身

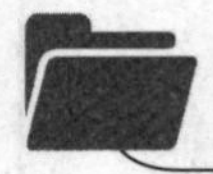

操作规程

（一）计划与实施

操作前

1. 护士：仪表规范，态度和蔼可亲，核对医嘱，洗手、戴口罩；评估病情、意识状态、体重、治疗情况、损伤部位、伤口情况及管路情况、心理状态及配合能力；解释操作目的、方法、注意事项及配合要点。
2. 物品：视病情准备枕头、床挡。
3. 环境：安全、清洁、宽敞、光线充足。
4. 患者：愿意配合，取舒适体位。

操作中

1. 核对患者。
2. 固定床脚轮。
3. 将各种导管及输液装置安置妥当，必要时将盖被折叠至床尾或一侧。
4. 协助患者仰卧，两臂交叉于胸前。
5. 翻身：

（1）二人协助患者轴线翻身：两名护士站在床的同侧，护士双脚前后分开，两人双手分别扶住患者肩部、腰部、髋部、腘窝，一名护士发口令，两人动作一致地将患者整个身体以圆滚轴式翻转至侧卧。

（2）三人协助患者轴线翻身：一名护士固定头部，纵轴向上略加牵引，使头、颈部随躯干一起慢慢移动，第二名护士双手分别置于患者肩、背部，第三名护士双手分别置于患者腰部、臀部；一名护士发口令，三人动作一致，使患者头、颈、腰、髋保持在同一水平线上翻转至侧卧位，翻转角度不超过60°。

6. 放置软枕：将软枕放置于患者背部支撑身体，另一软枕放置于两膝间。
7. 检查安置：检查患者肢体各关节保持功能位；各种管道保持通畅。
8. 记录交班：观察背部皮肤并进行护理，记录翻身时间及皮肤状况，做好交接班。

操作后

1. 再次核对，整理床单位及用物。
2. 洗手、记录。

（二）评价

1. 遵循体位安置原则，移动方法正确、动作轻稳、安全、节力。
2. 过程中注意观察患者意识、呼吸，并保护患者隐私。
3. 患者各部位处于自然功能位、舒适，各引流管固定在位通畅。
4. 评估患者及时、准确、全面，无相关并发症发生。

并发症预防与处理

（一）脊柱脊髓再次损伤、关节脱位

1. 预防　翻转患者时，应注意保持脊椎平直，维持脊柱的正常生理弯曲，避免由于躯干扭曲加重脊柱骨折、脊髓损伤和关节脱位。翻转角度不超过 60°，避免由于脊柱负重增大而引起关节突骨折。

2. 处理　若在轴线翻身过程中发生脊柱脊髓的再次损伤，立即绝对卧床休息，安抚患者情绪，尽量减轻损伤部位受压，遵医嘱行 X 线、CT 等影像学检查。

（二）呼吸肌麻痹

1. 预防　患者有颈椎损伤时，勿扭曲或旋转患者的头部，以免加重神经功能的损伤引起呼吸肌麻痹。颈椎或颅骨牵引时，翻身时不可放松牵引，并使头、颈、躯干保持在同一水平位翻身；翻身后注意牵引方向、位置及牵引力是否正确。

2. 处理　绝对卧床休息，立即通知医师，吸氧、呼吸囊辅助呼吸、气管插管，必要时行高级生命支持。

操作考核评分标准

轴线翻身操作考核评分标准

项目	总分	评分细则	评分等级				得分及扣分依据
			A	B	C	D	
操作前	20	1. 护士：仪表规范，态度和蔼可亲，核对医嘱，洗手、戴口罩；评估病情、意识状态、体重、治疗情况、损伤部位、伤口情况及管路情况、心理状态及配合能力；解释操作目的、方法、注意事项及配合要点。	8	6	4	2	
		2. 物品：备齐物品，按顺序放置。	4	3	2	1	
		3. 环境：安全、清洁、宽敞、光线充足，移开桌、椅等障碍物。	4	3	2	1	
		4. 患者：愿意配合，取舒适体位。	4	3	2	1	
操作中	55	1. 核对患者。	1	0	0	0	
		2. 固定床脚轮。	1	0	0	0	
		3. 将各种导管及输液装置安置妥当，必要时将盖被折叠至床尾或一侧。	2	1	0	0	
		4. 协助患者仰卧，两臂交叉于胸前。	2	1	0	0	
		5. 翻身：					
		（1）二人协助患者轴线翻身法：					
		1）两名护士站在床的同侧，护士双脚前后分开。	2	1	0	0	
		2）一人扶住患者肩、腰部。	4	3	2	1	
		3）一人扶住髋部、大腿等处。	4	3	2	1	

续表

项目	总分	评分细则	评分等级				得分及扣分依据
			A	B	C	D	
		4）一名护士发口令，两人动作一致地将患者整个身体以圆滚轴式翻转至侧卧。	5	4	3	2	
		（2）三人协助患者轴线翻身法：					
		1）一名护士站在头侧，两名护士站在床的同侧，护士双脚前后分开。	3	2	1	0	
		2）一名护士固定头部，纵轴向上略加牵引，使头、颈部随躯干一起慢慢移动。	5	4	3	2	
		3）第二名护士双手分别置于患者肩、背部。	4	3	2	1	
		4）第三名护士双手分别置于患者腰部、臀部。	4	3	2	1	
		5）一名护士发口令，三人动作一致，使患者头、颈、肩、腰、髋保持在同一水平线上翻转至侧卧位，翻转不超过60°。	6	5	4	3	
		6. 软枕放置位置正确。	3	2	1	0	
		7. 检查患者肢体各关节保持功能位及各种管道保持通畅。	5	4	3	2	
		8. 观察背部皮肤并进行护理，记录翻身时间及皮肤状况，做好交接班。	4	3	2	1	
操作后	6	1. 再次核对，整理床单位及用物。	4	3	2	1	
		2. 洗手、记录。	2	1	0	0	
综合评价	15	1. 遵循体位安置原则，移动方法正确、动作轻稳、安全、节力。	4	3	2	1	
		2. 过程中注意观察患者意识、呼吸及患者隐私。	4	3	2	1	
		3. 患者各部位处于自然功能位、舒适，各引流管固定在位通畅。	4	3	2	1	
		4. 评估患者及时、准确、全面，无相关并发症发生。	3	2	1	0	
提问	4	1. 协助患者轴线翻身的目的是什么？	2	1	0	0	
		2. 协助患者轴线翻身的注意事项有哪些？	2	1	0	0	
总分	100						

1. 协助患者轴线翻身的目的是什么？

（1）协助颅骨牵引、脊椎损伤、脊椎手术、骨盆骨折、髋关节术后的患者在床上翻身。

（2）预防脊椎再损伤及关节脱位。

（3）避免骨盆扭曲使骨折处移位损伤骨盆神经及血管。

（4）预防压力性损伤，增加患者舒适感。

2. 协助患者轴线翻身的注意事项有哪些？

（1）翻转患者时，应注意保持脊椎平直，以维持脊柱的正常生理弯度，避免由于躯干扭曲，加重脊柱骨折、脊髓损伤和关节脱位，翻身角度不可超过60°，避免由于脊柱负重增大而引起关节突骨折。

(2) 患者有颈椎损伤时，勿扭曲或旋转患者的头部，以免加重神经损伤引起呼吸肌麻痹而死亡。颈椎或颅骨牵引者，翻身时不可放松牵引，并使头、颈、躯干保持在同一水平位翻身；翻身后注意牵引方向、位置及牵引力是否正确，有导管的患者注意防止导管滑脱。

十六、胰岛素注射

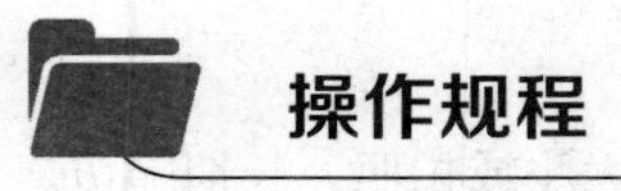

操作规程

（一）计划与实施

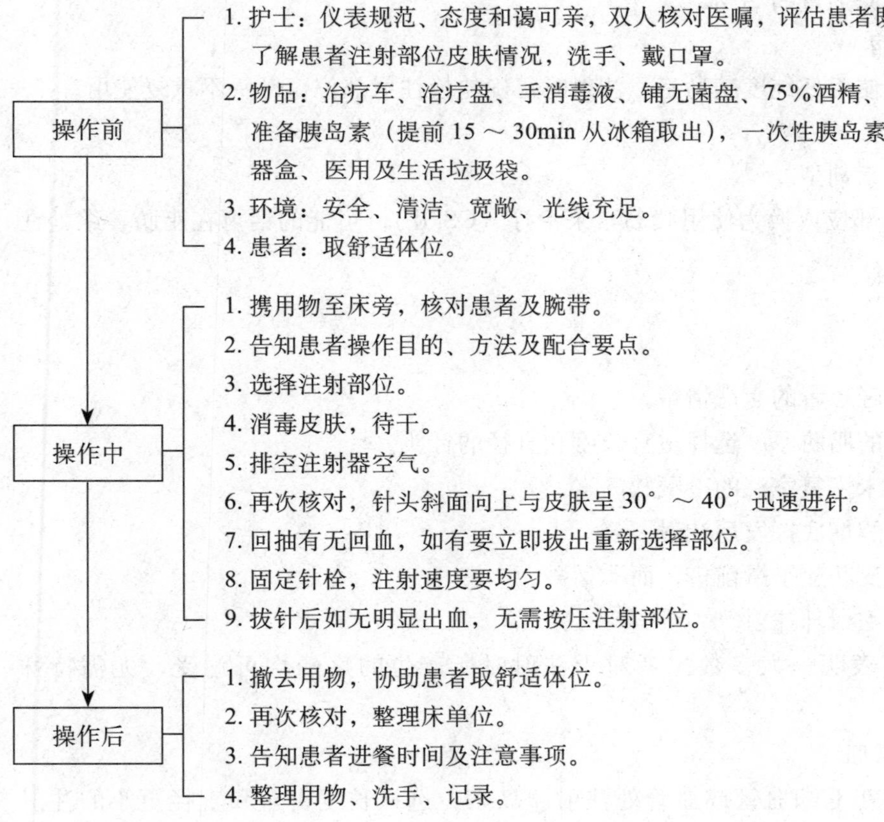

（二）评价

1. 严格执行查对制度及无菌技术原则。
2. 操作轻柔、熟练、规范、节力，注射剂量准确。
3. 告知到位，语言亲切、态度和蔼，让患者和 / 或家属知晓相关告知事项。

4. 无相关并发症发生。

并发症预防与处理

（一）皮下脂肪增生

1. 预防

（1）正确的胰岛素注射技术。

（2）注射部位做好轮换，不在同一部位和同一时间反复注射，连续两次注射应间隔至少 1min，不重复使用注射针头。

（3）每次注射前仔细检查注射部位是否已发生皮下脂肪增生。

2. 处理

（1）停止在皮下脂肪增生部位进行注射，并标记，记录尺寸大小或拍照，长期随访。

（2）需注意当注射部位从脂肪增生部位转换至正常组织时常需降低胰岛素剂量。降低的剂量常超过其原剂量的 20%。

（二）脂肪萎缩

1. 预防　避免使用低纯度胰岛素，注射时正确轮换注射部位，针头不重复使用。

2. 处理

（1）改变胰岛素剂型。

（2）改变注射部位或换为使用胰岛素泵治疗（CS II），可能的话可在脂肪萎缩处注射糖皮质激素。

（三）疼痛

1. 预防

（1）注射前减轻患者的焦虑情绪。

（2）根据患者的脂肪厚度选择适宜长度和直径的针头。

（3）避免注射未恢复室温的冷藏胰岛素。

（4）待消毒乙醇彻底挥发后注射。

（5）针头刺入皮肤应平滑前进，而非猛戳。

（6）避免在体毛根部注射。

2. 处理　研究表明，大多数患者对于注射时所产生的疼痛均可耐受，无需特殊处理。

（四）出血和淤血

1. 预防　避免在毛细血管或血管处注射胰岛素，选择长度更短和直径更小的注射针头。

2. 处理　一般在出血部位按压 5 ～ 10s，应能止血。如若出血频发或过度的出血和 / 或淤青时，应仔细评估注射技术，并确认是否存在凝血功能障碍或使用抗凝药物。

操作考核评分标准

胰岛素注射操作考核评分标准

项目	总分	评分细则	评分等级				得分及扣分依据
			A	B	C	D	
操作前	15	1. 护士：仪表规范、态度和蔼可亲，双人核对医嘱，洗手、戴口罩。	3	2	1	0	
		2. 物品：备齐用物，携用物至床旁。	3	2	1	0	
		3. 环境：安静、清洁、舒适、安全、光线充足。	4	3	2	1	
		4. 患者：取舒适体位。	5	4	3	2	
操作中	48	1. 携用物至床旁，核对患者及腕带。	5	4	3	2	
		2. 告知患者操作目的、方法及配合要点。	5	4	3	2	
		3. 选择注射部位。	5	4	3	2	
		4. 消毒皮肤，待干。	5	4	3	2	
		5. 排尽空气。	5	4	3	2	
		6. 再次核对，针头斜面向上与皮肤呈 30 ～ 40° 迅速进针。	6	4	3	2	
		7. 回抽有无回血，如有要立即拔出重新选择部位。	6	4	3	2	
		8. 固定针栓，注射速度要均匀。	6	4	3	2	
		9. 拔针后如无明显出血，无需按压注射部位。	5	4	3	2	
操作后	15	1. 撤去用物，协助患者取舒适体位。	3	2	1	0	
		2. 再次核对，整理床单位。	3	2	1	0	
		3. 告知患者进餐时间及注意事项。	5	4	3	2	
		4. 整理用物、洗手、记录。	4	3	2	1	
综合评价	20	1. 严格执行查对制度及无菌技术原则。	5	4	3	2	
		2. 操作轻柔、熟练、规范、节力，注射剂量准确。	5	4	3	2	
		3. 告知到位，语言亲切、态度和蔼，患者和 / 或家属知晓相关告知事项。	5	4	3	2	
		4. 无相关并发症发生。	5	4	3	2	
提问	2	胰岛素注射部位有哪些？	2	1	1	0	
总分	100						

胰岛素注射部位有哪些？

（1）腹部，距离肚脐 2cm。

（2）大腿外侧上 1/3 处。

（3）臀部外上侧。

（4）上臂外侧中 1/3。

十七、肌内注射

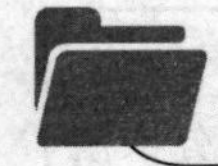

操作规程

（一）计划与实施

操作前

1. 护士：仪表规范，态度和蔼可亲，双人核对医嘱，洗手、戴口罩，告知目的、方法、注意事项及配合要点。
2. 物品：治疗车（必要时）、治疗盘、砂轮、5ml 注射器、药液（遵医嘱准备），屏风或床帘。
3. 环境：安全、清洁、宽敞、光线充足。
4. 患者：取舒适体位。

操作中

1. 备齐用物放治疗车上，推至床旁，核对患者。
2. 屏风或床帘遮挡。
3. 选择合适注射部位。
4. 用碘伏消毒皮肤 2 次。
5. 排尽注射器空气。
6. 再次核对，指导放松。
7. 一手绷紧皮肤，一手持注射器垂直快速刺入肌肉，刺入针梗的 2/3，为 2.5 ～ 3cm。
8. 固定针栓，抽回血，如无回血，缓慢注药，与患者交谈分散注意力。
9. 注射完毕，快速拔针，轻压进针处片刻。
10. 询问患者感受，观察用药反应。

操作后

1. 协助患者取舒适体位。
2. 再次核对，整理床单位及用物。
3. 洗手、记录、签字。

（二）评价

1. 告知到位，患者和 / 或家属知晓相关告知事项。
2. 患者了解药物作用及不良反应。
3. 正确执行无痛注射技术。
4. 患者出现异常情况时，护士处理及时。
5. 护士操作轻柔、熟练、规范、节力。

并发症预防与处理

（一）疼痛

1. 预防　正确选择注射部位；掌握无痛技术；配制药液浓度不宜过高，每次推注药量不宜过多，若超过 2ml 时，须分次注射，推注药液不宜过快；轮换注射部位。

2. 处理　对症予以镇痛。

（二）神经性损伤

1. 预防　正确掌握注射技术，准确选择注射部位，避开神经与血管，儿童除注意注射部位，还应注意进针深度与方向；注射药物尽量选用刺激性小、等渗、pH值接近中性的药物。

2. 处理

（1）注射过程中发现神经支配区域麻木或放射痛，应考虑注入神经内的可能性，须立即改变进针方向或停止注射。

（2）对中度以下不完全神经损伤要用非手术治疗法，行理疗、热敷，促进炎症消退和药物吸收，同时使用神经营养药物治疗，有助于神经功能的恢复。

（3）对中度以上完全性神经损伤，则尽早手术探查，做神经松解术。

（三）针口渗液

1. 预防　选择合适注射部位，选择神经少、肌肉丰富处；准确掌握注射剂量，每次注射量以2～3ml为宜，不宜超过5ml；每次轮换部位，避免同一部位反复注射；注射后及时热敷、按摩，加速局部血液循环，促进药液吸收（特殊药品禁热敷与按摩）。

2. 处理　对症处理，必要时重新更换部位注射。

（四）针头堵塞

1. 预防　根据药液性质选择粗细合适的针头；注射前，充分将药液混匀，检查针头通畅后方可进针；注射时保持一定速度，避免停顿导致药液沉积在针头内；特殊药物易凝固时，尽量现配现用，避免针头堵塞。

2. 处理　注射时，若发现推药阻力大，或无法将药液继续注入人体内，应拔针，更换针头及部位进行注射。

操作考核评分标准

肌内注射操作考核评分标准

项目	总分	评分细则	评分等级				得分及扣分依据
			A	B	C	D	
操作前	20	1. 护士：仪表规范，态度和蔼可亲；查对医嘱，洗手、戴口罩，告知患者操作目的、方法及配合要点。	5	4	3	2	
		2. 物品：准备药物，备齐用物，放置合理。	5	4	3	2	
		3. 环境：安全，适合操作。	5	4	3	2	
		4. 患者：取舒适体位。	5	4	3	2	
操作中	50	1. 携用物至床旁，核对患者。	3	2	1	0	
		2. 用物放置合理、安全。	3	2	1	0	
		3. 协助患者取坐位或卧位。	3	2	1	0	
		4. 选择合适注射部位，定位准确，保护患者隐私。	4	5	3	2	
		5. 用碘伏消毒皮肤，消毒范围正确。	3	3	2	1	

续表

项目	总分	评分细则	评分等级				得分及扣分依据
			A	B	C	D	
		6. 排气方法正确、无污染及药液浪费。	4	4	3	2	
		7. 再次核对，指导放松。	5	2	1	0	
		8. 一手绷紧皮肤，一手持注射器垂直快速刺入肌肉，刺入针梗的2/3，为2.5 ～ 3cm。	10	6	4	2	
		9. 固定针栓，抽回血。	4	3	2	1	
		10. 缓慢注药，与患者交谈分散注意力。	4	3	2	1	
		11. 拔针方法正确，按压针眼方法正确。	3	2	1	0	
		12. 注射时询问患者感受，并观察反应。	4	3	2	1	
操作后	12	1. 再次核对，观察、询问感受，协助患者取舒适体位。	4	3	2	1	
		2. 整理床单位，用物处理正确。	4	3	2	1	
		3. 洗手，记录，签字。	4	3	2	1	
综合评价	14	1. 告知到位，患者和 / 或家属知晓相关告知事项。	2	1	0	0	
		2. 患者及家属了解药物作用及不良反应。	2	1	0	0	
		3. 患者出现异常情况时，护士处理及时。	2	1	0	0	
		4. 正确执行无痛注射技术。	2	1	0	0	
		5. 严格执行查对制度及无菌操作原则。	2	1	1	0	
		6. 护士仪表规范、语言亲切、态度和蔼。	2	1	0	0	
		7. 护士操作轻柔、熟练、规范、节力。	2	1	0	0	
提问	4	1. 臀大肌的定位方法是什么?	2	1	0	0	
		2. 无痛注射技术的方法是什么?	2	1	0	0	
总分	100						

1. 臀大肌的定位方法是什么?

（1）十字法：从臀裂顶点向左或右画一水平线，从髂嵴最高点向下做一垂直平分线，将一侧臀部分为四个象限，其中外上象限避开内角为注射区。

（2）连线法：从髂前上棘到尾骨连线的外 1/3 为注射部位。

2. 无痛注射技术的方法是什么?

（1）注射前与患者轻松交谈，分散其注意力，使其肌肉松弛，易于进针。

（2）注射时要做到两快一慢，即进针和拔针要快，推药要慢。

（3）对刺激性强的药物，针头宜粗长些，且进针要深；如果同时注射几种药物，应先注射无刺激性的，再注射刺激性强的药物，同时推药速度宜慢，以减轻疼痛。

十八、密闭式静脉输液

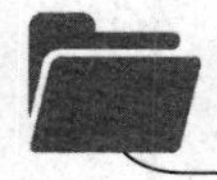

操作规程

（一）计划与实施

操作前

1. 护士：仪表规范，态度和蔼可亲，双人核对医嘱，洗手、戴口罩，告知患者操作目的、方法及配合要点
2. 物品：治疗车、治疗盘、注射器、输液器、输液卡、止血带，液体及药物（按医嘱准备）、胶布、小垫枕、输液架，必要时备小夹板、绷带、输液泵等。
3. 环境：安静、安全、舒适、整洁、宽敞、光线充足。
4. 患者：愿意配合，取舒适体位。

操作中

1. 携用物至患者床旁，核对患者及腕带。
2. 用物放置合理、安全。
3. 协助患者取舒适体位，暴露穿刺部位。
4. 消毒瓶塞，将输液器插入瓶塞至针头根部，排气，关闭调节器。
5. 选择静脉，穿刺部位下垫小枕，穿刺点上 6 ～ 8cm 处扎止血带。
6. 常规消毒皮肤 2 次，范围大于 5cm，待干；准备胶布，再次核对；排气，嘱患者握拳、绷紧皮肤。
7. 头皮针与皮肤呈 15° ～ 30° 进针；见回血后再进入少许，三松（松止血带、松拳、松调节器），妥善固定。
8. 留置针穿刺：留置针与皮肤呈 15° ～ 30° 刺入血管，见回血后压低角度（放平针翼），顺静脉走行再继续进针 0.2cm，将针尖退入套管内，连针带管送入血管，松止血带、松拳，撤出针芯（根据需要连接肝素帽），连接输液装置，妥善固定，注置管日期、时间、操作者姓名。
9. 调节滴速，询问并观察患者反应。
10. 瓶签上注明输液时间并签名。

操作后

1. 观察、询问感受，协助患者取舒适体位。
2. 再次核对，整理床单位及用物。
3. 洗手，记录，签名。

（二）评价

1. 告知到位，让患者和 / 或家属知晓相关告知事项。
2. 严格执行查对制度及无菌技术操作原则。
3. 护士观察、巡视到位，及时处理输液故障。
4. 护士仪表规范、微笑服务，语言亲切、流畅、通俗易懂，态度和蔼可亲。
5. 护士操作轻柔、熟练、规范、节力。

并发症预防与处理

（一）发热反应

1. 预防　输液前认真检查药液质量、输液器包装及灭菌日期、有效期，严格无菌操作。

2. 处理

（1）立即减慢输液速度或停止输液，通知医师，安抚患者及家属；保留剩余溶液和输液器，必要时送检。

（2）密切观察患者病情及生命体征，及时记录。对高热患者或反应严重者，给予物理降温，遵医嘱采集血培养、液体培养标本送检；必要时遵医嘱给予抗过敏药物或激素治疗。

（3）如家属有疑义，则需三方在场（患者、科室、医务处）封存药品、物品。

（4）上报不良事件。

（二）急性肺水肿

1. 预防　输液过程中，密切观察患者情况，对老年人、儿童、心肺功能不良的患者，应控制滴注速度，不宜过快，液量不可过多。

2. 处理

（1）当出现肺水肿症状时，立即停止输液、吸氧并通知医师，进行紧急处理。

（2）高流量氧气吸入（氧流量为 6 ～ 8L/min），以提高肺泡内压力，减少肺泡内毛细血管渗出液的产生。同时，湿化瓶内盛 20%～ 30% 的乙醇溶液，以减低肺泡内泡沫表面的张力，使泡沫破裂消散，改善肺部气体交换，减轻缺氧状态。

（3）如病情允许，协助患者取端坐位，双腿下垂，以减少静脉回流，减轻心脏负担。必要时进行四肢轮扎（须每隔 5 ～ 10min 轮流放松肢体上的止血带，可有效地减少回心血量）。待症状缓解后，逐渐解除止血带。

（4）遵医嘱给予镇静、平喘、强心、利尿和扩血管药物，以稳定患者紧张情绪，扩张周围血管，加速液体排出，减少回心血量，减轻心脏负荷。

（5）此外，静脉放血 200 ～ 300ml 也是一种有效减少回心血量的最直接的方法，但要慎用，贫血者应禁忌采用。

（三）静脉炎

1. 预防　严格执行无菌操作，对血管壁有刺激性的药物应充分稀释后应用，并减慢滴速，防止药物溢出血管外。同时要有计划地更换输液部位，以保护静脉。

2. 处理

（1）停止在此部位静脉输液，并将患肢抬高、制动。

（2）局部外用喜辽妥、京万红等药膏涂擦，每日 4 ～ 6 次；或虎杖膏（消炎散）外敷，隔日换药；或使用泡沫敷料，促进炎症吸收。

（3）超短波理疗，每日 1 次，每次 15 ～ 20min。

（4）如合并感染，遵医嘱给予抗生素治疗。

（四）空气栓塞

1. 预防

（1）输液前认真检查输液器质量，排尽输液导管内空气。

（2）输液过程中加强巡视，及时添加药液或更换输液瓶；输液完毕及时拔针。加压输液时应安排专人守护。

（3）拔除较粗、近胸腔的深静脉导管时，必须立即严密封闭穿刺点。

2. 处理

（1）发现空气栓塞症状，应立即将患者置于左侧、头低足高位，该体位有助于气体浮向右心室尖部，避免阻塞肺动脉入口。随着心脏的舒缩，空气被血液打成气泡，可分次小量进入肺动脉内，最后逐渐被吸收。

（2）给予高流量氧气吸入，以提高患者的血液浓度，纠正缺氧状况。

（3）有条件时可使用中心静脉导管抽出空气。

（4）严密观察患者病情变化，有异常及时处理。

（五）液体渗出或外渗

1. 预防

（1）选择粗、直、弹性好的血管，避免在关节处穿刺，妥善固定针头。

（2）向患者及照顾者做好避免针头移位的教育，减少输液肢体活动、用力。

（3）勤巡视，检查输液部位和输液是否通畅，及时处理异常情况。

2. 处理

（1）发生液体渗出或外渗时，应立即停止输液，更换肢体和针头重新穿刺。

（2）抬高患肢以减轻水肿，促进静脉回流和渗出液的吸收。

操作考核评分标准

密闭式静脉输液操作考核评分标准

项目	总分	评分细则	评分等级				得分及扣分依据
			A	B	C	D	
操作前	15	1. 护士：仪表规范，态度和蔼可亲；查对医嘱，洗手、戴口罩，告知患者操作目的、方法及配合要点。	5	4	3	2	
		2. 物品：根据病情需要准备药液，备齐用物，放置合理。	5	4	3	2	
		3. 环境：安全，适合操作。	2	1	0	0	
		4. 患者：取舒适体位。	3	2	1	0	

续表

项目	总分	评分细则	评分等级				得分及扣分依据
			A	B	C	D	
操作中	60	1. 携用物至患者床旁，核对患者及腕带、药液瓶签。	3	2	1	0	
		2. 用物放置合理、安全。	2	1	0	0	
		3. 协助患者取舒适体位，暴露穿刺部位。	2	1	0	0	
		4. 常规消毒瓶塞、连接输液管。	2	1	0	0	
		5. 正确给输液管道排气，关闭调节器。	3	2	1	0	
		6. 选择合适静脉，穿刺部位下垫小枕。	3	2	1	0	
		7. 扎止血带方法及部位正确。	3	2	1	0	
		8. 常规消毒皮肤，范围正确。	3	2	1	0	
		9. 准备胶布，再次核对、排气。	3	2	1	0	
		10. 头皮针穿刺：					
		（1）握拳、绷紧皮肤，头皮针与皮肤进针角度正确。	3	2	1	0	
		（2）三松，妥善固定。	4	3	2	1	
		11. 留置针穿刺：					
		（1）握拳、绷紧皮肤，留置针与皮肤进针角度正确。	3	2	1	0	
		（2）将针尖退入套管内，连针带管送入血管。	4	3	2	1	
		（3）三松，撤出针芯方法正确（根据需要连接肝素帽），连接输液装置，妥善固定。	5	4	3	2	
		（4）注明置管时间、置管人姓名。	3	2	1	0	
		12. 进针稳、准，一针见血。	5	4	3	2	
		13. 调节滴速，询问并观察患者反应。	3	2	1	0	
		14. 瓶签上注明输液时间并签名。	3	2	1	0	
		15. 告知患者注意事项。	3	2	1	0	
操作后	11	1. 再次核对，观察、询问感受，协助患者取舒适体位。	5	4	3	2	
		2. 整理床单位，用物处理正确。	3	2	1	0	
		3. 洗手，记录，签字。	3	2	1	0	
综合评价	10	1. 告知到位，患者和 / 或家属知晓相关告知事项。	2	1	0	0	
		2. 严格执行查对制度及无菌技术原则。	2	1	0	0	
		3. 护士观察、巡视到位，及时处理输液故障。	2	1	0	0	
		4. 护士仪表规范、语言亲切、态度和蔼。	2	1	0	0	
		5. 护士操作轻柔、熟练、规范、节力。	2	1	0	0	
提问	4	1. 静脉输液的目的是什么？	2	1	0	0	
		2. 静脉输液时如何选择静脉？	2	1	0	0	
总分	100						

1. 静脉输液的目的是什么？

（1）补充水分及电解质，预防和纠正水、电解质及酸碱平衡紊乱。

（2）增加循环血量，改善微循环，维持血压及微循环灌注量。

（3）供给营养物质，促进组织修复，增加体重，维持正氮平衡。

（4）输入药物、治疗疾病。

2. 静脉输液时如何选择静脉？

（1）选择充盈、粗直、弹性好、易于固定的静脉。

（2）避开穿刺局部皮肤表面有感染、渗出的部位。

（3）禁止在使用血管透析的端口或瘘管的端口进行输液。

（4）从远心端开始，逐渐向近心端使用。

十九、密闭式静脉输血

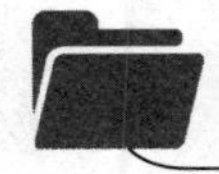

操作规程

（一）计划与实施

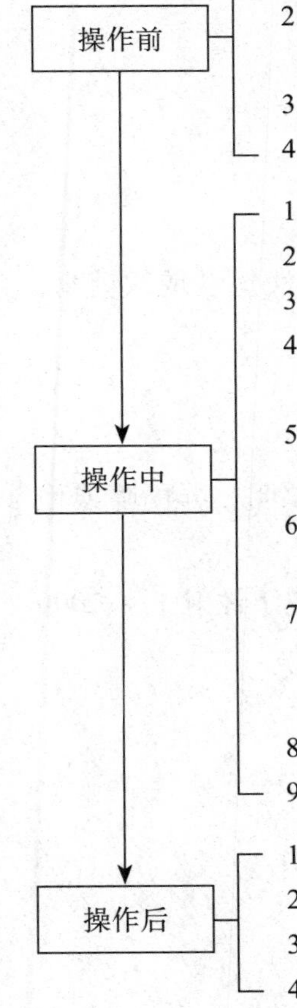

操作前：

1. 护士：仪表规范、态度和蔼可亲，核对医嘱，洗手、戴口罩，告知患者操作目的、方法及配合要点。
2. 物品：一次性输血器、生理盐水、同型血液，遵医嘱备抗过敏药物，其余同“密闭式静脉输液”。
3. 环境：整洁、舒适、安全、光线充足。
4. 患者：愿意配合，取舒适体位。

操作中：

1. 携用物至床边，双人检查和核对（三查八对）。
2. 按密闭式静脉输液为患者建立静脉通道，输入少量生理盐水。
3. 以手腕转动将血袋内的血液轻轻摇匀，再次双人核对，准确无误后签名。
4. 连接血袋进行输血：戴手套，打开储血袋封口，常规消毒开口处，将输血器针头从生理盐水瓶上拔出，插入输血器的输血接口，缓慢将储血袋倒挂于输液架上。
5. 控制和调节滴速：开始输入时速度宜慢，不超过 20 滴 /min，观察 15min 无不良反应，再根据病情、年龄及输注血液制品的成分调节滴速。
6. 连续输入不同供血者的血液时，应在前一袋血输尽后，用生理盐水冲洗输血管路，再接下一袋血继续输注。
7. 输血完毕后处理：输入生理盐水，直到将输血器内的血液全部输入体内再拔针。输血袋送至输血科保留 24h，输血器上的针头放入锐器收集盒中，输血管道放入医疗垃圾桶中。
8. 按照无菌技术原则操作。
9. 观察有无输血反应。

操作后：

1. 撤去用物，协助患者取舒适体位。
2. 再次核对，整理床单位。
3. 告知患者穿刺部位肢体避免用力或剧烈活动，不能随意调节输血速度。
4. 整理用物，洗手、记录。

（二）评价

1. 严格执行无菌操作和查对制度。

2. 操作熟练、规范、节力，穿刺一次成功，滴速适宜。

3. 告知到位，语言亲切、态度和蔼，患者和 / 或家属了解输血的注意事项和配合要点。

4. 无相关并发症发生。

并发症预防与处理

（一）发热反应

1. 预防　严格管理血液、保养液和输血用具，有效预防致热源，严格执行无菌操作。

2. 处理

（1）反应轻者减慢输血速度，症状可以自行缓解。

（2）反应重者应立即停止输血，密切观察生命体征，给予对症处理，如出现畏寒、怕冷者予以保暖，高热者予以物理降温，并及时通知医师。

（3）必要时遵医嘱给予解热镇痛药和抗过敏药，如异丙嗪或肾上腺皮质激素等。

（4）将输血器、剩余血连同贮血袋一并送检。

（二）过敏反应

1. 预防

（1）正确管理血液和血制品。

（2）选用无过敏史的供血者。

（3）供血者在采血前 4h 内不宜吃高蛋白和高脂肪食物，宜用清淡饮食或饮糖水，以免血液中含有过敏物质。

（4）对有过敏史的患者，输血前根据医嘱给予抗过敏药物。

2. 处理　根据过敏反应的程度给予对症处理。

（1）轻度过敏反应，减慢输血速度，给予抗过敏药物，如苯海拉明、异丙嗪或地塞米松，用药后症状可缓解。

（2）中、重度过敏反应，应立即停止输血，通知医师，根据医嘱皮下注射 1 ∶ 1000 肾上腺素 0.5 ～ 1ml 或静脉滴注氢化可的松或地塞米松等抗过敏药物。

（3）呼吸困难者给予氧气吸入，严重喉头水肿者行气管切开。

（4）循环衰竭者给予抗休克治疗。

（5）监测生命体征变化。

（6）按输血管理制度填写输血反应报告卡，上报输血科。

（三）溶血反应

1. 预防

（1）认真执行输血管理规范。

（2）做好血型鉴定与交叉配血试验。

（3）输血前认真查对，杜绝差错事故的发生。

（4）严格遵守血液保存规则，不可使用变质血液。

2. 处理

（1）立即停止输血，并通知医师。

（2）给予氧气吸入，更换输液管，改输生理盐水保留静脉通道，遵医嘱给予升压药或其他药物治疗。

（3）将剩余血、患者血标本和尿标本送化验室进行检验。

（4）双侧腰部封闭，并用热水袋热敷双侧肾区，解除肾小管痉挛，保护肾脏。

（5）碱化尿液：静脉注射碳酸氢钠，增加血红蛋白在尿液中的溶解度，减少沉淀，避免阻塞肾小管。

（6）严密观察生命体征和尿量，留置尿管，监测每小时尿量，并做好记录。若发生肾衰竭，行腹膜透析或血液透析治疗。

（7）若出现休克症状，应抗休克治疗。

（8）心理护理：安慰患者，消除其紧张、恐惧心理。

（9）按输血管理制度填写输血反应报告卡，上报输血科。

（四）与大量输血有关的反应

1. 循环负荷过重

（1）预防：输血过程中，密切观察患者情况，注意控制输血速度和输血量，尤其是对老年人、儿童及心肺功能不全的患者更需要谨慎。

（2）处理：同静脉输液反应。

2. 出血倾向

（1）预防

1）短时间输入大量库存血时，应密切观察患者的意识、血压、脉搏等变化，注意皮肤、黏膜或手术伤口有无出血。

2）严格掌握输血量，每输库存血 3 ～ 5 个单位，应补充 1 个单位的新鲜血。

（2）处理：根据凝血因子缺乏情况补充成分血。

3. 枸橼酸钠中毒反应

（1）预防：遵医嘱常规每输库存血 1000ml，静脉注射 10% 葡萄糖酸钙 10ml，预防发生低血钙。

（2）处理：及时通知医师做相应处理，并做好相应记录。

操作考核评分标准

密闭式静脉输血操作考核评分标准

项目	总分	评分细则	评分等级				得分及扣分依据
			A	B	C	D	
操作前	15	1. 仪表规范、态度和蔼可亲，核对医嘱，洗手，戴口罩，告知患者操作目的、方法及配合要点。	5	4	3	2	
		2. 备齐用物，携用物至床边，放置合理。	3	2	1	0	
		3. 环境：安静、整洁、舒适、安全、光线充足。	3	2	1	0	
		4. 患者：愿意配合，取舒适体位。	4	3	2	1	
操作中	50	1. 携用物至床边，双人检查和核对（三查八对）。	6	5	4	3	
		2. 按照密闭式输液法建立静脉通道，输入少量生理盐水。	6	5	4	3	
		3. 以手腕转动将血袋内的血液轻轻摇匀，再次双人核对，准确无误后签名。	6	5	4	3	
		4. 连接血袋进行输血：戴手套，操作顺序正确。	6	5	4	3	
		5. 合理调节、控制输血速度。	6	5	4	3	
		6. 续输血时的处理方法正确。	4	3	2	1	
		7. 输血袋及输血器的处理：输血袋送至输血科保留24h，输血器上的针头放入锐器收集盒中，输血管道放入医疗垃圾桶中。	6	5	4	3	
		8. 按照无菌技术原则操作。	5	4	3	2	
		9. 观察有无输血反应。	5	4	3	2	
操作后	16	1. 撤去用物，协助取舒适体位。	3	2	1	0	
		2. 再次核对，整理床单位；	5	4	3	2	
		3. 告知穿刺部位肢体避免用力过度或剧烈活动，不能随意调节输血速度。	4	3	2	1	
		4. 整理用物、洗手、记录。	3	2	1	0	
综合评价	15	1. 严格执行查对制度及无菌技术原则。	5	4	3	2	
		2. 操作轻柔、熟练、规范、节力，穿刺一次成功。	3	2	1	0	
		3. 告知到位，语言亲切、态度和蔼，让患者和/或家属知晓相关注意事项。	3	2	1	0	
		4. 无相关并发症发生。	4	3	2	1	
提问	4	1. 输血的目的是什么？	2	1	0	0	
		2. “三查八对”的内容是什么？	2	1	0	0	
总分	100						

1. 输血的目的是什么？

（1）为患者补充血容量，改变血液循环。

（2）为患者补充红细胞、纠正贫血。

（3）为患者补充各种凝血因子、血小板、改善凝血功能。

（4）补充血浆蛋白，增加蛋白质，改善营养状态。

（5）为患者输入新鲜血液，补充抗体及白细胞，增加机体抵抗力。

（6）排除有害物质，改善组织器官的缺氧状况。

2.“三查八对”的内容是什么？

（1）三查：查血液有效期、血液质量和输血装置是否完好。

（2）八对：核对床号、姓名、住院号、血袋号、血型、交叉配血相容实验结果、血液种类和剂量。

二十、成人浅表静脉留置针置入术

操作规程

（一）计划与实施

操作前

1. 护士：仪表规范、态度和蔼可亲，双人核对医嘱，洗手、戴口罩，评估患者，告知患者操作目的、方法及配合要点。
2. 物品：治疗盘、注射器、输液器、输液卡、静脉留置针、留置针敷贴、止血带、胶布、小垫枕、治疗巾，遵医嘱备液体及药物。
3. 环境：安静、安全、舒适、整洁、光线充足。
4. 患者：愿意配合，取舒适体位。

↓

操作中

1. 携用物至床旁，核对患者及腕带。
2. 按密闭式静脉输液法准备液体。
3. 选择粗直、弹性好、易于固定的静脉，避开关节和静脉瓣。
4. 将小垫枕置于穿刺部位肢体下方，扎止血带。
5. 消毒皮肤，备胶布及留置针敷贴。
6. 留置针与皮肤呈 15° ～ 30° 角刺入血管，见回血后再进入少许，保证外套管在静脉内，将针尖退入套管内，连针带管送入血管。
7. 松止血带、松拳，撤出针芯。
8. 连接肝素帽或无针接头。
9. 规范粘贴敷料，敷料注明置管日期、时间，肝素帽或无针接头的更换及固定不影响观察。
10. 根据病情调节滴速。

↓

操作后

1. 撤去用物，协助取舒适体位。
2. 再次核对，整理床单位。
3. 告知患者穿刺部位的肢体避免用力过度或剧烈活动。
4. 告知患者穿刺部位敷贴保持清洁干燥，针管内回血多及时告诉值班护士。
5. 告知静脉留置针保留时间（< 96h）。
6. 整理用物、洗手、记录。

（二）评价

1. 严格执行查对制度及无菌技术原则。

2. 操作轻柔、熟练、规范、节力，穿刺一次成功。

3. 告知到位，语言亲切、态度和蔼，患者和 / 或家属知晓相关告知事项。

4. 无相关并发症发生。

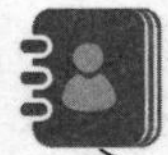

并发症预防与处理

（一）静脉炎

1. 预防　严格执行无菌操作，对血管壁有刺激性的药物应充分稀释后应用，并减慢滴速，防止药物溢出血管外。同时要有计划地更换输液部位，以保护静脉。

2. 处理

（1）停止在此部位静脉输液，并将患肢抬高、制动。

（2）局部外用喜辽妥、京万红等药膏涂擦，每日 4 ～ 6 次；或使用泡沫敷料，促进炎症吸收。

（3）超短波理疗，每日 1 次，每次 15 ～ 20min。

（4）如合并感染，遵医嘱给予抗生素治疗。

（二）液体渗出或外渗

1. 预防

（1）按规范进行输液操作。合理选用粗直、血流量丰富、无静脉瓣的血管。避免在靠近神经、韧带、关节的手腕、手背、肘窝等部位的血管输液，不用末梢循环差的血管，避免在瘫痪肢体上进行穿刺。

（2）妥善固定输液管路，注意穿刺部位上方衣服勿过紧，避免影响局部血液回流。

（3）定时观察穿刺部位。对烦躁患者，可适当约束肢体。

（4）做好健康宣教，指导患者正确移动和保护输液肢体。

2. 处理

（1）一旦渗漏，立即停止输液，拔出导管，更换输液部位。

（2）严密观察渗漏局部情况，及时进行正确处理。

（3）药物渗漏后，可根据情况选择冷敷、热敷、局部理疗等方法进行处理。如为高渗性药物渗漏，24 小时内避免热敷，可以冷敷或用 50%的硫酸镁湿敷局部。若局部皮肤出现水疱、变紫、变黑或坏死，应首先进行局部封闭，再予药物外敷。

（三）导管堵塞

1. 预防

（1）勤巡视，了解输液通畅情况，及时排除输液不畅的各种故障，及时更换液体，防止回血堵管。

（2）采用脉冲式冲管及正压封管，必要时使用正压接头，避免回血。

（3）避免穿刺针头在血管内来回移动造成血管内壁的损伤，使血小板聚集在受伤部位及套管尖端形成血栓造成堵管。

2. 处理　用注射器抽取封管液4ml，先回抽再推注，若阻力较大不可强行推注，仍不通畅时应考虑拔管，以免发生血栓栓塞。

（四）静脉血栓形成

1. 预防

（1）静脉血栓多发生于血流缓慢的静脉内，反复多次在同一部位使用留置针进行穿刺导致血管壁的损伤，是促发血栓形成的重要因素，为预防静脉血栓形成，在穿刺时应尽可能选择上肢粗静脉，同时注意保护血管，避免于同一部位反复穿刺。

（2）对于长期卧床的患者，应尽可能避免于下肢远端静脉使用留置针，且时间不宜过长。

2. 处理

（1）一旦血栓形成，应立即拔管，切记不要局部挤压或者强行推注。

（2）及时告知医生，立即进行相应的处理。

（3）严密观察病情变化，做好心理护理。

（4）必要时，遵医嘱进行溶栓治疗。

（五）导管脱出

1. 预防

（1）妥善固定导管，延长管应弧形固定，以利于导管受外力牵拉时有一定的余地。

（2）加强宣教，指导患者避免置管肢体过度活动，穿衣时先穿患侧衣袖，再穿健侧，脱衣时先脱健侧衣袖，后脱患侧。

（3）神志不清者，酌情使用约束带，以免患者烦躁时把针头拔出。

2. 处理

（1）加强巡视，及时处理输液过程中出现导管脱出的危险因素。

（2）导管脱出后应重新置管。

操作考核评分标准

成人浅表静脉留置针置入术操作考核评分标准

项目	总分	评分细则	评分等级				得分及扣分依据
			A	B	C	D	
操作前	15	1. 护士：仪表规范、态度和蔼可亲，双人核对医嘱，洗手、戴口罩，评估患者，告知患者操作目的、方法及配合要点。	3	2	1	0	
		2. 物品：治疗盘、注射器、输液器、输液卡、静脉留置针、留置针敷贴、止血带、胶布、小垫枕、治疗巾，遵医嘱备液体及药物。	4	3	2	1	

续表

项目	总分	评分细则	评分等级 A	B	C	D	得分及扣分依据
		3. 环境：安静、清洁、舒适、安全、光线充足。	3	2	1	0	
		4. 患者：愿意配合，取舒适体位。	5	4	3	2	
操作中	50	1. 携用物至床边，核对患者及腕带。	2	1	0	0	
		2. 按密闭式静脉输液法准备液体。	5	4	3	2	
		3. 选择粗直、弹性好、易于固定的静脉，避开关节和静脉瓣；	5	4	3	2	
		4. 将小垫枕置于穿刺部位肢体下方，扎止血带。	4	3	2	1	
		5. 消毒皮肤，备胶布及留置针敷贴。	4	3	2	1	
		6. 留置针与皮肤呈 15° ～30° 角刺入血管，见回血后再进针少许，保证外套管在静脉内，将针尖退入套管内，连针带管送入血管内。	10	8	6	4	
		7. 松开止血带，撤出针芯。	5	4	3	2	
		8. 连接肝素帽或无针接头。	5	4	3	2	
		9. 规范粘贴敷料，敷料注明置管日期、时间，肝素帽或无针接头的更换及固定应不影响观察。	5	4	3	2	
		10. 根据病情调节滴速。	5	4	3	2	
操作后	20	1. 撤去用物，协助取舒适体位。	3	2	1	0	
		2. 再次核对，整理床单位。	3	2	1	0	
		3. 告知患者穿刺部位的肢体避免用力过度或剧烈活动。	4	3	2	1	
		4. 告知患者穿刺部位敷贴保持清洁干燥，针管内回血多及时告诉值班护士。	4	3	2	1	
		5. 告知静脉留置针保留时间（< 96h）。	3	2	1	0	
		6. 整理用物、洗手、记录。	3	2	1	0	
综合评价	13	1. 严格执行查对制度及无菌技术原则。	5	4	3	2	
		2. 操作轻柔、熟练、规范、节力，穿刺一次成功。	2	1	0	0	
		3. 告知到位，语言亲切、态度和蔼，让患者和 / 或家属知晓相关告知事项。	2	1	0	0	
		4. 无相关并发症发生。	4	3	2	1	
提问	2	外周静脉留置针护理的主要注意事项是什么？	2	1	0	0	
总分	100						

外周静脉留置针护理的主要注意事项是什么？

（1）选择粗直、弹性好、易于固定的静脉，避免使用下肢静脉，穿刺时避开关节和静脉瓣。

（2）在满足治疗前提下选用最小型号、最短的静脉留置针。

（3）接受乳房根治术和腋下淋巴结清扫术以及瘫痪的患者应选择健侧肢体进行穿刺，

有血栓栓塞史和血管手术史的静脉不应进行置管。

（4）皮肤消毒范围直径应≥ 8cm，应待消毒液自然干燥后再行穿刺。

（5）敷料、肝素帽或无针接头的更换及固定应不影响观察。

（6）告知患者穿刺部位出现肿胀、疼痛等异常不适时，应及时告知医务人员。

（7）应至少每 4h 通过肉眼观察或触摸敷料，了解患者是否有不适，如疼痛、麻木及周围皮肤发红等（危重患者应 1 ～ 2h 检查，输入发疱剂等抗肿瘤药物时应增加检查频率）。

（8）应每日评估留置针的临床需求，已有 24h 或更长时间未使用及治疗终止应拔除；当发生留置针相关并发症应拔除；留置时间为不超过 96h（根据《静脉治疗护理操作规范》相关规定，2016 年 INS 指南提示目前并未确定最佳留置时间，应综合患者情况进行决策）。

二十一、经外周静脉置入中心静脉导管（PICC）置管

操作规程

（一）计划与实施

操作前

1. 护士：仪表规范、态度和蔼可亲，核对确认患者并解释，告知患者操作目的、方法及配合要点。签署知情同意书，洗手，戴口罩。
2. 物品：PICC 穿刺包、0.5% 碘伏、75% 乙醇溶液、无菌透明贴膜、胶带、测量尺、止血带、20ml 注射器、1ml 注射器、无菌纱布、肝素帽或正压接头、0.9% 生理盐水、2% 利多卡因。
3. 环境：整洁、安静、安全、宽敞、舒适、光线充足。
4. 患者：取舒适体位。

操作中

1. 核对患者及腕带，确认已签署知情同意书。
2. 选择穿刺点，摆放体位，充分暴露穿刺部位，预穿刺手臂外展与身体成 90° 角。
3. 测量预置导管长度及上臂臂围。
4. 穿隔离衣，戴无菌手套。
5. 消毒：以穿刺点为中心直径 20cm，两侧至臂缘，用乙醇及碘伏进行皮肤消毒三遍，待干。
6. 建立无菌区：在穿刺手臂下，穿刺点上下各 6cm 处，穿刺点左右各铺一块无菌治疗巾。
7. 打开穿刺包，更换不含滑石粉的无菌手套。
8. 检查导管完整性，导管及连接管内注入生理盐水，并用生理盐水润滑导管、肝素帽或正压接头。
9. 由助手系止血带。
10. 穿刺点 2% 利多卡因局部麻醉。
11. 静脉穿刺：以一手固定皮肤，另一手持针穿刺，进针角度 15° ～ 30° ，穿刺见回血后降低角度继续推进 0.5cm 再送导入鞘，确保导入鞘进入静脉内；松开止血带，拔出穿刺针芯，送入导管，退出导入鞘；固定导管，移去导丝，并连接肝素帽或正压接头。

12. 将体外导管放置呈“S”或“L”形弯曲，用免缝胶带及透明敷料固定，安装蝶形翼，纱布包裹正压接头或肝素帽。
13. 在透明敷料上注明导管种类、规格、置管深度、日期、时间及操作者姓名。
14. 连接输液系统，根据病情调节滴速。

操作后
1. 用酒精棉球清除患者皮肤上的血迹，整理穿刺用物。
2. X 线确定导管尖端位置。
3. 协助患者取舒适体位，询问患者感受，再次核对，整理床单位。
4. 洗手，记录，签名。

（二）评价

1. 告知到位，让患者 / 家属知晓相关告知事项。

2. 患者生命体征平稳，循环血量得到有效改善。

3. 用注射器抽吸导管末端，见回血抽出，或经 X 线确认导管在预置位置。

4. 穿刺点周围皮肤无红肿，双侧臂围大小无异常。

5. 护士仪表规范、微笑服务，语言亲切、流畅、通俗易懂，态度和蔼可亲。

6. 护士动作轻柔、熟练、规范、准确、节力。

并发症预防与处理

（一）早期机械性静脉炎

1. 预防

（1）注意选择血管条件好，粗细合适，材质好的导管。

（2）熟练掌握 PICC 的穿刺技术，置管时严格执行无菌操作原则，穿刺及送管时动作要轻柔，避免反复送管或导管过粗，导致血管内膜损伤。

（3）避免穿刺后肢体曲肘过度，导管刺激静脉内膜。

（4）置管前消毒时，待消毒剂干后再行穿刺。

2. 处理　同浅表静脉留置针所致的静脉炎。

（二）感染

1. 预防

（1）在置管过程中及置管后换药、更换输液接头等应严格无菌操作。术后 24h 内换药 1 次，以后每周换药 1 次；穿刺处有渗血或被污染时应及时换药。

（2）置管后应监测患者体温变化，穿刺点有无红肿、渗漏，触摸时是否疼痛，穿刺处周围有无皮下硬结。

（3）应用无菌纱布覆盖导管口，必要时用绷带加压包扎，并选择透气性好的无菌透明贴膜固定导管。

（4）禁止将导管体外部分人为移入体内。

2. 处理

（1）若有体温升高，穿刺处红肿、热痛、渗血、渗液，穿刺处皮下有硬结，应及时告知医师，及早处理。

（2）如怀疑为置管引起的发热或产生败血症时，应从导管处及置管对侧各抽 10 毫升静脉血进行细菌培养，确认发生导管所致败血症时应及时拔除导管，并行导管细菌培养，遵医嘱全身应用抗生素。

（三）导管堵塞

1. 预防

（1）使用脉冲式正压封管。

（2）患者剧烈咳嗽或术侧手臂用力后应冲管；导管内有可见的血液要及时冲封管。

（3）禁止在置管侧肢体测量血压及采血。

（4）防止患者在睡觉或昏迷时压迫导管。

（5）输入化疗药物、氨基酸、脂肪乳等高渗、强刺激性药物或血液制品前后应及时冲管并注意药物的配伍禁忌。

（6）患者停止输液后至少每周冲洗管腔并封管 1 次，以防堵塞。

2. 处理

（1）导管堵塞应先排除体位错误或导管弯折等物理因素。

（2）导管堵塞后不可继续强注药物，否则会将小血栓推入血管。

（3）如确定是非物理因素，则可在导管上接三通，先关闭直端，在直端接口上连接内含尿激酶稀释液（尿激酶 5 ～ 10 万 U + 生理盐水 10 ～ 20ml）的注射器，而后在三通的侧端连接 20ml 空注射器，并通过回抽使导管内形成负压之后，关闭侧端，开放直端，尿激酶就会因负压作用被吸入导管内，最后关闭侧端 5min 后，开放侧端通路，用空注射器回抽，若注射器内有回血说明堵塞解除，否则可重复上述步骤操作；

（4）导管堵塞不能再通过时，应拔除导管。

（四）导管滑脱、断裂

1. 预防

（1）用透明敷贴妥善固定导管，导管的体外部分呈“S”形或弧形固定，做好标记，加强巡视，做好床旁交接班记录。

（2）防止患者意外拔脱或用力咳嗽致胸腔压力增大而致导管外脱。

（3）对意识不清、烦躁不安患者及新生儿置管要固定牢固，并有预见性采取保护性约束措施，以防导管滑脱。

（4）置管侧上肢勿剧烈运动，勿过度弯曲、伸展，以免导管滑脱。

（5）如敷贴出现卷边、松动、渗血、渗液时要及时更换。

（6）每周更换贴膜时应自下而上去除，仔细观察导管的刻度并记录，如发现导管有部分脱出，可采取局部固定的方法，防止导管进一步脱出。

（7）常规 PICC 导管不能用于高压注射泵推注造影剂，以防导管破裂。

（8）PICC 置管期间，向患者及家属详细讲解 PICC 的日常维护、注意事项和常见并发症，保持局部清洁、干燥，同时做好患者日常活动指导。

2. 处理

（1）导管部分滑脱时，禁止将导管脱出部分移入体内。

（2）导管断裂，应立即告知医师，及时进行处理。

（3）导管体外部分断裂处理：断裂处离穿刺点5cm以上，可在无菌操作下对导管进行修复。如断裂处离穿刺点不足5cm，可将导管体内部分退出少许至少达到5cm。

（4）导管体内部分断裂的处理。

1）应立即停止操作，嘱患者保持原有体位或姿势，停止一切身体活动。同时立即用手指压住导管远端的血管，给予止血带结扎置管上臂近腋窝处，增加血管内的阻力，防止导管在血管内滑移，每5min放松止血带1次。

2）在X线下通过介入法将导管断端部分取出。

3）在B超引导下协助医师进行静脉切开术取出导管。

操作考核评分标准

经外周静脉置入中心静脉导管（PICC）置管操作评分标准

项目	总分	评分细则	评分等级				得分及扣分依据
			A	B	C	D	
操作前	15	1. 护士：仪表规范、态度和蔼可亲，查对医嘱，洗手，戴口罩，告知患者操作目的、方法及配合要点。	8	6	4	2	
		2. 物品：备齐用物，放置合理。	3	2	1	0	
		3. 环境：整洁、舒适，保证患者安全。	2	1	0	0	
		4. 患者：了解目的、方法，取得配合。	2	1	0	0	
操作中	55	1. 核对患者及腕带。	5	4	3	2	
		2. 测量穿刺点沿静脉走向的长度正确。	5	4	3	2	
		3. 消毒方法、选择血管方法正确，开包、检查导管导丝方法、预冲方法正确。	7	6	5	4	
		4. 穿刺方法正确。	8	6	4	2	
		5. 送入导管正确。	5	4	3	2	
		6. 撤出导管鞘，观察导管刻度与测量长度是否一致。	5	4	3	2	
		7. 移去导丝，修剪导管长度，安装连接器。	5	4	3	2	
		8. 抽回血，冲管及封管。	5	4	3	2	
		9. 导管固定方法正确，无张力粘贴透明贴膜及固定导管外露部位。	5	4	3	2	
		10. 标明导管种类，置管时间及操作者姓名。	5	4	3	2	
操作后	10	1. 再次核对，询问患者感受，协助患者置舒适体位。	2	1	0	0	
		2. 整理床单位，处理用物方法正确。	2	1	0	0	
		3. 摄片确定导管位置。	2	1	0	0	
		4. 教会患者自我护理的方法。	2	1	0	0	
		5. 洗手，记录，签名。	2	1	0	0	

续表

项目	总分	评分细则	评分等级				得分及扣分依据
			A	B	C	D	
综合评价	16	1. 告知有效，让患者和 / 或家属知晓相关告知事项。 2. 经 X 线确认导管在预置位置。 3. 严格执行查对制度和无菌操作原则。 4. 护士仪表规范、语言亲切、态度和蔼。 5. 护士操作熟练、规范，动作轻柔、节力。	3 3 4 3 3	2 2 3 2 2	1 1 2 1 1	0 0 1 0 0	
提问	4	1.PICC 穿刺置管后对患者的指导要点主要有哪些? 2.PICC 置管的禁忌证是什么?	2 2	1 1	0 1	0 0	
总分	100						

1. PICC 穿刺置管后对患者的指导主要有哪些?

（1）指导患者留置 PICC 期间穿刺部位防水、防牵拉等注意事项。

（2）指导患者观察穿刺点周围皮肤情况，有异常及时通知护士。

（3）指导患者置管手臂不可过度用力，避免提重物、拄拐杖，衣服袖口不可过紧，不可测血压及静脉穿刺。

（4）指导患者应避免盆浴、泡浴。

2. PICC 置管的禁忌证是什么?

（1）严重出血性疾病。

（2）有静脉血栓形成史。

（3）有血管外科史或外伤。

（4）外周静脉不能确认。

（5）已知或怀疑患者有与插管相关的感染，如菌血症或败血症的迹象。

（6）已知或怀疑患者对导管所含成分过敏者。

（7）既往在预定插管部位有放射治疗史。

二十二、经外周静脉置入中心静脉导管（PICC）维护

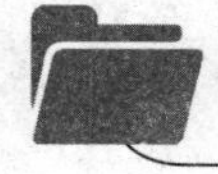

操作规程

（一）计划与实施

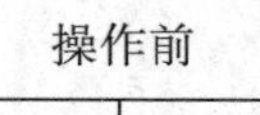

操作前

1. 护士：仪表规范、态度和蔼可亲，洗手，戴口罩，核对确认患者并解释，告知患者操作目的、方法及配合要点。
2. 物品：PICC 换药包、输液接头（肝素帽或正压接头）、预冲式导管冲洗器、思乐扣、

0.5% 碘伏、棉签、无菌持物镊一套，根据需要可另备卷尺、无菌透明贴膜、胶带、无菌纱布、无菌剪刀等，各用物摆放合理。

3. 环境：安全、安静、舒适、整洁、光线充足、温度适宜。

4. 患者：了解目的、方法、配合要点及注意事项，取舒适体位。

操作中

1. 核对患者及腕带，为患者取合适体位，充分暴露换药部位，洗手或手消毒。
2. 测量上臂臂围，无菌方法打开换药包，铺无菌巾，再次手卫生。
3. 备预冲式封管液排气备用，安装正压接头。
4. 消毒接头下皮肤，卸下旧正压接头后，手消毒并戴无菌手套。
5. 消毒导管接头，抽回血评估导管通畅情况。
6. 脉冲方式冲洗导管，正压封管。
7. 脱手套，由下至上零角度平行撕拉去除原有透明敷料，切忌将导管引出体外。
8. 观察穿刺点有无异常。
9. 手消毒，戴无菌手套，将思乐扣在 PICC 换药包内放置，注意无菌操作。
10. 卸除思乐扣。
11. 乙醇脱脂、消毒；碘伏消毒，待干。
12. 涂擦皮肤保护膜，摆放导管于合适位置，不得与原部位重叠。
13. 更换新的思乐扣。
14. 无张力贴膜并固定，标注导管名称、维护日期、时间、操作者等。

操作后

1. 再次核对，询问患者感受，协助置舒适体位，整理床单位及用物。
2. 合理处置医疗垃圾及生活垃圾，脱无菌手套。
3. 交代注意事项。
4. 洗手，填写导管维护记录单，签名。

（二）评价

1. 告知到位，让患者和 / 或家属知晓相关告知事项。
2. 冲封管方法正确，避免手法不当出现堵管现象。
3. 导管外露部分呈 U 形固定，无打折扭曲。
4. 透明敷贴以穿刺点为中心覆盖，塑型敷帖无气泡，边缘平整美观。
5. 能及时发现并发症，并尽早处理。
6. 护士仪表规范、微笑服务，语言亲切、流畅、通俗易懂，态度和蔼可亲。
7. 护士动作轻柔、熟练、规范、准确、节力。

并发症预防与处理

（一）导管脱出

1. 预防

（1）使用有效的方法粘贴管道，加强管道固定。

（2）更换敷料时注意沿导管向心端揭开敷料。

（3）加强对患者和家属的健康宣教，避免牵拉导管。

（4）做好护理记录，注意观察导管刻度，判断导管有无滑脱。

（5）加强巡视。

2. 处理

(1) 导管部分脱出：观察导管脱出的长度，用无菌注射器抽回血，如无回血，报告医师，遵医嘱用肝素钠液或尿激酶通管，如导管不通畅则拔管；如有回血，用生理盐水冲管保持通畅，重新固定，严禁将脱出的导管回送。

(2) 导管完全脱出：测量导管长度，观察导管有无损伤或断裂；评估穿刺部位是否有血肿及渗血，用无菌棉签压迫穿刺部位，直到完全止血；消毒穿刺点，用无菌敷料覆盖；评估渗出液性状、量；根据需要重新置管。

（二）导管堵塞

1. 预防

(1) 输液前后用生理盐水充分冲洗导管。

(2) 保持管道通畅，防止扭曲、折叠、受压。

(3) 采用脉冲式正压冲封管。

(4) 正压接头的使用。

(5) 防止血液反流，及时冲封管。

2. 处理

(1) 部分堵塞时可使用 10ml 以上注射器缓慢抽、推生理盐水冲洗导管。

(2) 使用尿激酶进行导管内溶栓治疗。

（三）导管相关性血栓

1. 预防

(1) 护理过程中严格无菌操作，置管过程中动作轻柔。

(2) 正确进行冲封管。

(3) 鼓励患者早期活动，活动置管肢体。

(4) 补充足够的水分。

2. 处理

(1) 抬高血栓侧肢体，避免按摩以防血栓脱落；指导患者做握拳动作，以促进静脉血液回流，减轻肢体肿胀；观察患肢皮肤温度、颜色及动脉搏动情况。

(2) 遵医嘱抗凝治疗观察药物作用及副作用。

(3) 观察病情，及时发现栓子脱落引起的血栓栓塞症。

（四）导管相关性血流感染

1. 预防

(1) 严格执行无菌操作原则，穿刺时认真消毒穿刺部位皮肤，所有物品保持无菌及在有效期内。

(2) 保持穿刺部位的清洁干燥，按时换药，定时更换输液器具。

(3) 尽量避免长期置管，一般情况下，中心静脉导管（CVC）的留置时间不超过 30d。

(4) 鼓励患者多饮水。

2. 处理

（1）遵医嘱使用抗生素。

（2）合理保留导管。建议先通过导丝更换导管，更换的导管行尖端培养，如果培养结果为阳性则拔除导管，如果血培养阴性可以继续保留，但如果出现了持续的菌血症（包括真菌血症）及发生心内膜炎、骨髓炎、败血症性血栓症及其他远处播种等并发症，或者采取抗生素治疗而临床症状没有好转等情况下，并且不能发现其他可以解释的感染部位时，即使导管尖端培养结果为阴性，也应立即拔除导管。

（3）严格无菌操作，密切观察病情。

操作考核评分标准

经外周静脉置入中心静脉导管（PICC）维护技术操作考核评分标准

项目	分值	评分细则	评分等级				得分及扣分依据
			A	B	C	D	
操作前准备	15	1. 护士：仪表规范、态度和蔼可亲，洗手、戴口罩、帽子，核对确认患者并解释，告知患者操作目的、方法及配合要点。	3	2	1	0	
		2. 物品：检查、备齐用物，放置合理。	3	2	1	0	
		3. 环境：安静、清洁、舒适、安全、光线充足。	4	3	2	0	
		4. 患者：了解换药目的、方法、配合要点，取舒适体位。	5	4	3	2	
操作中	66	1. 核对患者及腕带，为患者取合适体位，充分暴露换药部位，洗手或手消毒。	4	3	2	1	
		2. 无菌方法打开换药包，测量臂围，手卫生，铺无菌巾。	3	2	1	0	
		3. 备预冲式封管液，安装正压接头，排气、预冲备用。	3	2	1	0	
		4. 消毒接头下皮肤，卸下旧正压接头后，手消毒并戴无菌手套。	3	2	1	0	
		5. 消毒导管接头。	3	2	1	0	
		6. 抽回血评估导管通畅情况。	3	0	0	0	
		7. 脉冲方式冲洗导管（非脉冲式不得分）。	4	0	0	0	
		8. 正压封管（非正压不得分）。	4	0	0	0	
		9. 脱手套，由下至上、零角度平行撕拉去除原有透明敷料，切忌将导管引出体外（导管带出不得分）。	5	4	0	0	
		10. 观察穿刺点有无异常，手消毒。	3	2	1	0	
		11. 将思乐扣在 PICC 换药包内放置，注意无菌操作，戴无菌手套。	3	2	1	0	
		12. 卸除思乐扣。	3	2	1	0	
		13. 乙醇脱脂、消毒。	4	3	2	1	
		14. 碘伏消毒，待干。	4	3	2	1	

续表

项目	分值	评分细则	评分等级				得分及扣分依据
			A	B	C	D	
		15. 涂擦皮肤保护膜，摆放导管于合适位置，不得与原部位重叠。	2	1	0	0	
		16. 更换新的思乐扣。	3	0	0	0	
		17. 无张力贴膜并固定。	5	4	3	2	
		18. 固定导管外露部分。	4	3	2	1	
		19. 标注导管相关信息完整。	3	2	1	0	
操作后	10	1. 再次核对，询问患者感受。	3	2	1	0	
		2. 协助置舒适体位，整理床单位及用物，脱无菌手套。	3	2	1	0	
		3. 交代注意事项，洗手，填写导管维护记录单。	4	3	2	1	
综合评价	5	操作娴熟，完成时间 15min 内，无菌观念强。	5	4	3	2	
提问	4	1. PICC 穿刺置管维护后对患者的指导主要有哪些？	2	1	0	0	
		2. PICC 常见并发症有哪些？	2	1	0	0	
总分	100						

1. PICC 穿刺置管维护后对患者的指导主要有哪些？

（1）告知患者定期维护，每周至少维护 1 次 .

（2）指导患者留置 PICC 期间穿刺部位防水、防牵拉等注意事项。

（3）指导患者学会观察穿刺点周围皮肤情况，有出血及渗液等异常情况及时告知或就医。

（4）指导患者置管手臂不可过度用力，避免提重物、拄拐杖，衣服袖口不可过紧，不可在置管侧测血压及静脉穿刺。

（5）指导患者应避免盆浴、泡浴。淋浴时需做好相应保护措施。

2. PICC 常见并发症有哪些？

（1）感染。

（2）静脉炎。

（3）抽血困难。

（4）导管堵塞。

（5）输液接头松动或与导管分离。

（6）导管破损，导管断裂或意外折断损伤。

（7）导管破损导致气体进入导管。

（8）导管穿刺部位肿胀或穿刺侧手臂、颈部肿胀（中心静脉血栓）。

二十三、中心静脉导管（CVC）维护

操作规程

（一）计划与实施

操作前

1. 护士：仪表规范、态度和蔼可亲，核对医嘱，洗手，戴口罩及圆帽，告知患者操作目的、方法及配合要点。
2. 物品：治疗车、一次性中心静脉导管换药包、预充式封管液、正压接头、无菌手套、笔。
3. 环境：安静、安全、温度适宜、适合操作。
4. 患者：取舒适体位。

操作中

1. 导管维护：

（1）携用物至床旁，核对患者及腕带，保护患者隐私。

（2）体位摆放：协助患者头偏向对侧，暴露穿刺部位皮肤，确认 CVC 导管夹处于关闭状态。

（3）开包：手消毒，打开一次性中心静脉导管换药包，垫一次性无菌治疗巾于患者导管下，取下纱布及原有正压接头。

（4）物品投放：手消毒，按无菌要求将预充封管液及正压接头放入换药包内，戴无菌手套，连接预充封管液与正压接头，排气备用，打开消毒棉棒及消毒棉片，按使用顺序摆放。

（5）消毒与更换接头：乙醇棉片包裹消毒导管接头，用力多方位擦拭 15s，更换正压接头。

（6）检查导管通畅情况及冲、封管：打开导管夹，抽回血确认导管通畅情况，使用预充式封管液脉冲式冲洗导管，留取 1ml 封管液正压封管，关闭导管夹。

（7）导管外露部分消毒：乙醇棉片擦拭导管外露部分，无菌纱布包裹更换完的导管接头，脱手套。

2. 更换敷料：

（1）松解敷料，一手拇指固定导管蝶形夹，由下自上零角度、平行揭去原有透明敷料，观察穿刺点有无红肿、分泌物、疼痛、血肿等，如有分泌物应通知医师，取样做细菌培养。

（2）手消毒后戴无菌手套，消毒穿刺部位皮肤及导管（直径大于 15cm），待干后用无菌透明敷贴覆盖导管穿刺点（无张力粘贴—塑形—贴膜—撕薄膜边框），粘贴规范并妥善固定。

（3）撤去治疗巾，脱手套，注明更换敷料的日期、时间、操作者。

操作后

1. 再次核对，询问患者感受，协助患者取舒适体位，整理用物及床单位。
2. 告知患者妥善保护外露导管部分，保持穿刺部位清洁干燥，如有贴膜卷曲、松动、渗血等及时告知护士。
3. 洗手，记录。

（二）评价

1. 严格执行查对制度和无菌原则。

2. 患者隐私保护好。

3. 护士操作熟练、规范、动作轻柔。

4. 操作时间≤ 20min。

并发症预防与处理

（一）导管脱出

1. 预防

（1）使用有效的方法粘贴管道，加强管道固定。

（2）更换敷料时注意沿导管向心端揭开敷料。

（3）加强对患者和家属的健康宣教，避免牵拉导管。

（4）做好护理记录，注意观察导管刻度，判断导管有无滑脱。

（5）加强巡视。

2. 处理

（1）导管部分脱出：观察导管脱出的长度，用无菌注射器抽回血，如无回血，报告医师，遵医嘱用肝素钠液或尿激酶通管，如导管不通畅则拔管；如有回血，用生理盐水冲管保持通畅，重新固定，严禁将脱出的导管回送。

（2）导管完全脱出：测量导管长度，观察导管有无损伤或断裂；评估穿刺部位是否有血肿及渗血，用无菌棉签压迫穿刺部位，直到完全止血；消毒穿刺点，用无菌敷料覆盖；评估渗出液性状、量；根据需要重新置管。

（二）导管堵塞

1. 预防

（1）输液前后用生理盐水充分冲洗导管。

（2）保持管道通畅，防止扭曲、折叠、受压。

（3）采用脉冲式正压冲封管。

（4）正压接头的使用。

（5）防止血液反流，及时冲封管。

2. 处理

（1）部分堵塞时可使用 10ml 以上注射器缓慢抽、推生理盐水冲洗导管。

（2）使用尿激酶进行导管内溶栓治疗。

（三）导管相关性血栓

1. 预防

（1）护理过程中严格无菌操作，置管过程中动作轻柔。

（2）正确进行冲封管。

（3）鼓励患者早期活动，活动置管肢体。

（4）补充足够的水分。

2. 处理

（1）抬高血栓侧肢体，避免按摩以防血栓脱落；指导患者做握拳动作，以促进静脉血液回流，减轻肢体肿胀；观察患肢皮肤温度、颜色及动脉搏动情况。

（2）遵医嘱抗凝治疗观察药物作用及副作用。

（3）观察病情，及时发现栓子脱落引起的血栓栓塞症。

（四）导管相关性血流感染

1. 预防

（1）严格执行无菌操作原则，穿刺时认真消毒穿刺部位皮肤，所有物品保持无菌及在有效期内。

（2）保持穿刺部位的清洁干燥，按时换药，定时更换输液器具。

（3）尽量避免长期置管，一般情况下，CVC 的留置时间不超过 30d。

（4）鼓励患者多饮水。

2. 处理

（1）遵医嘱使用抗生素。

（2）合理保留导管。建议先通过导丝更换导管，更换的导管行尖端培养，如果培养结果为阳性则拔除导管，如果血培养阴性可以继续保留，但如果出现了持续的菌血症（包括真菌血症）及发生心内膜炎、骨髓炎、败血症性血栓症及其他远处播种等并发症，或者采取抗生素治疗而临床症状没有好转等情况下，并且不能发现其他可以解释的感染部位时，即使导管尖端培养结果为阴性，也应立即拔除导管。

（3）严格无菌操作，密切观察病情。

操作考核评分标准

中心静脉导管（CVC）维护操作考核评分标准

项目	总分	评分细则	评分等级				得分及扣分依据
			A	B	C	D	
操作前	15	1. 护士：仪表规范、态度和蔼可亲，洗手、戴口罩及圆帽，告知患者操作目的、方法及配合要点。	5	4	3	2	
		2. 物品：备齐用物，放置合理。	5	4	3	2	
		3. 环境：安静、安全，温度适宜、适合操作。	3	1	1	0	
		4. 患者：体位舒适、愿意配合。	2	1	0	0	
操作中	61	维护导管：					
		1. 携用物至床旁，放置合理，核对患者及腕带，保护患者隐私。	5	4	3	2	
		2. 协助患者头偏向对侧，暴露穿刺部位皮肤，确认 CVC 导管夹处于关闭状态。	4	3	2	1	

续表

项目	总分	评分细则	评分等级				得分及扣分依据
			A	B	C	D	
		3. 手消毒，打开一次性中心静脉导管换药包，垫一次性治疗巾于患者导管下，取下纱布及原有正压接头。	3	2	1	0	
		4. 手消毒，按无菌要求将预充封管液及正压接头放入换药包内。	3	2	1	0	
		5. 戴无菌手套，连接预充封管液与正压接头，排气备用。	3	2	1	0	
		6. 打开消毒棉棒及消毒棉片，按使用顺序摆放。	2	1	0	0	
		7. 乙醇棉片包裹消毒导管接头，用力多方位擦拭 15s 以上。	2	1	0	0	
		8. 更换正压接头，打开导管夹，抽回血确认导管通畅。	3	2	1	0	
		9. 使用预充式封管液脉冲式冲洗导管，留取 1ml 正压封管，关闭导管夹。	4	3	2	1	
		10. 乙醇棉片擦拭导管外露部分，无菌纱布包裹更换后的导管接头，脱手套。	4	3	2	1	
		更换敷料：					
		1. 松解敷料，一手拇指固定导管蝶形夹，由下自上零角度，平行揭去原有透明敷料。	5	4	3	2	
		2. 观察穿刺点有无红肿、分泌物、疼痛、血肿等，如有分泌物通知医师，取样做细菌培养。	3	2	1	0	
		3. 手消毒后戴无菌手套。	3	2	1	0	
		4 乙醇脱脂、消毒，避开穿刺点（直径大于 15cm）。	5	4	3	2	
		5. 碘伏消毒，消毒穿刺点时停留几秒钟。	5	4	3	2	
		6. 待干后无张力贴贴法固定敷料（单手持膜—塑形—贴膜—撕薄膜边框），粘贴规范。	6	5	4	3	
		7. 撤去治疗巾，脱手套，注明更换敷料的日期、时间、操作者。	3	2	1	0	
操作后	10	1. 协助患者取舒适体位，整理用物及床单位，再次核对。	4	3	2	1	
		2. 告知患者妥善保护体外导管部分，保持穿刺部位清洁干燥，如敷料卷边、松动、潮湿及时告知护士。	4	3	2	1	
		3. 洗手，记录，签名。	2	1	0	0	
综合评价	10	1. 严格执行查对制度和无菌原则。	3	2	1	0	
		2. 患者隐私保护好。	2	1	0	0	
		3. 护士操作熟练、规范、动作轻柔。	3	2	1	0	
		4. 操作时间≤ 20min。	2	1	0	0	
提问	4	1. 中心静脉导管维护的目的是什么？	2	1	0	0	
		2. 中心静脉导管维护的观察要点主要有哪些？	2	1	0	0	
总分	100						

1. 中心静脉导管维护的目的是什么？

（1）保持穿刺局部皮肤清洁，防止穿刺部位感染。

（2）观察穿刺部位局部皮肤情况及导管通畅情况。

（3）保持导管在预置位置。

2. 中心静脉导管维护的观察要点主要有哪些？

（1）患者中心静脉导管长度及固定情况，置管时间及敷料更换时间。

（2）穿刺点局部及周围有无分泌物、红肿及疼痛；贴膜内有无渗血、渗液等。

（3）注意观察导管体外长度的变化及通畅情况，防止导管脱出。

二十四、置入式静脉输液港（PORT）维护

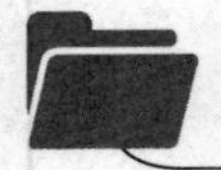

操作规程

（一）计划与实施

操作前

1. 护士：仪表规范、态度和蔼可亲，核对确认患者及腕带，并向患者解释，洗手，戴口罩。
2. 物品：静脉输液港专用针头（无损伤针）、75% 乙醇溶液，0.5% 碘伏、无菌胶带、无菌手套、无菌纱布、生理盐水、一次性注射器（20ml 以上）、肝素帽，无菌洞巾，100U/ml 肝素溶液。
3. 环境：整洁、安静、安全、舒适、宽敞、光线充足。
4. 患者：愿意配合，取舒适体位。

操作中

1. 携用物至床旁，核对患者及腕带，告知操作目的、方法及配合要点。
2. 暴露穿刺部位，揭去敷料（若敷料污染先去除后再手消毒。）
3. 打开无菌敷料包，并以无菌方式打开输液港专用无损伤针头、一次性注射器、肝素帽等包装，置放于无菌敷料包内。
4. 以穿刺点为中心，用 0.5% 碘伏消毒液进行皮肤消毒，消毒面积大于敷料面积，铺洞巾，戴无菌手套，注射器抽吸肝素溶液 10 ～ 15ml，连接无损伤针，检查无损伤针是否通畅。
5. 穿刺：触诊定位穿刺底座，一手找到输液港注射座的位置，拇指与示指、中指呈三角形，将输液港底座拱起；另一手持无损伤针自三指中心处垂直刺入穿刺底座，直达储液槽基座底部，有阻力时不可强行进针。
6. 穿刺成功后，接注射器抽回血，用 100U/ml 肝素溶液 10 ～ 15ml 冲净无损伤针，接肝素帽，用无菌纱布垫在无损伤针针翼下方，垫无菌开口纱布，固定无损伤针。
7. 注明更换敷料和无损伤针的日期、时间。
8. 拔除无损伤针时，需妥善固定输液港底座，再快速拔出无损伤针。

操作后

1. 协助患者取舒适体位，整理用物及床单位，再次核对。
2. 告知患者保持穿刺部位清洁干燥及妥善保护无损伤针的方法，指导定期维护。
3. 洗手，记录。

（二）评价

1. 告知到位，语言亲切，态度和蔼，患者和家属知晓相关告知事项。

2. 患者穿刺部位皮肤无红肿、皮疹、渗液等；敷料无卷曲、松动。

3. 输液港穿刺座无移位、翻转，无相关并发症发生。

4. 患者出现异常情况时，护士处理及时。

5. 护士操作轻柔、熟练、规范、节力。

并发症预防与处理

（一）导管堵塞

1. 预防

（1）每个月按时进行维护，规范操作，确保无损伤针位于输液港底座中央位置。

（2）确保无损伤针尖端全部送入输液港底座内，肝素封管液浓度为100U/ml，采用10ml以上注射器进行脉冲式正压封管。

（3）输液过程中，注意药物禁忌，避免药物性堵管。

2. 处理

（1）检查无损伤针尖端是否完全插入到输液港底座，调整针的位置。

（2）通知医师，必要时遵医嘱给予尿激酶溶栓。

（二）局部红肿

1. 预防

（1）严格执行无菌操作，插针、换药时按规范进行局部皮肤消毒。

（2）保持局部皮肤清洁，敷贴潮湿、污染时及时更换。

（3）避免在同一穿刺点反复穿刺。

（4）指导患者勿搔抓局部皮肤。

2. 处理

（1）停止使用输液港，给予局部换药。

（2）需要时遵医嘱做创面分泌物培养，规范给予抗感染治疗。

（3）保持局部皮肤干燥，敷贴潮湿、污染时，及时更换。

（三）导管相关血流感染

1. 预防

（1）进行无损伤针置入时，严格执行无菌操作，手卫生。

（2）连续输液者置入无损伤针不超过7d。

（3）及时更换局部敷贴，规范消毒。

2. 处理

（1）密切观察患者发热类型是否符合导管相关血流感染。

（2）遵医嘱采外周血和输液港内血液做血培养。

（3）遵医嘱给予抗感染治疗。

（4）患者出现感染并发症、复发性感染和治疗完成后血培养阳性时，应拔除输液港，必要时遵医嘱做输液港尖端培养。

（四）药物外渗

1. 预防

（1）每次输液、维护时回抽回血，确保无损伤针在位通畅，用药过程中，应加强观察局部有无肿胀及渗漏。

（2）使用过程中，妥善固定无损伤针，指导患者勿牵拉无损伤针。

2. 处理

（1）立即停止输液，告知医生和护士长，按照化疗药物外渗规范作好处理。

（2）配合医师查找原因并进行处理。

操作考核评分标准

置入式静脉输液港（PORT）维护操作考核评分标准

项目	总分	评分细则	评分等级				得分及扣分依据
			A	B	C	D	
操作前	15	1. 护士：仪表规范、态度和蔼可亲，核对确认患者及腕带，并向患者解释，洗手，戴口罩。	5	4	3	2	
		2. 物品：备齐用物，放置合理。	3	2	1	0	
		3. 环境：整洁、舒适，保证患者安全及隐私。	3	2	1	0	
		4. 患者：愿意配合，取舒适体位。	4	3	2	0	
操作中	55	1. 携用物至床旁，再次核对患者及腕带，告知操作目的、方法及配合要点。	6	4	2	1	
		2. 暴露穿刺部位，揭去敷料（若敷料污染先去除后再手消毒）。	8	6	4	2	
		3. 打开无菌敷料包，无菌技术将无损伤针、一次性注射器、肝素帽、洞巾置入无菌包中。	8	6	4	2	
		4. 以穿刺点为中心，用 0.5% 碘伏消毒液进行皮肤消毒，消毒面积大于敷料面积，铺洞巾，戴无菌手套，注射器抽吸肝素溶液 10 ～ 15ml，连接无损伤针，检查无损伤针是否通畅。	10	8	6	4	
		5. 穿刺：正确定位穿刺底座，手法正确，一次穿刺成功。	10	8	6	4	
		6. 穿刺成功后，抽回血，脉冲式正压方法冲净无损伤针套件及输液港。	4	3	2	0	
		7. 注明更换敷料和置入无损伤针的日期、时间。	4	3	2	0	
		8. 拔除无损伤针时，需妥善固定输液港底座，再快速拔出无损伤针。	5	4	3	2	

续表

项目	总分	评分细则	评分等级				得分及扣分依据
			A	B	C	D	
操作后	10	1. 再次核对，协助取舒适体位，观察并询问患者感受。	3	2	1	0	
		2. 告知患者保持穿刺部位清洁干燥及妥善保护无损伤针的方法，指导定期维护。	4	3	2	1	
		3. 整理用物洗手，记录。	3	2	1	0	
综合评价	16	1. 告知有效，语言亲切，态度和蔼，患者或家属知晓相关告知事项。	2	1	1	0	
		2. 穿刺部位皮肤无红肿、渗液等；敷料无卷曲、松动。	3	2	1	0	
		3. 无相关并发症发生。	3	2	1	0	
		4. 出现异常情况时，护士处理及时。	3	2	1	0	
		5. 护士仪表规范、语言亲切、态度和蔼。	2	1	1	0	
		6. 判断准确，操作熟练、规范、节力。	2	1	1	0	
提问	4	1. 置入式静脉输液港（PORT）维护的目的是什么?	2	1	0	0	
		2. 置入式静脉输液港（PORT）维护的注意事项有哪些?	2	1	0	0	
总分	100						

1. 置入式静脉输液港（PORT）维护的目的是什么?

（1）保持穿刺输液港的部位清洁干燥，防止穿刺部位感染。

（2）观察穿刺部位皮肤情况，判断输液港穿刺座有无移位、翻转。

（3）保持输液港穿刺座固定良好。

2. 置入式静脉输液港（PORT）维护的注意事项有哪些?

（1）静脉输液港的维护应由经过专门培训的医护人员进行。

（2）抽吸无回血时，应立即停止输液，寻找原因，必要时行胸部X线检查，确认输液港的位置。

（3）敷料、无损伤针至少应每7d更换1次。

（4）不应在连接有置入式输液港的一侧肢体上进行血流动力学监测和静脉穿刺。

（5）冲、封导管和静脉注射给药时必须使用10ml以上注射器。

（6）输血后应立即冲管，两种药物之间有配伍禁忌时应冲净输液港再输入，治疗间歇期应每4周冲、封管1次。

（7）静脉输液港禁用于高压注射泵推注造影剂。

二十五、氧气雾化吸入

操作规程

（一）计划与实施

操作前

1. 护士：仪表规范、态度和蔼可亲，查对医嘱，洗手、戴口罩，评估患者病情，告知患者操作目的、作用。
2. 物品：氧气雾化吸入器、氧气装置（如为氧气瓶，其瓶内气体压力≥0.2MPa）、药液、漱口水、面巾。
3. 环境：清洁、光线充足，注意用氧安全，远离火源。
4. 患者：愿意配合，体位适合操作。

操作中

1. 携用物至患者床旁，核对患者床号、姓名。
2. 检查氧气雾化吸入器，遵医嘱将药液稀释至5ml，注入雾化器的药杯。
3. 告知注意事项及方法，如洗脸、不抹油性面膏，雾化吸入治疗前1h不应进食，需清洁口腔，取半卧位或坐位，机械通气患者雾化治疗时床头抬高30°～50°，采取健侧卧位床头抬高30°，利于药液沉积到患侧。
4. 连接雾化器与氧气装置，氧气湿化瓶内勿盛水，以免液体进入雾化器内使药液稀释影响疗效。
5. 调节氧气流量，一般为6～8L/min，不宜过大，以免因压力过大而引起爆炸等危险。
6. 开始雾化：指导患者手持雾化器，将吸嘴放入口中，紧闭嘴唇深吸气，用鼻呼气，如此反复，直至药液吸完为止。
7. 结束雾化：取出雾化器，关闭氧气开关。
8. 注意观察患者病情变化，并及时告知医师。

操作后

1. 协助患者清洁口腔及面部。
2. 撤去用物，再次核对，观察、询问感受，协助取舒适体位。
3. 注意观察患者痰液排出情况，如痰液仍未咳出，可予以拍背、吸痰等方法协助排痰。
4. 整理床单位，用物处理正确。
5. 洗手、记录、签字。

（二）评价

1. 告知到位，患者和/或家属知晓相关告知事项。
2. 患者出现异常情况，护士处理及时。
3. 痰液排出顺畅，无口腔感染。
4. 护士操作轻柔、熟练、规范、节力。

并发症预防与处理

（一）过敏反应

1. 预防　在雾化吸入之前，询问有无药物过敏史。

2. 处理

（1）患者出现临床症状时，马上终止雾化吸入。

（2）观察生命体征，建立静脉通路，协助医师进行处理，应用抗过敏药物。

（二）感染

1. 预防

（1）配制雾化液时遵守无菌操作规范，避免污染药液及雾化装置。

（2）每次雾化结束后，及时漱口及清洁面部。

（3）使用一次性雾化器，每天更换。

2. 处理

（1）如口腔真菌感染需注意口腔卫生，加强局部治疗。

（2）给予富含大量维生素或富有营养的食物。

（3）及时对症处理。

操作考核评分标准

氧气雾化吸入操作考核评分标准

项目	总分	评分细则	评分等级				得分及扣分依据
			A	B	C	D	
操作前	15	1. 护士：仪表规范，态度和蔼可亲，查对医嘱，洗手、戴口罩，评估患者，告知患者操作目的、作用。	5	4	3	2	
		2. 物品：氧气雾化吸入器、氧气装置（如为氧气瓶，其瓶内气体压力≥ 0.2MPa）、药液、漱口水、面巾。	4	3	2	1	
		3. 环境：清洁、光线充足，注意用氧安全，远离火源。	3	2	1	0	
		4. 患者：愿意配合，体位适合操作。	3	2	1	0	
操作中	50	1. 携用物至患者床旁，核对患者床号、姓名。	4	3	2	1	
		2. 检查氧气雾化吸入器，遵医嘱将药液稀释至 5ml，注入雾化器的药杯。	5	4	3	2	
		3. 告知患者相关注意事项，如洗脸、不抹油性面膏，雾化吸入治疗前 1h 不应进食，需清洁口腔，取半卧位或坐位，机械通气患者雾化治疗时床头抬高 30°～50°，采取健侧卧位时床头抬高 30°，利于药液沉积到患侧。	8	6	4	2	

续表

项目	总分	评分细则	评分等级				得分及扣分依据
			A	B	C	D	
		4. 连接雾化器与氧气装置，如为氧气瓶，其压力 ≥ 0.2MPa，氧气湿化瓶内勿盛水，以免液体进入雾化器内使药液稀释影响疗效。	8	6	4	2	
		5. 调节氧气流量，一般为 6 ～ 8L/min。	5	4	3	2	
		6. 开始雾化：指导患者手持雾化器，将吸嘴放入口中，紧闭嘴唇深吸气，用鼻呼气，如此反复，直至药液吸完为止。	10	8	6	4	
		7. 结束雾化。取出雾化器，关闭氧气开关。	5	4	3	2	
		8. 注意观察患者病情变化，并及时告知医师。	5	4	3	2	
操作后	16	1. 协助患者清洁口腔及面部。	3	2	1	0	
		2. 撤去用物，再次核对，观察、询问感受，协助取舒适体位。	4	3	2	0	
		3. 注意观察患者痰液排出情况，如痰液仍未咳出，可予以拍背、吸痰等方法协助排痰。	4	3	2	1	
		4. 整理床单位，用物处理正确。	3	2	1	0	
		5. 洗手、记录、签字。	2	1	0	0	
综合评价	15	1. 告知到位，患者和 / 或家属知晓相关告知事项。	4	3	2	0	
		2. 患者出现异常情况，护士处理及时。	4	3	2	1	
		3. 痰液排出顺畅，无口腔感染。	4	3	2	0	
		4. 护士操作轻柔、熟练、规范、节力。	3	2	1	0	
提问	4	1. 氧气雾化吸入的目的是什么？	2	1	0	0	
		2. 氧气雾化吸入的注意事项是什么？	2	1	0	0	
总分	100						

1. 氧气雾化吸入的目的是什么？

（1）协助患者消炎、镇咳、祛痰。

（2）帮助患者解除支气管痉挛，改善通气功能。

（3）预防、控制患者发生呼吸道感染。

2. 氧气雾化吸入的注意事项是什么？

（1）正确使用供氧装置：注意用氧安全，室内应避免火源；氧气湿化瓶内勿盛水，以免液体进入雾化器内使药液稀释影响疗效。

（2）观察及协助排痰：注意观察患者痰液排出情况，如痰液仍未咳出，可予以拍背、吸痰等方法协助排痰。

（3）使用雾化器时应取下湿化液。

（4）雾化前洗脸，不抹油性面膏，治疗前 1h 不应进食，需清洁口腔，儿童及婴幼儿治疗前 30min 不进食。

（5）取半卧位或坐位，机械通气患者雾化治疗时床头抬高 30° ～ 50° ，采取健侧卧位时床头抬高 30° ，利于药液沉积到患侧。

二十六、单侧鼻塞吸氧

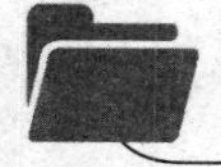

操作规程

（一）计划与实施

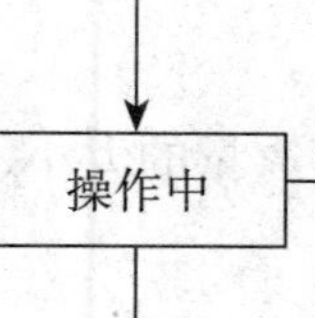

操作前

1. 护士：仪表规范、态度和蔼可亲，查对医嘱，洗手、戴罩，评估患者病情，告知吸氧目的、方法。
2. 物品：湿化瓶（内有通气管）或一次性氧气吸入装置、一次性吸氧鼻塞（不超过鼻孔孔径的 1/2）、弯盘、棉签、纱布、用氧记录单、笔、灭菌水、扳手、氧气流量表、氧气瓶（瓶内气体压力≥ 0.2MPa）或中心供氧装置。
3. 环境：安全、整洁、宽敞、光线充足、远离火源。
4. 患者：愿意配合，取舒适体位。

操作中

1. 洗手或手喷消毒，携用物至床旁，核对患者（床号、姓名、腕带等）。
2. 评估患者的意识、呼吸状况、鼻腔黏膜情况、合作及缺氧程度，告知吸氧注意事项、配合要点及“四防”。
3. 装表：

（1）氧气瓶供氧：开总开关（冲尘）—关总开关—安装流量表（检查有无漏气）—连接通气管和湿化瓶（与地面垂直，内盛灭菌水至 1/3 ～ 1/2 满），或连接一次性吸氧装置—再次核对、解释。

（2）中心供氧：携用物至床旁—再次核对、解释—取下环氧带氧气出口保护塞—安装流量表（检查有无松动及漏气，流量表与地面垂直）—连接氧气管和湿化瓶或一次性吸氧装置。

4. 供氧：选择、检查和清洁鼻腔—打开开关—调节流量—检查氧气流出是否通畅—将鼻塞插入患者一侧鼻孔（深度为 1.5cm 内）—导管环绕耳部向下放置，妥善固定，调节松紧度—交代注意事项—记录用氧时间、氧流量、患者反应，签名。
5. 中途巡视：询问患者感受，观察用氧效果、有无氧疗不良反应，检查氧流量，观察患者缺氧情况是否改善及局部皮肤受压情况。
6. 停氧：再次核对、解释—拔鼻塞—关流量表—拔吸氧管—卸流量表及湿化瓶—记录停氧时间及用氧后效果。

操作后

1. 擦净面部，观察、询问感受，协助患者取舒适体位。
2. 再次核对，整理床单位，用物处理正确。
3. 洗手，记录，签字。

（二）评价

1. 严格执行查对制度。

2. 告知有效，让患者和 / 或家属知晓相关告知事项。

3. 护士及时处理异常情况。

4. 患者缺氧程度得到一定程度改善。

5. 护士仪表规范、语言亲切、态度和蔼。

6. 护士动作轻柔、熟练、规范、节力。

并发症预防与处理

（一）气道黏膜干燥

1. 预防

（1）保持有效吸氧及气道通畅，及时清除呼吸道分泌物；做好吸氧患者及家属的宣教，告诫患者切勿自行随意调整氧流量，张口呼吸的患者做好解释工作，争取配合改用鼻腔呼吸。

（2）根据患者缺氧情况及血气分析调节氧流量、浓度和时间。加温加湿吸氧装置，定期更换吸氧鼻塞、氧气湿化瓶和湿化液。

（3）插管时动作宜轻柔，以保护鼻腔黏膜的完整性，避免发生破损。如有感染者及时去除感染原因，应用抗生素抗感染治疗。

2. 处理

（1）及时补充氧气湿化瓶内的湿化液或更换一次性吸氧装置。对发热患者，及时做好对症处理。对有张口呼吸习惯的患者，做好解释工作，争取其配合改用鼻腔呼吸。对病情严重者，可用湿纱布覆盖口腔，定时更换。

（2）根据患者缺氧情况调节氧流量。

（3）条件允许下可应用加温加湿吸氧装置，有效防止气道黏膜干燥。

（4）对于气道黏膜干燥者，给予超声雾化吸入，超声雾化器可随时调节雾量的大小，并能对药液加热。

（5）严密观察缺氧症状，定时检测患者的血氧饱和度。

（二）氧中毒

1. 预防

（1）避免长时间、高浓度氧疗，FiO_2 100% 的时间≤ 6h，FiO_2 ≥ 60% 的吸氧时间不超过 24h。

（2）监测血气分析，动态观察用氧效果。

2. 处理

（1）如患者出现胸骨下不适、疼痛、灼热感、呼吸增快、恶心、呕吐等症状时及时通知医师，遵医嘱处理。

（2）脱离高浓度用氧环境。

（三）医疗器械相关性损伤

1. 预防　选择合适的鼻塞，固定时不宜过紧，随时检查导管受压处皮肤。

2. 处理　及时更换合适的鼻塞，固定时松紧度适宜，发现导管处皮肤受压时及时解压。

（四）肺组织损伤

1. 预防

（1）在吸氧前应先将鼻导管连接好，调节好氧流量后再接到患者鼻腔。

（2）面罩吸氧改为鼻导管吸氧时，应将氧流量调低。

（3）停止吸氧时，应先将鼻导管取下后再关掉氧气开关。

2. 处理　要及时报告医师，给予对症处理。

（五）高碳酸血症

1. 预防

（1）加强气道管理，保持气道畅通。

（2）存在高碳酸血症风险者，应低流量吸氧。

（3）定期检测动脉血气。

2. 处理

（1）在血气分析指导下调整氧疗方案，密切监测 PaO_2 的变化。

（2）必要时给予呼吸兴奋药或机械通气以增加通气量，从而纠正高碳酸血症。

操作考核评分标准

单侧鼻塞吸氧操作考核评分标准

项目	总分	评分细则	评分等级				得分及扣分依据
			A	B	C	D	
操作前	15	1. 护士：仪表规范、态度和蔼可亲，查对医嘱，洗手、戴口罩，评估患者的病情、意识、呼吸状况，告知吸氧目的、方法。	6	5	4	3	
		2. 物品：根据病情需要备齐物品，放置合理。	5	4	3	2	
		3. 环境：安全，适合操作。	2	1	0	0	
		4. 患者：愿意配合，取舒适体位。	2	1	0	0	
操作中	55	1. 洗手或手喷消毒，携用物至床旁，核对患者（床号、姓名、腕带等）。	4	3	2	1	
		2. 评估患者的鼻腔黏膜情况、缺氧程度，告知吸氧注意事项、配合要点及“四防”。	8	6	4	2	
		3. 装表：①氧气瓶供氧：开总开关（冲尘）—关总开关—安装流量表（检查有无漏气）—连接通气管和湿化瓶（与地面垂直，内盛灭菌水至 1/3 ～ 1/2 满）或连接一次性吸氧装置—再次核对、解释；②中心供氧：携用物至床旁—再次核对、解释—取下环氧	16	14	12	10	

续表

项目	总分	评分细则	评分等级				得分及扣分依据
			A	B	C	D	
		带氧气出口保护塞—安装流量表（检查有无松动及漏气，流量表与地面垂直）—连接氧气管和湿化瓶或一次性吸氧装置。					
		4. 供氧：选择、检查和清洁鼻腔—打开开关—调节流量—检查氧气流出是否通畅—将鼻塞插入患者一侧鼻孔（深度为 1.5cm 内）—导管环绕耳部向下放置，妥善固定，调节松紧度—交代注意事项—记录用氧时间、氧流量、患者反应，签名。	14	12	10	8	
		5. 中途巡视：询问患者感受，观察用氧效果、有无氧疗不良反应，检查氧流量，观察患者缺氧情况是否改善及局部受压皮肤情况。	8	6	4	2	
		6. 停氧：再次核对、解释—拔鼻塞—关流量表—拔吸氧管—卸流量表及湿化瓶—记录停氧时间及用氧后效果。	5	4	3	2	
操作后	10	1. 擦净面部，观察、询问感受，协助患者取舒适体位。	3	2	1	0	
		2. 再次核对，整理床单位，用物处理正确。	4	3	2	1	
		3. 洗手，记录，签字。	3	2	1	0	
综合评价	16	1. 严格执行查对制度。	2	1	0	0	
		2. 告知有效，让患者和 / 或家属知晓相关告知事项。	2	1	0	0	
		3. 护士及时处理异常情况。	3	2	1	0	
		4. 患者缺氧程度得到一定程度改善。	3	2	1	0	
		5. 护士仪表规范、语言亲切、态度和蔼。	3	2	1	0	
		6. 护士动作轻柔、熟练、规范、节力。	3	2	1	0	
提问	4	1. 鼻塞吸氧氧浓度的计算方法是什么？	2	1	0	0	
		2. 吸氧过程中有哪“四防”？	2	1	0	0	
总分	100						

1. 鼻塞吸氧氧浓度的计算方法是什么？

吸氧浓度（%）=21+4× 氧流量（L/min）。

2. 吸氧过程中有哪“四防”？

防火、防震、防热、防油。

二十七、面罩吸氧

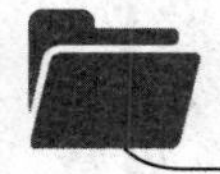

操作规程

（一）计划与实施

操作前

1. 护士：仪表规范、态度和蔼可亲，查对医嘱，洗手、戴口罩，评估患者的意识、呼吸状况、缺氧程度，告知吸氧目的、方法。
2. 物品：湿化瓶（内有通气管）或一次性吸氧装置、一次性使用输氧面罩（内有面罩、氧气连接管）、弯盘、5ml 注射器、纱布、用氧记录单、笔、灭菌水、扳手、氧气流量表、氧气瓶（瓶内气体压力≥ 0.2MPa）或中心供氧装置。
3. 环境：安全、整洁、宽敞、光线充足、远离火源。
4. 患者：愿意配合，取舒适体位。

操作中

1. 洗手或手喷消毒，携用物至床旁，核对患者（床号、姓名、腕带等）。
2. 评估患者的鼻腔黏膜情况，告知吸氧目的注意事项、配合要点及“四防”。
3. 装表：①氧气瓶供氧：开总开关（冲尘）—关总开关—安装流量表（检查有无漏气）—连接一次性吸氧装置或普通湿化瓶（与地面垂直，内盛灭菌水至 1/3 ～ 1/2 满）—再次核对、解释；②中心供氧：携用物至床旁—再次核对、解释—取下环氧带氧气出口保护塞 -- 安装流量表（检查有无松动及漏气）—连接氧气管和湿化瓶。
4. 供氧：检查和清洁面部及鼻腔—选择合适面罩并连接氧气连接管—打开开关—调节氧流量，根据病情需要调至 6 ～ 8L/min—检查氧气流出是否通畅—将面罩放于患者口鼻部供氧（以鼻梁作为参照），氧气输入后呼出的气体从面罩两侧孔排出—面罩固定绳环绕头部放置，妥善固定（使面罩覆盖口鼻），调节松紧度—交代注意事项—记录用氧时间、氧流量、患者反应，签名。
5. 中途巡视：询问患者感受，检查氧流量—检查面罩是否紧扣于口鼻部（观察口鼻周围皮肤）—观察患者缺氧情况是否改善及局部受压皮肤情况。
6. 停氧：再次核对、解释—取下面罩及氧气连接管—关流量表—卸流量表及湿化瓶—记录停氧时间及用氧后效果。

操作后

1. 擦净面部，观察、询问感受，协助患者取舒适体位。
2. 再次核对，整理床单位，用物处理正确。
3. 洗手，记录，签字。

（二）评价

1. 严格执行查对制度。
2. 告知有效，让患者和 / 或家属知晓相关告知事项。
3. 护士及时处理异常情况。
4. 患者缺氧程度得到一定程度改善。
5. 护士仪表规范、语言亲切、态度和蔼。
6. 护士动作轻柔、熟练、规范、节力。

并发症预防与处理

（一）气道黏膜干燥

1. 预防

（1）保持有效吸氧及气道通畅，及时清除呼吸道分泌物。

（2）根据患者缺氧情况及血气分析调节氧流量、浓度和时间。加温加湿吸氧装置，定期更换吸氧面罩、氧气湿化瓶和湿化液。

2. 处理

（1）及时补充氧气湿化瓶内的湿化液或更换一次性吸氧装置。对发热患者，及时做好对症处理。对病情严重者，可用湿纱布覆盖口腔，定时更换。

（2）根据患者缺氧情况调节氧流量。

（3）条件允许下可应用加温加湿吸氧装置，有效防止气道黏膜干燥。

（4）对于气道黏膜干燥者，给予超声雾化吸入，超声雾化器可随时调节雾量的大小，并能对药液加热。

（二）氧中毒

1. 预防

（1）做好患者及家属的宣教，切勿随意调节氧流量。

（2）避免长时间、高浓度氧疗，FiO_2 100% 的时间 ≤ 6h，FiO_2 ≥ 60% 的吸氧时间不超过 24h。

（3）监测血气分析，动态观察用氧效果。

2. 处理

（1）如患者出现胸骨下不适、疼痛、灼热感、呼吸增快、恶心、呕吐等症状时及时通知医师，遵医嘱处理。

（2）脱离高浓度用氧环境。

（三）医疗器械相关性损伤

1. 预防　选择合适的面罩，固定时不宜过紧，随时检查面罩受压处皮肤。

2. 处理　及时更换合适的面罩，固定时松紧度适宜，增加评估频次，发现皮肤问题及时处理。

（四）高碳酸血症

1. 预防

（1）加强气道管理，保持气道畅通。

（2）存在高碳酸血症风险者，给予控制性氧疗。

（3）定期检测动脉血气。

2. 处理

（1）在血气分析指导下调整氧疗方案，密切监测 PaO_2 的变化。

（2）必要时给予呼吸兴奋药或机械通气以增加通气量，从而纠正高碳酸血症。

操作考核评分标准

面罩吸氧操作考核评分标准

项目	总分	评分细则	评分等级				得分及扣分依据
			A	B	C	D	
操作前	15	1. 护士：仪表规范、态度和蔼可亲，查对医嘱，洗手、戴口罩，评估患者的意识、呼吸状况、缺氧程度，告知用氧目的、方法。	6	5	4	3	
		2. 物品：根据病情需要备齐物品，放置合理。	5	4	3	2	
		3. 环境：安全，适合操作。	2	1	0	0	
		4. 患者：愿意配合，取舒适体位。	2	1	0	0	
操作中	55	1. 洗手或手喷消毒，携用物至床旁，核对患者（床号、姓名、腕带等）。	4	3	2	1	
		2. 评估患者的鼻腔黏膜情况，告知吸氧注意事项、配合要点及“四防”。	8	6	4	2	
		3. 装表：①氧气瓶供氧：开总开关（冲尘）—关总开关—安装流量表（检查有无漏气）—连接一次性吸氧装置或普通湿化瓶（与地面垂直，内盛灭菌水至 1/3 ～ 1/2 满）—再次核对、解释；②中心供氧：携用物至床旁—再次核对、解释—取下环氧带氧气出口保护塞—安装流量表（检查有无松动及漏气）—连接氧气管和湿化瓶。	16	14	12	10	
		4. 供氧：检查和清洁面部及鼻腔—选择合适面罩并连接氧气连接管—打开开关—调节氧流量，根据病情需要调至 6 ～ 8L/min—检查氧气流出是否通畅—将面罩放于患者口鼻部供氧（以鼻梁作为参照），氧气输入后呼出的气体从面罩两侧孔排出—面罩固定绳环绕头部放置，妥善固定（使面罩覆盖口鼻），调节松紧度—交代注意事项—记录用氧时间、氧流量、患者反应，签名。	14	12	10	8	
		5. 中途巡视：询问患者感受，检查氧流量—检查面罩是否紧扣于口鼻部（观察口鼻周围皮肤）—观察患者缺氧情况是否改善及局部受压皮肤情况。	8	6	4	2	
		6. 停氧：再次核对、解释—取下面罩及氧气连接管—关流量表—卸流量表及湿化瓶—记录停氧时间及用氧后效果。	5	4	3	2	
操作后	10	1. 擦净面部，观察、询问感受，协助患者取舒适体位。	3	2	1	0	
		2. 再次核对，整理床单位，用物处理正确。	4	3	2	1	
		3. 洗手，记录，签字。	3	2	1	0	

续表

项目	总分	评分细则	评分等级				得分及扣分依据
			A	B	C	D	
综合评价	16	1. 严格执行查对制度。	2	1	0	0	
		2. 告知有效，患者和 / 或家属知晓相关告知事项。	2	1	0	0	
		3. 护士及时处理异常情况。	3	2	1	0	
		4. 患者缺氧程度得到一定程度改善。	3	2	1	0	
		5. 护士仪表规范、语言亲切、态度和蔼。	3	2	1	0	
		6. 护士动作轻柔、熟练、规范、节力。	3	2	1	0	
提问	4	1. 吸氧氧浓度的计算方法是什么？	2	2	1	0	
		2. 吸氧过程中有哪“四防”？	2	1	0	0	
总分	100						

1. 吸氧氧浓度的计算方法是什么？

吸氧浓度（%）=21+4× 氧流量（L/min）。

2. 吸氧过程中有哪“四防”？

防火、防震、防热、防油。

二十八、头罩吸氧

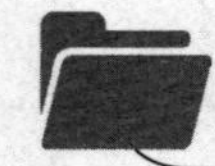

操作规程

（一）计划与实施

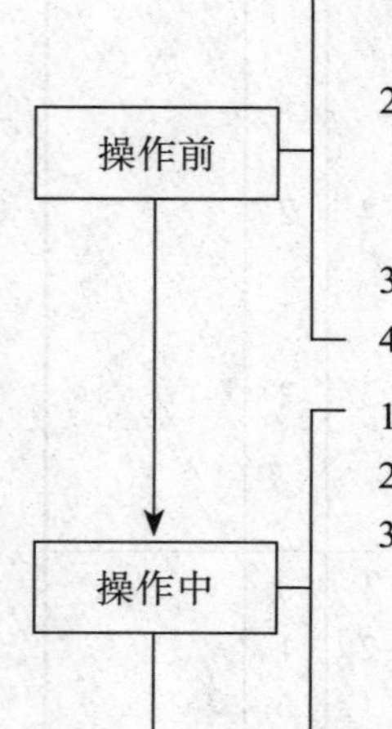

操作前：

1. 护士：仪表规范、态度和蔼可亲，查对医嘱，洗手、戴口罩，评估患者的意识、呼吸状况、缺氧程度，告知吸氧目的、方法。
2. 物品：湿化瓶（内有通气管）或一次性氧气吸入装置、吸氧头罩、弯盘、棉签、纱布、用氧记录单、笔、灭菌注射用水、扳手、氧气流量表、氧气瓶（瓶内气体压力≥ 0.2MPa）或中心供氧装置。
3. 环境：安全、整洁、宽敞、光线充足、远离火源。
4. 患者及家属：取得配合，体位舒适。

操作中：

1. 洗手或手喷消毒，携用物至床旁，核对患者（床号、姓名、腕带等）。
2. 评估患者的鼻腔黏膜情况，告知用氧注意事项、配合要点及“四防”。
3. 装表：①氧气筒供氧：开总开关（冲尘）—关总开关—安装流量表（检查有无漏气）—连接通气管和湿化瓶（与地面垂直，内盛灭菌水至 1/3 ～ 1/2 满）或连接一次性吸氧装置—再次核对、解释；②中心供氧：携用物至床旁—再次核对、解释—取下环氧带氧气出口保护塞—安装流量表（检查有无松动及漏气）—连接氧气管和湿化瓶或一次性吸氧装置。

4. 供氧：选择合适的头罩、检查和清洁鼻腔—打开开关—调节流量至每分钟 5 ～ 8L—检查氧气流出是否通畅 -- 将氧气管经头罩盖板上的任意小孔插入头罩内 2 ～ 4cm，将头罩罩住患者头部，转动头罩盖板，使氧气出口吹向头罩后部，妥善固定—交代注意事项—记录用氧时间、氧流量、患者反应，签名。

5. 中途巡视：检查氧流量、检查头罩位置是否正确—观察患者缺氧情况是否改善及局部受压皮肤情况。

6. 停氧：再次核对、解释—取下头罩—关流量表—拔吸氧管—卸流量表及湿化瓶—记录停氧时间及用氧后效果。

操作后

1. 观察、询问感受，协助患者取舒适体位。
2. 再次核对，整理床单位，用物处理正确。
3. 洗手，记录，签字。

（二）评价

1. 严格执行查对制度。
2. 告知有效，让患者和 / 或家属知晓相关告知事项。
3. 护士及时处理异常情况。
4. 患者缺氧程度得到一定程度改善。
5. 护士仪表规范、语言亲切、态度和蔼。
6. 护士动作轻柔、熟练、规范、节力。

并发症预防与处理

（一）气道黏膜干燥

1. 预防

（1）保持有效吸氧及气道通畅，及时清除呼吸道分泌物；做好吸氧患者及家属的宣教，告诫患者及家属切勿自行随意调整氧流量。

（2）根据患者缺氧情况及血气分析调节氧流量、浓度和时间。加温加湿吸氧装置，定期更换吸氧管道、氧气湿化瓶和湿化液。

2. 处理

（1）及时补充氧气湿化瓶内的湿化液或更换一次性吸氧装置。

（2）根据患者缺氧情况调节氧流量。

（3）条件允许下可应用加温加湿吸氧装置，有效防止气道黏膜干燥。

（4）严密观察缺氧症状，定时检测患者的血氧饱和度。

（二）氧中毒

1. 预防

（1）避免长时间、高浓度氧疗，FiO_2 100% 的时间 ≤ 6h，FiO_2 ≥ 60% 的吸氧时间不超过 24h。

（2）监测血气分析，动态观察用氧效果。

2. 处理

（1）如患者出现胸骨下不适、疼痛、灼热感、呼吸增快、恶心、呕吐等症状时及时通知医师，遵医嘱处理。

（2）脱离高浓度用氧环境。

（三）早产儿视网膜病变

1. 预防

（1）严格掌握氧疗指征，主要针对病因治疗，必要时间断吸氧。

（2）氧疗的过程中严密监测血气分析、氧流量、氧浓度、氧饱和度，当患儿病情好转、血气改善后，及时降低氧浓度。

（3）如患儿对氧浓度需求高，长时间吸氧仍无改善，应积极查找病因，重新调整治疗方案，给以相应治疗。

2. 处理

（1）对早产儿尤其是极低出生体重儿用氧时，一定要告知家长早产儿血管不成熟的特点、早产儿用氧的必要性和可能的危害性。

（2）凡是经过氧疗，符合眼科筛查标准的早产儿，应在出生后 4 ～ 6 周或矫正胎龄 32 ～ 34 周时进行眼底 ROP 筛查，以早发现，早治疗。

（3）早产儿吸氧必须具备氧浓度监测仪、血气分析仪、经皮氧饱和度监测仪等，随时做好各项指标的监测。

操作考核评分标准

头罩吸氧操作考核评分标准

项目	总分	评分细则	评分等级				得分及扣分依据
			A	B	C	D	
操作前	15	1. 护士：仪表规范、态度和蔼可亲，查对医嘱，洗手、戴口罩，评估患者的意识、呼吸状况、缺氧程度，告知吸氧目的、方法。	6	5	4	3	
		2. 物品：根据病情需要备齐物品，放置合理。	5	4	3	2	
		3. 环境：安全，适合操作。	2	1	0	0	
		4. 患者：取得配合，体位舒适。	2	1	0	0	
操作中	55	1. 洗手或手喷消毒，携用物至床旁，核对患者（床号、姓名、腕带等）。	4	3	2	1	
		2. 评估患者的鼻腔黏膜情况，告知吸氧注意事项、配合要点及“四防”。	8	6	4	2	
		3. 装表：①氧气筒供氧：开总开关（冲尘）—关总开关—安装流量表（检查有无漏气）—连接通气管和湿化瓶（与地面垂直，内盛灭菌水至 1/3 ～ 1/2 满）或连接一次性吸氧装置—再次核对、解释；②中心供氧：	16	14	12	10	

续表

项目	总分	评分细则	评分等级				得分及扣分依据
			A	B	C	D	
		携用物至床旁—再次核对、解释—取下环氧带氧气出口保护塞—安装流量表（检查有无松动及漏气）—连接氧气管和湿化瓶或一次性吸氧装置。					
		4. 供氧：选择合适的头罩、检查和清洁鼻腔—打开开关—调节流量每分钟 5 ～ 8L—检查氧气流出是否通畅—将氧气管经头罩盖板上的任意小孔插入头罩内 2 ～ 4cm，将头罩罩住患者头部，转动头罩盖板，使氧气出口吹向头罩后部，妥善固定—交代注意事项—记录用氧时间、氧流量、患者反应，签名。	14	12	10	8	
		5. 中途巡视：检查氧流量、检查头罩位置是否正确——观察患者缺氧情况是否改善及局部受压皮肤情况。	8	6	4	2	
		6. 停氧：再次核对、解释—取下头罩—关流量表—拔吸氧管—卸流量表及湿化瓶—记录停氧时间及用氧后效果。	5	4	3	2	
操作后	10	1. 观察、询问感受，协助患者取舒适体位。	3	2	1	0	
		2. 再次核对，整理床单位，用物处理正确。	4	3	2	1	
		3. 洗手，记录，签字。	3	2	1	0	
综合评价	16	1. 严格执行查对制度。	2	1	0	0	
		2. 告知有效，让患者和 / 或家属知晓相关告知事项。	2	1	0	0	
		3. 护士及时处理异常情况。	3	2	1	0	
		4. 患者缺氧程度得到一定程度改善。	3	2	1	0	
		5. 护士仪表规范、语言亲切、态度和蔼。	3	2	1	0	
		6. 护士动作轻柔、熟练、规范、节力。	3	2	1	0	
提问	4	1. 头罩吸氧应调节的流量是多少?	2	1	0	0	
		2. 吸氧过程中有哪“四防”?	2	1	0	0	
总分	100						

1. 头罩吸氧应调节的流量是多少?

头罩吸氧应调节的流量为每分钟 5 ～ 8L。

2. 吸氧过程中有哪“四防”?

防火、防震、防热、防油。

二十九、压缩雾化吸入

操作规程

（一）计划与实施

操作前

1. 护士：衣帽整洁、态度和蔼可亲，查对医嘱，洗手、戴口罩。
2. 物品：压缩雾化吸入器装置、喷雾器、口含嘴（或面罩）、漱口水、洁面巾。
3. 环境：安全、清洁、光线充足。
4. 患者：愿意配合，体位适合操作。

操作中

1. 携用物至患者床旁，核对患者床号、姓名。
2. 检查压缩雾化吸入器，遵医嘱将药液稀释至 2 ～ 8ml，注入雾化器的药杯内。
3. 评估患者病情，告知患者操作目的、作用、注意事项及方法，如：洗脸、不抹油性面膏，雾化吸入治疗前 1h 不应进食，需清洁口腔，取半卧位或坐位，机械通气患者雾化治疗时床头抬高 30° ～ 50° ，采取健侧卧位床头抬高 30° ，利于药液沉积到患侧。
4. 连接压缩雾化吸入器装置、喷雾器及口含嘴（或面罩）。
5. 打开电源开关，调节合适雾量大小。
6. 开始雾化：指导患者或家属手持喷雾器并保持垂直向上，将口含嘴放入口中紧闭嘴唇深吸气，用鼻呼气，如此反复，直至药液吸完为止（婴儿可使用面罩）。
7. 结束雾化：取出雾化口含嘴，关闭压缩雾化吸入器开关。
8. 注意观察患者病情变化，并及时告知医师。

操作后

1. 撤去用物，再次核对，观察、询问感受，协助取舒适体位，协助清洁口腔及面部。
2. 注意观察患者痰液排出情况，如痰液仍未咳出，可予以拍背、吸痰等方法协助排痰。
3. 整理床单位，用物处理正确。
4. 洗手、记录、签字。

（二）评价

1. 告知到位，让患者和 / 或家属知晓相关告知事项。
2. 患者出现异常情况，护士处理及时。
3. 痰液排出顺畅，无口腔感染。
4. 护士操作轻柔、熟练、规范、节力。

并发症预防与处理

（一）过敏反应

1. 预防　在雾化吸入之前，询问有无药物过敏史。

2. 处理

（1）患者出现临床症状时，马上终止雾化吸入；

（2）观察生命体征，建立静脉通路，协助医师进行处理，应用抗过敏药物。

（二）感染

1. 预防

（1）配制雾化液时遵守无菌操作规范，避免污染药液及雾化装置。

（2）每次雾化结束后，及时漱口及清洁面部。

（3）使用一次性雾化器，每天更换。

2. 处理

（1）如口腔真菌感染需注意口腔卫生，加强局部治疗。

（2）给予富含大量维生素或富有营养的食物。

（3）及时对症处理。

操作考核评分标准

压缩雾化吸入操作考核评分标准

项目	总分	评分细则	评分等级				得分及扣分依据
			A	B	C	D	
操作前	15	1. 护士：仪表规范、态度和蔼可亲，查对医嘱，洗手、戴口罩。	3	2	1	0	
		2. 物品：压缩雾化吸入器装置、喷雾器、口含嘴（或面罩）、漱口水、洁面巾。	4	3	2	1	
		3. 环境：安全、清洁、光线充足。	3	2	1	0	
		4. 患者：愿意配合，体位适合操作。	5	4	3	2	
操作中	50	1. 携用物至患者床旁，核对患者床号、姓名。	5	4	3	2	
		2. 检查压缩雾化吸入器及装置，遵医嘱将药液稀释至 2 ～ 8ml，注入雾化器的药杯内。	5	4	3	2	
		3. 告知患者操作目的、作用、注意事项及方法，如洗脸、不抹油性面膏，雾化吸入治疗前 1h 不应进食，需清洁口腔，取半卧位或坐位，机械通气患者雾化治疗时床头抬高 30° ～ 50° ，采取健侧卧位床头抬高 30° 。	8	6	4	2	
		4. 连接压缩雾化吸入器、喷雾器及口含嘴（或面罩）。	6	5	4	3	
		5. 打开电源开关，调节合适雾量大小。	6	5	4	3	
		6. 开始雾化：指导患者或家属手持喷雾器并保持垂直向上，将口含嘴放入口中紧闭嘴唇深吸气，用鼻呼气，如此反复，直至药液吸完为止（婴儿可使用面罩）。	10	8	6	4	
		7. 结束雾化：取出雾化口含嘴，关闭压缩雾化吸入器开关。	5	4	3	2	
		8. 注意观察患者病情变化，并及时告知医师。	5	4	3	2	

续表

项目	总分	评分细则	评分等级				得分及扣分依据
			A	B	C	D	
操作后	16	1. 撤去用物，再次核对，观察、询问感受，协助取舒适体位，协助清洁口腔及面部。	4	3	2	1	
		2. 注意观察患者痰液排出情况，如痰液仍未咳出，可予以拍背、吸痰等方法协助排痰。	5	4	3	2	
		3. 整理床单位，用物处理正确。	4	3	2	1	
		4. 洗手、记录、签字。	3	2	1	0	
综合评价	15	1. 告知到位，患者和 / 或家属知晓相关告知事项。	4	3	2	1	
		2. 患者出现异常情况是，护士处理及时。	4	3	2	1	
		3. 患者未诉特殊不适，无口腔感染。	4	3	2	1	
		4. 护士操作轻柔、熟练、规范、节力。	3	2	1	0	
提问	4	1. 压缩雾化吸入的目的是什么？	2	1	0	0	
		2. 压缩雾化吸入的注意事项是什么？	2	1	0	0	
总分	100						

1. 压缩雾化吸入的目的是什么？

（1）协助患者消炎、镇咳、祛痰。

（2）帮助患者解除支气管痉挛，改善通气功能。

（3）预防、控制患者发生呼吸道感染。

2. 压缩雾化吸入的注意事项是什么？

（1）护士熟悉雾化器性能。

（2）治疗过程中密切观察患者的病情变化，并及时告知医生。

（3）压缩雾化器应放置在平稳处，勿放置于地毯或毛织物等软物上。

三十、静脉血标本采集

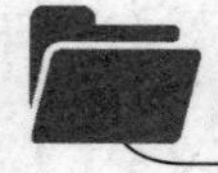

操作规程

（一）计划与实施

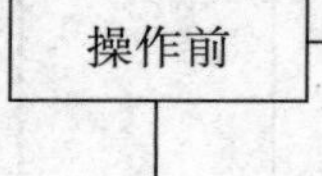

操作前

1. 护士：①仪表规范、态度和蔼可亲；②核对医嘱；③洗手、戴口罩；④告知患者操作目的、方法及配合要点。
2. 物品：基础治疗盘用物一套、一次性 5 ～ 10ml 注射器或采血针、止血带、一次性垫巾、橡胶手套、贴好条形码的采血试管。
3. 环境：整洁、安静、舒适、安全、光线充足。
4. 患者：了解采集静脉血标本的目的、方法、配合要点，取舒适体位。

操作中

1. 携用物至床旁，核对患者床号、姓名及腕带，核对真空采集管及条形码是否一致。
2. 选择合适的静脉，将一次性垫巾置于穿刺部位下，常规消毒皮肤，扎止血带。
3. 再次核对，戴手套。
4. 采血

（1）注射器采集法：左手拇指绷紧静脉下端皮肤，右手持注射器（采血针斜面朝上），与皮肤呈 15° ～ 30° 角进针，刺入静脉，见回血后抽动活塞抽取适量血液，抽血毕，松止血带，松拳，拔针，按压局部，将血注入标本容器：①血培养标本：打开瓶盖常规消毒培养瓶橡皮塞，至少停留 2min，待消毒剂完全干燥，重复 3 次；采集所需血液量后，取下针头，更换 20G 新针头，并将所需血液量注入血培养瓶。②全血标本：取下针头，将血液沿管壁缓慢注入盛有抗凝剂的试管内，轻轻摇动，使血液与抗凝剂充分混匀；③血清标本：取下针头，将血液沿管壁缓慢注入干燥试管内。

（2）真空采血器采集法：左手拇指固定皮肤，右手持采血针（采血针斜面朝上），与皮肤成 15° ～ 30° 角进针，刺入静脉，穿刺成功后采血针可见回血，将采血针刺塞端直接刺穿真空采血管，根据检查项目按顺序采足血量，按检查项目要求上下颠倒 5 ～ 10 次混匀，勿用力震荡；抽血毕，松止血带，松拳，拔针，按压局部。

5. 再次核对，取出止血带和一次性垫巾。

操作后

1. 撤去用物，协助患者取舒适体位。
2. 再次核对，整理床单位。
3. 告知患者穿刺部位避免剧烈活动，保持清洁干燥。
4. 按要求正确处理血标本，及时送检标本。
3. 整理用物、洗手、记录。

（二）评价

1. 严格执行查对制度及无菌技术原则。
2. 操作轻柔、熟练、规范、节力，采血一次成功。
3. 告知到位，语言亲切、态度和蔼，患者和 / 或家属知晓相关告知事项。
4. 无相关并发症发生。

并发症预防与处理

（一）溶血

1. 预防

（1）进针准确，避免在静脉中来回探针。

（2）避免从血肿的静脉中采血。

（3）保证采血量充足，颠倒混匀采血管时动作应轻柔，切勿过分振荡。

（4）避免将小号针头和大号真空采血管配套使用。

2. 处理　更换用物，选择合适静脉血管重新采血。

（二）晕针

1. 预防

（1）采血前评估患者身体状况、心理情绪、是否进食，有无晕针晕血史。

（2）采血时与患者交流，分散其注意力。

（3）协助易发生晕针晕血的患者取平卧位采血。

（4）熟练操作技术，做到一针见血，减少刺激。

2. 处理

（1）发生晕针或晕血应立即停止采血，保持患者呼吸通畅。

（2）患者坐位应变平卧位，增加脑部供血，指压人中穴、合谷穴。

（3）给予口服葡萄糖，适当保暖，数分钟后可缓解。

（三）皮下淤血

1. 预防

（1）合理选择穿刺血管，确保穿刺成功。

（2）采血完毕后，由护士示范正确的按压方法。

（3）采血后采血一侧肢体勿过早用力活动。

2. 处理

（1）早期冷敷，防止皮下出血扩大。

（2）48h 后改为热敷，加速吸收和消肿。

（四）血流不畅

1. 预防

（1）勿将采血针头斜面紧贴血管壁。

（2）确保采血管真空度足够。

2. 处理

（1）护士可轻轻转动采血针头，让患者适当握拳，一般可顺利采血。

（2）由于采血管内真空度不够所致血流不畅则需更换合格的采血管。

（五）针头脱出

1. 预防

（1）更换真空采血管时将针头牢固固定，动作轻柔。

（2）受检者、尤其是小儿不能很好地配合采血时进行有效固定及家属配合。

2. 处理　更换用物，选择合适静脉血管重新采血。

操作考核评分标准

静脉血标本采集操作考核评分标准

项目	总分	评分细则	评分等级				得分及扣分依据
			A	B	C	D	
操作前	15	1. 护士：仪表规范、态度和蔼可亲，核对医嘱，洗手、戴口罩，告知患者操作目的、方法及配合要点。	4	3	2	1	
		2. 物品：备齐用物（标本容器），携用物至床旁。	3	2	1	0	
		3. 环境：安静、清洁、舒适、安全、光线充足。	4	2	2	1	
		4. 患者：了解穿刺目的、方法、配合要点，取舒适体位。	4	3	2	1	

续表

项目	总分	评分细则	评分等级				得分及扣分依据
			A	B	C	D	
操作中	50	1. 携用物至床边，核对患者床号、姓名及腕带、检验项目、真空采集管及条形码是否一致。	4	3	2	1	
		2. 检查无菌物品方法正确。	2	1	0	0	
		3. 取用消毒剂、无菌物品不污染。	4	3	2	1	
		4. 选择适宜的穿刺部位，皮肤消毒方法正确。	3	2	1	0	
		5. 系止血带部位适宜。	3	2	1	0	
		6. 采血前再次核对，戴手套。	3	2	1	0	
		7. 使用采血针或注射器方法正确，不污染。	4	3	2	1	
		8. 穿刺进针角度、深度适宜。	4	3	2	1	
		9. 穿刺一针见血（退针一次扣2分）。	4	3	2	1	
		10. 有回血后固定采血针或注射器、针头适宜。	4	3	2	1	
		11. 采集适量血液后，松止血带。	3	2	1	0	
		12. 松止血带、拔针方法正确。	4	3	2	1	
		13. 指导患者按压穿刺部位。	4	3	2	1	
		14. 血标本注入顺序正确、抗凝剂混匀方法正确。	4	3	2	1	
操作后	16	1. 撤去用物，协助患者取舒适体位，指导患者正确按压。	4	3	2	1	
		2. 再次核对，整理床单位。	3	2	1	0	
		3. 告知患者穿刺部位避免剧烈活动，并保持清洁。	3	2	1	0	
		4. 正确处理血标本，及时送检。	3	2	1	0	
		5. 整理用物正确，洗手，记录。	3	2	1	0	
综合评价	15	1. 严格执行查对制度及无菌技术原则。	4	3	2	1	
		2. 操作轻柔、熟练、规范、节力，穿刺一次成功。	3	2	1	0	
		3. 告知到位，语言亲切、态度和蔼，患者和/或家属知晓相关告知事项。	4	3	2	1	
		4. 无相关并发症发生。	4	3	2	1	
提问	4	1. 采集血标本的注意事项是什么？	2	1	0	0	
		2. 静脉采血的目的是什么？	2	1	0	0	
总分	100						

1. 采集血标本的注意事项是什么？

（1）严格执行查对制度和无菌操作原则。

（2）采集血标本的方法、量、时间要准确。

（3）严禁在输液、输血的针头处抽取血标本，最好在对侧肢体采集；若女性患者做了乳腺切除术，应在手术对侧手臂采血。

（4）全血标本或需抗凝标本，采血后立即上下颠倒5～10次混匀，避免血液凝固或溶血。

（5）真空采血器采血，多个检测项目同时采血时按下列顺序采血：血培养→枸橼酸钠管→惰性分离胶管→无添加剂管→肝素管→ EDTA 管。

(6) 真空管采血时，不可先将真空采血管与采血针头相连，以免试管内负压消失而影响采血。

(7) 扎止血带后，应在 1min 内完成采血，时间不宜过长，如超过 1min 可使检验结果升高或降低。严禁止血带结扎过紧或血流不畅时过度挤压肢体，以避免溶血或血液凝固。

(8) 采集血培养标本的注意事项。

1）血培养瓶应在室温下避光保存，采血前应检查培养瓶是否符合要求，血液注入时不可混入消毒剂、防腐剂及药物，以免影响检验结果。

2）抽血时，培养瓶应直立放置，勿倒置或平放，以免发生意外（回抽入人体）。

3）使用真空采血器采血顺序：需氧瓶→厌氧瓶；使用注射器采血顺序：厌氧瓶→需氧瓶。

4）使用抗生素治疗前采血最佳，若已使用抗生素治疗且不能停用时，于 48h 内分别于下次抗生素使用之前抽取不同时间血液标本送检。

5）间歇性寒战患者应在寒战或体温高峰前取血；当预测寒战或高热时间有困难时，应在寒战或发热时尽快采集血培养标本。

6）2 次血培养标本采集时间至少间隔 1h。

7）经外周穿刺的中心静脉导管采取血培养标本时，每次至少采集两套血培养，其中一套从独立外周静脉采集，另外一套则从导管采集。两套血培养的采血时间必须接近（≤ 5min），并做标记。

8）注射器采血时，勿将泡沫注入培养瓶。

9）采血量：成人每瓶 8 ～ 10ml，儿童每瓶 1 ～ 3ml。

2. 静脉采血的目的是什么？

正确采集静脉血标本，使检验结果真实、客观反映患者实际情况。

三十一、血气分析标本采集

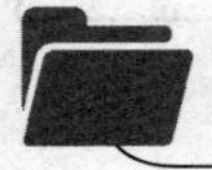

操作规程

（一）计划与实施

操作前

1. 护士：仪表规范、态度和蔼可亲，核对医嘱，洗手、戴口罩、戴手套，评估患者，告知患者操作目的、方法及配合要点。
2. 物品：治疗盘、一次性动脉采血器（或自备 2ml 注射器、橡皮塞或者专用凝胶针帽、肝素钠 1 支）、化验单或条形码单、体温计或体温枪、小软枕、一次性垫巾、无菌纱布。
3. 环境：整洁、舒适、安全、光线充足。
4. 患者：了解目的、方法、配合要点，取舒适体位。

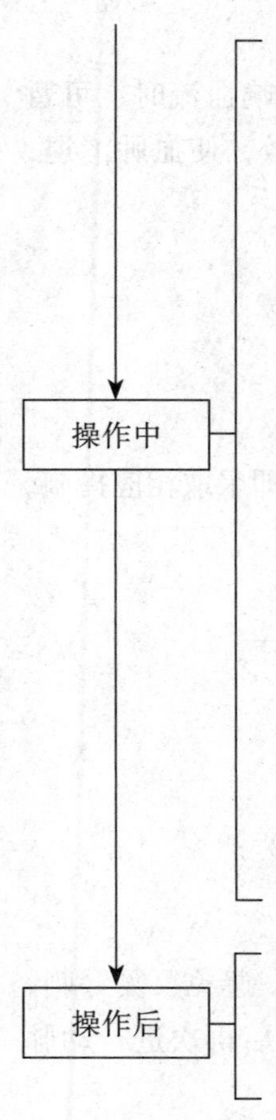

1. 携用物至床旁，核对患者床号、姓名及腕带。
2. 患者取卧位或坐位，暴露穿刺部位（成人常选择桡动脉或股动脉，新生儿宜选择头皮动脉），将软枕和一次性垫巾置于穿刺部位下方。
3. 以患者动脉搏动最强点为中心，环状由内向外消毒，范围直径≥ 8cm，并消毒操作者用于绷紧皮肤的示、中指。
4. 再次核对。
5. 取下采血器针帽，将针栓调整到预设位置，用已消毒的示指、中指摸清动脉搏最强点，固定并绷紧皮肤，在搏动最强点处进针。

(1) 桡动脉：患者手臂外展 45° ～ 60° ，将针尖斜面向上，垂直快速进针或与皮肤呈 30° ～ 45° 斜刺入针。

(2) 股动脉：患者平卧，下肢略外展，以持笔式垂直皮肤进针。见血后停止进针，待动脉血自动充盈采血器至预设位置后迅速拔针。

6. 拔针后立即将针尖斜面刺入无菌橡皮塞或专用凝胶针帽，压迫穿刺点 5 ～ 10min。
7. 若混有较多气泡，可将针头取下，采血器乳头朝上，将混有气泡的血液排出在纱布上。
8. 采血器颠倒混匀 5 次、掌心来回搓动 5s，动作轻柔，将血液充分混匀抗凝剂。
9. 经动脉测压管取血法：先用注射器抽出冲洗盐水并丢弃，缓缓抽出约 5ml 血液，换 2ml 肝素化的注射器抽取标本 1ml。
10. 贴上条形码，注明患者体温、吸氧浓度及采集时间，标本 30min 内送检。

1. 取下一次性垫巾，协助患者取舒适卧位。
2. 妥善处理医疗垃圾和穿刺针。
3. 整理用物和床单位。
4. 洗手、记录。

* 注：若无专用穿刺针，可选择 2ml 注射器抽吸 0.2ml 肝素钠，转动注射器针栓使整个注射器内均匀附着肝素钠，针尖向上推出多余液体和注射器内残留的气泡备用。但为避免对血气结果的影响，不推荐使用。

（二）评价

1. 严格执行查对制度及无菌操作原则。
2. 操作轻柔、熟练、规范、节力，穿刺一次成功。
3. 告知到位，语言亲切、态度和蔼，让患者和 / 或家属知晓相关告知事项。
4. 采血量及质量符合要求。
5. 无并发症发生。

并发症预防与处理

（一）皮下血肿

1. 预防

(1) 避免在同一部位反复穿刺，增加对动脉的损伤，造成出血不止。

(2) 穿刺后局部加压止血。

2. 处理

(1) 血肿轻微，应观察肿胀范围有无扩大，如局部肿胀局限，不影响血流时，可暂不行特殊处理；若肿胀加剧应立即按压穿刺点并用 50% 硫酸镁溶液湿敷，使血肿消退，减轻疼痛。

(2) 血肿发生 48h 内，可采用局部冷敷使血管收缩，利于止血。

(3) 48h 以后采用热敷或热疗，促进局部吸收。

(二) 感染

1. 预防

(1) 穿刺时，严格遵守无菌操作原则和操作规程，若怀疑有污染应立即采取相应措施。

(2) 穿刺前认真选择血管，避免在皮肤有感染的部位穿刺。

(3) 采血后局部用无菌纱布加压止血。

2. 处理　已发生感染者，除对症治疗外，还应遵医嘱进行抗感染治疗。

(三) 动脉痉挛

1. 预防

(1) 向患者耐心解释操作方法，采取舒适体位，帮助其放松心情。

(2) 必要时可热敷局部血管。

2. 处理

(1) 若穿刺针在血管内，可暂停抽血，待血流量渐增加后，再行抽血，避免反复穿刺。

(2) 若穿刺未成功，则拔针暂停穿刺，热敷局部血管，待痉挛解除后再次进行动脉穿刺。

操作考核评分标准

血气分析标本采集操作考核评分标准

项目	总分	评分细则	评分等级				得分及扣分依据
			A	B	C	D	
操作前	15	1. 护士：仪表规范、态度和蔼可亲，核对医嘱，洗手、戴口罩，告知患者操作目的、方法及配合要点。	4	3	2	1	
		2. 物品：备齐用物，携用物至床旁。	4	3	2	1	
		3. 环境：安静、清洁、舒适、安全、光线充足。	3	2	1	0	
		4. 患者：了解穿刺目的、方法、配合要点，取舒适体位。	4	3	2	1	
		1. 备齐用物携至床旁，核对患者床号、姓名及腕带。	3	2	1	0	
		2. 患者取卧位或坐位，暴露穿刺部位，将软枕和一次性垫巾置于穿刺部位下方。	2	1	0	0	
		3. 以患者动脉搏动最强点为中心，环状由内向外消毒，范围直径≥ 8cm，并消毒操作者用于绷紧皮肤的示、中指。	6	4	2	0	

续表

项目	总分	评分细则	评分等级				得分及扣分依据
			A	B	C	D	
操作中	60	4. 再次核对。	2	1	0	0	
		5. 取下采血器针帽，将针栓调整到预设位置，用已消毒的示指、中指摸清动脉搏动最强点，固定并绷紧皮肤，在搏动最强点处进针。	8	6	4	2	
		(1) 桡动脉：患者手臂外展 45° ～ 60° ，将针尖斜面向上，垂直快速进针，或与皮肤呈 30° ～ 45° 斜刺入针。	8	6	4	2	
		(2) 股动脉：患者平卧，下肢略外展，以持笔式垂直皮肤进针见血后停止进针，待动脉血自动充盈采血器至预设位置后迅速拔针。	8	6	4	2	
		6. 拔针后立即将针尖斜面刺入无菌橡皮塞或专用凝胶针帽，压迫穿刺点 5 ～ 10min。	6	4	2	0	
		7. 若采血器内混有气泡，将针头取下，采血器乳头朝上，将混有气泡的血液排出在纱布上。	6	4	2	0	
		8. 采血器颠倒混匀 5 次、掌心来回搓动 5s，动作轻柔，将血液充分混匀抗凝剂。	6	4	2	0	
		9. 经动脉测压管取血法：先用注射器抽出冲洗用肝素盐水并丢弃，缓缓抽出约 5ml 血液，换 2ml 肝素化的注射器抽取标本 1ml，余同前。	6	4	2	0	
		10. 贴上条形码，注明患者体温、吸氧浓度及采集时间，标本 30min 内送检。	7	5	3	1	
操作后	10	1. 撤去用物，协助患者取舒适体位。	2	1	0	0	
		2. 再次核对，整理床单位。	2	1	0	0	
		3. 告知患者穿刺部位避免过度活动，保持局部清洁，若有出血及时告知护士。	4	3	2	1	
		4. 整理用物、洗手、记录。	2	1	0	0	
综合评价	10	1. 严格执行查对制度及无菌技术原则。	3	2	1	0	
		2. 操作轻柔、熟练、规范、节力，穿刺一次成功。	3	2	1	0	
		3. 告知到位，语言亲切、态度和蔼，患者和 / 或家属知晓相关告知事项。	2	1	0	0	
		4. 无相关并发症发生。	2	1	0	0	
提问	4	1. 采集血气分析标本的目的是什么?	2	1	0	0	
		2. 采集血气分析标本应注意哪些问题?	2	1	0	0	
总分	100						

1. 采集血气分析标本的目的是什么?

为患者采集动脉血标本，用于血气分析检查。

2. 采集血气分析标本应注意哪些问题?

(1) 患者饮热水、洗澡、运动后，应休息 30min 再采血。

（2）标本应隔绝空气，避免混入气泡或静脉血。

（3）凝血功能障碍者穿刺后应延长按压时间至少 10min。

（4）立即送检，血液不能放置过久，否则血细胞继续新陈代谢，影响数据准确。

（5）如遇患者发生晕针，应立即拔出针头，让其平卧。必要时可用拇指压掐或针刺人中、合谷等穴位，或嗅吸芳香酊等药物。

三十二、热水袋使用

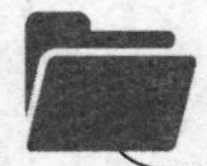

操作规程

（一）计划与实施

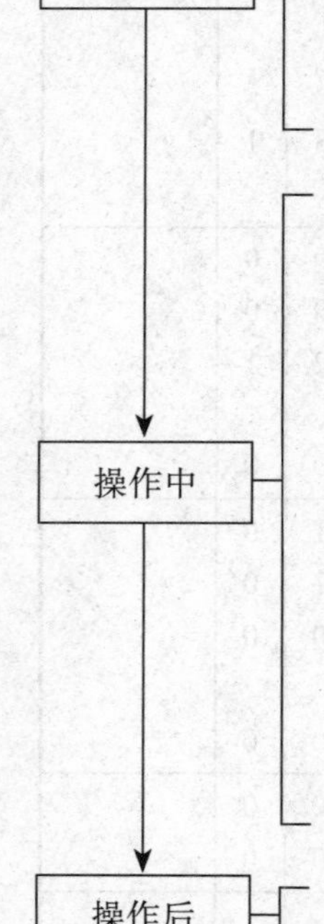

1. 护士：仪表规范、态度和蔼可亲，核对医嘱，洗手、戴口罩，告知患者操作目的、方法及配合要点。
2. 物品：
（1）治疗盘内：备热水袋、布套、水温计、毛巾。
（2）治疗盘外：备盛水容器、热水，手消毒液。
3. 环境：室温适宜，酌情关闭门窗、避免对流风直吹患者。
4. 患者：了解热水袋使用的目的、方法、注意事项及配合要点，体位舒适，愿意合作。

1. 测量、调节水温：成人 60 ～ 70℃，昏迷患者、老人、婴幼儿和感觉迟钝、循环不良等患者，水温应低于 50℃。
2. 备热水袋：
（1）灌水：放平热水袋，去塞，一手持热水袋口边缘，一手灌水。灌水 1/2 ～ 2/3 满。炎症部位热敷，热水袋灌水 1/3 满，以免压力过大，引起疼痛。
（2）排气：热水袋缓慢放平，排出袋内空气并拧紧塞子。
（3）检查：用毛巾擦干热水袋，倒提，检查。
（4）加套：将热水袋装入布套，特殊患者使用热水袋，应再包一块大毛巾或放于两层毯子之间，以防烫伤。
3. 核对：携用物至患者床旁，核对床号、姓名、腕带。
4. 放置：将热水袋放至所需部位，袋口朝身体外侧。
5. 时间：不超过 30min。
6. 观察：观察效果与反应、热水温度等；注意观察局部皮肤颜色，必要时床边交班。

1. 操作后处理：撤去治疗用物，协助患者取舒适体位，整理床单位，对用物进行处理。
2. 洗手、记录部位、时间、效果、患者反应。

（二）评价

1. 严格执行查对制度。
2. 操作轻柔、熟练、规范、节力。
3. 告知到位，语言亲切、态度和蔼，患者和 / 或家属知晓相关告知事项。
4. 热水袋放置位置正确，观察皮肤到位，无相关并发症发生。

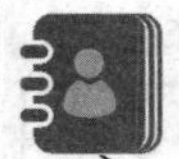

并发症预防与处理

烫伤

1. 预防

(1) 严格控制患者使用的热水袋温度，通常将其控制在 60 ～ 70℃，昏迷患者、老人、婴幼儿和感觉迟钝、循环不良等患者，水温应低于 50℃，且使用时间要低于 30min。

(2) 热水袋应加外套，并用毛巾包好再给患者使用。

(3) 对于伴有肢体感觉障碍的患者则不能使用热水袋。

(4) 加强巡视，护理人员要及时和患者及其家属进行沟通，使其认识到正确热疗的重要性及不正确热疗的危险性，增强患者及家属的安全及防范意识，从而防止患者发生烫伤。

2. 处理

(1) 水疱的处理：生理盐水冲洗伤口，对＞ 2cm 的清澈水疱可使用注射器抽吸，用无菌纱布拭干，创面予油纱银敷料覆盖，外层用油纱布或泡沫敷料保护。

(2) 破溃的处理：伤口用生理盐水冲洗，无菌纱布拭干创面，对周围皮肤红肿处理方法同上。

(3) 清创：用生理盐水冲洗伤口及周围皮肤，无菌纱布拭干创面，采用适量水凝胶敷料敷于坏死组织上，外层选用半透膜敷料封闭，或清除伤口松散的坏死组织及伤口边缘失活的角质层。

操作考核评分标准

热水袋使用操作考核评分标准

项目	总分	评分细则	评分等级				得分及扣分依据
			A	B	C	D	
操作前	15	1. 护士：仪表规范、态度和蔼可亲，核对医嘱，洗手、戴口罩，告知患者操作目的、方法及配合要点。	3	2	1	0	
		2. 物品：备齐用物，放置合理。	3	2	1	0	
		3. 环境：安静、清洁、舒适、安全、光线充足。	4	3	2	1	
		4. 患者：了解热水袋使用目的、方法及配合要点，取舒适体位，愿意合作。	5	4	3	2	
操作中	50	1. 调节水温（成人 60 ～ 70℃，特殊患者＜ 50℃）。	4	3	2	1	
		2. 放平热水袋，去掉塞子。	4	3	2	1	
		3. 一手持热水袋口边缘，一手灌水。灌水 1/2 ～ 2/3 满，炎症部位热敷，热水袋灌水 1/3 满，以免压力过大，引起疼痛。	4	3	2	1	

续表

项目	总分	评分细则	评分等级				得分及扣分依据
			A	B	C	D	
		4. 排气，拧紧塞子，擦干热水袋外壁水迹。	5	4	3	2	
		5. 倒提热水袋检查有无漏水，套好布套。	3	2	1	0	
		6. 携用物至患者床旁，放置合理、安全，核对床号、姓名、腕带。	5	4	3	2	
		7. 将热水袋放至所需部位，袋口朝身体外侧。	6	5	4	3	
		8. 听取患者主诉，观察皮肤颜色，特殊患者使用热水袋，应再包一块大毛巾或放于两层毯子之间，防止烫伤。	8	6	5	4	
		9. 做好交接班。	4	3	2	1	
		10. 保持一定温度，时间不超过 30min。	4	3	2	1	
		11. 观察效果与反应。	3	2	1	0	
操作后	15	1. 再次核对，询问感受，协助取舒适体位，整理床单位。	6	5	4	3	
		2. 取下热水袋，处置正确。	5	4	3	2	
		3. 洗手，记录。	4	3	2	1	
综合评价	16	1. 严格执行查对制度。	4	3	2	1	
		2. 操作轻柔、熟练、规范、节力。	4	3	2	1	
		3. 告知到位，语言亲切、态度和蔼，让患者和 / 或家属知晓相关告知事项。	4	3	2	1	
		4. 热水袋放置位置正确，观察皮肤，无相关并发症发生。	4	3	2	1	
提问	4	1. 使用热水袋的目的是什么？	2	1	0	0	
		2. 使用热水袋的注意事项是什么？	2	1	0	0	
总分	100						

1. 使用热水袋的目的是什么？

保暖、解痉、镇痛、舒适。

2. 使用热水袋的注意事项是什么？

（1）经常检查热水袋有无破损，热水袋与塞子是否配套，以防漏水。

（2）炎症部位热敷，热水袋灌水 1/3 满，以免压力过大，引起疼痛。

（3）特殊患者使用热水袋，应再包一块大毛巾或放于两层毯子之间，以防烫伤。

（4）加强巡视，注意观察局部皮肤颜色，必要时床边交班。

三十三、冰袋使用

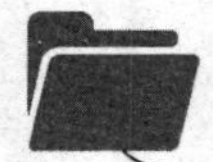

操作规程

（一）计划与实施

操作前

1. 护士：①仪表规范、态度和蔼可亲；②核对医嘱；③洗手、戴口罩；④对患者进行充分评估；⑤告知患者操作目的、方法及配合要点，愿意合作。
2. 物品：
（1）治疗盘内：备冰袋或冰囊、布套、毛巾。
（2）治疗盘外：备冰块、脸盆、冷水及勺，手消毒液。
3. 环境：室温适宜，酌情关闭门窗，避免对流风直吹患者。
4. 患者：
（1）了解冰袋使用的目的、方法、注意事项及配合要点。
（2）体位舒适，愿意合作。

操作中

1. 备冰袋：
（1）备冰：将冰袋或冰块放入盆内用冷水冲去棱角。
（2）装袋：用勺将冰块装入冰袋至 1/2 ～ 2/3 满。
（3）排气：排出冰袋内空气并夹紧袋口。
（4）检查：用毛巾擦干冰袋，倒提，检查。
（5）加套：将冰袋装入布套或用毛巾包裹。
2. 携用物至患者床旁，核对床号、姓名、腕带。
3. 将冰袋放至所需部位：高热降温置冰袋于前额、头顶部和体表大血管流经处（颈部两侧、腋窝、腹股沟等）；扁桃体摘除术后置冰袋于颈前颌下。
4. 观察和询问：
（1）听取患者主诉。
（2）注意放置处皮肤情况。
（3）注意交接班。
（4）及时更换，时间不超过 30min。
（5）观察效果与反应。

操作后

1. 撤去治疗用物，协助取舒适体位。
2. 再次核对，整理床单位。
3. 告知患者观察用冷部位局部情况，皮肤色泽，防止冻伤，如有异常立即停止用冷。
4. 告知患者枕后、耳郭、阴囊、心前区、腹部、足底部位禁忌放冰袋。
5. 告知当体温降至 39℃以下，应取下冰袋。
6. 洗手，记录（部位、时间、效果、反应）。

（二）评价

1. 严格执行查对制度。
2. 操作轻柔、熟练、规范、节力。

3. 告知到位，语言亲切、态度和蔼，患者 / 家属知晓相关告知事项。

4. 无相关并发症发生。

并发症预防与处理

冻伤

1. 预防

（1）使用前要确认冰袋是否符合要求，将冰袋装入布袋或用毛巾包裹，做好冷疗操作的解释与指导。

（2）检查冷疗部位皮肤的完整性后，将加套的冰袋置于颈部、腋下、腹股沟及腘窝等大动脉处皮肤。

（3）每 15min 巡视观察冷疗部位的皮肤情况，询问患者感受。

（4）每 30min 更换冷疗部位，避免继发效应。

2. 处理

（1）首先应快速复温，将受冻部位浸泡在 38 ～ 42℃水中或用温暖毛巾复温 30 ～ 60min，患肢应制动并抬高，促进血液循环，若局部张力较高，及时切开减张。

（2）一、二度冻伤：应抽干疱液后于患肢局部涂擦有促进微循环作用的软膏，用消毒敷料包扎和保温。

（3）三、四度冻伤：应待坏死组织与正常组织分界清楚后再行外科手术，手术中应彻底清创，必要时可行截指（趾、肢）术、游离植皮术等封闭创面。

操作考核评分标准

冰袋使用操作考核评分标准

项目	总分	评分细则	评分等级				得分及扣分依据
			A	B	C	D	
操作前	15	1. 护士：仪表规范、态度和蔼可亲，核对医嘱，洗手、戴口罩，告知患者操作目的、方法及配合要点。	4	3	2	1	
		2. 物品：备齐用物，放置合理。	4	3	2	1	
		3. 环境：室温适宜，酌情关闭门窗，避免对流风直吹。	4	3	2	1	
		4. 患者：了解操作目的、方法及配合要点，取舒适体位。	3	2	1	0	
操作中	50	1. 将冰袋或小冰块放入盆内用冷水冲去棱角，装入冰袋内至 1/2 ～ 2/3 满。	3	2	1	0	
		2. 排出空气，夹紧。	5	4	3	2	
		3. 检查冰袋是否漏水方法正确，且无漏水。	5	4	3	2	
		4. 擦干冰袋外壁，装入布套内。	5	4	3	2	
		5. 携用物至患者床旁，放置合理、安全，核对床号、姓名、腕带。	5	4	3	2	

续表

项目	总分	评分细则	评分等级				得分及扣分依据
			A	B	C	D	
		6. 根据患者病情，放置部位正确。	6	5	4	3	
		7. 倾听主诉，观察皮肤情况，如有异常立即停止用冷。	6	5	4	3	
		8. 观察体温，注意交接班。	5	4	3	2	
		9. 放置时间不超过 30min，冰袋融化后及时更换，保持布袋干燥。	5	4	3	2	
		10. 冰袋使用后 30min 需测体温，观察用冷效果与患者反应。	5	4	3	2	
操作后	15	1. 撤去治疗用物，协助取舒适体位。	5	4	3	2	
		2. 再次核对，整理床单位。	5	4	3	2	
		3. 整理用物、洗手，记录（部位、时间、效果、反应）。	5	4	3	2	
综合评价	16	1. 严格执行查对制度。	5	4	3	2	
		2. 操作轻柔、熟练、规范，节力。	4	3	2	1	
		3. 告知到位，语言亲切、态度和蔼，让患者和 / 或家属知晓相关告知事项。	4	3	1	1	
		4. 无相关并发症发生。	3	2	1	0	
提问	4	1. 使用冰袋的目的是什么？	2	1	0	0	
		2. 使用冰袋的禁忌部位有哪些？	2	1	0	0	
总分	100						

1. 使用冰袋的目的是什么？

降温、止血、镇痛、消炎。

2. 使用冰袋的禁忌部位有哪些？

枕后、耳廓、阴囊处、心前区、腹部、足底。

三十四、热 湿 敷

操作规程

（一）计划与实施

操作前

1. 护士：①仪表规范、态度和蔼可亲；②核对医嘱；③洗手、戴口罩；④对患者进行充分评估；⑤告知患者操作目的、方法及配合要点，愿意合作。

2. 物品：

（1）治疗盘内：备敷布 2 块、凡士林、纱布、棉签、一次性治疗巾、棉垫、水温计、手套。

（2）治疗盘外：备热水瓶、脸盆（内盛放 50 ～ 60℃热水）、手消毒液。

3. 患者：了解热湿敷使用目的、方法、注意事项及配合要点，体位舒适，愿意合作。
4. 环境：室温适宜，酌情关闭门窗，必要时用屏风或床帘遮挡。

操作中

1. 核对：携用物至床旁，核对患者床号、姓名、腕带。
2. 患处准备：暴露患处，垫一次性治疗巾于受敷部位下，受敷部位涂凡士林，上盖一层纱布。
3. 湿热敷：①戴上手套，将敷布浸入热水后拧至半干；②抖开，折叠敷布敷于患处，上盖棉垫；③每 3 ～ 5min 更换一次敷布，持续 15 ～ 20min。
4. 观察：观察效果和反应，如皮肤颜色、全身情况，以防烫伤。

操作后

1. 敷毕，轻轻拭干热敷部位，脱去手套。协助患者穿好衣裤，取舒适体位。
2. 再次核对，整理床单位。
3. 告知面部热敷者，应间隔 30min 方可外出，以防感冒。
4. 整理用物、洗手、记录。

（二）评价

1. 严格执行查对制度及无菌技术原则。
2. 操作轻柔、熟练、规范、节力。
3. 告知到位，语言亲切、态度和蔼，患者和 / 或家属知晓相关告知事项。
4. 无相关并发症发生。

并发症预防与处理

同“热水袋使用”。

操作考核评分标准

热湿敷操作考核评分标准

项目	总分	评分细则	评分等级				得分及扣分依据
			A	B	C	D	
操作前	15	1. 护士：仪表规范、态度和蔼可亲，核对医嘱，洗手、戴口罩，告知患者操作目的、方法及配合要点。	5	4	3	2	
		2. 物品：备齐用物，放置合理。	3	2	1	0	
		3. 环境：安静、清洁、舒适、安全，室温适宜，酌情关闭门窗，必要时用屏风遮挡。	2	1	0	0	
		4. 患者：了解目的、方法、配合要点，取舒适体位。	5	4	3	2	
操作中	45	1. 携用物至床旁，核对患者床号、姓名、腕带。	6	4	3	2	
		2. 暴露患处，垫一次性治疗巾于受敷部位下，受敷部位涂凡士林，盖上一层纱布。	12	10	8	6	
		3. 戴上手套，将敷布浸入热水中后拧至半干，抖开、折叠敷布敷于患处，盖上棉垫。	12	10	8	6	
		4. 每 3 ～ 5min 更换一次敷布，持续 15 ～ 20min。	9	8	6	4	
		5. 观察效果和反应。	6	4	3	2	

续表

项目	总分	评分细则	评分等级				得分及扣分依据
			A	B	C	D	
操作后	16	1. 敷毕，轻轻拭干热敷部位，脱去手套，协助患者穿好衣裤，取舒适体位。	3	2	1	0	
		2. 再次核对，整理床单位。	5	4	3	2	
		3. 告知面部热敷者，应间隔30min方可外出，以防感冒。	3	2	1	0	
		4. 整理用物、洗手、记录。	5	4	3	2	
综合评价	20	1. 严格执行查对制度及无菌技术原则。	5	4	3	2	
		2. 操作轻柔、熟练、规范、节力。	5	4	3	2	
		3. 告知到位，语言亲切、态度和蔼，让患者和/或家属知晓相关告知事项。	5	4	3	2	
		4. 无相关并发症发生。	5	4	3	2	
提问	4	1. 湿热敷的目的是什么？	2	1	0	0	
		2. 湿热敷的注意事项是什么？	2	1	0	0	
总分	100						

1. 湿热敷的目的是什么？

解痉、消炎、消肿、止痛。

2. 湿热敷的注意事项是什么？

（1）若患者热敷部位不禁忌压力，可用热水袋放置在敷布上再盖以大毛巾，以维持温度。

（2）面部热敷者，应间隔30min方可外出，以防感冒。

（3）面部危险三角区感染者，禁忌热敷。

（4）软组织扭伤、挫伤48h内禁忌用热疗。

（5）在伤口部位热敷，应按无菌操作进行，敷后按换药处理伤口。

三十五、冷 湿 敷

操作规程

（一）计划与实施

操作前

1. 护士：①仪表规范、态度和蔼可亲；②核对医嘱；③洗手、戴口罩；④对患者进行充分评估；⑤告知患者操作目的、方法及配合要点，愿意合作。

2. 物品：

(1) 治疗盘内：备敷布2块、凡士林、纱布、棉签、一次性治疗巾、手套、换药用物。

（2）治疗盘外：备盛放冰水的容器，手消毒液。
3. 环境：室温适宜，酌情关闭门窗，必要时用屏风或床帘遮挡。
4. 患者：
（1）了解冷湿敷的目的、方法、注意事项，愿意合作。
（2）体位舒适、愿意合作。

操作中
1. 核对：携用物至床旁，核对患者床号、姓名、腕带。
2. 患处准备：患者取舒适体位，暴露患处，垫一次性治疗巾于受敷部位下，受敷部位涂凡士林，上盖一层纱布。
3. 冷敷：①戴上手套，将敷布浸入冰水中后拧至半干；②抖开、折叠敷于患处；③每 3 ～ 5min 更换一次敷布，持续 15 ～ 20min。
4. 观察：局部皮肤变化及患者反应。

操作后
1. 操作后处理：冷敷毕，拭干冷敷部位，擦去凡士林，脱去手套，协助取舒适体位，整理床单位。
2. 整理用物、洗手、记录（部位、时间、效果、患者的反应等）。

（二）评价

1. 严格执行查对制度及无菌技术原则。
2. 操作轻柔、熟练、规范、节力。
3. 告知到位，语言亲切、态度和蔼，患者和 / 或家属知晓冷湿敷相关告知事项。
4. 无相关并发症发生。

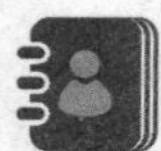

并发症预防与处理

同“冰袋使用”。

操作考核评分标准

冷湿敷操作考核评分标准

项目	总分	评分细则	评分等级				得分及扣分依据
			A	B	C	D	
操作前	15	1. 护士：仪表规范、态度和蔼可亲，核对医嘱洗手、戴口罩，告知患者操作目的、方法及配合要点。	3	2	1	0	
		2. 物品：备齐用物，放置合理。	5	4	3	2	
		3. 环境：安静、清洁、舒适、安全，室温适宜，酌情关闭门窗，必要时用屏风或床帘遮挡。	5	4	3	2	
		4. 患者：了解冷湿敷的目的、方法、配合要点，取舒适体位。	2	1	0	0	
操作中	45	1. 携用物至床旁，核对患者床号、姓名、腕带。	5	4	3	2	
		2. 患者取舒适体位，暴露患处，垫一次性治疗巾于受敷部位下，受敷部位涂凡士林，上盖一层纱布。	12	10	8	6	

续表

项目	总分	评分细则	评分等级				得分及扣分依据
			A	B	C	D	
		3. 戴上手套，将敷布浸入冰水中后拧至半干后，抖开、折叠敷于患处。	6	4	3	2	
		4. 每3～5min更换一次，持续15～20min。	10	8	6	4	
		5. 观察局部皮肤变化及患者反应。	6	4	3	2	
		6. 冷敷毕，撤去敷布和纱布，拭干冷敷部位皮肤，擦去凡士林，脱去手套，协助穿好衣裤。	6	4	3	2	
操作后	16	1. 冷敷毕，撤去敷布和纱布，拭干冷敷部位皮肤，擦去凡士林，脱去手套。	6	4	3	2	
		2. 协助取舒适体位，整理床单位。	5	4	3	2	
		3. 整理用物洗手、记录。	5	4	3	2	
综合评价	20	1. 严格执行查对制度及无菌技术原则。	5	4	3	2	
		2. 操作轻柔、熟练、规范、节力。	5	4	3	2	
		3. 告知到位，语言亲切、态度和蔼，患者和/或家属知晓冷湿敷相关告知事项。	5	4	3	2	
		4. 无相关并发症发生。	5	4	3	2	
提问	4	1. 冷湿敷的目的是什么？	2	1	0	0	
		2. 冷湿敷的注意事项是什么？	2	1	0	0	
总分	100						

1. 冷湿敷的目的是什么？

止血、消炎、消肿、镇痛。

2. 冷湿敷的注意事项是什么？

注意观察局部皮肤情况及患者反应。

参考文献

[1] 中华人民共和国卫生部 . 关于印发《临床护理实践指南 (2011 版)》的通知 (卫医政发〔2011〕55 号).

[2] 李小寒，尚少梅 . 基础护理学 [M]. 北京：人民卫生出版社，2012.

[3] 赵诗雨，晏蓉，喻姣花，等 . 基于循证构建肠内营养护理质量敏感指标体系 [J]. 中华护理杂志，2019, 54(3): 344-349.

[4] 中国护理相关专家小组 . 成人经鼻胃管喂养临床实践指南的构建 [J]. 中华护理杂志，2016, 51(2): 133-141.

[5] 苏惠霞，唐翠能，容春丽，等 . 集束化干预对减少肠外营养并发症的意义探讨 [J]. 中国实用医药，2019, 14(34): 162-163.

[6] 俞俊春，刘燕萍 . 静脉输液致空气栓塞 2 例的抢救 [J]. 浙江预防医学，2007, 19(1): 71, 78.

[7] 陈佶 . 静脉高营养治疗诱发导管性感染原因分析及护理对策 [J]. 现代中西医结合杂志，2011, 20(2): 238-239.

[8] 王丽杰，刘春峰．肠外营养监测及并发症处理 [J]. 中国实用儿科杂志，2016, 31(9): 655-661.
[9] 江智霞．护理临床实习指南 [M]. 人民军医出版社，2007.
[10] 吴欣娟，张晓静，实用临床护理操作手册 [M]. 6 版．北京：中国协和医科大学出版社，2018,
[11] 汤爱玲．前列腺增生及恶性肿瘤患者术后留置导尿时间的影响因素分析 [J]. 中华现代护理杂志，2017, 13(23): 1718-1723.
[12] 田静．膀胱冲洗对长期留置导尿患者尿路感染影响的 Mete 分析 [J]. 中华现代护理杂志，2017, 12(23): 1666-1669.
[13] 郭锦丽．骨科专科护士实操手册等 [M]. 长春：吉林大学出版，2018.
[14] 瑞红，陆贞，程辉．临床护理技术操作常见并发症的预防和处理 [M]. 武汉：华中科技大出版社，2014.
[15] 翠红，冒海敏，徐秀群．品管圈活动在提高脊柱外科患者轴线翻身舒适度中的应用 [J]. 江苏医药，2015(23): 2919-2920.
[16] 赵波，吕安．脊柱手术后的翻身方法 [J]. 实用护理杂志，1995(12): 8-9.
[17] 吴惠平，罗伟香．护理技术操作并发症预防及处理 [M]. 北京：人民卫生出版社，2014.
[18] 中华人民共和国国家卫生和计划生育委员会．关于发布《护理分级》等 2 项推荐性卫生行业标准的通告．国卫通〔2013〕6 号．
[19] 中华人民共和国卫生部令第 85 号．医疗机构临床用血管理办法，2012
[20] 卫生部．临床输血技术规范．卫医政发 [2000]184 号
[21] 徐波、耿翠芝．肿瘤治疗血管通道安全指南 [M]. 北京：中国协和医科大学出版社，2015.
[22] 杜光，赵杰，卜书红，等．雾化吸入疗法合理用药专家共识 (2019 年版). 医药导报，2019, 38(2): 135-146.
[23] 倪忠，罗凤鸣，等．针对新型冠状病毒肺炎患者的雾化吸入治疗的建议 [J]. 中国呼吸与危重监护杂，2020, 3(19): 120-124.
[24] 徐文，董频，等．雾化吸入在咽喉科疾病药物治疗中应用专家共识 [J]. 中国耳鼻咽喉头颈外科，2019, 26(5): 231-238.
[25] 中华护理学会团体标准．成人氧气吸入疗法护理，2019.11.10 发布．
[26] 中国医师协会急诊分会，中国医疗保健国际交流促进会急诊急救分会，国家卫生健康委能力建设与继续教育中心急诊学会专家委员会．无创正压通气急诊临床实践专家共识 (2018). 临床急诊杂志，2019, 20(1): 1-11.
[27] 王辰．呼吸治疗教程 [M]. 北京：人民卫生出版社，2010.
[28] 郭爱敏，周兰姝．成人护理学 [M]. 3 版．北京：人民卫生出版社，2017.
[29] 蔡金金，周松飞，马春波．门诊真空静脉采血的护理问题及防范 [J]. 中国医药指南，2012, 10(30): 296-297.
[30] 胥小芳，孙红，李春燕，等．《动脉血气分析临床操作实践标准》要点解读 [J]. 中国护理管理，2017, 17(09): 1158-1161.
[31] 王会中．血气标本的采集对离子检测结果的影响 [J]. 中华检验医学杂志，2013, 36(006) : 575-576.
[32] 张敏，李瑞兰，郭晶，等．2594 份动脉血气标本缺陷分析及其对护理工作的启示 [J]. 中国护理管理，2011, 11(8): 22-24.
[33] Weil MH, Tang W, Noc M. Acid-base balance during cardiopulmonary resuscitation[J]. Crit Care Med, 1993, 21(9 Suppl): S323-S324.

[34] Idris AH, Staples ED, O'Brien DJ, et al. Effect of ventilation on acid-base balance and oxygenation in low blood flow states[J]. Crit Care Med, 1994, 22(11): 1827-1834.
[35] 韩致敏 . 住院患者烫伤的原因分析及预防措施 [J]. 中医临床研究 , 2014, 6(2): 120-121.
[36] 谭春丽 , 刘海燕 , 张凤霞 . 老年低温烫伤的护理 [J]. 中日友好医院学报 , 2019, 33(2): 126.
[37] 查天建 , 苏福增 , 刘小龙 , 等 .27 例冻伤患者的治疗体会 [J]. 中国医师杂志 , 2018, 20(11): 1721-1722.

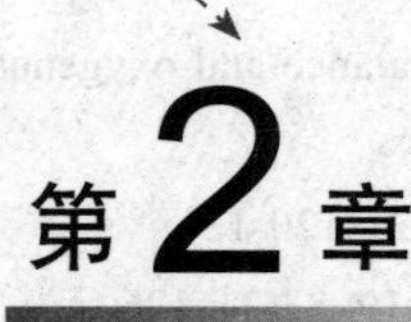

第2章

内科护理

一、呼吸功能训练护理

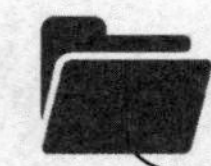

操作规程

（一）计划与实施

操作前

1. 护士：仪表规范、语言柔和恰当、态度和蔼可亲，洗手，评估患者病情。
2. 物品：根据沟通目的、方式、交流对象、心理需求准备，如健康资料、图片、电视机、电脑、扩音器等。
3. 环境：安全、整洁、温馨、光线适宜。
4. 患者：愿意配合，取舒适体位。

操作中

1. 携用物至床旁，再次核对患者信息。
2. 向患者介绍操作目的、方法、配合要点，言语沟通时，语速缓慢清晰，用词简单易理解，信息告知清晰简短，注意交流时机得当，通过电视、录像、宣传栏等，宣传疾病防治及保健知识。
3. 向患者示范呼吸功能锻炼的方法：缩唇式呼吸：吸气时口唇闭拢，经鼻深吸气，呼气时口唇似吹口哨状，经口缓慢呼气，呼气流量以口唇前方15～20cm处、与口唇等高水平备一支点燃的蜡烛、火焰随气流倾斜又不至于熄灭。腹式呼吸：吸气时经鼻缓慢深吸气，腹部凸起，膈肌最大程度下降，呼气时腹部凹陷，膈肌上抬，推动肺内残气排出，吸呼时间比是1 ∶ 2～3。
4. 协助患者取舒适体位，全身肌肉放松，平静呼吸。
5. 指导患者做呼吸功能锻炼：缩唇式呼吸、腹式呼吸，强调配合要点及注意事项。
6. 操作过程中态度应和蔼、耐心，不应操之过急，指导患者循序渐进，避免过度通气与长时间屏气。
7. 评估患者对呼吸功能锻炼方法的掌握程度，进行针对性的指导，询问患者感受。

操作后

1. 再次进行评价，确认信息。
2. 整理用物，放回原处。
3. 洗手，记录患者交流过程中提出的相关信息。

（二）评价

1. 患者及家属情绪稳定，建立信任关系。

2. 患者及家属知晓呼吸功能锻炼的目的、方法、配合要点。

3. 无相关并发症发生。

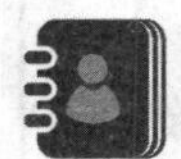

并发症预防与处理

（一）缺氧、呼吸困难

1. 预防

（1）指导正确的呼吸方法。

（2）减少屏气，保持情绪放松。

2. 处理

（1）停止错误的呼吸功能锻炼。

（2）缓解患者紧张情绪，遵医嘱氧疗。

（二）过度通气

1. 预防

（1）指导正确的呼吸方法。

（2）呼吸功能锻炼时避免不正确的呼气方式。

2. 处理

（1）停止错误的呼吸功能锻炼。

（2）缓解患者紧张情绪，遵医嘱氧疗，必要时予面罩吸氧。

（三）气胸（发生于 COPD 合并肺大疱）

1. 预防

（1）避免呼吸功能锻炼时用力不当。

（2）指导有效咳嗽、咳痰的方法。

2. 处理

（1）立即停止呼吸功能锻炼。

（2）严密观察患者病情变化，必要时行 X 线检查。

（3）如需抽气或胸腔闭式引流，按其护理常规护理。

（四）呼吸及疲劳

1. 预防

（1）根据患者自身情况制定锻炼计划。

（2）锻炼过程中做到正确、规范。

2. 处理

（1）立即停止呼吸功能锻炼。

（2）缓解患者紧张情绪，遵医嘱氧疗。

操作考核评分标准

呼吸功能训练护理操作考核评分标准

项目	总分	评分细则	评分等级				得分及扣分依据
			A	B	C	D	
操作前	15	1. 护士：仪表规范、语言柔和恰当、态度和蔼可亲，洗手，向患者介绍操作的目的、方法、配合要点。	5	4	3	2	
		2. 物品：根据沟通目的、方式、交流对象、心理需求准备，如健康资料、图片、电视机、电脑、扩音器等。	4	3	2	1	
		3. 环境：安全、整洁、温馨、光线适宜。	3	2	1	0	
		4. 患者：愿意配合，取舒适体位。	3	2	1	0	
操作中	50	1. 携用物至床旁，再次核对患者信息。	5	4	3	2	
		2. 言语沟通时，语速缓慢清晰，用词简单易理解，信息告知清晰简短，注意交流时机得当，通过电视、录像、宣传栏等，宣传疾病防治及保健知识。	8	6	4	2	
		3. 向患者示范呼吸功能锻炼的方法：缩唇式呼吸：吸气时口唇闭拢，经鼻深吸气，呼气时口唇似吹口哨状，经口缓慢呼气，呼气流量以口唇前方 15～20cm 处、与口唇等高水平备一支点燃的蜡烛、火焰随气流倾斜又不至于熄灭。腹式呼吸：吸气时经鼻缓慢深吸气，腹部凸起，膈肌最大程度下降，呼气时腹部凹陷，膈肌上抬，推动肺内残气排出，吸气与呼气时间比是 1 ∶ 2～3。	12	10	8	6	
		4. 协助患者取舒适体位，全身肌肉放松，平静呼吸。	7	5	3	1	
		5. 指导患者做呼吸功能锻炼：缩唇式呼吸、腹式呼吸，强调配合要点及注意事项。	8	6	4	2	
		6. 操作过程中态度应和蔼、耐心，不应操之过急，指导患者循序渐进，避免过度通气与长时间屏气。	5	4	3	2	
		7. 评估患者对呼吸功能锻炼方法的掌握程度，进行针对性的指导，询问患者感受。	5	4	3	2	
操作后	15	1. 再次进行评价，确认信息。	5	4	3	2	
		2. 整理用物，放回原处。	5	4	3	2	
		3. 洗手，记录患者交流过程中提出的相关信息。	5	4	3	2	
综合评价	16	1. 言语沟通时，语速缓慢清晰，用词简单易理解，信息告知清晰简短。	4	3	2	1	
		2. 患者及家属情绪稳定，建立信任关系。	3	2	1	0	
		3. 患者及家属知晓呼吸功能锻炼的目的、方法、配合要点。	4	3	2	1	
		4. 无相关并发症发生。	5	4	3	2	

续表

项目	总分	评分细则	评分等级				得分及扣分依据
			A	B	C	D	
提问	4	1. 腹式呼吸的原理是什么？ 2. 缩唇式呼吸的注意事项有哪些？	2 2	1 1	0 0	0 0	
总分	100						

1. 腹式呼吸的原理是什么？

是通过腹肌收缩来改善膈肌的上下活动，增加肺活量。

2. 缩唇式呼吸的注意事项有哪些？

（1）口唇做成鱼嘴状或吹口哨状。

（2）呼气速度要慢，吸：呼时间比为1∶2或1∶3。

（3）使距口唇水平15～20cm处蜡烛火焰随气流倾斜而不熄灭为度。

二、吞咽障碍评估与进食训练指导

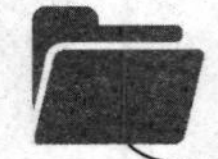

操作规程

（一）计划与实施

操作前

1. 护士：仪表规范、态度和蔼可亲，核对医嘱，洗手、戴口罩，评估患者病情、意识、药物使用、有无发生窒息的危险因素；评估头部抬高的姿势；查看患者口腔情况、伸舌与鼓腮的能力；告知患者操作目的、方法及配合要点。
2. 物品：压舌板、棉签、手电筒、50ml凉开水或矿泉水、1～10ml注射器、长柄小勺、擦手纸和垃圾袋、EAT-10吞咽筛查量表问卷。
3. 环境：安静、舒适、整洁。
4. 患者：愿意配合，取舒适体位。

操作中

1. 携用物至床旁，放置合理，核对患者。
2. 吞咽障碍评估：

（1）评估患者意识状态和头部抬高的姿势。

（2）判断吞咽反射诱发功能。

（3）准确使用EAT-10吞咽筛查量表问卷筛查。

（4）正确使用洼田饮水试验方法。

3. 进食训练指导：

（1）直接训练：

1）保持正确的训练体位：进食体位可取端坐位、半坐位或仰卧位。床头抬高30°，头部前屈。偏瘫侧肩部以枕垫起，喂食者位于患者健侧。

2）选择合适的食物的形态：糊餐—软餐—碎餐——般质地餐食。

3）食物在口中的位置正确：食物放在健侧舌后部或健侧颊部，有利于食物的吞咽。

4）一口量适当：包括调整进食的一口量和控制速度的一口量，即少量试之（3～4ml），然后酌情增加至1汤匙为宜。调整合适的进食速度，前一口吞咽完成后再进食下一口，避免2次食物重叠入口的现象。

（2）代偿性训练：

1）侧方吞咽方法：吞咽时头侧向健侧，食团因重力移向健侧，头侧向患侧时，该侧梨状窝变窄，挤出残留食物。

2）空吞咽与交替吞咽方法：进食后反复几次空吞咽，使食团全部咽下，也可让患者每次吞咽后饮少量水（1～2ml）。

3）用力吞咽的方法：吞咽时，所有的肌肉用力挤压做吞咽动作，增加舌根向后的运动力量，促进食物吞咽。

4）点头样吞咽方法：吞咽食物时先仰头，使会厌谷变狭小，挤出口腔内残留食物，接着低头做点头吞咽动作，去除残留物。

5）低头样吞咽方法：吞咽时颈部尽量前屈，转向患侧，使会厌后移，气管入口收紧，咽后壁后移，有利于保护气道。

操作后

1. 再次核对，整理床单位，观察、询问患者感受。
2. 协助取合适体位，告知患者相关注意事项。
3. 整理用物，洗手，记录。

（二）评价

1. 患者和家属知晓相关告知事项。
2. 评估完整、评估方法正确，吞咽障碍分级正确。
3. 各种进食训练方法正确。
4. 操作中注意观察病情，注意保暖和隐私保护。
5. 操作流畅、熟练，患者未发生误吸。

并发症预防与处理

误吸

1. 预防

（1）重视初步筛查及每次进食期间的观察，特别是隐性误吸的发生。

（2）运用吞咽功能训练，保证患者安全进食，避免渗透和误吸。

（3）患者不能单独进食，进食或者摄食训练前后应认真清洁口腔防止误吸。

（4）进行吞咽功能训练时，因人而异选择合适的体位尤为重要。

（5）为防止吞咽时食物误吸入气管，可结合声门上吞咽训练方法。这样在吞咽时可以使声带闭合封闭喉部后再吞咽，吞咽后咳嗽，可去除残留在咽喉部的食物残渣。

（6）避免食用有碎屑的糕饼类食物和缺少内聚力的食物，防止误吸。

2. 处理

（1）停止训练，取侧卧位或头低足高位，立即清除口咽部食物或分泌物。

（2）头偏向一侧，保持呼吸道通畅，必要时行支气管镜气道吸引。

（3）遵医嘱吸氧、心电监护。

（4）观察患者意识及生命体征、血氧饱和度变化。

操作考核评分标准

吞咽障碍评估与进食训练指导考核评分标准

项目		总分	评分细则	评分等级				得分及扣分依据
				A	B	C	D	
操作前		15	1. 护士：仪表规范、态度和蔼可亲；核对医嘱，洗手、戴口罩，评估患者病情、药物使用情况，评估有无发生窒息的危险因素，告知患者操作目的、方法及配合要点。	3	2	1	0	
			2. 物品：压舌板，棉签，手电筒，50ml 凉开水或矿泉水，1 ～ 10ml 注射器，长柄小勺，擦手纸和垃圾袋、EAT-10 吞咽筛查量表问卷。	4	3	2	1	
			3. 环境：安静、舒适、整洁。	3	2	1	0	
			4. 患者：愿意配合，取舒适体位。	5	4	3	2	
操作中	吞咽困难评估	20	1. 携用物至床边，核对患者。	2	1	0	0	
			2. 评估患者意识状态和头部抬高的姿势。	2	1	0	0	
			3. 查看患者口腔情况、伸舌与鼓腮的能力。	4	3	2	1	
			4. 正确判断患者吞咽反射诱发功能。	4	3	2	1	
			5. 准确使用 EAT-10 吞咽筛查量表问卷筛查。	4	3	2	1	
			6. 正确使用洼田饮水试验方法。	4	3	2	1	
	直接训练	20	1. 保持正确的训练体位。	5	4	3	2	
			2. 选择合适食物的形态。	5	4	3	2	
			3. 食物在口中的位置正确。	5	4	3	2	
			4. 一口量合适。	5	4	3	2	
	代偿性训练	25	1. 侧方吞咽方法。	5	4	3	2	
			2. 空吞咽与交替吞咽方法。	5	4	3	2	
			3. 用力吞咽方法。	5	4	3	2	
			4 点头样吞咽方法。	5	4	3	2	
			5. 低头吞咽方法。	5	4	3	2	
操作后		6	1. 再次核对，整理床单位，观察、询问患者感受。	2	1	0	0	
			2. 协助取合适体位，告知患者进食相关注意事项。	2	1	0	0	
			3. 整理用物，洗手、记录。	2	1	0	0	
综合评价		10	1. 告知到位，语言亲切、态度和蔼，患者和家属知晓相关告知事项。	2	1	0	0	
			2. 评估完整、评估方法正确，吞咽障碍分级正确。	2	1	0	0	
			3. 各种进食训练方法正确。	2	1	0	0	
			4. 操作中注意观察病情，注意保暖和隐私保护。	2	1	0	0	
			5. 操作流畅、熟练，患者未发生误吸，20min 内完成操作。	2	1	0	0	

续表

项目	总分	评分细则	评分等级				得分及扣分依据
			A	B	C	D	
提问	4	1. 吞咽的分期有哪 些? 2. 如何防止患者发生误吸?	2 2	1 1	0 0	0 0	
总分	100						

1. 吞咽的分期有哪些?

吞咽分为口腔感知期、口腔准备期、口腔期、咽期、食管期。

2. 如何防止患者发生误吸?

(1) 重视初步筛查及每次进食期间的观察，特别是隐性误吸的发生。

(2) 运用吞咽功能训练，保证患者安全进食，避免渗透和误吸。

(3) 患者不能单独进食，进食或者摄食训练前后应认真清洁口腔防止误吸。

(4) 进行吞咽功能训练时，因人而异选择合适的体位尤为重要。

(5) 为防止吞咽时食物误吸入气管，可结合声门上吞咽训练方法。这样在吞咽时可以使声带闭合封闭喉部后再吞咽，吞咽后咳嗽，可去除残留在咽喉部的食物残渣。

(6) 避免食用有碎屑的糕饼类食物和缺少内聚力的食物，防止误吸。

三、膀胱功能康复训练指导

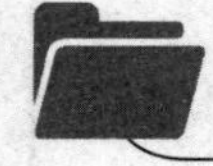

操作规程

(一) 计划与实施

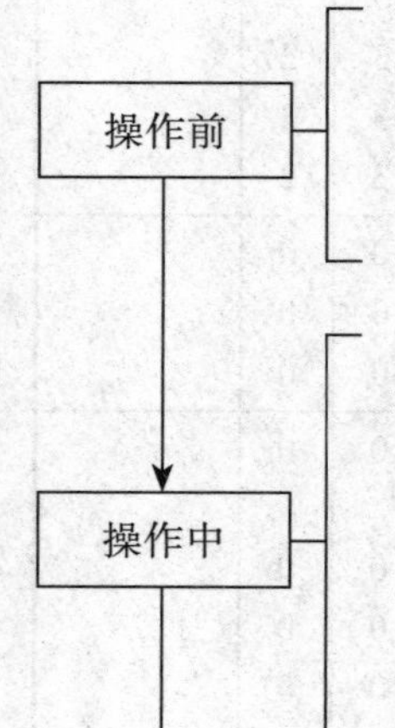

1. 护士：仪表规范、态度和蔼可亲，双人核对医嘱，洗手、戴口罩，评估患者，解释告知，确定训练方法。
2. 物品：备齐用物，放置合理。
3. 环境：整洁、安静、安全，相对隐蔽环境。
4. 患者：愿意合作，有安全感；体位舒适，情绪稳定。

1. 携用物至床旁，放置合理，核对患者及腕带。
2. 排尿习惯训练：详细记录患者 3d 的排尿情况，以确定患者排尿模式；根据患者排尿模式和日常习惯，确立排尿间隔时间表；排尿间隔时间不少于 2h，在预定的时间协助并提示患者排尿。
3. 诱导排尿训练：①利用条件反射诱导排尿：能离床的患者，协助患者到洗手间，坐在坐厕上，打开水龙头让患者听流水声。对需卧床的患者，放置便器，用温热毛巾外敷膀胱区或用温水冲洗会阴，边冲洗边轻轻按摩患者膀胱膨隆处。②开塞露塞肛诱导排尿：采用开塞露塞肛，促使逼尿肌收缩，内括约肌松弛而导致排尿。

4. 排尿意识训练（意念排尿）：适用于留置导尿的患者。每次放尿前 5min，患者卧于床上，指导其全身放松，想像自己在安静、宽敞的卫生间，听着潺潺的流水声，准备排尿，并试图自己排尿，然后由陪同人员缓缓放尿，想像过程中，强调患者运用全部感觉。

5. 反射性排尿训练：导尿前半小时，通过寻找扳机点，如以手腕的力量，指腹轻轻叩击耻骨上区或大腿上 1/3 内侧，50 ～ 100 次 /min，每次叩击 2 ～ 3min。或牵拉阴毛、挤压阴蒂或阴茎，或用手刺激肛门，诱发膀胱反射性收缩，产生排尿。

6. 盆底肌训练：患者在不收缩下肢、腹部及臀部肌肉的情况下自主收缩盆底肌肉（会阴及肛门括约肌），每次收缩维持 5 ～ 10s，重复做 10 ～ 20 次，每日 3 组；患者也可以坐在马桶上，两腿分开，开始排尿，中途有意识地收缩盆底肌肉，使尿流中断，如此反复排尿、止尿，重复多次，使盆底肌得到锻炼。

操作后

1. 整理床单位，使患者清洁、舒适。
2. 用物处理正确。
3. 洗手。
4. 观察、记录。

（二）评价

1. 评估告知到位，患者知晓相关告知事项。
2. 患者出现异常情况时，护士处理及时、正确。
3. 患者理解、效果好。
4. 护士仪表规范，微笑服务，语言亲切、流畅、通俗易懂，态度和蔼可亲。
5. 护士操作轻柔、熟练、规范。

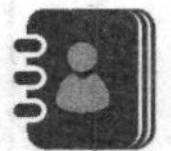

并发症预防与处理

（一）泌尿系统感染

1. 预防

（1）无症状性尿路感染应鼓励患者多饮水，保证尿量在 1500 ～ 2000ml/d 或以上。

（2）多变换体位，可用维生素 C 或食醋等食物疗法酸化尿液。

2. 处理　对于有症状性尿路感染患者在使用抗生素之前应进行尿细菌学培养。

（二）尿路损伤、出血

1. 预防

（1）在间歇导尿训练时会发生，故留置导尿应选择合适的导尿管，操作应缓慢轻柔。

（2）使用亲水性导尿管可减少尿路损伤及尿路出血。

2. 处理　及时通知医师做相应处理，并做好相应记录。

（三）肾功能障碍

1. 预防　包括肾盂积水、尿液反流、肾功能衰竭等，应在膀胱压力达到 $40cmH_2O$ 之前排空膀胱，即在安全容量范围内排空膀胱。

2. 处理　及时通知医师作相应处理，并做好相应记录。

操作考核评分标准

膀胱功能康复训练护理操作考核评分标准

项目	总分	评分细则	评分等级				得分及扣分依据
			A	B	C	D	
操作前	10	1 护士：仪表规范、态度和蔼可亲，双人核对医嘱，洗手、戴口罩，评估患者，解释告知，确定训练方法。	3	2	1	0	
		2. 物品：备齐用物，放置合理。	2	1	0	0	
		3. 环境：整洁、安静、安全，相对隐蔽环境。	2	1	0	0	
		4. 患者：理解目的，愿意合作，体位舒适，情绪稳定。	3	2	1	0	
操作中	55	1. 携用物至床旁，放置合理，核对患者及腕带。	5	4	3	2	
		2. 排尿习惯训练：详细记录患者 3d 的排尿情况，以确定患者排尿模式；根据患者排尿模式和日常习惯，确立排尿间隔时间表；排尿间隔时间不少于 2h，在预定的时间协助并提示患者排尿。	10	8	6	2	
		3. 诱导排尿训练：①利用条件反射诱导排尿：能离床的患者，协助患者到洗手间，坐在坐厕上，打开水龙头让患者听流水声。对需卧床的患者，放置便器，用温热毛巾外敷膀胱区或用温水冲洗会阴，边冲洗边轻轻按摩患者膀胱膨隆处。（2）开塞露塞肛诱导排尿：采用开塞露塞肛，促使逼尿肌收缩，内括约肌松弛而导致排尿。	10	8	6	2	
		4. 排尿意识训练（意念排尿）：适用于留置导尿的患者。每次放尿前 5min，患者卧于床上，指导其全身放松，想像自己在安静、宽敞的卫生间，听着潺潺的流水声，准备排尿，并试图自己排尿，然后由陪同人员缓缓放尿，想像过程中，强调患者运用全部感觉。	10	8	6	2	
		5. 反射性排尿训练：导尿前半小时，通过寻找扳机点，如以手腕的力量，指腹轻轻叩击耻骨上区或大腿上 1/3 内侧，50 ～ 100 次 /min，每次叩击 2 ～ 3min。或牵拉阴毛，挤压阴蒂或阴茎，或用手刺激肛门，诱发膀胱反射性收缩，产生排尿。	10	8	6	2	
		6. 盆底肌训练：患者在不收缩下肢、腹部及臀部肌肉的情况下自主收缩 盆底肌肉（会阴及肛门括约肌），每次收缩维持 5 ～ 10s，重复做 10 ～ 20 次，每日 3 组；患者也可以坐在马桶上，两腿分开，开始排尿，中途有意识地收缩盆底肌肉，使尿流中断，如此反复排尿、止尿，重复多次，使盆底肌得到锻炼。	10	8	6	2	

续表

项目	总分	评分细则	评分等级				得分及扣分依据
			A	B	C	D	
操作后	11	1. 整理床单位，使患者清洁、舒适。	4	3	2	1	
		2. 用物处理正确。	4	3	2	1	
		3. 洗手、观察、记录。	3	2	1	0	
综合评价	20	1. 告知到位，患者知晓相关告知事项。	4	3	2	1	
		2. 患者出现异常情况时，护士处理及时、正确。	4	3	2	1	
		3. 患者理解、效果好。	4	3	2	1	
		4. 护士仪表规范，微笑服务，语言亲切、通俗易懂。	4	3	2	1	
		5. 护士操作轻柔、熟练、规范。	4	3	2	1	
提问	4	1. 膀胱功能康复训练的注意事项有哪些？	2	1	0	0	
		2. 膀胱功能康复训练的并发症及处理方法有哪些？	2	1	0	0	
总分	100						

1. 膀胱功能康复训练的注意事项有哪些？

（1）病情稳定后遵医嘱使用。

（2）开始训练时必须加强膀胱残余尿量的监测，避免发生尿潴留。

（3）避免由于膀胱过度充盈或者手法加压过度，导致尿液反流到肾脏。

（4）膀胱反射出现需要一定的时间积累，因此训练时注意循序渐进。

（5）膀胱痉挛时，膀胱排空活动与痉挛的发作密切相关，需要注意排尿和解除肌肉痉挛的关系。

（6）注意保护患者隐私部位。

2. 膀胱功能康复训练的并发症及处理方法有哪些？

（1）泌尿系感染：无症状性尿路感染应鼓励患者多饮水，保证尿量在1500～2000ml/d或以上，多变换体位，可用维生素C或食醋等食物疗法酸化尿液；而对于有症状性尿路感染在使用抗生素之前应进行尿细菌学培养。

（2）尿路损伤、出血：在间歇导尿训练时会发生，故留置导尿应选择合适的导尿管，操作应缓慢轻柔。使用亲水性导尿管可减少尿路损伤及尿路出血。

（3）肾功能障碍：包括肾盂积水、尿液反流、肾功能衰竭等，应在膀胱压力达到40cmH_2O之前排空膀胱，即在安全容量范围内排空膀胱。

四、肠道功能康复训练指导

操作规程

（一）计划与实施

操作前

1. 护士：仪表规范、态度和蔼可亲，双人核对医嘱，洗手、戴口罩，告知患者操作目的、方法及配合要点。
2. 物品：根据训练计划准备用物：手套、石蜡油，避开用餐时间。
3. 环境：安静私密，温度适宜。
4. 患者：愿意配合，体位适合操作。

操作中

1. 饮食指导：

（1）便秘患者：增加水分和纤维素含量高的食物，多食蔬菜，水果，少量多餐；减少高脂肪、高蛋白食物的大量摄入。严重便秘必要时给以胃肠减压、肛门排气，静脉补充营养。

（2）失禁患者：①严重腹泻：渐进式饮食治疗：禁食—流质—半流质—普通饮食；②轻症者：高热量、高蛋白易消化低渣饮食；③限制性饮食：油腻、油炸、产气食物和刺激饮料、调味品等；④避免过冷、过热的食物。

2. 康复训练：

（1）定时排便训练：根据排便习惯安排排便时间或每日早餐后 30min 内进行。

（2）促进直结肠反射的建立：示指或中指戴指套，涂润滑油后缓缓插入直肠，在不损伤直肠黏膜的前提下，沿直肠壁做环形运动并缓慢牵伸肛管，诱导排便反射。每次刺激时间持续 1min，间隔 2min 后可以再次进行。

（3）排便体位：蹲位或坐位，若不能取蹲位或坐位，则左侧卧位较好。对于脊髓损伤患者也可以使用辅助装置协助排便。

（4）指导患者腹部按摩：操作者使用单手或双手的示指、中指和环指自右沿结肠解剖位置向左环形按摩。从盲肠部开始，依结肠蠕动方向，经升结肠、横结肠、降结肠、乙状结肠做环形按摩，或在乙状结肠部由近心端向远心端做环形按摩，每次 5 ～ 10min，每日 2 次。

（5）指导患者增强腹肌运动：患者坐于坐厕或卧床患者取斜坡位，嘱患者深吸气，往下腹部用力，做排便动作。

（6）指导患者盆底部肌肉运动：患者平卧，双下肢并拢，双膝屈曲稍分开，轻抬臀部，缩肛、提肛 10 ～ 20 次，每日练习 4 ～ 6 次。

（7）灌肠：小剂量药物灌肠 15min 后即会出现肠蠕动，可减少自主神经反射的发生，适用于 T_6 以上的脊髓损伤患者。

操作后

1. 整理床单位。
2. 评价排便情况和观察肠道康复训练效果。
3. 洗手、记录。

（二）评价

1. 通过训练指导患者选择适合自己排便的时间、体位和方式，形成规律的大便习惯。

2. 理解配合并进行康复训练，不随意使用缓泻药及灌肠等方法。

并发症预防与处理

（一）痔疮

1. 预防　增加水分和纤维素含量高的食物，多食蔬菜，水少量多餐；减少高脂肪、高蛋白食物的大量摄入。

2. 处理　软化大便是最好的预防和治疗方法。

（二）肠穿孔

1. 预防　因慢性肠道梗阻、肠扩张后导致肠梗阻，避免发生。

2. 处理　一旦发生，需急诊手术处理。

（三）肛管直肠过度扩张

1. 预防　预防括约肌过度松弛张开、直肠脱垂发生。

2. 处理　软化大便，且进行人工排便时操作手法轻柔以防过度牵拉括约肌。

（四）自主反射障碍

1. 预防　注意观察 T_6 以上水平的脊髓损伤患者，大便失禁是其常见的危险因素。

2. 处理　人工排便时润滑剂中加入利多卡因可减少伤害性感觉冲动传入。

（五）胃胀和腹部膨隆

1. 预防　上运动神经源性直肠患者减少食用高纤维饮食及产气食物。

2. 处理　上运动神经源性排便障碍患者饮食中减少产气的食物，通过排气、排便后可改善。

操作考核评分标准

肠道功能康复训练护理操作考核评分标准

项目	总分	评分细则	评分等级				得分及扣分依据
			A	B	C	D	
操作前	15	1. 护士：仪表规范、态度和蔼可亲，双人核对医嘱，洗手、戴口罩，告知患者操作目的、方法及配合要点。	3	2	1	0	
		2. 物品：根据训练计划备齐用物，放置合理。	4	3	2	1	
		3. 环境：相对隐蔽，温度适宜；避开用餐时间。	3	2	1	0	
		4. 患者：愿意配合，取舒适体位。	5	4	3	2	
操作中	60	1. 评估患者排便情况和有无影响排便的因素，如患者的年龄、饮食习惯、个人习惯、日常生活情况、心理因素、社会文化因素、疾病、药物治疗和检查因素。	4	3	2	1	

续表

项目	总分	评分细则	评分等级				得分及扣分依据
			A	B	C	D	
		2. 评估患者是否适宜进行肠道康复训练，腹部、肛门部手术后3d内、肛周皮肤不完整及极度虚弱患者避免进行排便功能训练。心肌梗死、动脉瘤的患者进行肠道康复训练时禁止用力排便。	3	2	1	0	
		3. 告知肠道康复训练的目的、意义及过程。	3	2	1	0	
		4. 合理安排饮食。	6	4	2	0	
		5. 有效沟通，训练逐步建立排便反射。	8	6	4	2	
		6. 排便体位指导：使肛门直肠角增大的体位即蹲位或坐位。	6	4	2	0	
		7. 诱发直肠肛门反射操作方法正确。	8	6	4	2	
		8. 指导患者腹部按摩方法正确。	6	4	2	0	
		9. 指导患者增强腹肌运动方法正确。	8	6	4	2	
		10. 指导患者盆底部肌肉运动方法正确。	8	6	4	2	
操作后	13	1. 整理床单位，协助患者取舒适体位。	5	4	3	2	
		2. 评价排便情况和观察肠道康复训练效果。	5	4	3	2	
		3. 洗手、记录。	3	2	1	0	
综合评价	8	1. 环境私密，温度适宜。	2	1	0	0	
		2. 告知有效，患者和家属知晓相关注意事项。	2	1	0	0	
		3. 护士仪表规范、语言亲切、态度和蔼。	2	1	0	0	
		4. 护士操作轻柔、熟练，患者耐受。	2	1	0	0	
提问	4	1. 肠道功能康复训练的目的是什么？	2	1	0	0	
		2. 肠道功能康复训练的注意事项有哪些？	2	1	0	0	
总分	100						

1. 肠道功能康复训练的目的是什么？

（1）降低患者便秘或大便失禁的发生率。

（2）降低对药物的依赖性。

（3）帮助患者建立胃结肠反射、直结肠反射、直肠肛门反射，使大部分患者在如厕时在便器上利用重力和自然排便机制独立完成排便，在社会活动时间内能控制排便。

2. 肠道功能康复训练的注意事项有哪些？

（1）训练前必须做好评估，以判断是否可以进行训练。

（2）如患者不能自行完成训练时可给予帮助。

（3）行康复训练时，动作应轻柔，防止受伤部位的二次损伤。

（4）训练的强度不宜过大，以患者能够耐受为度。

（5）在行训练时应让患者主动参与，患者情绪稳定，主动配合与各种指导训练是预防减少便秘发生的关键。

五、制动护理

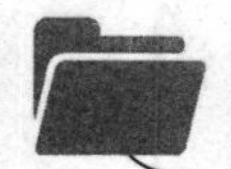

操作规程

(一) 计划与实施

操作前

1. 护士：仪表规范、态度和蔼可亲，核对医嘱，洗手、戴口罩，评估患者病情、身体情况、肌肉和关节活动及皮肤情况，告知患者操作目的、方法及配合要点。
2. 物品：约束带、大单、软枕、夹板、绷带、沙袋、牵引弓。
3. 环境：安全安静、光线适中、温湿度适宜。
4. 患者：愿意配合，取舒适体位。

操作中

1. 携用物至床旁，合理放置，核对患者。
2. 头部制动：①采用头部固定器、支架、沙袋等或用手法固定；②观察受压处皮肤情况。
3. 肢体制动：①用棉垫或保护垫包裹腕部或踝部，用保护带或加压带将腕、踝固定于床缘两侧；②根据指导目的和部位选择合适的制动工具。
4. 躯干制动：①选择约束带、大单、支具等固定患者躯干；②搬动时勿使伤处移位、扭曲、震动。
5. 全身制动：①使用约束物包裹躯干及四肢；②约束时松紧适宜，手腕及足踝等骨突出用棉垫保护，约束胸腹部时，保持正常的呼吸功能；③制动时维持患者身体各部位的功能位；④观察约束肢体末梢循环情况，2h 放松一次；⑤观察皮肤受压情况。
6. 石膏固定：①四肢石膏固定，抬高患肢，髋人字石膏用软枕垫起腰凹，悬空臀部；②保持石膏清洁，避免水、分泌物及排泄物刺激；③评估患肢是否肿胀，观察患肢末梢温度、皮肤颜色及活动情况。
7. 夹板固定：①选择合适的甲板长度、宽度及固定方式。②两块夹板置于患肢内外侧，跨越上下两关节，夹板下加垫并用绷带或布带固定。③卧位时患肢自然伸展，垫小枕平心脏水平；坐位时，将肘关节屈曲 90°，前臂吊带悬挂于胸前。④观察肢端血运情况、夹板固定松紧度及疼痛情况。
8. 牵引：①下肢牵引抬高床尾，颅骨牵引则抬高床头；②邓乐普牵引肱骨髁上骨折时，屈肘 45°，肩部离床；③枕颌带牵引时，颈部两侧沙袋制动，颈下垫小软枕，颌下垫小毛巾，观察颌下、耳廓、及枕后皮肤情况；④股骨颈骨折时摆正骨盆，患肢外展，足部置中立位防止外旋；⑤骨牵引者，每天 2 次消毒针孔处；⑥牵引须保持一定的牵引力，持续牵引并保持牵引有效；⑦下肢牵引者，注意防止压迫腓总神经；⑧观察肢端皮肤颜色、温度、动脉搏动、毛细血管充盈情况、指（趾）活动情况等；⑨指导患者每天做主动运动或被动运动，防止关节僵硬和跟腱挛缩。

操作后

1. 再次核对，整理床单位，观察、询问患者感受。
2. 告知患者和 / 或家属制动相关注意事项。
3. 整理用物，洗手、记录。

(二) 评价

1. 告知到位，语言亲切、态度和蔼，患者和 / 或家属知晓相关告知事项。

2. 患者进行功能训练，达到制动目的。

3. 操作中注意观察患者病情，注意保护患者隐私。

4. 护士操作轻柔、熟练、规范、节力。

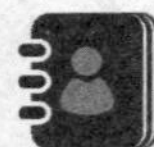

并发症预防与处理

（一）压力性损伤

1. 预防

（1）保持床单位干燥平整，骨突处使用海绵垫或软枕保护，必要时使用气垫床。

（2）协助定时变换体位，制动时避免拖、拉、拽、推动作。

（3）观察患肢末梢温度、皮肤颜色及活动情况。

2. 处理

（1）局部减压：使用水胶体或减压敷料，使用小枕悬空受压部位。

（2）根据发生的压力性损伤分期不同采取针对性的治疗和护理措施。

（二）继发性损伤

1. 预防

（1）根据不同的制动方法，观察患者局部和全身的情况；制动时维持患者身体各部位的功能位。

（2）协助患者采用舒适体位，减轻疼痛；每 2 ～ 3h 协助翻身 1 次，观察皮肤受压情况。

（3）观察局部皮肤的完整性、血液循环情况。

2. 处理　密切观察患者病情变化，根据发生损伤部位及性质的不同采取针对性的治疗和护理措施。

操作考核评分标准

制动护理的操作考核评分标准

项目	总分	评分细则	评分等级				得分及扣分依据
			A	B	C	D	
操作前	15	1. 护士：仪表规范、态度和蔼可亲，查对医嘱，评估患者病情、身体情况、肌肉和关节活动及皮肤情况，告知患者操作目的、方法及配合要点，洗手、戴口罩。	3	2	1	0	
		2. 物品：约束带、大单、软枕、夹板、绷带、沙袋、牵引弓等，用物准备齐全，放置合理。	4	3	2	1	
		3. 环境：安全安静、光线适中、温湿度适宜。	3	2	1	0	
		4. 患者或家属：了解目的、方法、注意事项，取得配合。	5	4	3	2	

续表

项目		总分	评分细则	评分等级				得分及扣分依据
				A	B	C	D	
操作中		4	携用物至床旁，合理放置，核对患者。	4	3	2	1	
	头部制动	4	1. 采用头部固定器、支架、沙袋等或用手法固定。	2	1	0	0	
			2. 观察受压处皮肤情况。	2	1	0	0	
	肢体制动	4	1. 棉垫或保护垫包裹腕部或踝部，保护带或加压带将腕、踝固定于床缘两侧。	2	1	0	0	
			2. 根据指导目的和部位选择合适的制动工具。	2	1	0	0	
	躯干制动	6	1. 选择约束带、大单、支具等固定患者躯干。	3	2	1	0	
			2. 搬动时勿使伤处移位、扭曲、震动。	3	2	1	0	
	全身制动	15	1. 使用约束物包裹躯干及四肢；约束时松紧适宜，手腕及足踝等骨突出用棉垫保护。	3	2	1	0	
			2. 约束胸腹部时，保持正常的呼吸功能。	3	2	1	0	
			3. 制动时维持患者身体各部位的功能位。	3	2	1	0	
			4. 观察约束肢体末梢循环情况，2h 放松一次。	3	2	1	0	
			5. 观察皮肤受压情况。	3	2	1	0	
	石膏固定	9	1. 四肢石膏固定，抬高患肢；髋人字石膏用软枕垫起腰凹，悬空臀部。	3	2	1	0	
			2. 保持石膏清洁，避免水、分泌物及排泄物刺激。	3	2	1	0	
			3. 评估患肢是否肿胀，观察患肢末梢温度、皮肤颜色及活动情况。	3	2	1	0	
	夹板固定	8	1. 选择合适的夹板长度、宽度及固定方式。	2	1	0	0	
			2. 两块夹板置于患肢内外侧，跨越上下两关节，夹板下加垫并用绷带或布带固定。	2	1	0	0	
			3. 卧位时患肢自然伸展，垫小枕平心脏水平；坐位时，将肘关节屈曲 90°，前臂吊带悬挂于胸前。	2	1	0	0	
			4. 观察肢端血运情况、夹板固定松紧度及疼痛情况。	2	1	0	0	
	牵引	16	1. 下肢牵引抬高床尾，颅骨牵引则抬高床头。	2	1	0	0	
			2. 牵引肱骨髁上骨折时，屈肘 45°，肩部离床。	2	1	0	0	
			3. 枕颌带牵引时，颈部两侧沙袋制动，颈下垫小软枕，颌下垫小毛巾，观察颌下、耳廓、及枕后皮肤情况。	2	1	0	0	
			4. 股骨颈骨折时摆正骨盆，患肢外展，足部置中立位防止外旋。	2	1	0	0	
			5. 骨牵引者，每天 2 次消毒针孔处，持续牵引并保持牵引有效。	2	1	0	0	
			6. 下肢牵引者，注意防止压迫腓总神经。	2	1	0	0	
			7. 观察肢端皮肤颜色、温度、动脉搏动、毛细血管充盈情况、指（趾）活动情况等。	2	1	0	0	
			8. 指导患者每天做主动运动或被动运动，防止关节僵硬和跟腱挛缩。	2	1	0	0	

续表

项目	总分	评分细则	评分等级				得分及扣分依据
			A	B	C	D	
操作后	7	1. 再次核对，整理床单位，观察、询问患者感受。	3	2	1	0	
		2. 告知患者或家属制动相关注意事项。	2	1	0	0	
		3. 整理用物，洗手、记录。	2	1	0	0	
综合评价	8	1. 告知到位，语言亲切、态度和蔼，患者 / 家属知晓相关告知事项。	2	1	0	0	
		2. 告知患者制动的意义和方法，注意适时调整和更换体位，如局部感觉不适，应及时通知医务人员。	2	1	0	0	
		3. 操作中注意观察患者病情，注意保护患者隐私。	2	1	0	0	
		4. 护士操作轻柔、熟练、规范、节力。	2	1	0	0	
提问	4	1. 制动的目的是什么？	2	1	0	0	
		2. 制动的注意事项有哪些？	2	1	0	0	
总分	100						

1. 制动的目的是什么？

让患者身体的某一部分处于不动的状态以达到可以控制肿胀和炎症，避免再损伤。

2. 制动的注意事项有哪些？

（1）根据不同的制动方法，观察患者局部和全身的情况。

（2）协助患者采用舒适体位，减轻疼痛；每 2 ～ 3h 协助翻身 1 次，观察皮肤受压情况。

（3）观察局部皮肤的完整性、血液循环情况。

六、抗痉挛体位摆放技术

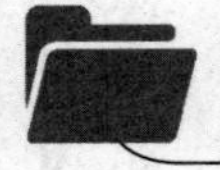

操作规程

（一）计划与实施

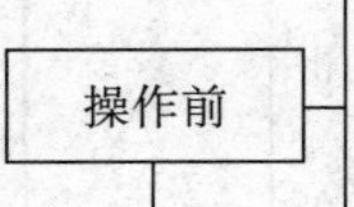

操作前

1. 护士：仪表规范、态度和蔼可亲，核对医嘱，洗手、戴口罩，评估患者病情、意识、肌力及配合能力，告知患者操作目的、方法及配合要点。
2. 物品：小枕、体位垫、枕头。
3. 环境：安全安静、光线适中、温湿度适宜。
4. 患者：愿意配合，体位舒适。

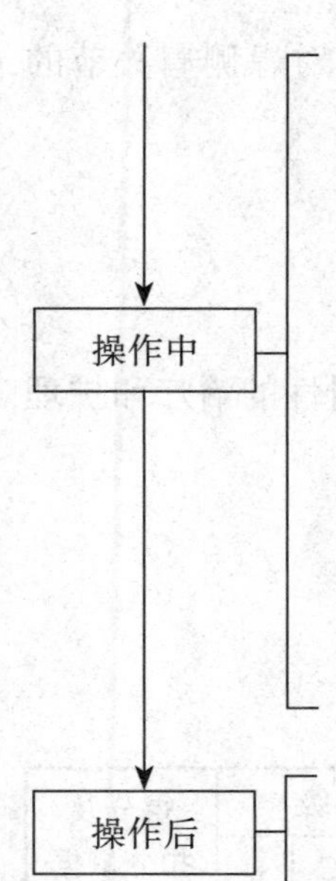

操作中：

1. 携用物至床旁，放置合理，核对患者。
2. 妥善固定各种管道，病床处于刹车状态。
3. 体位摆放：

(1) 仰卧位：患侧肩上抬，肩胛至上肢垫枕，保持肩前伸位，肩关节稍外展；患侧上肢伸展，前臂旋后，手指伸展，掌心向上；患侧臀部垫枕，下肢内旋，膝轻度屈曲，足背曲 90°；健侧自然摆放。

(2) 健侧卧位：取健侧在下，头垫薄枕，胸前平放枕头，患侧上肢伸展，前臂旋前，腕背伸，手指伸展置于枕上，掌心向下；患侧上肢肩关节前屈 90°，肘关节伸展，手指张开，掌心向上；患侧下肢以枕支撑，髋、膝自然半屈曲位，踝背屈 90°；健侧上肢自然摆放，取舒适位，下肢轻度伸髋、屈膝，呈迈步状。

(3) 患侧卧位：取患侧在下，头垫薄枕，患侧肩关节前屈 90°，肘关节伸展，手指张开，掌心向上；患侧下肢轻度伸髋、屈膝、踝背屈 90°；健侧上肢自然摆放，下肢置于枕头上，取舒适位。

操作后：

1. 再次核对，整理床单位，观察、询问患者感受。
2. 告知患者卧位注意事项。
3. 处理用物，洗手，记录翻身卡。

（二）评价

1. 告知到位，语言亲切、态度和蔼，患者和 / 或家属知晓相关告知事项。
2. 体位安全、稳固，不暴露患者。
3. 护患沟通好，操作中注意观察患者病情，注意保护患者隐私。
4. 护士操作轻柔、熟练、规范、节力。
5. 操作熟练，12min 内完成操作。

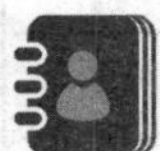

并发症预防与处理

（一）压力性损伤

1. 预防

（1）保持床单位干燥平整，骨突处使用海绵垫或软枕保护，必要时使用气垫床。

（2）摆放体位时避免拖、拉、拽、推动作。

（3）定时变换体位，尽量减少仰卧位的时间。

2. 处理

（1）局部减压：使用水胶体或减压敷料，使用小枕悬空受压部位。

（2）根据发生的压力性损伤分期不同采取针对性的治疗和护理措施。

（二）继发性损伤

1. 预防

（1）仰卧位容易受紧张性颈反射影响，激发异常反射活动，应尽量少用。

（2）避免使用过高的枕头，头部不要有明显的左右偏斜（可以稍偏向患侧）。

（3）侧卧位躯干应稍后仰，患侧肩部略向前伸，避免患侧肩部过多承受身体压力而引起疼痛。

(4) 保持患侧肩胛骨前伸位时，不能直接牵拉患侧上肢，以避免对患侧肩关节的损伤。

(5) 注意保护踝关节，保持踝关节中立位，不在足底放任何东西。

2. 处理

(1) 功能位摆放到位，以防止或对抗痉挛模式为前提。

(2) 观察患者病情变化，根据发生损伤部位及性质的不同采取针对性的治疗和护理措施。

操作考核评分标准

抗痉挛体位摆放技术操作考核评分标准

<table>
<tr><th rowspan="2" colspan="2">项目</th><th rowspan="2">总分</th><th rowspan="2">评分细则</th><th colspan="4">评分等级</th><th rowspan="2">得分及扣分依据</th></tr>
<tr><th>A</th><th>B</th><th>C</th><th>D</th></tr>
<tr><td rowspan="4" colspan="2">操作前</td><td rowspan="4">15</td><td>1. 护士：仪表规范、态度和蔼可亲，核对医嘱，洗手、戴口罩，评估患者病情、意识、肌力及配合能力，告知患者操作目的、方法及配合要点。</td><td>3</td><td>2</td><td>1</td><td>0</td><td rowspan="4"></td></tr>
<tr><td>2. 物品：备齐用物，放置合理。</td><td>4</td><td>3</td><td>2</td><td>1</td></tr>
<tr><td>3. 环境：安全安静、光线适中、温湿度适宜。</td><td>3</td><td>2</td><td>1</td><td>0</td></tr>
<tr><td>4. 患者：愿意配合，体位舒适。</td><td>5</td><td>4</td><td>3</td><td>2</td></tr>
<tr><td rowspan="13">操作中</td><td rowspan="2"></td><td rowspan="2">3</td><td>1. 携用物至床旁，放置合理，核对患者。</td><td>1</td><td>0</td><td>0</td><td>0</td><td rowspan="13"></td></tr>
<tr><td>2. 妥善固定各种管道，病床处于刹车状态。</td><td>2</td><td>1</td><td>0</td><td>0</td></tr>
<tr><td rowspan="3">仰卧位</td><td rowspan="3">20</td><td>1. 患侧肩上抬，肩胛至上肢垫枕，保持肩前伸位，肩关节稍外展。</td><td>8</td><td>6</td><td>4</td><td>2</td></tr>
<tr><td>2. 患侧上肢伸展，前臂旋后，手指伸展，掌心向上。</td><td>4</td><td>2</td><td>0</td><td>0</td></tr>
<tr><td>3. 患侧臀部垫枕，下肢内旋，膝轻度屈曲，足背曲90°；健侧自然摆放。</td><td>8</td><td>6</td><td>4</td><td>2</td></tr>
<tr><td rowspan="3">健侧位</td><td rowspan="3">24</td><td>1. 取健侧在下，头垫薄枕，胸前平放枕头，患侧上肢伸展，前臂旋前，腕背伸，手指伸展置于枕上，掌心向下。</td><td>8</td><td>6</td><td>4</td><td>2</td></tr>
<tr><td>2. 患侧下肢以枕支撑，髋、膝自然半屈曲位，踝背屈90°。</td><td>8</td><td>6</td><td>4</td><td>2</td></tr>
<tr><td>3. 健侧上肢自然摆放，取舒适位，下肢轻度伸髋、屈膝，呈迈步状。</td><td>8</td><td>6</td><td>4</td><td>2</td></tr>
<tr><td rowspan="3">患侧位</td><td rowspan="3">20</td><td>1. 取患侧在下，头垫薄枕，患侧肩关节前屈90°，肘关节伸展，手指张开，掌心向上。</td><td>8</td><td>6</td><td>4</td><td>2</td></tr>
<tr><td>2. 患侧下肢轻度伸髋、屈膝、踝背屈90°。</td><td>8</td><td>6</td><td>4</td><td>2</td></tr>
<tr><td>3. 健侧上肢自然摆放，下肢置于枕头上，取舒适位。</td><td>4</td><td>2</td><td>0</td><td>0</td></tr>
</table>

续表

项目	总分	评分细则	评分等级				得分及扣分依据
			A	B	C	D	
操作后	6	1. 再次核对患者，整理床单位，观察、询问患者感受。	2	1	0	0	
		2. 告知患者卧位注意事项。	2	1	0	0	
		3. 处理用物，洗手，记录翻身卡。	2	1	0	0	
综合评价	8	1. 告知到位，语言亲切、态度和蔼，患者和 / 或家属知晓相关告知事项。	2	1	0	0	
		2. 体位安全、稳固，不暴露患者。	2	0	0	0	
		3. 护患沟通好，操作中注意观察患者病情，注意保护患者隐私。	2	0	0	0	
		4. 护士操作熟练、规范、节力；12min 内完成操作。	2	0	0	0	
提问	4	1. 抗痉挛的目的是什么？	2	1	0	0	
		2. 抗痉挛的注意事项有哪些？	2	1	0	0	
总分	100						

1. 抗痉挛的目的是什么？

（1）预防或减轻痉挛和畸形的出现。

（2）保持躯干和肢体功能状态。

（3）防止或对抗痉挛姿势，保护关节，早期诱发活动。

2. 抗痉挛的注意事项有哪些？

（1）尽量减少仰卧位的时间，因其受紧张性颈反射和迷路反射的影响，激发异常反射活动。

（2）骶尾部、足跟和外踝等处发生压疮的危险性增加，应避免压力性损伤的发生。

（3）避免使用过高的枕头，头部不要有明显的左右偏斜（可以稍偏向患侧）。

（4）侧卧位躯干应稍后仰，患侧肩部略向前伸，避免患侧肩部过多承受身体压力而引起疼痛。

（5）保持患侧肩胛骨前伸位时，不能直接牵拉患侧上肢，以避免对患侧肩关节的损伤。

七、三腔二囊管护理

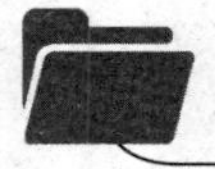

操作规程

（一）计划与实施

操作前 — 1. 护士：仪表规范、态度和蔼可亲，核对医嘱，洗手、戴口罩，告知操作目的、方法及配合要点。

2. 物品：三腔二囊管、液体石蜡、弯盘、止血钳、注射器50ml、胶布、棉球、绷带、牵引架、牵引物（0.5kg）、治疗巾、手套、纱布、安瓿、8mg 0.1%去甲肾上腺素盐水200ml、剪刀、血压计或气囊测压表、听诊器、心电监护仪、吸痰器。
3. 环境：整洁、安静、安全、光线充足。
4. 患者：愿意配合，取平卧位。

操作中

1. 备齐用物放于治疗车上，推至患者床旁，核对患者姓名、床号、腕带。
2. 协助患者取去平卧位，头向后仰。
3. 快速手消毒。
4. 将治疗巾铺在患者颌下，清洁、润滑健侧鼻腔。
5. 测量三腔二囊管长度并标记，检查胃囊、食管囊是否漏气，外形是否正常，检查胃管是否通畅。
6. 将少许液体石蜡倒于纱布上，充分润滑三腔二囊管前端（尤其食管囊及胃囊），协助患者口服20～30ml石蜡油。
7. 左手持纱布托住三腔二囊管，右手持镊子夹住三腔二囊管前端，沿选定侧鼻孔轻轻插入65cm。
8. 插胃管过程中，如恶心，稍停片刻再插；如盘在口腔内，呛咳、呼吸困难、发绀应拔出重插；插至咽喉处，嘱其做吞咽动作。
9. 检查是否在胃内：①抽出胃液；②注10ml空气，同时在胃部听到气过水声；③胃管末端置于水杯中无气泡逸出。
10. 固定三腔二囊管于鼻翼，鼻腔外缘管壁作标记，垫棉球。
11. 注入气体：先向胃囊注入气体150～200ml（压力约50mmHg）→止血钳夹住管口→向外缓拉→固定（阻力时），必要时食管囊注气100ml（压力约40mmHg）
12. 牵引：管外绷带固定→连接牵引物→经牵引架做持续牵引→牵引角度呈45°，牵引物离地面30cm→注明置管日期、时间。
13. 拔管：拔管前让患者口服20～30ml液体石蜡油，抽出气囊内气体，3～5min以缓慢、轻巧的动作拔管。

操作后

1. 撤去用物，清洁患者口鼻、面部，取舒适体位。
2. 再次核对，整理床单位。
3. 告知患者，如果出现呼吸困难及时告知护士，不能自行拔管。
4. 清理用物，洗手，记录。

（二）评价

1. 严格执行查对制度。
2. 操作轻柔、熟练、规范、节力，插管一次成功，牵引正确有效。
3. 告知到位，语言亲切、态度和蔼，患者及家属知晓相关告知事项。
4. 无相关并发症发生。

并发症预防与处理

（一）黏膜糜烂、坏死

1. 预防

（1）下管前患者口服液体石蜡20～30ml，液体石蜡油充分润滑三腔二囊管，操作时动作轻柔、敏捷，避免反复插管。

（2）三腔二囊管牵引12～24h后放松牵引15～30min，以免食管胃底黏膜受压时间过长而发生糜烂、坏死。

（3）胃囊充气不超过200ml，食管囊充气小于100ml，测囊内压力并记录。

（4）牵引角度45°，垫棉球，牵引重物0.5kg。

2. 处理

（1）定期测量胃囊、食管囊压力，压力过高通知医师及时处理。

（2）每日鼻腔滴液体石蜡油3～4滴，湿润黏膜。

（3）询问患者感受，如受压部位疼痛加重，应考虑是否有黏膜糜烂、坏死甚至发生穿孔的可能，必要时拔管、手术。

（二）窒息、误吸、吸入性肺炎

1. 预防

（1）下管前检查胃囊、食管囊有无破裂、粘连、漏气及管腔堵塞，胃囊形状是否符合要求。

（2）掌握胃囊、食管囊的充气量，下管后测囊内压力并记录，了解有无气体外漏。

（3）在鼻孔处贴胶布标识置管长度，发现管道部分脱出时及时处理。

（4）下管后嘱患者勿咽下唾液、痰液等分泌物，以免发生误吸。

（5）定时抽出胃内积血及内容物，以免发生呕吐。

（6）床旁备吸引器，分泌物呛入气管时立即吸出，保持呼吸道通畅。

（7）烦躁者必要时给以约束，防止三腔二囊管脱出阻塞呼吸道。

2. 处理

（1）定时测压、了解有无气体外漏。

（2）一旦发生气囊阻塞呼吸道发生窒息时，立即剪断三腔二囊管，解除堵塞。

（3）分泌物、血液呛入气管时，用吸引器立即吸出。

（4）遵医嘱使用抗生素。

（5）做好口腔护理。

（三）心律失常、心脏骤停等心血管疾病意外

1. 预防

（1）置管时，使胃囊完全通过贲门后再充气。

（2）在鼻孔处贴胶布标识置管长度，发现管道部分脱出时立即处理。

（3）定期测量胃囊、食管囊压力，了解有无漏气，以免胃囊移位到食管压迫胸腔。

2. 处理

（1）出现胸骨不适、恶心或频繁早搏等症状时立即调整三腔二囊管的位置，必要时放气后重新置管。

（2）如出现心脏骤停根据情况放出囊内气体，并立即行心肺复苏术。

（3）遵医嘱用药。

操作考核评分标准

三腔二囊管护理操作考核评分标准

项目	总分	评分细则	评分等级				得分及扣分依据
			A	B	C	D	
操作前	15	1. 护士：仪表规范、态度和蔼可亲，核对医嘱，洗手、戴口罩，告知操作目的、方法及配合要点。	3	2	1	0	
		2. 物品：备齐用物。	4	3	2	1	
		3. 环境：安静、清洁、舒适、安全、光线充足。	3	2	1	0	
		4. 患者：愿意配合，取平卧位。	5	4	3	2	
操作中	50	1. 推车至床旁，物品放置合理，核对患者床号、姓名、腕带。	6	5	4	3	
		2. 协助患者取去枕平卧位，头向后仰。	4	3	2	1	
		3. 快速手消毒。	2	1	0	0	
		4. 将治疗巾铺在患者颌下，清洁、润滑健侧鼻腔。	2	1	0	0	
		5. 测量三腔二囊管长度并标记，检查胃囊及食管囊是否漏气，外形是否正常，检查胃管是否通畅。	5	4	3	2	
		6. 充分润滑三腔二囊管。	2	1	0	0	
		7. 三腔二囊管插入 65cm。	3	2	1	0	
		8. 检查三腔二囊管是否在胃内。	5	4	3	2	
		9. 固定三腔二囊管于鼻翼。	3	2	1	0	
		10. 鼻腔外缘管壁做标记，垫棉球。	3	2	1	0	
		11. 注气方法正确，压力适当。	5	4	3	2	
		12. 牵引方法正确，绷带固定妥当，牵引角度正确。	5	4	3	2	
		13. 拔管前嘱患者口服 20 ～ 30ml 石蜡油，正确拔管。	5	4	3	2	
操作后	15	1. 撤去用物，清洁患者面部胶布痕迹，协助患者取舒适体位。	4	3	2	1	
		2. 再次核对医嘱，整理床单位。	4	3	2	1	
		3. 告知患者卧床休息，避免用力咳嗽及排便。	4	3	2	1	
		4. 处理用物，洗手，记录。	3	2	1	0	
综合评价	16	1. 严格执行查对制度。	3	2	1	0	
		2. 操作轻柔、熟练、规范、节力，插管一次成功，牵引正确有效。	5	4	3	2	
		3. 告知到位，语言亲切、态度和蔼，患者和 / 或家属知晓相关告知事项。	5	4	3	2	
		4. 无相关并发症发生。	3	2	1	0	
提问	4	1. 三腔二囊管的操作目的是什么？	2	1	0	0	
		2. 三腔二囊管护理的注意事项有哪些？	2	1	0	0	
总分	100						

1. 三腔二囊管操的作目的是什么？

为食管、胃底静脉曲张破裂大出血患者局部压迫止血。

2. 三腔二囊管护理的注意事项有哪些？

(1) 仅适用于食管、胃底静脉曲张破裂出血患者的应急止血治疗。

(2) 插管前检查胃囊、食管囊是否漏气，外形是否正常，胃管是否通畅。

(3) 插管时患者头后仰，头偏一侧，同时立即建立静脉通道，心电监护。

(4) 先向胃囊注气，若仍然出血，再向食管囊注气，监测囊内压力，防止气囊破裂。

(5) 鼻腔外缘管壁做标记，垫棉球，确保牵引有效。

(6) 插管时术者站患者头后位。

(7) 床旁备剪刀，吸痰器。

(8) 三腔管放置 48 ～ 72h，若无活动性出血，可先抽出气囊内的气体，再继续观察24h，在胃管内无血性内容物或粪便转黄后，方可考虑拔管。

八、血液透析护理

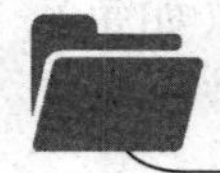

操作规程

（一）计划与实施

操作前

1. 护士：仪表规范、态度和蔼可亲，双人核对医嘱，洗手、戴口罩，告知患者操作目的、方法及配合要点。
2. 物品：备齐用物，放置合理，核对患者姓名、透析器、透析管路的型号及有效期、透析机及透析方式，准备机器，检查水源电源，开机自检。
3. 环境：整洁、安静、安全。
4. 患者：理解目的，愿意合作，有安全感；体位舒适，情绪稳定。

操作中

1. 遵照无菌原则按照体外循环的血流方向依次安装透析器及管路。
2. 密闭式预冲：启动透析机血泵 80 ～ 100ml/min，用 1000ml 生理盐水向动脉端→透析器→静脉端缓慢排净膜内气体；将泵速调至 200 ～ 3000ml/min，连接透析液接头与透析旁路，排净透析器膜外气体。
3. 生理盐水闭式循环：生理盐水预冲量达到后进行闭式循环跨膜预冲。
4. 核对患者，遵医嘱设置透析参数，准备血管通路。
5. 建立体外循环：上机引血，建立体外血液循环并妥善固定透析管路。
6. 上机完毕，自我核对；双人核对；对高频接触部位进行擦拭清洁消毒。
7. 血液透析中的监测：询问患者自我感觉，测血压、脉搏，监测机器运转情况，观察穿刺部位有无脱出移位，观察有无并发症的发生，并记录。
8. 下机回血：全程密闭式生理盐水回血，弹力绷带压迫止血，松紧适度，压迫后能触及动脉搏动，嘱患者压迫 20 ～ 60min 摘除止血带并观察有无出血，听诊内瘘杂音是否良好。

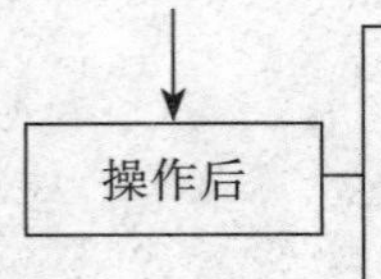

1. 整理用物，测量生命体征和体重，洗手记录。
2. 评估透析效果：患者透析后一般状况，体力恢复情况，及有无不适感觉，是否基本达到充分透析标准。
3. 若透析后血压下降，应卧床休息。
4. 向患者交代注意事项，送患者离开血液透析室。

（二）评价

1. 整个操作过程流畅顺利、节力，无操作技术并发症发生。
2. 严格遵守无菌原则，无污染。
3. 监测内容全面、到位、及时。
4. 主动询问患者感受，与患者沟通交流有效。

并发症预防与处理

（一）透析中低血压

1. 预防

（1）宜采用带超滤控制系统的血透机。

(2)对于容量相关因素导致的透析性低血压患者,应限制透析间期钠盐和水的摄入量，控制透析间期体重增长不超过 5%；重新评估干体重；适当延长每次透析时间（如每次透析延长 30min）等。

（3）与血管功能障碍有关的透析低血压患者，应调整降压药物的剂量和给药时间，如改为透析后用药；避免透析中进食；采用低温透析或梯度钠浓度透析液进行透析；避免应用醋酸盐透析，采用碳酸氢盐透析液进行透析。

（4）心脏因素导致的应积极治疗原发病及可能的诱因。

（5）有条件时可应用容量监测装置对患者进行透析中血容量监测，避免超滤速度过快。

（6）如透析中低血压反复出现，而上述方法无效，可考虑改变透析方式，如采用单纯超滤、序贯透析和血液滤过，或改为腹膜透析。

2. 处理

（1）采取头低位。

（2）停止超滤。

（3）补充生理盐水 100ml，或 20% 甘露醇、或白蛋白溶液等。

（4）上述处理后，如血压好转，则逐步恢复超滤，期间仍应密切监测血压变化；如血压无好转，应再次予以补充生理盐水等扩容治疗，减慢血流速度，并立即寻找原因，可纠正诱因进行干预。如上述处理后血压仍快速降低，则需应用升压药物治疗，并停止血透，必要时可以转换治疗模式，如单纯超滤、血液滤过或腹膜透析。

（二）肌肉痉挛

1. 预防

（1）防止透析低血压发生及透析间期体重增长过多，每次透析间期体重增长不超过干体重的5%。

(2) 适当提高透析液钠浓度，采用高钠透析或序贯钠浓度透析。但应注意患者血压及透析间期体重增长。

(3) 积极纠正低镁血症、低钙血症和低钾血症等电解质紊乱。

(4) 鼓励患者加强肌肉锻炼。

2. 处理措施　根据诱发原因酌情采取措施，可快速输注生理盐水100ml（可酌情重复）、高渗葡萄糖溶液或甘露醇溶液，对痉挛肌肉进行外力挤压按摩也有一定疗效。

（三）失衡综合征

1. 预防

(1) 针对高危人群采取预防措施，是避免发生透析失衡综合征的关键。

(2) 首次透析患者：避免短时间内快速清除大量溶质。首次透析血清尿素氮下降控制在30%～40%。建议采用低效透析方法，包括减慢血流速度、缩短每次透析时间（每次透析时间控制在2～3h）、应用面积小的透析器等。

(3) 维持性透析患者：采用钠浓度曲线透析和序贯透析可降低失衡综合征的发生率。另外，规律和充分透析，增加透析频率、缩短每次透析时间等对预防有益。

2. 处理

(1) 轻者仅需减慢血流速度，以减少溶质清除，减轻血浆渗透压和pH过度变化。对伴肌肉痉挛者可同时输注高张盐水或高渗葡萄糖，并予相应对症处理。如经上述处理仍无缓解，则提前终止透析。

(2) 重者（出现抽搐、意识障碍和昏迷）建议立即终止透析，并作出鉴别诊断，排除脑血管意外，同时予输注甘露醇。之后根据治疗反应予以其他相应处理。透析失衡综合征引起的昏迷一般于24h内好转。

（四）空气栓塞

1. 预防

(1) 上机前严格检查管路和透析器有无破损。

(2) 做好内瘘针或深静脉插管的固定，透析管路之间、管路与透析器之间的连接。

(3) 透析过程中密切观察内瘘针或插管、透析管路连接等有无松动脱落。

(4) 透析结束时不用空气回血。

(5) 注意透析机空气报警装置的维护。

2. 处理

(1) 立即夹闭静脉血路管，停止血泵。

(2) 采取左侧卧位，并采取头和胸部低、脚高位。

(3) 心肺支持，包括吸纯氧，采用面罩或气管插管。

(4) 如空气量较多，有条件者可予右心房或右心室穿刺抽气，必要时进行高压氧治疗。

（五）体外循环凝血

1. 预防

（1）透析治疗前全面评估患者凝血状态、合理选择和应用抗凝药是预防关键。

（2）加强透析中凝血状况的监测，并早期采取措施进行防治，包括压力参数改变（动脉压力和静脉压力快速升高、静脉压力快速降低）、管路和透析器血液颜色变暗、透析器见小黑线、管路（动脉壶或静脉壶内）小凝血块出现等。

（3）避免透析中输注血液、血制品和脂肪乳等，特别是输注凝血因子。

（4）定期监测血管通路血流量，避免透析中再循环过大。

（5）避免透析时血流速度过低。如需调低血流速度，且时间较长，应加大抗凝剂用量。

2. 处理

（1）轻度凝血：常可通过追加抗凝药用量，调高血流速度来解决。在治疗中仍应严密监测患者体外循环凝血变化情况，一旦凝血程度加重，应立即回血，更换透析器和管路。

（2）重度凝血：常需立即回血。如凝血重而不能回血，则建议直接丢弃体外循环管路和透析器，不主张强行回血，以免凝血块进入体内发生栓塞。

操作考核评分标准

血液透析操作考核评分标准

项目	总分	评分细则	评分等级				得分及扣分依据
			A	B	C	D	
操作前	15	1. 护士：仪表规范、态度和蔼可亲，执行手卫生、戴口罩帽子，评估病情、告知目的。	4	3	2	1	
		2. 物品：备齐用物，放置合理，核对准确，开机自检。	6	4	3	2	
		3. 环境准备：整洁、安静、安全。	3	2	1	0	
		4. 患者准备：理解目的，愿意合作。	2	1	0	0	
操作中	60	1. 安装透析器及管路顺序正确无污染。	6	4	2	1	
		2. 生理盐水密闭式预冲方法正确无污染，膜内膜外气体排净。	6	4	2	1	
		3. 生理盐水闭式循环方法正确。	6	4	2	1	
		4. 核对准确无误，血管通路准备规范。	6	4	2	1	
		5. 建立体外血液循环方法正确。	6	4	2	1	
		6. 上机完毕再次核对，处理用物，洗手记录。	6	4	2	1	
		7. 血液透析中的监测项目全面到位，及时记录。	6	4	2	1	
		8. 密闭式回血方法正确。	6	4	2	1	
		9. 拔针方法正确。	6	4	2	1	
		10. 加压包扎压迫力度合适，无出血、渗血。	6	4	2	1	

续表

项目	总分	评分细则	评分等级				得分及扣分依据
			A	B	C	D	
操作后	10	1. 整理用物，测量生命体征和体重，洗手记录。 2. 评估透析效果。 3. 若透析后血压下降，应卧床休息。 4. 向患者交代注意事项，送患者离开血液透析室。	3 2 2 3	2 1 1 2	1 0 0 1	0 0 0 0	
综合评价	10	1. 整个操作过程流畅顺利、节力，无操作技术并发症发生，垃圾分类处理。 2. 严格遵守无菌原则，无污染。 3. 监测内容全面到位及时。 4. 主动询问患者感受，与患者沟通交流有效。	2 3 3 2	1 2 2 1	0 1 1 0	0 0 0 0	
提问	5	1. 血液透析前评估患者的内容有哪些？ 2. 血液透析过程中的监测内容有哪些？	2 3	1 2	0 1	0 0	
总分	100						

1. 血液透析前评估患者的内容有哪些？

（1）评估患者的临床症状、血压、心理状态、体重等，合理设置脱水量及其他治疗参数。

（2）评估血管通路的状态，及时发现相关并发症，并确保通路通畅。

2. 血液透析过程中的监测内容有哪些？

（1）严密监测患者病情变化、生命体征、意识及倾听患者的主诉。

（2）监测机器的运行情况。

（3）患者体外血液循环情况：透析器管路有无凝血、扭曲、打折、脱落等，保证血液循环通畅。

（4）患者穿刺局部情况：有无血肿、渗血、出血等。

（5）透析相关并发症的观察及处理。

九、血液灌流护理

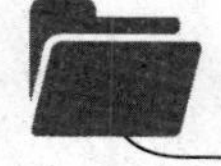

操作规程

（一）计划与实施

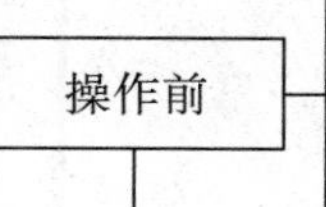

操作前

1. 护士：仪表规范、态度和蔼可亲，双人核对医嘱，洗手、戴口罩，告知患者操作目的、方法及配合要点。
2. 物品：备齐用物，放置合理，核对患者姓名、检查评估灌流器、体外循环血路管型号及有效期，准备机器，开机自检。

3. 环境：整洁、安静、安全。
4. 患者：理解目的，愿意合作，有安全感；体位舒适，情绪稳定。

操作中

1. 开机自检。
2. 遵照无菌原则，按照体外循环的血流方向依次安装灌流器及体外循环血路管，灌流器以动脉端向下、静脉端向上的方向固定于固定架上。
3. 连接血液灌流器及血路管：动脉端血路与生理盐水相连接并充满生理盐水，然后正确连接于灌流器的动脉端口上，同时静脉端向上连接于灌流器的静脉端口上。
4. 启动血泵，速度以200～300ml/min，一般预冲生理盐水总量为2000～5000ml。
5. 4% 肝素生理盐水浸泡灌流器及血路管 30min，在上机前用 500ml 生理盐水冲洗，肝素过敏患者禁用肝素浸泡。
6. 核对患者，遵医嘱设置参数，准备血管通路。
7. 建立体外循环：上机引血，建立体外血液循环，并妥善固定透析管路。
8. 治疗过程中，观察机器的运转情况、各项压力监测的情况，患者的主诉和生命体征变化，如有异常，及时汇报和处理。
9. 结束治疗与回血下机：血液灌流治疗结束后，生理盐水或空气回血。

操作后

1. 整理用物，测量生命体征，洗手记录。
2. 评估灌流效果。
3. 若治疗后血压下降，应卧床休息。
4. 向患者交代注意事项，送患者离开血液透析室。

（二）评价

1. 整个操作过程流畅、顺利、节力，无操作技术并发症发生。

2. 严格遵守无菌原则，无污染。

3. 监测内容全面、到位、及时。

4. 主动询问患者感受，与患者沟通交流有效。

并发症预防与处理

（一）生物不相容性

1. 预防　选择生物相容性较好的材料。

2. 处理

（1）一般不需要终止灌流治疗，可适量静脉推注地塞米松、吸氧等处理。

（2）如果经过上述处理症状不缓解并严重影响生命体征而确系生物不相容导致者应及时终止灌流治疗。

（二）吸附颗粒栓塞

1. 预防　遵医嘱抗凝治疗并严密观察各项压力的变化，及时发现异常情况。

2. 处理　在进行灌流治疗过程中一旦出现吸附颗粒栓塞现象，必须停止治疗，给予吸氧或高压氧治疗，同时配合相应的对症处理。

（三）出凝血功能紊乱

1. 预防

（1）治疗中严密观察，及时调整抗凝药使用量。

（2）避免灌流器凝血而贻误抢救时机、避免出血加重患者病情。

2. 处理　及时通知医师做相应处理，并做好相应记录。

（四）体温下降

与灌流过程中体外循环没有加温设备、设备工作不正常、或灌流过程中注入了过多的冷盐水有关。

1. 预防

（1）定期检查设备，确保加温设备等处于完好备用状态。

（2）实时监测灌注液温度，维持在正常范围。

2. 处理　注意保暖，及时通知医师做相应处理，并做好相应记录。

（五）空气栓塞

1. 预防　使用前排净管路空气，管路接头紧密连接，保证管路密闭性，防止空气进入。

2. 处理　一旦空气栓塞诊断成立，必须立即停止灌流治疗，采取头低左侧卧位吸入高浓度氧气，必要时可静脉应用地塞米松，严重者及时进行高压氧治疗。

操作考核评分标准

血液灌流操作考核评分标准

项目	总分	评分细则	评分等级				得分及扣分依据
			A	B	C	D	
操作前	15	1. 护士：仪表规范、态度和蔼可亲，核对，确认患者；自我介绍，评估患者；解释告知；洗手，戴口罩、帽子。	3	2	1	0	
		2. 物品：备齐用物，放置合理，核对患者姓名，检查评估灌流器、体外循环血路管型号及有效期，准备机器，开机自检。	5	4	3	0	
		3. 环境：整洁、安静、安全。	2	0	0	0	
		4. 患者：理解目的，愿意合作，有安全感；体位舒适，情绪稳定。	5	1	0	0	
操作中	60	1. 安装连接灌流器及体外循环血路管顺序、方向正确。	6	4	2	1	
		2. 预冲灌流器的流量符合要求。	6	4	2	1	
		3. 检查核对机器参数正确。	6	4	2	1	
		4. 动静脉内瘘穿刺符合要求，中心静脉导管操作符合要求。	6	4	2	1	

续表

项目	总分	评分细则	评分等级				得分及扣分依据
			A	B	C	D	
		5. 建立体外血液循环方法正确。	6	4	2	1	
		6. 上机完毕，处理用物，洗手，记录。	6	4	2	1	
		7. 治疗过程中监测项目全面到位，及时记录。	6	4	2	1	
		8. 卸载灌流器流程正确。	6	4	2	1	
		9. 密闭式回血方法正确。	6	4	2	1	
		10. 拔针方法正确，中心静脉导管封管方法正确。	6	4	2	1	
操作后	10	1. 整理用物，测量生命体征和体重，洗手，记录。	3	2	1	0	
		2. 评估灌流效果。	2	1	0	0	
		3. 若治疗后血压下降，应卧床休息。	2	1	0	0	
		4. 向患者交代注意事项，送患者离开血液透析室。	3	2	1	0	
综合评价	10	1. 整个操作过程流畅顺利、节力，无操作技术并发症发生，垃圾分类处置。	2	1	0	0	
		2. 严格遵守无菌原则，无污染。	3	2	1	0	
		3. 监测内容全面、到位、及时。	3	2	1	0	
		4. 主动询问患者感受，与患者沟通交流有效。	2	1	0	0	
提问	5	1. 血液灌流的定义是什么？	2	1	0	0	
		2. 血液灌流的适应证有哪些？	3	2	1	0	
总分	100						

1. 血液灌流的定义是什么？

血液灌流技术是将患者血液从体内引到体外循环系统内，通过灌流器中吸附剂吸附毒物、药物、代谢产物，达到清除这些物质的一种血液净化治疗方法或手段。与其他血液净化方式结合可形成不同的杂合式血液净化疗法。

2. 血液灌流的适应证有哪些？

（1）急性药物或毒物中毒。

（2）尿毒症，尤其是顽固性瘙痒、难治性高血压。

（3）重症肝炎，特别是暴发性肝衰竭导致的肝性脑病、高胆红素血症。

（4）脓毒症或系统性炎症综合征。

（5）银屑病或其他自身免疫性疾病。

（6）其他疾病，如精神分裂症、甲状腺危象、肿瘤化疗等。

十、血浆置换护理

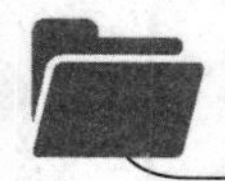

操作规程

（一）计划与实施

操作前

1. 护士：仪表规范、态度和蔼可亲，双人核对医嘱，洗手、戴口罩，告知患者操作目的、方法及配合要点。
2. 物品：备齐用物，放置合理，核对患者姓名、血浆分离器的型号及有效期、置换液及置换方式。准备机器，开机自检。
3. 环境：整洁、安静、安全。
4. 患者：理解目的，愿意合作，有安全感；体位舒适，情绪稳定。

操作中

1. 单重血浆置换：
(1) 按照机器要求进行管路连接，预冲管路及血浆分离器。
(2) 遵医嘱设置血浆置换参数、报警参数，连接体外循环。
(3) 血浆置换治疗开始时，全血液速度宜慢，观察 2 ～ 5min，无反应后再以正常速度运行。
(4) 观察患者生命体征和机器运行情况，包括全血流速、血浆流速、动脉压、静脉压、跨膜压变化等。
(5) 置换量达到目标量后回血，观察患者的生命体征，记录病情变化及血浆置换治疗参数和结果。
2. 双重血浆置换
(1) 按照机器指引进行血浆分离器、血浆成分分离器、管路、监控装置安装连接，预冲。
(2) 遵医嘱设置血浆置换参数、各种报警参数：如血浆置换目标量、各个泵流速或血浆分离流量与血流量比率、弃浆量和分离血浆比率等。
(3) 血浆置换开始时，全血液速度宜慢，观察 2 ～ 5min，无反应后再以正常速度运行。通常血浆分离器的血流速度为 80 ～ 120ml/min，血浆成分分离器的速度为 25 ～ 30ml/min。
(4) 密切观察患者生命体征和机器运行情况，包括全血流速、血浆流速、动脉压、静脉压、跨膜压和膜内压变化等。
(5) 血浆置换达到目标量之后，进入回收程序，按照机器指引进行回收，观察并记录患者的病情变化、治疗参数、治疗过程及结果。

操作后

1. 整理用物，测量生命体征和体重，洗手，记录。
2. 评估治疗效果。
3. 若治疗后血压下降，应卧床休息。
4. 向患者交代注意事项，送患者离开血液透析室。

（二）评价

1. 整个操作过程流畅顺利、节力，无操作技术并发症发生。

2. 严格遵守无菌原则，无污染。

3. 监测内容全面、到位、及时。

4. 主动询问患者感受，与患者沟通交流有效。

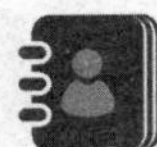

并发症预防与处理

（一）过敏反应

1. 预防

（1）治疗前应询问患者有无过敏史，严格执行三查七对，核对血型。

（2）可给予地塞米松 5 ～ 10mg 或 10% 葡萄糖酸钙 20ml 静脉注射预防。

（3）输注血浆时速度不宜过快，根据患者情况，决定置换量的速度。

（4）在输注血浆时，密切观察患者发生的寒战、高热、皮疹、低血压、喉头水肿等过敏反应症状。

2. 处理　及时通知医师做相应处理，严重时及时停止治疗，并做好相应记录。

（二）出血

1. 预防

（1）严格按照治疗、护理常规操作规程。

（2）治疗前常规监测患者的凝血功能，根据医嘱决定抗凝药的种类、剂量或有无肝素治疗。

（3）由熟练的护士操作，避免反复多次穿刺损伤局部皮肤血管。

（4）治疗中严密观察皮肤黏膜及其他部位有无出血，若是高危出血患者，治疗结束时可用鱼精蛋白中和肝素，以防出血。

2. 处理　及时通知医师做相应处理，必要时停止治疗，并做好相应记录。

（三）低血压

1. 预防

（1）治疗前注意观察患者血压、心率等生命体征变化，评估营养状态，停服降压药，适当补液。

（2）必要时给予糖皮质激素。

（3）治疗中保持血浆交换平衡及血容量相对稳定，一般体外循环血流速度为 80 ～ 120ml/min，血浆速度为 20 ～ 40ml/min。

（4）白蛋白较低时，应尽快补充胶体溶液。

（5）治疗过程中，每 30min 监测 1 次血压。

2. 处理

（1）若血压下降，加快输液速度，减慢血浆出量，延长血浆置换时间。

（2）严重时使用血管活性药物或停止治疗。

（四）低血钙

1. 预防　严密观察患者有无低血钙表现如口周麻木、腿麻、肌肉痉挛、恶心、呕吐，甚至昏迷。

2. 处理　必要时可静脉推注 10% 葡萄糖酸钙 10ml 或氯化钙 10 ～ 20ml（注射时间不低于 15min）。

（五）感染

1. 预防

（1）严格掌握输入血浆的适应证。

（2）严格无菌操作，配置置换液时需认真核对、检查、消毒，现配现用。

（3）对于有明显感染可能的患者可使用大剂量免疫球蛋白。

（4）对于需要大量新鲜冷冻血浆治疗的患者，可以注射乙肝疫苗来预防乙型肝炎病毒感染。

2. 处理　及时通知医师做相应处理，必要时停止治疗，并做好相应记录。

操作考核评分标准

血浆置换操作考核评分标准

项目	总分	评分细则	评分等级				得分及扣分依据
			A	B	C	D	
操作前	15	1. 护士：核对，确认患者；评估患者；解释告知；洗手、戴口罩。	3	1	0	0	
		2. 备齐用物，放置合理，核对患者姓名、血浆分离器型。号及有效期、置换液及置换方式。准备机器，开机自检。	5	4	3	2	
		3. 环境：整洁、安静、安全。	2	0	0	0	
		4. 患者：理解目的，愿意合作，有安全感；体位舒适，情绪稳定。	5	1	0	0	
操作中	60	1. 单重血浆置换：					
		（1）分离器与管路安装连接正确。	6	4	2	1	
		（2）预冲方法正确，遵医嘱设置参数正确。	6	4	2	1	
		（3）建立体外血液循环方法正确。	6	4	2	1	
		（4）血浆置换治疗开始时，全血液速度宜慢，观察 2 ～ 5min，无反应后再以正常速度运行。	5	4	2	1	
		（5）观察患者生命体征和机器运行情况，包括全血流速、血浆流速、动脉压、静脉压、跨膜压变化等。	5	4	2	1	
		（6）置换量达到目标量后回血，观察患者的生命体征，记录病情变化及血浆置换治疗参数和结果。	5	4	2	1	

续表

项目	总分	评分细则	评分等级				得分及扣分依据
			A	B	C	D	
		2. 双重血浆置换：					
		（1）按照机器指引进行血浆分离器、血浆成分分离器、管路、监控装置安装连接，预冲。	6	4	2	1	
		（2）遵医嘱设置血浆置换参数、各种报警参数：如血浆置换目标量、各个泵的流速或血浆分离流量与血流量比率、弃浆量和分离血浆比率等。	6	4	2	1	
		（3）血浆置换开始时，全血液速度宜慢，观察 2 ～ 5min 无反应后再以正常速度运行。通常血浆分离器的血流速度为 80 ～ 120ml/min，血浆成分分离器的速度为 25 ～ 30ml/min。	5	4	2	1	
		（4）密切观察患者生命体征和机器运行情况，包括全血流速、血浆流速、动脉压、静脉压、跨膜压和膜内压变化等。	5	4	2	1	
		（5）血浆置换达到目标量之后，进入回收程序，按照机器指引进行回收，观察并记录患者的病情变化、治疗参数、治疗过程及结果。	5	4	2	1	
操作后	11	1. 整理用物，测量生命体征和体重，洗手记录。	3	2	1	0	
		2. 评估治疗效果。	2	1	0	0	
		3. 若治疗后血压下降，应卧床休息。	3	2	1	0	
		4. 向患者及家属交代注意事项，送患者离开血液透析室。	3	2	1	0	
综合评价	10	1. 整个操作过程流畅顺利、节力，无操作技术并发症发生。	2	1	0	0	
		2. 严格遵守无菌原则，无污染。	3	2	1	0	
		3. 监测内容全面、到位、及时。	3	2	1	0	
		4. 主动询问患者感受，与患者沟通交流有效。	2	1	0	0	
提问	4	1. 血浆置换的注意事项内容有哪些？	2	1	0	0	
		2. 血浆置换的目的是什么？	2	1	0	0	
总分	100						

1. 血浆置换的注意事项有哪些？

（1）置换中出现低血压，可将分浆速度减慢，加快补浆速度使血压回升，症状不缓解可停止分浆。

（2）操作过程中动作轻柔，及时调整各种参数。

（3）血浆等置换液应干式加温，经加温后输入。

（4）治疗完毕后测量生命体征，嘱咐患者卧床休息 30min，下床时动作缓慢，勿用力过猛。

2. 血浆置换的目的是什么？

去除致病血浆或选择性地去除血浆中的某些致病因子，然后遗弃患者血浆和用健康人血浆或血浆代用品予以替补，达到治疗多种疾病的目的。

十一、血液滤过护理

操作规程

（一）计划与实施

操作前

1. 护士：仪表规范、态度和蔼可亲，双人核对医嘱，洗手、戴口罩，告知患者操作目的、方法及配合要点。
2. 物品：备齐用物，放置合理，核对患者姓名、血液透析滤过器、置换液连接管、透析管路的型号及有效期、透析滤过机，开机自检。
3. 环境：整洁、安静、安全。
4. 患者：理解目的，愿意合作，有安全感；体位舒适，情绪稳定。

操作中

1. 按照机器的指引正确安装滤器、透析管路、置换液管路、血滤管路。
2. 预冲：用生理盐水或机器在线预冲。
3. 准备血液通路，连接体外循环（同血液透析）。
4. 治疗过程中，观察机器运转、各项压力情况、患者主诉和生命体征变化，有异常及时汇报和处理。
5. 治疗结束回血：机器在线回血或生理盐水密闭式回血。

操作后

1. 整理用物，测量生命体征和体重，洗手记录。
2. 评估治疗效果。
3. 若治疗后血压下降，应卧床休息。
4. 向患者交代注意事项，送患者离开血液透析室。

（二）评价

1. 整个操作过程流畅顺利、节力，无操作技术并发症发生。
2. 严格遵守无菌原则，无污染。
3. 监测内容全面、到位、及时。
4. 主动询问患者感受，与患者沟通交流有效。

并发症预防与处理

（一）发热反应

1. 预防

（1）严格执行无菌操作。

（2）血液滤过器及管道不得重复使用。

2. 处理

（1）出现发热者，在排除其他感染的可能因素后，可同时做血液和置换液的培养。

（2）抗生素治疗。

（二）丢失综合征

1. 预防

（1）注意补充饮食蛋白。

（2）置换液中离子浓度与正常血浆相似，并根据体内的丢失情况做相应调整。

2. 处理　应定期做有关检查，及时补充所丢失的物质。

操作考核评分标准

血液滤过操作考核评分标准

项目	总分	评分细则	评分等级				得分及扣分依据
			A	B	C	D	
操作前	15	1. 护士：仪表规范、态度和蔼可亲，洗手，戴口罩、帽子。	3	1	0	0	
		2. 物品：备齐用物，放置合理，核对准确，开机自检。	5	4	3	2	
		3. 环境：整洁、安静、安全。	2	0	0	0	
		4. 患者：愿意合作、取舒适体位。	5	1	0	0	
操作中	60	1. 安装透析器及管路顺序及方法正确。	6	4	2	1	
		2. 密闭式预冲，无污染，方法正确。	6	4	2	1	
		3. 生理盐水闭式循环方法正确。	6	4	2	1	
		4. 核对无误后血管通路准备规范。	6	4	2	1	
		5. 建立体外血液循环方法正确。	6	4	2	1	
		6. 上机完毕，再次核对，处理用物，洗手，记录。	6	4	2	1	
		7. 治疗中的监测项目全面到位，及时记录。	6	4	2	1	
		8. 密闭式回血方法正确。	6	4	2	1	
		9. 拔针方法正确。	6	4	2	1	
		10. 加压包扎压迫力度合适，无出血、渗血。	6	4	2	1	
操作后	13	1. 整理用物，测量生命体征和体重，洗手，记录。	4	3	2	1	
		2. 评估治疗效果。	2	1	0	0	
		3. 若治疗后血压下降，应卧床休息。	3	2	1	0	
		4. 向患者交代注意事项，送患者离开血液透析室。	4	3	2	0	
综合评价	10	1. 操作过程流畅顺利、节力，无操作技术并发症发生。	2	1	0	0	
		2. 严格遵守无菌原则，无污染。	3	2	1	0	
		3. 监测内容全面、到位、及时。	3	2	1	0	
		4. 主动询问患者感受，与患者沟通交流有效。	2	1	0	0	
提问	2	血液滤过的置换液给予方式有哪几种？	2	1	0	0	
总分	100						

血液滤过的置换液给予方式有哪几种？

前稀释置换法（置换液在血滤器之前的动脉端输入）、后稀释置换法（置换液在血滤器之后的静脉端输入）或混合稀释法（置换液在血滤器前及后输入）。

十二、持续非卧床腹膜透析（CAPD）换液护理

操作规程

（一）计划与实施

操作前
- 1. 护士：仪表规范、态度和蔼可亲，双人核对医嘱，洗手、戴口罩，告知患者操作目的、方法及配合要点。
- 2. 物品：腹膜透析液、口罩、碘液微型盖、管路夹。
- 3. 环境：整洁、舒适、安全、光线充足、房间定期紫外线消毒。
- 4. 患者：了解换液目的、方法、配合要点，体位舒适。

↓

操作中
- 1. 悬挂透析液，确认透析短管上的旋钮已关紧，将透析短管与透析液管路对接。
- 2. 打开透析短管开关，引出腹腔内液体，结束后关闭短管开关。
- 3. 入液管路排气，排气时慢数 5 下。
- 4. 打开透析短管开关，入液，结束后关闭透析短管开关。
- 5. 打开并检查碘伏帽，分离，旋紧碘伏帽至完全密合。
- 6. 固定短管，将透析短管放入腰包。

↓

操作后
- 1. 整理用物。
- 2. 观察引流液的性状。
- 3. 称重，计算超滤量。
- 4. 洗手，记录。

（二）评价

1. 整个操作过程流畅、顺利、节力。
2. 严格遵守无菌原则，无污染。
3. 监测内容全面、到位、及时。
4. 主动询问患者感受，与患者沟通交流有效。
5. 无相关并发症发生。

并发症预防与处理

（一）腹膜炎

1. 预防　严格执行无菌技术操作。认真检查外接管道及药液有效期，发现管道有破损即刻更换外接管道。

2. 处理

（1）留取标本及冲洗腹腔。留取第一袋浑浊透出液，用 1.5% DS 采用即进即出的方式冲洗腹腔，直至冲出的液体清亮为止，保持干腹状态。

（2）更换外接短管。

（3）腹腔用药遵医嘱，合理使用药物。

（二）引流不畅

1. 预防　保持管道通畅，避免打折及夹子未打开，透析液中有无纤维素、血块，排除管道受压、便秘、腹胀等并及时汇报。

2. 处理

（1）寻找不畅原因。

（2）改变体位。

（3）坐位引流，加压进液。

（4）嘱患者取站立位，用 0.9% 氯化钠注射液 50 ～ 60ml 快速、加压推入腹膜透析管，最多推注盐水总量不超过 250ml。

（5）鼓励患者多运动，如下楼梯，保持大小便通畅，合理饮食。

操作考核评分标准

持续非卧床腹膜透析（CAPD）换液操作考核评分标准

项目	总分	评分细则	评分等级				得分及扣分依据
			A	B	C	D	
操作前	15	1. 仪表规范、态度和蔼可亲，核对医嘱，洗手、戴口罩，告知患者操作目的、方法及配合要点。	4	3	2	1	
		2. 备齐用物，放置合理。	4	3	2	1	
		3. 环境整洁、舒适、安全、光线充足、房间定期紫外线消毒。	4	3	2	1	
		4. 患者了解换液的目的、方法、配合要点，取舒适体位。	3	2	1	0	
操作中	50	1. 悬挂透析液，确认透析短管上的旋钮已关紧，将透析短管与透析液管路对接。	8	6	4	2	
		2. 打开透析短管开关，引流腹腔内液体，结束后关闭短管开关。	10	8	6	3	
		3. 入液管路排气，排气时慢数 5 下。	8	6	4	2	
		4. 打开透析短管开关，入液，结束后关闭透析短管开关。	8	6	4	2	
		5. 打开并检查碘伏帽，分离，戴碘伏帽。	8	6	4	2	
		6. 固定短管，将透析短管放入腰包中。	8	6	4	2	
操作后	16	1. 整理用物。	3	2	1	0	
		2. 观察引流液的颜色、性状。	5	4	3	2	
		3. 测量、计算超滤量。	5	4	3	2	
		4. 洗手，记录。	3	2	1	0	

续表

项目	总分	评分细则	评分等级				得分及扣分依据
			A	B	C	D	
综合评价	15	1. 整个操作过程流畅、顺利、节力，无操作技术并发症发生。 2. 严格遵守无菌原则，无污染。 3. 监测内容全面、到位、及时。 4. 主动询问患者感受，与患者沟通交流有效。	5 4 4 2	4 3 3 1	3 2 2 0	2 1 1 0	
提问	4	1. 持续非卧床腹膜透析换液操作中的注意事项有哪些? 2. 持续非卧床腹膜透析换液操作评估和观察要点有哪些？	2 2	1 1	0 0	0 0	
总分	100						

1. 持续非卧床腹膜透析换液操作中的注意事项有哪些?

(1) 更换透析液时，要注意环境清洁、光线充足，交换透析液的场所要定期打扫卫生并定期空气消毒。

(2) 应注意检查透析导管与外接短管之间的紧密连接，避免脱落及腹腔外管路扭曲。

(3) 每次操作前需仔细检查管路有无破损，一经发现应立即更换。

(4) 注意腹膜透析导管保护，进行腹膜透析操作时应避免牵拉摆动腹膜透析导管。

(5) 操作时不可接触剪刀等锐利物品。

(6) 在进行接头连接时应注意无菌操作，避免接头污染。

(7) 碘伏帽一次性使用。

(8) 每6个月应更换一次外接短管，如有破损或开关失灵应立即更换。

2. 持续非卧床腹膜透析换液操作中评估和观察要点有哪些？

(1)评估患者既往病史、化验检查情况、生命体征、意识状况、有无水肿及消化道症状、有无腹膜透析禁忌证。

(2) 评估外出口和伤口的情况。

(3) 观察患者腹透液灌入和引流是否流畅、引流液颜色，有无絮状物及浑浊。

十三、自动化腹膜透析（APD）护理

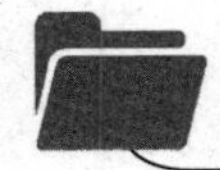

操作规程

(一) 计划与实施

操作前

1. 护士：仪表规范、态度和蔼可亲，双人核对医嘱，洗手、 戴口罩，告知患者操作目的、方法及配合要点。
2. 物品：腹膜透析液、口罩、碘液微型盖、管路夹、自动化腹膜透析机及管路。

3. 环境：整洁、舒适、安全、光线充足、房间定期紫外线消毒。
4. 患者：了解换液目的、方法、配合要点，体位舒适。

操作中
1. 遵医嘱设置治疗参数，包括治疗方式、总治疗量、末袋量、总治疗时间、循环数等。
2. 安装管路，连接透析液。
3. 按照机器的指引排气。
4. 连接患者端透析短管，开始治疗。
5. 固定短管和透析液连接管路，避免打折或扭曲。
6. 巡视，观察机器运转情况，评估生命体征和主诉，及时处理报警。
7. 腹膜透析治疗结束，按照机器的指引分离患者，卸下管路。

操作后
1. 处理用物。
2. 观察引流液的性状。
3. 评估患者生命体征、超滤量。
4. 洗手并记录。

（二）评价

1. 整个操作过程流畅、顺利、节力。
2. 严格遵守无菌原则，无污染。
3. 监测内容全面、到位、及时。
4. 主动询问患者感受，与患者沟通交流有效。
5. 无相关并发症发生。

并发症预防与处理

（一）疝气

1. 预防

（1）避免腹内压增高。

（2）手术早期不能使用大容量的液体留置于体内。

（3）避免过度用力、咳嗽、便秘、爬梯、提物。

2. 处理

（1）一般需要外科手术修复。

（2）2 ～ 4 周修复术后开始进行卧位、间歇性低容量透析。

（3）必要时暂停 CAPD，改 APD 治疗或血液透析。

（4）避免过度用力、咳嗽、便秘、爬梯、提重物。

（5）年老体弱者避免过早起床活动。

（6）引流腹腔透析液，减轻腹内压。

（二）管周渗漏

1. 预防　老年人，肥胖、糖尿病患者禁止使用自动化腹膜透析。

2. 处理

（1）出现渗漏应暂停腹透，改为小容量间断透析，并缩短留腹时间。

（2）如果持续渗漏则需更换导管。

操作考核评分标准

自动化腹膜透析操作考核评分标准

项目	总分	评分细则	评分等级				得分及扣分依据
			A	B	C	D	
操作前	15	1. 护士：仪表规范，态度和蔼可亲，评估患者病情，告知目的、方法及配合要点，洗手、戴口罩。	3	2	1	0	
		2. 准备环境，备齐用物，放置合理。	4	3	2	1	
		3. 开机自检。	5	4	3	2	
		4. 患者：理解目的，愿意合作，有安全感，体位舒适。	3	2	1	0	
操作中	50	1. 遵医嘱设置治疗参数，包括治疗方式、总治疗量、末袋量、总治疗时间、循环数等。	8	6	4	2	
		2. 安装管路，连接透析液。	8	6	4	2	
		3. 按照机器的指引排气。	6	4	3	1	
		4. 连接患者端透析短管，开始治疗。	6	4	3	1	
		5. 固定短管和透析液连接管路，避免打折或扭曲。	8	6	4	2	
		6. 巡视，观察机器的运转情况，评估患者的生命体征和主诉，及时处理报警。	8	6	4	2	
		7. 腹膜透析治疗结束，按照机器的指引分离患者，卸下管路。	6	4	3	2	
操作后	16	1 处理用物。	4	3	2	1	
		2. 观察引流液的性状。	4	3	2	1	
		3. 评估患者生命体征、超滤量。	5	4	3	2	
		4. 洗手并记录。	3	2	1	0	
综合评价	15	1. 整个操作过程流畅、顺利、节力，无操作技术并发症发生。	4	3	2	1	
		2. 严格遵守无菌原则，无污染。	4	3	2	1	
		3. 监测内容全面、到位、及时。	4	3	2	1	
		4. 主动询问患者感受，与患者沟通交流有效。	3	2	1	0	
提问	4	1. 自动化腹膜透析（APD）的透析模式有哪些？	2	1	0	0	
		2. 持续循环腹膜透析（CCPD）适用于哪些患者治疗？	2	1	0	0	
总分	100						

1. 自动化腹膜透析（APD）的透析模式有哪些？

根据腹膜透析操作执行的方法不同，APD 分为间歇性腹膜透析（IPD）、持续循环腹膜透析（CCPD）、夜间间歇性腹膜透析（NIPD）和潮式腹膜透析（TPD）等，各种透析模式均有各自的适应证。

2. 持续循环腹膜透析（CCPD）适用于哪些患者治疗？

适用于需他人帮助的腹膜透析患者（如儿童、盲人、老人）或需白天工作者，以及因操作不当导致反复发生腹膜炎的CAPD患者，行CCPD可以减少腹膜炎的发生。另外，腹膜溶质转运功能轻度低下，进行CAPD不能达到充分透析的患者，可考虑改做CCPD。

十四、更换腹膜透析短管护理

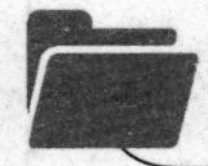

操作规程

（一）计划与实施

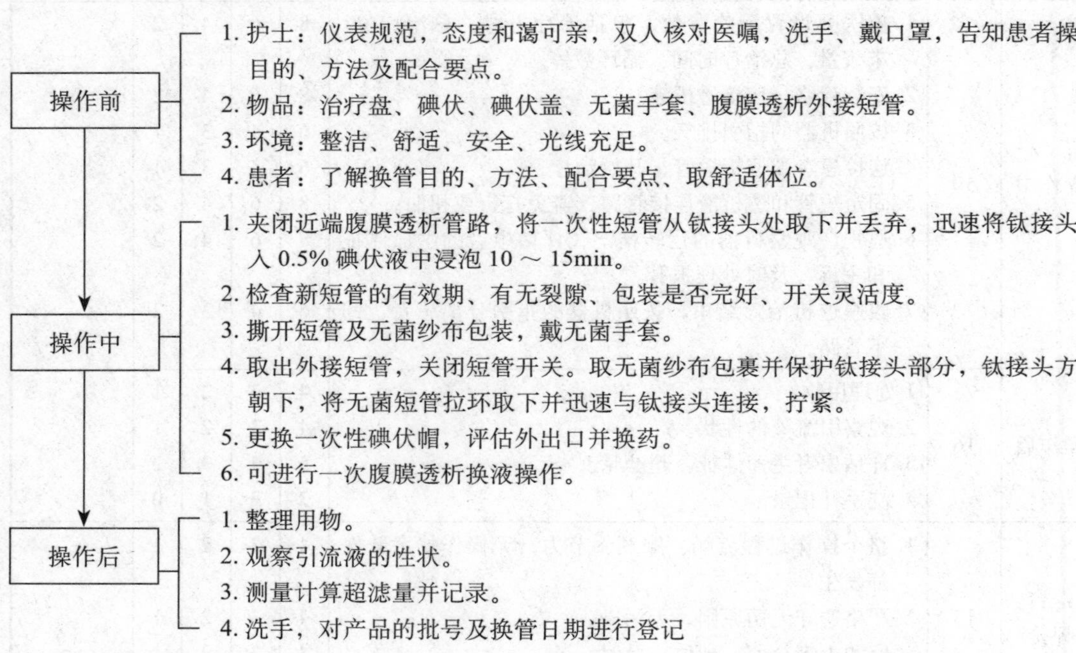

（二）评价

1. 严格遵守无菌原则，无污染。

2. 整个操作过程流畅、顺利、节力，无操作技术并发症发生。

3. 监测内容全面。

4. 主动询问患者感受，与患者沟通交流有效。

并发症预防与处理

（一）短管污染

1. 预防　严格遵守无菌操作原则。

2. 处理　对于钛接头处导管破损的患者，先将导管用0.5%碘伏擦洗及浸泡10min，然后平整地减去破损处的管道，再次浸泡透析管及分离的钛接头10min，最后连接钛接头和新连接短管。

（二）腹膜炎

1. 预防　严格执行无菌技术操作，3～6个月更换，如发生破损及时更换。

2. 处理

（1）留取标本及冲洗腹腔。留取第一袋浑浊透出液，用1.5% DS采用即进即出的方式冲洗腹腔，直至冲出的液体清亮为止，保持干腹状态。

（2）及时更换外接短管。

（3）腹腔用药。经验性用药，第一代头孢+第三代头孢，每晚一次，总疗程一般14d，同时应根据培养细菌调整药物。

操作考核评分标准

更换腹膜透析短管操作考核评分标准

项目	总分	评分细则	评分等级				得分及扣分依据
			A	B	C	D	
操作前	15	1. 仪表规范、态度和蔼可亲，核对医嘱，洗手、戴口罩，告知患者操作目的、方法及配合要点。	3	2	1	0	
		2. 准备环境，备齐用物，放置合理。	4	3	2	1	
		3. 检查新短管的有效期、有无裂隙、包装是否完好及开关灵活度。	4	3	2	1	
		4. 了解操作目的、方法、配合要点，取舒适体位。	4	3	2	1	
操作中	50	1. 夹闭近端腹膜透析管路，将一次性短管从钛接头处取下。并丢弃，迅速将钛接头放入0.5%碘伏液中浸泡10～15min。	8	6	4	2	
		2. 检查新短管的有效期、有无裂隙、包装是否完好及开关灵活度。	8	6	4	2	
		3. 撕开短管及无菌纱布包装，戴无菌手套。	8	6	4	2	
		4. 取出外接短管，关闭短管开关。取无菌纱布包裹并保护钛接头部分，钛接头方向朝下，将无菌短管拉环取下并迅速与钛接头连接，拧紧。	10	8	6	3	
		5. 更换一次性碘伏帽，评估外出口并换药。	8	6	4	2	
		6. 可进行一次腹膜透析换液操作。	8	6	4	2	
操作后	20	1. 整理用物。	4	3	2	1	
		2. 再次核对，协助取舒适体位。	4	3	2	1	
		3. 观察引流液的性状。	4	3	2	1	
		4. 测量计算超滤量并记录。	4	3	2	1	
		5. 洗手，对产品的批号及换管日期进行记录。	4	3	2	1	

续表

项目	总分	评分细则	评分等级				得分及扣分依据
			A	B	C	D	
综合评价	10	1. 整个操作过程流畅、顺利、节力，无操作技术并发症发生。 2. 严格遵守无菌原则，无污染。 3. 监测内容全面、到位、及时。 4. 主动询问患者感受，与患者沟通交流有效。	3 3 2 2	2 2 1 1	1 1 0 0	0 0 0 0	
提问	5	1. 评估和观察要点有哪些? 2. 更换腹膜透析短管时的注意事项有哪些?	2 3	1 1	0 0	0 0	
总分	100						

1. 更换腹膜透析短管时评估和观察要点有哪些?

（1）评估患者的病情、体位、合作情况。

（2）评估外出口。

（3）评估腹透管腹壁外部分有无老化磨损，管路保护是否合理。

2. 更换腹膜透析短管时的注意事项有哪些?

（1）定期检查腹透管及外接短管有无破损、老化，发现问题及时更换处理。

（2）外接短管至少每半年更换一次。

（3）按照产品使用说明书消毒腹膜透析短管。

十五、腹膜透析导管外出口处换药及护理

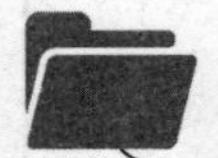

操作规程

（一）计划与实施

操作前

1. 护士：仪表规范、态度和蔼可亲，双人核对医嘱，洗手、戴口罩，告知患者操作目的、方法及配合要点。
2. 物品：换药包、治疗盘、纱布、碘伏、无菌手套、胶布。
3. 环境：整洁、舒适、安全、光线充足。
4. 患者：了解换药目的、方法、配合要点，取舒适体位。

↓

操作中

1. 携用物至床边、核对患者；关闭门窗、患者戴口罩并仰卧位。
2. 操作者彻底洗手并戴无菌手套，取下伤口上的纱布，仔细观察出口处情况。
3. 操作者再次洗手并戴无菌手套。
4. 用无菌纱布或棉签蘸清洁剂，以出口处为圆心由里向外擦洗出口。
5. 用无菌纱布沾干清洁剂或让清洁剂自行风干，用同样方法清洁手术切口。
6. 用无菌纱布盖住出口处和手术切口并做适当的固定。

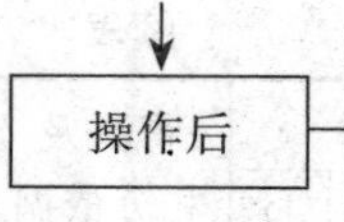

1. 协助患者起床并进行相应的健康宣教。
2. 整理用物。
3. 洗手、记录。
4. 评价。

（二）评价

1. 严格执行无菌操作原则。
2. 操作动作熟练、准确，过程能较好体现人文关怀，患者无痛苦、无损伤。
3. 操作后出口和切口处无感染，导管处于良好状态。

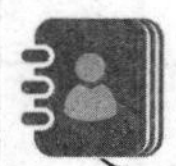

并发症预防与处理

导管外出口感染

1. 预防　严格执行无菌操作原则，定期检查及更换外出口敷料，妥善固定，避免牵扯管道。

2. 处理　沿隧道移行方向挤压，若有脓性分泌物，用 0.5% 碘伏消毒导管口，再用生理盐水清洁出口处周围的皮肤，再用无菌纱布覆盖，用纸胶布黏贴，固定导管。

操作考核评分标准

腹膜透析导管外出口处换药及护理操作考核评分标准

项目	总分	评分细则	评分等级				得分及扣分依据
			A	B	C	D	
操作前	15	1. 仪表规范、态度和蔼可亲，核对医嘱，洗手、戴口。罩，告知患者操作目的、方法及配合要点。	5	4	3	2	
		2. 物品：换药包、治疗盘、纱布、碘伏、无菌手套、胶布。	4	3	2	1	
		3. 环境：环境安静、清洁、舒适、安全、光线充足。	3	2	1	0	
		4. 患者：了解穿刺目的、方法、配合要点、取舒适体位。	3	2	1	0	
操作中	50	1. 用物至床边、核对患者；关闭门窗、患者戴口罩并。取仰卧位。	10	7	4	1	
		2. 操作者彻底洗手并戴无菌手套，取下伤口上的纱布，仔细观察出口处情况。	8	6	4	2	
		3. 操作者再次洗手并戴无菌手套。	5	4	3	2	
		4. 用无菌纱布或棉签蘸清洁剂以出口处为圆心由里向外擦洗出口。	8	6	4	2	
		5. 用无菌纱布沾干清洁剂或让清洁剂自行风干，用同样方法清洁手术切口。	12	9	6	3	
		6. 用无菌纱布盖住出口处和手术切口并做适当的固定。	7	5	3	1	

续表

项目	总分	评分细则	评分等级				得分及扣分依据
			A	B	C	D	
操作后	16	1. 协助患者起床并进行相应的健康宣教。 2. 整理用物。 3. 洗手、记录。	6 5 5	4 4 4	2 3 3	0 2 0	
综合评价	15	1. 操作过程符合相应要求，患者无痛苦、无损伤。 2. 操作后出口和切口处无感染，导管处于良好状态。 3. 操作者动作熟练、准确，能较好体现人文关怀。	5 5 5	4 4 4	3 3 3	2 2 2	
提问	4	1. 进行出口换药的目的是什么？ 2. 出口处评估重点是什么？	2 2	1 1	0 0	0 0	
总分	100						

1. 进行出口换药的目的是什么？

（1）防止皮肤细菌的滋生。

（2）减少出口处感染的机会。

（3）避免腹膜炎的发生。

（4）延长腹膜透析管的寿命。

2. 出口处评估重点是什么？

（1）导管置入是否满 6 周。

（2）手术切口是否处于愈合期。

（3）出口处和切口处情况（感染、发红、分泌物或渗出）。

十六、腹膜平衡试验（PET）护理

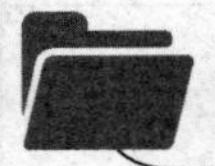

操作规程

（一）计划与实施

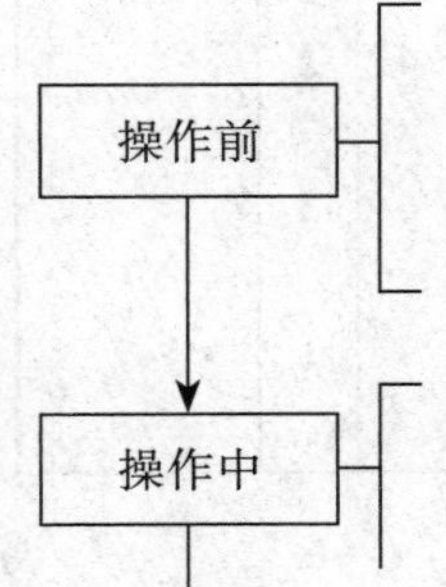

操作前：

1. 护士：仪表规范、态度和蔼可亲，双人核对医嘱，洗手、戴口罩，告知患者操作目的、方法及配合要点。
2. 物品：腹膜透析液、碘伏盖、无菌手套、电子称。
3. 环境：整洁、舒适、安全、光线充足。
4. 患者：了解 PET 的目的、方法、配合要点，取舒适体位。

操作中：

1. PET 前一夜常规保留腹膜透析液 8 ～ 12h。
2. 准备 2.5% 腹膜透析液 2L，加温至 37℃。
3. 患者取坐位，在 20min 内引流出前夜保留 8 ～ 12h 的透析液，测定其引流量。

4. 患者取仰卧位，将2L 2.5%的腹膜透析液以200ml/min的速度灌入腹腔内，记录灌入完毕的时间，并以此定为0h。在透析液灌入每400ml时，嘱患者左右翻身变换体位。
5. 透析液在腹腔保留0～2h，收集标本：从腹腔内引流出200ml透析液，摇动2～3次；消毒加药口；用注射器抽出10ml透析液，测定肌酐和葡萄糖浓度，将剩余的190ml灌回腹腔；留存标本并做标记。
6. 在腹腔保留2h时，同时抽取血标本，测定血糖和肌酐。
7. 腹腔保留4h后，在20min内将腹腔内透析液全部引流出来。
8. 摇动腹膜透析袋2～3次，抽出透析液10ml，测定葡萄糖和肌酐浓度。
9. 测定引流量。

操作后
1. 协助患者起床并进行相应的健康宣教。
2. 整理用物、洗手、记录。
3. 标本送检，PET数据计算和结果评价。

（二）评价

1. 严格无菌操作原则。
2. 操作轻柔、熟练、规范，操作过程体现人文关怀，患者无痛苦并积极配合。
3. 各种标本留取准确、有效。
4. 检测结果能提供较敏感的液体转运信息。

操作考核评分标准

腹膜平衡试验（PET）操作考核评分标准

项目	总分	评分细则	评分等级				得分及扣分依据
			A	B	C	D	
操作前	15	1. 仪表规范、态度和蔼可亲，核对医嘱，洗手、戴口罩，告知患者操作目的、方法及配合要点。	5	4	3	2	
		2. 物品：备齐用物，放置合理。	4	3	2	1	
		3. 环境：安静、清洁、舒适、安全、光线充足。	3	2	1	0	
		4. 患者：了解PET的目的、方法、配合要点，取舒适体位。	3	2	1	0	
操作中	50	1. PET前一夜常规保留腹膜透析液8～12h。	8	6	4	2	
		2. 准备2.5%腹膜透析液2L，加温至37℃。	5	4	3	2	
		3. 患者取坐位，在20min内引流出前夜保留8～12h的透析液，测定其引流量。	9	6	3	0	
		4. 患者取仰卧位，将2L 2.5%的腹膜透析液以200ml/min的速度灌入腹腔内，记录灌入完毕的时间，并以此定为0h。在透析液灌入每400ml时，嘱患者左右翻身变换体位。	9	6	3	0	

续表

项目	总分	评分细则	评分等级				得分及扣分依据
			A	B	C	D	
		5. 在透析液腹腔保留 0 ～ 2h 时，收集标本：从腹腔内引流出 200ml 透析液，摇动 2 ～ 3 次；消毒加药口；用注射器再抽出 10ml 透析液，测定肌酐和葡萄糖浓度，将剩余的 190ml 灌回腹腔；留存标本并做标记。	7	5	3	1	
		6. 在腹腔保留 2h 时，同时抽取血标本，测定血糖和肌酐。	3	2	1	0	
		7. 腹腔保留 4h 后，在 20min 内将腹腔内透析液全部引流出来。	3	2	1	0	
		8. 摇动腹膜透析袋 2 ～ 3 次，抽出透析液 10ml，测定葡萄糖和肌酐浓度。	3	2	1	0	
		9. 测定引流量。	3	2	1	0	
操作后	16	1. 协助患者起床并进行相应的健康宣教。	5	4	3	2	
		2. 整理用物、洗手、记录。	5	4	3	2	
		3. 标本的送检，PET 数据的计算和结果评价。	6	4	2	0	
综合评价	15	1. 操作符合相应要求，患者无痛苦并积极配合。	5	4	3	2	
		2. 操作者动作熟练，各种标本留取准确、有效。	5	4	3	2	
		3. 操作过程能较好体现人文关怀。	5	4	3	2	
提问	4	1. 腹膜平衡试验的目的是什么？	2	1	0	0	
		2. 留取送检各项标本应注意什么？	2	1	0	0	
总分	100						

1. 腹膜平衡试验的目的是什么？

（1）辨别腹膜透析患者腹膜转动特性，选择最佳透析方法。

（2）监测腹膜转动的变化。

（3）了解腹膜透析中透析效果或超滤量的变化。

2. 留取送检各项标本应注意什么？

（1）各项标本必须严格按相关要求进行。

（2）由于分解作用，引流液中尿素氮和肌酐会降解，标本应迅速测定。

（3）解冻标本测定前需在 37℃下经过 2h 的融化并充分混匀。

（4）通常引流液的葡萄糖水平较高，在检测前应用生理盐水稀释。

十七、连续性血液净化护理

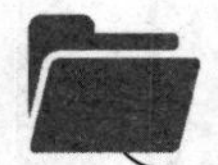

操作规程

（一）计划与实施

操作前

1. 护士：仪表规范、态度和蔼可亲，双人核对医嘱，洗手、戴口罩，告知患者操作目的、方法及配合要点。
2. 物品：治疗车、治疗盘、止血钳 1 把、无菌棉签、治疗巾、胶布、2.5ml 注射器 2 个、5ml 及 20ml 注射器各 1 个、敷贴 1 张、纱布 2 张、医用手套 2 副、三通 1 个、输液器 1 个、肝素、锐器盒、预冲液体 2000ml、生理盐水 500ml 装 1 瓶、低分子肝素钙或低分子肝素钠各 1 支、配置好的透析液及置换液各 1 袋、CRRT 机 1 台、CRRT 配套耗材 1 套。
3. 环境：整洁、舒适、安全、光线充足。
4. 患者：了解 CBP 的目的、方法、配合要点，取舒适体位。

操作中

1. 核对医嘱及知情同意书。
2. 携用物至床旁，核对患者床号、姓名。
3. 接通电源，开机，选择治疗模式。按照机器提示步骤安装 CRRT 血滤器及管路，安放置换液袋及透析液袋，连接置换液、透析液、生理盐水预充液、抗凝用肝素溶液，打开各管路夹进行管路预冲，预冲完成等待机器自检。
4. CRRT 机自检通过后，检查显示是否正常，发现问题及时调整。
5. 根据医嘱设置治疗参数。
6. 再次核对患者。

（1）中心静脉置管患者：协助患者取舒适体位，置管处换药，观察局部有无感染、固定情况；取下导管末端纱布，常规铺巾，消毒导管，取下导管末端肝素帽，再次消毒导管口，用注射器分别抽出导管动静脉腔内肝素，遵医嘱从静脉端注入稀释好的抗凝剂首剂；血管通路动脉端与体外循环导管动脉端相连，开启血泵以 80ml/min 流速引血至静脉壶，按机器提示将血管通路静脉端与体外循环导管静脉端相连，固定好管路，用无菌治疗巾覆盖置管部位；开启血泵，根据病情逐步将血泵转速增至所需血液流速，进入治疗状态。

（2）动静脉内瘘患者：协助患者卧于舒适体位，评估患者动静脉内瘘情况。打开动静脉内瘘穿刺护理包。铺无菌治疗巾，打开消毒棉签，消毒静脉穿刺部位，待干，左手拇指绷紧皮肤，右手持针，针尖斜面向上，与皮肤呈 20° ～ 30° ，自静脉上方或侧方先刺入皮下，再沿静脉走向前潜行刺入，确认在静脉内后，胶布固定针柄，打开穿刺针末端肝素帽放血排尽穿刺针内空气，遵医嘱注入肝素抗凝剂，夹闭穿刺针夹子，创可贴覆盖穿刺点；选择动脉端穿刺点，消毒穿刺部位，沿离心或向心方向行动脉穿刺并固定及覆盖创可贴，关闭动脉穿刺针夹子，并与体外循环导管动脉端相连，开启血泵以 80ml/min 流速引血至静脉壶，按机器提示将血管通路静脉端与静脉端相连，固定好管路，用无菌治疗巾覆盖；开启血泵，根据病情逐步将血泵转速增至所需血液流速，进入治疗状态。

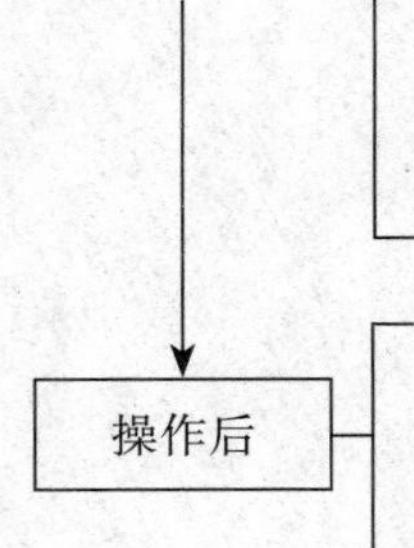

7. 治疗过程中，严密观察机器运转、各项压力情况；注意倾听患者主诉，观察患者生命体征变化，如有异常及时汇报和处理。
8. 治疗结束后根据机器提示步骤回血。动静脉内患者妥善包扎固定穿刺部位；中心静脉置管患者根据导管管腔容积用生理盐水及肝素封管，无菌纱布包扎固定妥当。

操作后

1. 测量生命体征和体重，整理用物，洗手记录。
2. 评估治疗效果。
3. 若治疗后血压下降，应卧床休息。
4. 向患者交代注意事项。

（二）评价

1. 告知到位，患者及家属知晓相关告知事项。

2. 整个操作过程流畅、顺利、节力，无操作技术并发症发生。

3. 严格遵守无菌原则，无污染。

4. 监测内容全面、到位、及时。

5. 询问患者主观感受，与患者沟通交流有效，及时发现异常情况及时处理。

并发症预防与处理

（一）出血

最常见。

1. 预防　透析前评估患者血管情况、肝功能、凝血功能等；若怀疑局部严重动脉粥样硬化时选择其他通路。若凝血功能异常则遵医嘱选择无肝素透析或选用枸橼酸钠等抗凝剂。

2. 处理　按压止血，遵医嘱运用鱼精蛋白等药物。

（二）凝血

1. 预防　常规监测血管灌注情况，持续监测体外循环中静脉压力；治疗过程中严密监控抗凝效果，及时调整抗凝剂用量或改变抗凝方式。

2. 处理　视凝血情况而定，轻微凝血遵医嘱追加抗凝剂，凝血严重者遵医嘱及时更换管路及滤器或下机。

（三）感染

连续性血液净化的感染以导管相关性感染较为常见。

1. 预防

（1）严格无菌操作，配置置换液及更换液体过程中要注意进、出液管口的消毒、保护，避免造成污染。

（2）加强宣教，告知患者注意个人卫生及透析管路的保护。

2. 处理

（1）遵医嘱抽导管血培养。

（2）注意局部观察，遵医嘱留取局部分泌物送检，遵医嘱根据分泌物培养结果选取抗生素。

（3）高热者，必要时遵医嘱拔管。

（四）低血压

低血压是连续性血液净化最常见的并发症。

1. 预防

（1）透析前评估患者血管弹性情况，有转移性钙化者血管弹性降低，透析前遵医嘱预防性用药。

（2）根据患者干体重遵医嘱设置合适的超滤量。

（3）指导患者不要摄入过多水分。

2. 处理

（1）遵医嘱暂停超滤。

（2）遵医嘱予调高透析液钠离子浓度。

（3）必要时遵医嘱补充氯化钠。

操作考核评分标准

连续性血液净化操作考核评分标准

项目	总分	评分细则	评分等级				得分及扣分依据
			A	B	C	D	
操作前	15	1. 护士：仪表规范、态度和蔼可亲，核对医嘱洗手、戴口罩，告知患者操作目的、方法及配合要点。	3	2	1	0	
		2. 物品：备齐用物，放置合理，核对准确。	5	4	3	2	
		3. 环境：安静、清洁、舒适、安全，光线充足。	4	3	2	1	
		4. 患者：了解穿刺目的、方法、配合要点，取舒适体位。	3	2	1	0	
操作中	50	1. 安装 CRRT 血滤器及管路顺序正确。	5	4	2	1	
		2. 密闭式预冲，无污染，方法正确。	5	4	2	1	
		3. 自检顺利通过。	5	4	2	1	
		4. 中心静脉置管或动静脉内瘘严格按无菌操作进行。	5	4	2	1	
		5. 建立体外血液循环方法正确。	5	4	2	1	
		6. 上机完毕，处理用物，洗手记录。	5	4	2	1	
		7. 治疗中的监测项目全面到位，及时记录。	5	4	2	1	
		8. 密闭式回血方法正确。	5	4	2	1	
		9. 中心静脉置管封管方法正确。	5	4	2	1	
		10. 插管处按无菌操作更换敷贴，干燥无渗血及出血，包扎固定好。	5	4	2	1	
操作后	16	1. 整理用物，测量生命体征和体重，洗手记录。	5	4	3	2	
		2. 评估治疗效果。	3	2	1	0	
		3. 若治疗后血压下降，应卧床休息。	4	3	2	1	
		4. 向患者交代注意事项。	4	3	2	1	

续表

项目	总分	评分细则	评分等级				得分及扣分依据
			A	B	C	D	
综合评价	15	1. 整个操作过程流畅顺利、节力，无操作技术并发症发生。	5	4	3	2	
		2. 严格遵守无菌原则，无污染。	4	3	2	1	
		3. 监测内容全面、到位、及时。	3	2	1	0	
		4. 主动询问患者感受，与患者沟通交流有效。	3	2	1	0	
提问	4	1. 连续性血液净化的定义是什么？	2	1	0	0	
		2. 连续性血液净化的抗凝目标是什么？	2	1	0	0	
总分	100						

1. 连续性血液净化的定义是什么？

连续性血液净化（CRRT）是一组体外血液净化的治疗技术，是所有连续、缓慢清除水分和溶质治疗方式的总称。

2. 连续性血液净化的抗凝目标？

（1）尽量减少血滤器的膜和管路对凝血系统的激活作用，长时间维持血滤器和管路通畅的有效性。

（2）尽量减少全身出血的发生率。

参考文献

[1] 中华人民共和国卫生部 . 关于印发《临床护理实践指南 (2011 版)》的通知 , 卫医政发〔2011〕55 号 .

[2] 陈香美 . 血液净化标准操作规程 [M]. 北京 : 人民军医出版社 , 2020.

[3] 郑晓，娄小平，李争艳，等 . 降低农村腹膜透析患者腹膜炎发生率的实践及效果 [J]. 中华护理杂志 , 2018, 53(2): 195-198.

[4] 中国腹膜透析相关感染防治专家组 . 腹膜透析相关感染的防治指南 [J]. 中华肾脏病杂志 , 2018, 34(2): 139.

[5] 李克佳 , 胡军 , 苏琳 , 等 . 重症患者连续性肾脏替代治疗非计划下机的相关因素研究 [J]. 中国血液净化 , 2020, 19(09): 645-648.

[6] 林惠凤 . 实用血液净化护理 [M]. 2 版 . 上海 : 上海科学技术出版社 , 2018.

[7] 文艳秋 . 实用血液净化护理 [M]. 北京 : 人民卫生出版社 , 2013.

第3章

外科护理

一、颈托应用

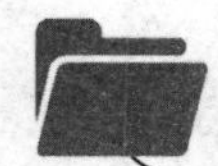

操作规程

（一）计划与实施

操作前

1. 护士：仪表规范、态度和蔼可亲，核对医嘱，洗手、戴口罩；评估患者意识状态、配合能力、损伤部位、管路情况；解释操作目的、方法、注意事项及配合要点。
2. 物品：选择大小适宜的颈托及衬垫，检查颈托完整性，备齐用物，放置合理。
3. 环境：清洁、安静、安全、整齐。
4. 患者：愿意配合，取舒适体位。

操作中

1. 携用物至床旁，核对患者。
2. 将颈托前后片边缘加衬垫。
3. 护士站于病床旁，扶住患者头颈部。
4. 将颈托后片斜放于患者颈后部，一手轻托颈部，使颈部稍离床面，一手将颈托轻送于颈后。
5. 将颈部轻放于床面，检查颈部轴线。
6. 为患者佩戴颈托前片，颈托前片边缘压住后片，系好尼龙搭扣。
7. 检查颈托松紧度，一指为宜。
8. 嘱患者卧床休息。
9. 能离床患者嘱静坐 15min 后离床站立。

操作后

1. 患者体位安置舒适，床单位整洁。
2. 洗手、摘口罩，记录。

（二）评价

1. 颈托前片及后片位置正确，后片上缘应靠近枕骨，下缘应靠近双肩。前片边缘压于后片之上，上凹槽应托住下颏，衬垫使用合理，操作时间不超过10min。

2. 患者下颏可以完整放入颈托前片突出的槽内，下颌宽度可以较合适地贴合前片弧度，左右两侧下颌与前片弧度相差小于1cm。

3. 护患沟通良好，无相关并发症发生。

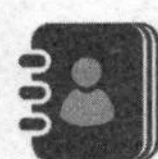

并发症预防与处理

（一）颈部肌肉萎缩，关节僵硬

1. 预防　颈托白天佩戴，晚上休息时去除，在症状逐渐减轻后，及时去除颈托，加强颈部肌肉锻炼，指导做颈部保健操。

2. 处理　在康复师指导下循序渐进做颈部功能训练，增加颈部肌肉力量。

（二）颈部皮肤压力性损伤

1. 预防　选择合适型号的颈托，在佩戴颈托前使用衬垫保护颈部皮肤，佩戴好颈托后松紧以患者舒适，无呼吸困难为宜，定时检查受压皮肤情况。

2. 处理　根据压力性损伤分期进行处理，必要时请伤口治疗小组会诊协助治疗。

操作考核评分标准

颈托应用操作考核评分标准

项目		总分	评分细则	评分等级				得分及扣分依据
				A	B	C	D	
操作前		20	1. 护士：仪表规范、态度和蔼可亲，核对医嘱，洗手、戴口罩；评估患者意识状态、配合能力、损伤部位、管路情况，解释操作目的、方法、注意事项及配合要点。	8	7	6	5	
			2. 物品：选择大小适宜的颈托及衬垫，检查颈托完整性，备齐用物，放置合理。	4	3	2	1	
			3. 环境：清洁、安静、安全、整齐。	4	3	2	1	
			4. 患者：愿意配合，取舒适体位。	4	3	2	1	
操作中	佩戴颈围	40	1. 携用物至床旁，核对患者。	3	2	1	0	
			2. 前后片边缘加衬垫。	4	3	2	1	
			3. 护士站于病床旁，扶住患者头颈部。	2	1	0	0	
			4. 将颈托后片斜放于患者颈后部。	2	1	0	0	
			5. 一手轻托颈部略向上牵引，使颈部稍离床面。	4	3	2	1	
			6. 一手将颈托轻送于颈后。	2	1	0	0	
			7. 将颈部轻放于床面，检查颈部轴线。	4	3	2	1	
			8. 为患者佩戴颈托前片，颈托前片边缘压住后片。	3	2	1	0	
			9. 系好尼龙搭扣。	2	1	0	0	

续表

项目		总分	评分细则	评分等级				得分及扣分依据
				A	B	C	D	
			10. 检查颈托松紧度，一指为宜。	2	1	0	0	
			11. 询问患者感受。	2	1	0	0	
			12. 嘱患者卧床休息。	2	1	0	0	
			13. 能离床患者嘱静坐 15min 后离床站立。	2	1	0	0	
			14. 再次核对医嘱。	2	1	0	0	
			15. 与患者沟通。	2	1	0	0	
			16. 整理床单位。	2	1	0	0	
	摘除颈围	10	1. 助患者平卧于床上、开颈托尼龙搭扣、取下颈托前片。	2	1	0	0	
			2. 一手轻托颈部略向上牵引，使颈部稍离床面，一手取下颈托后片。	4	3	2	1	
			3. 协助患者平卧位，与患者沟通，整理床单位。	4	3	2	1	
操作后		13	1. 整理用物。	4	3	2	1	
			2. 患者体位安置舒适，床单位整洁。	4	3	2	1	
			3. 洗手，记录。	5	4	3	2	
综合评价		15	1. 颈托前片及后片位置正确，后片上缘应靠近枕骨，下缘应靠近双肩。	3	2	1	0	
			2. 前片边缘压于后片之上，上凹槽应托住下颏，衬垫使用合理。	4	3	2	1	
			3. 患者下颏可以完整放入颈托前片突出的槽内。	3	2	1	0	
			4. 下颌宽度可以较合适地贴合前片弧度，左右两侧下颌与前片弧度相差小于 1cm。	3	2	1	0	
			5. 护患沟通良好，无相关并发症发生。	2	1	0	0	
提问		2	佩戴颈托的注意事项有哪些？	2	1	0	0	
总分		100						

佩戴颈托的注意事项有哪些？

（1）操作中注意观察患者的呼吸。

（2）正确固定颈托。

（3）操作中保持患者头颈胸在一条轴线。

（4）长期应用颈托和围领可以引起颈背部肌肉萎缩，关节僵硬，佩戴时间不可过久，在症状逐渐减轻后，要及时除去围领及颈托，加强肌肉锻炼。

二、气压治疗护理

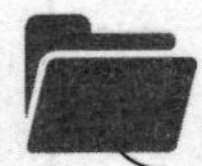

操作规程

（一）计划与实施

操作前

1. 护士：仪表规范、态度和蔼可亲，核对医嘱、查看彩超结果，洗手、戴口罩；评估患者病情、意识、配合能力，患肢术区敷料、患肢周径及肿胀情况；解释操作目的、方法、注意事项及配合要点。
2. 物品：检查仪器性能，备齐用物，放置合理。
3. 环境：清洁、安静、安全、整齐，关闭门窗、屏风遮挡、调节室温。
4. 患者：愿意配合，取舒适体位。

操作中

1. 携用物至床旁，核对患者。
2. 将气压泵放于床尾，抬起患侧下肢，选择与之相匹配的腿套，平铺于床上，再将下肢放于腿套上，粘好搭扣。
3. 正确绑紧腿套，先绑患侧肢体，再绑健侧肢体，松紧适宜，可容纳一指，腿套位置居中，膝关节暴露在外，连接管置于肢体上方，无扭曲、打折现象。
4. 接通电源，开机，根据医嘱或病情调节各参数，启动仪器。
5. 观察一个充放气周期，整理床单位。
6. 询问患者感受，并告知注意事项。
7. 洗手，再次核对。
8. 治疗结束后，关闭电源，取下患侧肢体腿套，再取健侧肢体腿套，置于治疗车下层，给予患者安置舒适体位，并整理床单位。

操作后

1. 整理用物，按主机、连接管路、腿套的顺序进行乙醇擦拭，固定地点保存，管路不能打折。
2. 整理床单位，洗手、记录。

（二）评价

1. 患者掌握气压治疗的方法及意义。
2. 患者了解操作中的配合要点。
3. 患者自感舒适度提高，护理效果明显。
4. 操作过程无相关并发症发生。

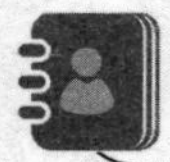

并发症预防与处理

（一）循环负荷过重

1. 预防　规范操作，对老年、血管弹性差的患者，压力值从小开始，逐步增加到耐受为止，治疗过程中加强巡视。

2. 处理　检查仪器设备，询问患者耐受情况，降低压力值同时观察患者病情，必要时停止气压治疗。

（二）继发出血

1. 预防　治疗前检查患肢，若有伤口或未结痂的溃疡应暂缓治疗，待伤口和溃疡愈合后再行治疗。

2. 处理　暂停治疗，包扎出血伤口，遵医嘱使用止血药物，增加巡视频率。

操作考核评分标准

气压治疗护理操作考核评分标准

项目	总分	评分细则	评分等级				得分及扣分依据
			A	B	C	D	
操作前	20	1. 护士：仪表规范、态度和蔼可亲，核对医嘱、查看彩超结果，洗手、戴口罩；评估患者病情、意识、配合能力，患肢术区敷料、患肢周径及肿胀情况；解释操作目的、方法、注意事项及配合要点。	10	9	8	7	
		2. 物品：检查仪器性能，备齐用物，放置合理。	4	3	2	1	
		3. 环境：清洁、安静、安全、整齐，屏风遮挡、温度适宜。	4	3	2	1	
		4. 患者：愿意配合，取舒适体位。	2	1	0	0	
操作中	50	1. 携用物至床旁，核对患者姓名。	3	2	1	0	
		2. 将主机放于患者床尾。	1	0	0	0	
		3. 抬高患侧下肢，选择与之相匹配的腿套。	2	1	0	0	
		4. 平铺于床上。	2	1	0	0	
		5. 再将下肢放于腿套上，粘好搭扣。	2	1	0	0	
		6. 腿套松紧适宜，可伸入两横指。	2	1	0	0	
		7. 连接管置于肢体上方。	2	1	0	0	
		8. 无扭曲、打折现象。	2	1	0	0	
		9. 腿套位置居中。	2	1	0	0	
		10. 膝盖部位暴露于腿套之外。	2	1	0	0	
		11. 按上述方法套健侧腿套。	10	9	8	7	
		12. 连接电源，打开开关。	2	1	0	0	
		13. 观察一个充放气周期。	2	1	0	0	
		14. 与患者沟通、整理床单位。	4	3	2	1	
		15. 洗手，再次核对医嘱。	2	1	0	0	
		16. 治疗结束后，取下患侧肢体腿套。	2	1	0	0	
		17. 再取健侧肢体腿套。	2	1	0	0	
		18. 置于治疗车下层。	2	1	0	0	
		19. 给予患者安置舒适体位。	2	1	0	0	
		20. 整理床单位。	2	1	0	0	
操作后	16	1. 整理用物。	3	2	1	0	
		2. 按主机、连接管路、腿套的顺序进行乙醇擦拭。	5	4	3	2	
		3. 固定地点保存，管路不能打折。	4	3	2	1	
		4. 整理床单位，洗手、记录。	4	3	2	1	

续表

项目	总分	评分细则	评分等级				得分及扣分依据
			A	B	C	D	
综合评价	10	1. 患者掌握气压治疗的方法及意义。 2. 患者了解操作中的配合要点。 3. 患者自感舒适度提高，护理效果明显。 4. 操作过程无相关并发症发生。	2 2 2 4	1 1 1 3	0 0 0 2	0 0 0 1	
提问	4	1. 气压治疗的禁忌证是什么？ 2. 气压治疗的适应证是什么？	2 2	1 1	0 0	0 0	
总分	100						

1. 气压治疗的禁忌证是什么？

肢体重度感染未得到有效控制；下肢深静脉血栓形成；大面积溃疡皮疹；有出血倾向者。

2. 气压治疗的适应证是什么？

肢体创伤后水肿；淋巴回流障碍性水肿；复杂性区域性疼痛综合征（神经反射性水肿、脑血管意外后偏瘫肢体水肿）；静脉淤滞性溃疡；长期卧床或手术被动体位者预防下肢深静脉血栓形成。

三、膝关节腔穿刺护理

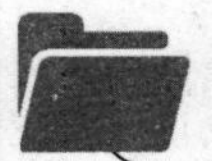

操作规程

（一）计划与实施

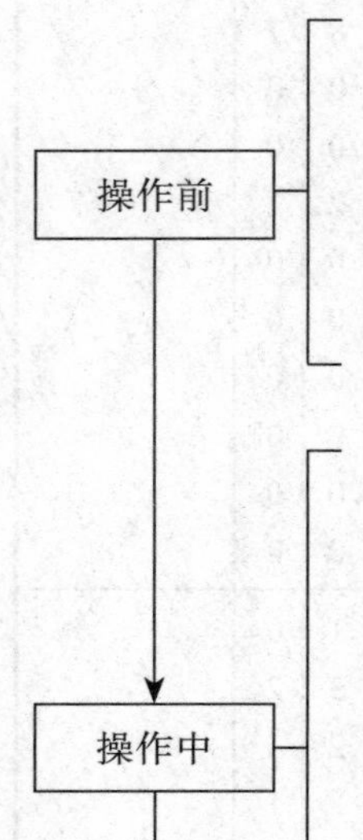

操作前

1. 护士：仪表规范、态度和蔼可亲，核对手术同意书，核查患者血常规、凝血功能、影像学检查；洗手、戴口罩；评估患者的病情、意识、活动和合作程度，评估穿刺部位的皮肤，询问患者药物过敏史；告知患者操作目的、方法及配合要点。
2. 物品：手套、络合碘、消毒器械、5ml 注射器、20ml 注射器、18-20 号穿刺针、2% 利多卡因注射液、无菌试管、无菌孔巾、胶带、弯盘、纱布、绷带等。
3. 环境：安全、安静、清洁、舒适、光线充足。
4. 患者：愿意配合，取舒适体位。

操作中

1. 携用物至床旁，核对患者。
2. 患者仰卧，对患膝进行浮髌试验检查。
3. 患者仰卧，以髌骨上缘水平线与髌骨外缘垂直线的交点为穿刺点；或患者取坐位，屈膝 90°，在髌骨下缘髌韧带两侧的膝眼处定位进针点。
4. 以穿刺点为中心，由内向外环形消毒皮肤，直径 15cm（络合碘消毒至少 2 遍），注意勿留空隙，棉签不要返回已消毒区域。戴无菌手套，铺无菌孔巾。
5. 核对麻醉药，抽吸 2 ～ 3ml 麻醉药逐层浸润麻醉：先打皮丘，然后垂直进针，每次注射麻药前需回抽。

6. 左手固定穿刺部位皮肤，选择10ml或20ml注射器，自穿刺点进针，注意穿刺针方向（取髌骨上缘外侧为穿刺点时，需斜行向内下进针；取髌骨下缘两侧膝眼为穿刺点时，可垂直向后进针）。当阻力消失有落空感时，抽出关节液。穿刺抽液不成功时，可适当调整进针方向，不应直接拔出穿刺针。拔下注射器，针头不动，将装有药物的注射器接针头，注入药物（根据患者个体情况选做）。用试管接取关节液，按需要留取标本送检（生化、常规、病原学检查等）。

7. 拔针后按压，再次消毒穿刺点，覆盖纱布，胶布固定，如大量穿刺抽液，需适当加压包扎固定。

操作后

1. 撤去用物，协助取舒适体位。
2. 观察引流液的颜色、性质，测量引流液的量。
3. 观察患者生命体征及反应，询问患者感受，交代术后注意事项。
4. 再次核对，整理床单位及用物。
5. 洗手、记录、签名。

（二）评价

1. 严格执行查对制度及无菌技术原则。
2. 操作轻柔、熟练、规范、节力，穿刺一次成功。
3. 告知到位，患者和/或家属知晓相关告知事项。
4. 无相关并发症发生。

并发症预防与处理

（一）穿刺部位出血、血肿形成

1. 预防　提高操作人员的穿刺技术。

2. 处理

（1）前24h冷敷肿胀部位，再热敷。

（2）50%硫酸镁湿敷肿胀部位。

（二）感染、化脓性关节炎

1. 预防　操作过程中严格执行无菌技术。

2. 处理　给予抗菌药物治疗感染，定期更换敷料。

（三）穿刺失败

1. 预防　提高操作人员的穿刺技术。

2. 处理　做好患者和/或家属安抚，重新做好穿刺前的准备，再次穿刺。

（四）损伤周围组织

1. 预防　提高操作人员的穿刺技术。

2. 处理

（1）前24h冷敷肿胀部位，再热敷。

（2）50%硫酸镁湿敷肿胀部位。

操作考核评分标准

膝关节腔穿刺护理操作考核评分标准

项目	总分	评分细则	评分等级				得分及扣分依据
			A	B	C	D	
操作前	20	1. 护士：仪表规范、态度和蔼可亲，核对手术同意书，核查患者血常规、凝血功能、影像学检查；洗手、戴口罩；评估患者的病情、意识、活动和合作程度，评估穿刺部位的皮肤，询问患者药物过敏史；告知患者操作目的、方法及配合要点。	10	9	8	7	
		2. 物品：备齐用物，放置合理。	4	3	2	1	
		3. 环境：安静、安全、舒适、整洁、光线充足。	2	1	0	0	
		4. 患者：愿意配合，取舒适体位。	4	3	2	1	
操作中	45	1. 携用物至床旁，核对患者。	3	2	1	0	
		2. 患者仰卧，对患膝进行浮髌试验检查。	4	3	2	1	
		3. 患者仰卧，以髌骨上缘水平线与髌骨外缘垂直线的交点为穿刺点；或患者取坐位，屈膝 90°，在髌骨下缘髌韧带两侧的膝眼处定位进针点。	8	7	6	5	
		4. 以穿刺点为中心，由内向外环形消毒皮肤，直径 15cm（络合碘消毒至少 2 遍），注意勿留空隙，棉签不要返回已消毒区域。戴无菌手套，铺无菌孔巾。	5	4	3	2	
		5. 核对麻醉药，抽吸 2 ～ 3ml 麻醉药逐层浸润麻醉：先打皮丘，然后垂直进针，每次注射麻药前需回抽。	8	7	6	5	
		6. 左手固定穿刺部位皮肤，选择 10ml 或 20ml 注射器，自穿刺点进针，注意穿刺针方向（取髌骨上缘外侧为穿刺点时，需斜行向内下进针；取髌骨下缘两侧膝眼为穿刺点时，可垂直向后进针）。当阻力消失有落空感时，抽出关节液。穿刺抽液不成功时，可适当调整进针方向，不应直接拔出穿刺针。拔下注射器，针头不动，将装有药物的注射器接针头，注入药物（根据患者个体情况选做）用试管接取关节液，按需要留取标本送检（生化、常规、病原学检查等）。	10	9	8	7	
		7. 拔针后按压，再次消毒穿刺点覆盖纱布，胶布固定，如大量穿刺抽液，需适当加压包扎固定。	7	6	5	4	
操作后	16	1. 撤去用物，协助取舒适体位。	3	2	1	0	
		2. 观察引流液的颜色、性质，测量引流液的量。	4	3	2	1	
		3. 观察患者生命体征及反应，询问患者感受，交代术后注意事项。	3	2	1	0	
		4. 再次核对，整理床单位及用物。	3	2	1	0	
		5. 洗手、记录、签名。	3	2	1	0	

续表

项目	总分	评分细则	评分等级				得分及扣分依据
			A	B	C	D	
综合评价	15	1. 严格执行查对制度及无菌技术原则。 2. 操作轻柔、熟练、规范、节力，穿刺一次成功。 3. 告知到位，患者和 / 或家属知晓相关告知事项。 4. 无相关并发症发生。	4 4 4 3	3 3 3 2	2 2 2 1	1 1 1 0	
提问	4	1. 膝关节腔穿刺的目的是什么？ 2. 膝关节腔穿刺护理的注意事项有哪些？	2 2	1 1	0 0	0 0	
总分	100						

1. 膝关节腔穿刺的目的是什么？

（1）抽取关节腔内滑液，可减轻膝关节肿胀，恢复关节功能。

（2）滑液检查为临床诊断提供依据。

（3）向关节腔内注射药物治疗关节疾病。

2. 膝关节腔穿刺护理的注意事项有哪些？

（1）穿刺器械及手术操作均需严格消毒，以防无菌的关节腔渗液发生继发感染。

（2）动作要轻柔，避免损伤关节软骨。

（3）如关节腔积液过多，于抽吸后应适当加压固定。

四、下肢关节持续被动运动器（CPM）应用

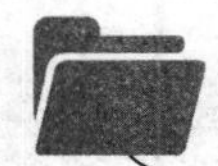

操作规程

（一）计划与实施

操作前

1. 护士：仪表规范、态度和蔼可亲，核对医嘱，洗手、戴口罩；评估患者病情、膝关节功能情况，确认治疗部位、治疗角度及时间；告知患者操作目的、方法、注意事项及配合要点。
2. 物品：CPM 机。
3. 环境：整洁、安静、安全、宽敞、室温适宜，有可供使用的电源。
4. 患者：愿意配合，取舒适体位。

1. 携 CPM 机推至患者床旁，核对患者。
2. 插上电源插座，打开电源开关，正确设置运行程序。
3. 开机（按“启动 / 停止”键），待机器向膝关节伸展方向（控制面板方向）运动到极限位置时停机（按“启动 / 停止”键）；
4. 根据患者的下肢长度调整好底杆杆件长度，并使杆件的膝关节角度于 0 ～ 10°，

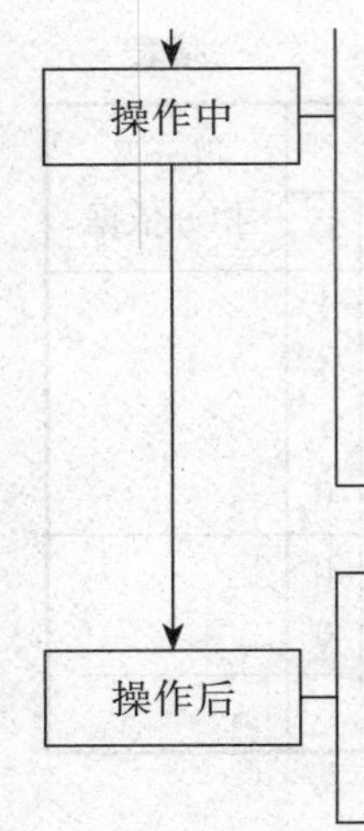

拧紧各可调旋钮；
5. 根据医嘱设置起始角度、终止角度、时间及速度。
6. 开机，让机器试运行 1 ～ 2 个来回，观察参数设置是否合适，机器运行是否正常。
7. 按“暂停”键，妥善放置患肢，重新调整大小腿杆件比例，并拧紧旋钮。
8. 用绑带妥善固定患肢，调整床支撑杆使之顶牢床架。
9 试运行，若患者感到不适重复步骤 6。
10. 开机运行。
11. 治疗结束，撤走仪器，清洁备用。绑带按常规清洁消毒。

1. 锻炼结束后，将伸缩杆复位，关闭电源。
2. 取下 CPM 机，观察患肢皮肤情况。
3. 协助患者取舒适卧位，再次核对，整理床单位。
4. CPM 机处置、保养，用物处理。
5. 洗手、记录、签名。

（二）评价

1. 护士仪表规范、微笑服务，语言亲切、流畅、通俗易懂，态度和蔼可亲。

2. 告知到位，患者和 / 或家属知晓相关告知事项。

3. 患者能耐受，积极配合，患者无不适。

4. 关心患者，操作熟练，能及时处理各种异常情况。

5. 无相关并发症发生。

并发症预防与处理

（一）关节脱位

1. 预防

（1）移动肢体时动作轻柔，忌粗暴，全髋关节置换术后患者注意　关节屈曲小于 90°，患肢保持外展中立位。

（2）操作前做好患者的评估工作，开始应用时应了解患者原有关节的活动度数及手术中关节松解后活动度数，决定膝关节最初的活动范围，初次使用应从小角度开始，要逐渐增加活动的次数、角度和范围，根据患者大小腿长度调节机器长杆长度。

（3）操作前检查仪器性能是否完好，调节长度后拧紧各旋钮，正确固定肢体。

2. 处理

（1）患者出现关节脱位相应症状，立即将机器复位、停止操作，报告医生、护士长。

（2）评估伤情后再取合适体位，检查受伤部位及严重程度（必要时拍 X 线片），遵医嘱采取相应的措施，安抚患者及家属。

（3）观察病情及记录，做好床旁交接班。

（二）骨折

1. 预防

（1）严格掌握适应证，骨折固定不稳、躁狂期、癫痫发作期、生命体征不稳定的患者、开放性骨折污染严重的术后感染没有得到控制的患者禁忌使用。

（2）搬动肢体时应用双手放于骨折或关节上下端，平托放于CPM机上，动作轻柔，忌粗暴。

（3）操作前做好患者的评估工作，初次使用从小角度开始，逐渐增加活动的角度和范围，根据患者大小腿长度调节机器长杆长度。

（4）操作前检查仪器性能是否完好，调节长度后拧紧各旋钮，正确固定胶体，操作过程中加强巡视，发现异常运转及时处理。

2. 处理

（1）患者出现骨折等相应症状，立即将机器复位、停止操作，报告医生、护士长。

（2）评估伤情后再搬动肢体，取合适体位，检查受伤部位及严重程度（必要时拍X线片），遵医嘱采取相应的措施。

（3）安抚患者及家属，观察病情及记录。

（4）做好床旁交接班。

（三）疼痛

1. 预防

（1）及时处理伤口疼痛，必要时遵医嘱在适当镇痛的基础上进行锻炼。

（2）操作前做好患者的评估工作，初次使用从小角度开始，逐渐增加活动的角度和范围。

（3）认真向患者讲明功能锻炼的意义，调动其积极性，对CPM锻炼出现的疼痛有心理准备，理解手术与锻炼的辩证关系，取得患者的配合。

2. 处理

（1）患者诉疼痛，查看引起疼痛的因素，排除机器调节不当等因素，评估疼痛部位、程度及患者耐受性，如患者能耐受，安抚患者，嘱其放松，适当的调整屈曲角度及速度。

（2）如患者疼痛剧烈或出现相应的伴随症状，暂时停止操作，通知医师，遵医嘱给予相应的处理，做好病情观察及记录。

操作考核评分标准

下肢关节持续被动运动器应用操作考核评分标准

项目	总分	评分细则	评分等级				得分及扣分依据
			A	B	C	D	
操作前	20	1. 护士：仪表规范、态度和蔼可亲，核对医嘱，洗手、戴口罩；评估患者病情、膝关节功能情况，确认治疗部位、治疗角度及时间；告知患者操作目的、方法、注意事项及配合要点。	10	9	8	7	
		2. 物品：备齐CPM机等用物。	2	1	0	0	
		3. 环境：整洁、安静、安全、宽敞、室温适宜，有可供使用的电源，保护患者隐私。	4	3	2	1	
		4. 患者：愿意配合，取舒适体位。	4	3	2	1	

续表

项目	总分	评分细则	评分等级				得分及扣分依据
			A	B	C	D	
操作中	45	1. 将 CPM 机推至患者床旁，核对患者。	5	4	3	2	
		2. 插上电源插座，打开电源开关，正确设置运行程序。	3	2	1	0	
		3. 开机（按“启动 / 停止”键），待机器向膝关节伸展方向（控制面板方向）运动到极限位置时停机（按“启动 / 停止”键）。	5	4	3	2	
		4. 根据患者的下肢长度调整好底杆杆件长度，并使杆件的膝关节角度位于 0° ～ 10°，拧紧各可调旋钮。	5	4	3	2	
		5. 根据医嘱设置起始角度、终止角度、时间及速度。	5	4	3	2	
		6. 开机，让机器试运行 1 ～ 2 个来回，观察参数设置是否合适，机器运行是否正常。	4	3	2	1	
		7. 按“暂停”键，妥善放置患肢，重新调整大小腿杆件比例，并拧紧旋钮。	5	4	3	2	
		8. 用绑带妥善固定患肢，调整床支撑杆使之顶牢床架。	5	4	3	2	
		9. 试运行，若患者感到不适重复步骤 6。	4	3	2	1	
		10. 开机运行。	1	0	0	0	
		11. 治疗结束，撤走仪器，清洁备用。绑带按常规清洁消毒。	3	2	1	0	
操作后	16	1. 锻炼结束后，将伸缩杆复位，关闭电源。	3	2	1	0	
		2. 取下 CPM 机，观察患肢皮肤情况。	4	3	2	1	
		3. 协助患者取舒适卧位，再次核对，整理床单位。	3	2	1	0	
		4. CPM 机处置、保养，用物处理。	4	3	2	1	
		5. 洗手、记录、签名。	2	1	0	0	
综合评价	15	1. 护士仪表规范、微笑服务，语言亲切、流畅、通俗易懂，态度和蔼可亲。	3	2	1	0	
		2. 告知到位，患者和 / 或家属知晓相关告知事项。	3	2	1	0	
		3. 患者能耐受，积极配合，患者无不适。	3	2	1	0	
		4. 关心患者，操作熟练，能及时处理各种异常情况。	3	2	1	0	
		5. 无相关并发症发生。	3	2	1	0	
提问	4	1. 下肢关节持续被动运动器的应用目的是什么？	2	1	0	0	
		2. 下肢关节持续被动运动器应用的注意事项有哪些？	2	1	0	0	
总分	100						

1. 下肢关节持续被动运动器的应用目的是什么？

（1）进行被动的膝关节屈伸活动锻炼。

（2）减少下肢关节主动活动时肌肉收缩带来的骨折端不良应力的影响。

（3）防止关节内外的粘连，促进骨折愈合。

2. 下肢关节持续被动运动器应用的注意事项有哪些？

（1）使用仪器前，必须仔细阅读使用说明书。每次操作前，确认电源开关在关闭状态，才能接电源插头，以免损坏机器和损伤患者。准确连接电源，以防短路。

（2）必须确认仪器性能完好，运行正常，方可用于患者。

（3）仪器使用过程中，需加强巡视。

（4）关节被动活动器治疗角度的调节需根据患者个人情况而定，注意循序渐进。

（5）使用过程中如有伤口渗血、疼痛等不良反应时要及时停止使用处理。

（6）放置负压引流的患者，应用CPM机时应关闭负压引流管，停机时再放开，防止负压作用使引流管内液体回流而造成感染发生。

（7）护士将患肢放置于CPM机支架上，脚套要套实，与水平呈90°，患肢脚到膝关节距离相等，患膝关节与机器夹角要处于同一水平线。

（8）使用前调节机杆长度，拧紧旋钮，肢体摆放符合要求，绑好固定带，防止肢体离开机器支架，从而达到要求的活动角度。

五、胃肠减压护理

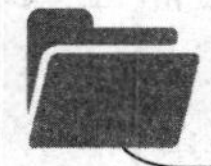

操作规程

（一）计划与实施

操作前

1. 护士：仪表规范、态度和蔼可亲，核对医嘱，洗手、戴口罩；评估患者病情、生命体征、意识状态及合作程度，评估口鼻腔黏膜，观察有无食管、胃底静脉曲张；告知患者操作目的、方法、注意事项及配合要点。
2. 物品：治疗车，治疗盘内盛：一次性杯子（内盛凉开水或生理盐水）、消毒弯盘1套（内有纱布2块）、别针、治疗巾、一次性胃管、一次性20ml注射器、石蜡油、棉签、胶布、压舌板、听诊器、胃肠减压器、手套、手电筒、快速手消毒剂、软尺、污物缸、标识，必要时备开口器。
3. 环境：安静、安全、整洁、宽敞、光线充足。
4. 患者：愿意配合、取舒适体位。

↓

操作中

1. 携用物至床旁，核对患者。
2. 协助患者取合适卧位（昏迷患者去枕平卧位），颌下铺治疗巾，置弯盘于口角旁，清洁鼻孔，戴手套。
3. 检查胃管是否通畅，测量胃管插管长度，润滑胃管前段，关闭尾端开关。
4. 为患者进行插管操作，嘱患者做深呼吸、吞咽等动作。
5. 插入适当深度，检查胃管是否在胃内，妥善固定。
6. 调节减压装置，与胃管连接，妥善固定于床旁。
7. 引流管标识，标明引流管名称、时间。

↓

操作后

1. 协助患者取适合体位。
2. 再次核对，整理床单位及用物。
3. 观察引流液颜色、性质、量，询问患者感受，告知注意事项。
4. 洗手、记录。

（二）评价

1. 告知到位，语言亲切、态度和蔼，患者和 / 或家属知晓相关告知事项。

2. 患者负压引流通畅，引流管标识清楚，固定妥善。

3. 患者和 / 或家属引流期间安全防护措施得当。

4. 护士操作熟练、规范。

5. 无相关并发症发生。

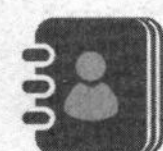

并发症预防与处理

（一）引流不畅

1. 预防

（1）对于清醒的患者耐心解释，取得配合；昏迷患者插管时，尽量增大咽喉部通道幅度。

（2）医务人员熟练掌握操作技术。

（3）禁止将多渣黏稠的食物、药物注入到胃管内。

（4）定时更换胃管，以防止胃酸长时间腐蚀胃管，从胃管内注入药物前后均需注入一定量的温开水冲洗胃管。

2. 处理

（1）发现胃管阻塞时可先将胃管送入少许，再缓缓地将胃管退出，边退边回抽胃液；每天定时转动胃管，减少胃管在胃内的粘连。

（2）使胃肠减压器时刻处于负压状态，利于引流。

（3）胃肠减压器的位置应低于胃部，以利于引流。

（二）插管困难

1. 预防

（1）插管前做好患者心理护理，介绍插管过程、配合要点；插管时指导患者做吞咽动作。

（2）选用质地优良的硅胶胃管，切忌同一胃管反复使用。

2. 处理

（1）患者出现呕吐时，暂停插管，让患者休息并张口呼吸，10min 后再试行插管。

（2）对合并有慢性支气管炎的患者，插管前应用镇静药或阿托品肌注。

（三）上消化道出血

1. 预防

（1）插管动作熟练、轻柔，切勿强行插管。

（2）负压引流无液体引出时，检查胃管是否通畅，如不通畅可注入少许生理盐水再回抽，不可盲目回抽。

2. 处理

（1）发现引流液有鲜红色血液时，立即停止抽吸并报告医师。

（2）遵医嘱补充血容量及制酸、止血治疗。

（四）声音嘶哑

1. 预防

（1）选择粗细合适、质地柔软、表面光滑的胃管，不宜反复插管。

（2）胃肠减压过程中，嘱患者少说话使声带得到充分休息；剧烈咳嗽、呕吐时，用手固定胃管，防止胃管上下移动。

（3）病情允许时尽早拔除胃管。

2. 处理

（1）加强口腔护理，保持局部的湿润。

（2）遵医嘱予雾化吸入，以减轻水肿。

（五）呼吸困难

1. 预防

（1）插管前耐心解释，插管时严密观察，一旦误入气管立即拔出，让患者休息。

（2）病情允许时尽早拔除胃管。

2. 处理　遵医嘱予雾化吸入以消除喉头水肿，必要时予氧气吸入。

（六）吸入性肺炎

1. 预防

（1）鼓励患者咳嗽、排痰，加强翻身、拍背。

（2）保证引流通畅，防止胃液反流。

2. 处理

（1）密切观察生命体征，保持呼吸道通畅。

（2）卧床休息，遵医嘱使用抗生素治疗。

操作考核评分标准

胃肠减压护理操作考核评分标准

项目	总分	评分细则	评分等级				得分及扣分依据
			A	B	C	D	
操作前	20	1. 护士：仪表规范，态度和蔼可亲，核对医嘱，洗手、戴口罩；评估患者病情、生命体征、意识状态及合作程度，评估口鼻腔黏膜、观察有无食管、胃底静脉曲张；告知患者操作目的、方法、注意事项及配合要点。	10	9	8	7	
		2. 物品：备齐用物，放置合理。	4	3	2	1	
		3. 环境：安静、安全、整洁、宽敞、光线充足。	4	3	2	1	
		4. 患者：愿意配合，取舒适体位。	2	1	0	0	

续表

项目	总分	评分细则	评分等级				得分及扣分依据
			A	B	C	D	
操作中	50	1. 携用物至床旁，核对患者。	2	1	0	0	
		2. 接触患者前进行手消毒。	2	1	0	0	
		3. 颌下铺巾，放置弯盘位置适当。	2	1	0	0	
		4. 清洁鼻腔。	2	1	0	0	
		5. 戴手套，查胃管是否通畅、标记长度、润滑胃管，关闭尾端开关。	5	4	3	2	
		6. 插胃管方法正确。	10	8	6	4	
		7. 插管过程中随时观察患者的反应。	3	2	1	0	
		8. 胃管插入长度合适。	5	4	3	2	
		9. 检查胃管在胃内方法正确。	10	8	6	4	
		10. 胃管固定牢固，美观。	4	3	2	1	
		11. 接胃肠减压器正确、标识正确、观察引流情况。	3	2	1	0	
		12. 帮助患者擦净面部。	1	0	0	0	
		13. 操作中不污染床单及患者衣服。	1	0	0	0	
操作后	15	1. 协助患者取适合体位。	2	0	0	0	
		2. 再次核对，整理床单位及用物。	4	3	2	1	
		3. 观察引流液颜色、性质、量，询问患者感受，告知注意事项。	5	4	3	2	
		4. 洗手、记录。	4	3	2	1	
综合评价	13	1. 告知到位，语言亲切、态度和蔼，患者和 / 或家属知晓相关告知事项。	3	2	1	0	
		2. 患者负压引流通畅，引流管标识清楚，固定妥善。	3	2	1	0	
		3. 患者和 / 或家属引流期间安全防护措施得当。	3	2	1	0	
		4. 护士操作熟练、规范。	2	1	0	0	
		5. 无相关并发症发生。	2	1	0	0	
提问	2	检查胃管在胃内的三种方法是什么？	2	1	0	0	
总分	100						

检查胃管在胃内的三种方法是什么？

（1）回抽胃液。

（2）置听诊器于胃部，同时向胃内注入空气，听到气过水声。

（3）将胃管末端置于盛有温水的杯子内，如果无气泡逸出证明在胃内。

六、伤口护理

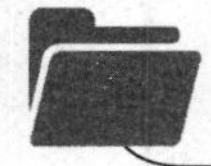

操作规程

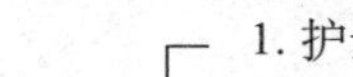

（一）计划与实施

操作前

1. 护士：仪表规范、态度和蔼可亲，核对医嘱，洗手，戴口罩；评估伤口形成的原因、持续时间及曾接受的治疗护理情况，伤口的局部情况、愈合程度、疼痛情况；告知患者或家属操作目的、注意事项及配合要点。
2. 环境：宽敞、明亮、清洁、温度适宜，注意保暖及保护隐私。
3. 物品：治疗车、黄色垃圾袋、纱布、生理盐水棉球、血管钳、换药盘1套（内含镊子2把、换药盘2个）、消毒液、伤口冲洗液、备用伤口敷料、胶布1卷，清洁手套2副、无菌手套1副、注射器、探针、伤口测量尺和相机、必要时准备伤口培养基等。
4. 患者：愿意配合，取舒适体位。

操作中

1. 携用物至床边，核对患者。
2. 铺垫巾，戴一次性清洁手套。
3. 移除旧敷料，一手固定皮肤，另一手剥离敷料（注意保护皮肤，顺毛发生长方向撕除，减轻疼痛。若敷料粘贴较紧，用生理盐水充分浸润后再去除），将敷料抓在手上，脱下手套包起来后并将其弃入黄色垃圾袋。
4. 洗手，戴无菌手套。
5. 用无菌镊子取下内层敷料，若敷料粘贴伤口，用生理盐水充分浸润后再去除。
6. 观察取下的敷料，评估伤口的情况。评估渗出液的颜色、气味、性质、量及伤口的外观，评估伤口组织形态，有无潜行、窦道、坏死组织，肉芽组织的生长情况和愈合程度等。助手留取影像学资料，采集深部分泌物做培养。
7. 伤口用无菌镊子夹住生理盐水棉球环形清洗伤口（清洁伤口由内向外，感染伤口由外向内），直径大于伤口周围5cm处，棉球擦拭一次后即丢弃，切勿来回擦拭，以免污染伤口，感染伤口，根据医嘱或细菌培养结果，选择合适的杀菌清洗液清洗，如果伤口是较深的腔、潜行或窦道可以使用注射器抽取生理盐水清洗伤口。
8. 用无菌干纱布拭去伤口表面及周围皮肤的清洗液。
9. 根据伤口情况选择合适的内敷料。
10. 根据需要选用外层敷料。位于骨突处或不易固定的伤口，可用固定网或弹性绷带固定；包扎伤口时要保持良好血液循环，不可固定太紧，包扎肢体时应从身体远端到近端，促进静脉回流。
11. 用胶带固定敷料，撤垫巾。
12. 脱下手套。

操作后

1. 协助患者取舒适体位，再次核对，整理床单位及用物。
2. 告知患者及家属保持伤口敷料及周围皮肤清洁的方法。
3. 指导沐浴、翻身、咳嗽及活动时保护伤口的方法。
4. 洗手，记录伤口的外观、大小，渗液的颜色、量、性质、时间，使用的敷料等。

（二）评价

1. 严格执行查对制度及无菌技术原则。

3. 护理操作轻柔、熟练、规范。

3. 伤口处理方法及选用敷料正确。

4. 无相关并发症发生。

并发症预防与处理

（一）伤口疼痛

1. 预防

（1）处理前沟通：恐惧焦虑会加重疼痛，因此处理前应告诉患者伤口处理的程序和步骤，避免过于紧张，为患者创建舒适的环境和温度，采取舒适的体位。

（2）熟练掌握换药技术，动作轻巧。

（3）操作前，评估伤口敷料是否与组织粘连，必要时先用生理盐水充分浸湿敷料，待充分松解粘连后，边轻压敷料下皮肤或创面，边撤除敷料。

2. 处理

（1）暂停换药，评估疼痛原因，采取针对性措施。

（2）如因伤口敷料与组织粘连引起，先用生理盐水充分浸湿敷料，待充分松解粘连后，边轻压敷料下皮肤或创面，边撤除敷料。

（3）疼痛剧烈者，遵医嘱应用镇痛药物。

（二）交叉感染

1. 预防

（1）操作时严格遵循无菌操作原则。

（2）严格执行手卫生规范。

（3）保持换药室环境清洁，操作时严禁家属或探视人员进入。

（4）严格执行伤口处理原则：先换清洁伤口，后换感染伤口；先换非特异性感染伤口，后换特异性感染伤口。

2. 处理

（1）伤口有感染时，应用无菌生理盐水或伤口清洗液彻底清洗。

（2）伤口有波动感或有脓腔，应拆除一部分缝线，放置引流条或引流管利于引流。

（3）观察并记录伤口引流液的颜色、性质、量、黏稠度、有无异味等。

（4）伤口愈合缓慢时，可做伤口床细菌培养 + 药敏试验，根据培养结果给予有效抗菌药物治疗。

（三）伤口延期愈合

1. 预防

（1）全面评估伤口，详细了解病史，认真检查，外伤伤口严格执行清创原则。

（2）换药的同时积极治疗原发病。

(3) 根据伤口情况、渗液量及使用敷料类型确定换药频率：大量渗液的伤口，每日换药 1 次，保持外层敷料不被分泌物渗透；少量渗液或肉芽生长良好的伤口，每 2 ～ 3d 换药 1 次；缝线伤口每 3 ～ 5d 换药 1 次，至伤口拆线。

2. 处理

(1) 对窦道或瘘管形成的伤口，应根据手术种类、渗液性质、实验室检查、超声检查及造影结果进一步明确诊断，确定治疗方案。

(2) 用药不合理导致的伤口愈合不良，应立即停止用药，伤口及周围皮肤用生理盐水彻底清洗，根据伤口情况正确选择敷料。

(3) 结核所致伤口长期不愈者，应排除合并其他细菌感染，如有除结核杆菌外的细菌感染，在伤口处理时应选择抗结核药物和高效的杀菌敷料；

(4) 脓肿引流不畅所致伤口长期不愈者，应保持引流口处于伤口最低位置，切口要足够大，必要时对口引流，有分隔的深部脓肿应彻底分离脓腔间隔，正确选择引流物。

操作考核评分标准

伤口护理操作考核评分标准

项目	总分	评分细则	评分等级				得分及扣分依据
			A	B	C	D	
操作前	20	1. 护士：仪表规范、态度和蔼可亲，核对医嘱，洗手，戴口罩；评估伤口形成的原因、持续时间及曾接受的治疗护理情况，伤口的局部情况、愈合程度、疼痛情况；告知患者或家属操作目的、注意事项及配合要点。	10	9	8	7	
		2. 环境：宽敞、明亮、清洁、温度适宜，注意保暖及保护隐私。	4	3	2	1	
		3. 物品：备齐用物，放置合理。	4	3	2	1	
		4. 患者：愿意配合，取舒适卧位。	2	1	0	0	
操作中	50	1. 携用物至床边，核对患者。	4	3	2	1	
		2. 铺垫巾，戴手套，撕除旧敷料方法正确，移除旧敷料时未损伤皮肤及生长的肉芽。	8	7	6	5	
		3. 严格无菌操作，正确评估伤口及周围皮肤的情况，评估伤口大小（长、宽、深）、潜行、窦道、组织形态，渗出液的颜色、气味、性质、量，感染情况及愈合程度，留取影像学资料，正确采集深部分泌物做培养。	6	5	4	3	
		4. 清洗伤口或感染伤口清洗方法正确，清洗范围直径大于伤口周围 5cm，对较深的腔或窦道进行清洗方法正确。	8	7	6	5	
		5. 感染伤口根据细菌培养结果，使用合适的杀菌清洗液，再用生理盐水冲洗伤口。	6	5	4	3	
		6. 正确选择合适的内层敷料及外层敷料。	6	5	4	3	
		7. 固定敷料时使用胶带方法正确，撤垫巾。	6	5	4	3	
		8. 将医疗废弃物弃于黄色垃圾袋内。	6	5	4	3	

续表

项目	总分	评分细则	评分等级				得分及扣分依据
			A	B	C	D	
操作后	16	1. 协助患者取舒适体位，再次核对，整理床单位及用物。	3	2	1	0	
		2. 告知患者及家属保持伤口敷料及周围皮肤清洁的方法。	4	3	2	1 1	
		3. 指导沐浴、翻身、咳嗽及活动时保护伤口的方法。	4	3	2	1	
		4. 洗手，记录伤口的外观、大小，渗液的颜色、量、性质、时间，使用的敷料等。	5	4	3	2	
综合评价	10	1. 严格执行查对制度及无菌技术原则。	2	1	0	0	
		2. 护士操作轻柔、熟练、规范。	2	1	0	0	
		3. 伤口处理方法正确，选用敷料正确。	2	1	0	0	
		4. 无相关并发症发生。	4	3	2	1	
提问	4	1. 伤口换药的目的是什么？	2	1	0	0	
		2. 伤口换药操作中的注意事项是什么？	2	1	0	0	
总分	100						

1. 伤口护理的目的是什么？

（1）清除伤口及周围皮肤的污物或坏死组织。

（2）评估伤口的愈合程度及有无感染。

（3）更换敷料，增进患者的舒适及促进伤口愈合。

2. 伤口护理操作中的注意事项是什么？

（1）严格执行无菌操作原则。

（2）定期对伤口进行观察、测量和记录。

（3）根据伤口渗出情况确定伤口换药频率。

（4）伤口清洗一般选用生理盐水或对人体组织没有毒性的溶液。

（5）如有多处伤口需换药，应先换清洁伤口，后换感染伤口；清洁伤口换药时，应从伤口中间向外消毒；感染伤口换药时，应从伤口外向中间消毒；有引流管时，先清洁伤口，再清洁引流管。

（6）如怀疑伤口感染，应及时做细菌培养，切勿选用密闭性湿性愈合敷料。

（7）位于骨突处或不易固定的伤口，可用固定网或弹性绷带固定。

（8）包扎伤口时要保持良好血液循环，不可固定太紧，包扎肢体时应从身体远端到近端，促进静脉回流。

（9）伤口周围固定的胶布痕迹，可用松节油擦拭后再用清水清洗。

（10）换药过程中密切观察病情，出现异常情况及时报告医师。

七、造口护理

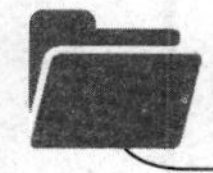

操作规程

（一）计划与实施

操作前

1. 护士：仪表规范、态度和蔼可亲，核对医嘱，洗手、戴口罩；评估患者的病情、意识、自理能力，手术方式及造口类型，周围皮肤情况，对造口护理了解及掌握程度；与患者及家属进行沟通，告知操作目的、方法、注意事项及配合要点，让其参与造口护理。
2. 物品：选择合适的造口袋及附件产品，检查用物包装及有效期。
3. 环境：整洁、舒适、安全、光线充足，房间定期紫外线消毒。
4. 患者：愿意配合，取舒适体位。

操作中

1. 携用物至床旁，核对患者。
2. 协助患者摆好体位。
3. 暴露造口，下方铺治疗巾，由上至下去除造口袋，观察排泄物的颜色、性状及量。
4. 清洗造口及周围皮肤，由外向内。
5. 观察造口类型，评估造口大小、高度、形状。
6. 观察造口血运及周围皮肤情况，有无并发症的发生。
7. 选择合适造口用品。
8. 测量造口的大小，剪裁造口底盘开口比造口本身大 1 ～ 2mm。
9. 撕去底板的粘贴保护胶纸，由下至上粘贴造口袋，用手均匀按压造口袋底板与造口黏膜间隙。
10. 夹闭造口袋下端开口。
11. 手掌轻压造口袋，使造口底盘粘贴牢固。

操作后

1. 嘱患者平躺 5 ～ 10min，提高造口袋的黏性。
2. 鼓励患者观看和触摸造口。
3. 整理床单位，协助摆舒适体位。
4. 整理用物、垃圾分类。
5. 做好健康指导：如饮食、休息、活动、并发症的指导。
6. 洗手、记录。

（二）评价

1. 严格执行查对制度，造口袋及附件产品选择合适。
2. 操作中了解患者感受，做好心理护理。
3. 操作熟练，患者及家属能了解造口袋更换流程。

并发症预防与处理

（一）肠造口皮炎

1. 预防

（1）护理人员应具有造口护理专业知识及技术。

（2）术前进行造口定位，减少因造口位置选择不佳给造口护理带来的困扰。

（3）新型造口用品需做皮肤过敏试验。

（4）根据造口大小及形状来剪裁底盘，底盘口径比造口直径大 1 ～ 2mm。

（5）患者及家属对造口护理知识及技术有一定基础，提前做好并发症的预防措施。

（6）根据造口类型及形状选择适合的造口产品。

（7）造口袋使用时间不宜过久，发生渗漏及时更换。

2. 处理

（1）过敏性皮炎

1）询问过敏史，新产品做过敏试验。

2）寻找病因，去掉过敏源，必要时更换其他系列或不同厂家的产品。

3）温水清洗造口周围皮肤，动作轻柔，勿用刺激性强的物品清洗，常规使用护肤粉、保护膜、防漏膏、水胶体敷料保护。

4）避免再次接触过敏源。

5）皮肤科医生就诊，必要时应用抗过敏药物，如果以上方法不能解决问题，建议采取造口灌洗法。

（2）刺激性皮炎

1）检查刺激源并去除原因。

2）温水清洗造口周围皮肤，动作轻柔，勿用刺激性强的物品清洗；选择适合个人的护理产品：凸面底盘、护肤粉、皮肤保护膜、防漏膏等；指导患者正确规范的安装技术，正确使用产品。

3）选用促进皮肤创面愈合的敷料，如水胶体。

4）调节饮食，适当使用药物改变粪便性状。

5）发生渗漏及时更换。

（二）机械性损伤

1. 预防

（1）护理人员应具有造口护理专业知识及技术，为患者提供良好的照顾。

（2）患者及家属正确认识造口、对造口护理知识及技术有一定了解。

（3）剥离造口袋时动作要轻柔。

（4）各种原因导致局部过大的压力引起局部损伤时，如造口腰带、造口支撑管等，做好预防措施。

2. 处理

（1）重新评估患者更换造口袋技巧。

（2）撕离造口袋或清洗造口周围皮肤时，动作轻柔，必要时使用黏胶去除剂。

（3）使用护肤粉、无痛皮肤保护膜和水胶体等，保护损伤的皮肤。

（4）避免再次发生。

（三）肠造口缺血坏死

1. 预防

（1）正确实施造口手术。

（2）术后及时评估，发现问题及时处理。

2. 处理

（1）当造口外观变紫时，应立即报告医师并密切观察肠造口黏膜变化情况。

（2）用手指按压肠造口黏膜，放开时观察有无恢复红色现象。

（3）若腹壁外肠造口黏膜缺血坏死，可修剪坏死的肠造口黏膜，等病情稳定后行造口重建术，若腹壁内肠管坏死应立即手术，避免腹膜炎发生。

（4）若部分肠黏膜变紫色时，可能是肠造口边缘缝线太紧，则需将变紫区域缝线拆1～2针。

（5）关注后续并发症的预防与处理，如造口皮肤黏膜分离、造口狭窄、造口回缩。

（四）肠造口狭窄

1. 预防

（1）早期发现、早期诊断、早期治疗是预防并发症的重要环节。

（2）对手术初期患者，提前做好造口扩肛指导。

（3）患者及家属正确认识造口、对造口护理知识及技术有一定基础，能坚持造口扩肛。

（4）加强饮食宣教。

2. 处理

（1）程度较轻者可容小指或示指通过时，可用手指或扩张器扩宽造口，但要小心不可损伤造口。扩宽造口的方法：戴手套，开始时先用小拇指，慢慢好转后改用示指，涂润滑剂后轻轻进入造口，停留3～5min，每天1～2次，需长期进行。

（2）降结肠或乙状结肠造口狭窄者要观察是否便秘，因便秘时粪便容易阻塞造口，可遵医嘱服用泻药。

（3）做好饮食指导，保持大便通畅，避免进食不宜消化的食物，如蘑菇、玉米、花生等，以免堵塞造口。

（4）当肠造口狭窄引起排便功能障碍时，则需行肠造口重整术。

（五）造口脱垂

1. 预防

（1）选取合适的位置进行造口定位，尽可能将造口定于腹直肌上。

（2）正确实施造口手术。

（3）避免导致腹内压增高的因素，如慢性咳嗽、长期便秘、提重物等；指导患者咳嗽或打喷嚏时用手按压造口部位，腹壁肌肉薄弱者宜使用腹带或束裤加以支持固定。

（4）做好饮食指导，保持大便通畅。

2. 处理

（1）加强自我观察，出现可疑症状时及时就诊。

（2）严重水肿脱垂的肠黏膜，可用 50 %硫酸镁加温水稀释后湿敷，每日 2 次，每次 20 ～ 30min，至水肿消退。

（3）脱垂的肠黏膜出现糜烂、渗血可使用造口护肤粉，同时应加强局部造口黏膜的清洁，可用温水每日清洁，禁忌使用消毒剂如碘伏、乙醇等刺激性的溶液。

（4）手法复位：严重脱垂者，嘱患者平躺放松，缓慢将脱垂的肠黏膜顺肠腔方向推回，根据造口的类型选择合适的处理方法。

（5）手术治疗：不能回纳的患者选择手术治疗，将脱垂的肠段切除后在合适的位置重建造口。如造口脱垂者出现肠扭转、阻塞甚至缺血坏死者应急诊手术。

（6）指导患者避免腹内压增高的因素。

（六）造口回缩

1. 预防

（1）选取合适的位置进行造口定位，尽可能将造口定于腹直肌上。

（2）正确实施造口手术，防止肠造口黏膜缝线过早脱落及支撑架过早拔除。

（3）及时处理造口缺血坏死、皮肤黏膜分离等并发症的发生。

（4）保持体重合适，避免短时间内体重剧增。

2. 处理

（1）根据回缩的程度采取处理措施，轻度回缩，肠端开口位于筋膜外者，注意观察造口回缩的进展情况，配合防漏膏、凸面底盘及腰带使用；回缩至腹腔内严重者，应立即施行手术。

（2）注意观察底盘渗漏现象，一旦发生随时更换；如伴有造口周围刺激性皮炎者，参考肠造口皮炎的护理。

（3）指导正确饮食，保持正常体重。

（4）指导患者密切观察造口血运，如有异常及时就诊。

（七）造口皮肤黏膜分离

1. 预防

（1）正确实施造口手术，防止肠造口黏膜缝线过早脱落及支撑架过早拔除。

（2）积极处理腹腔感染、营养不良、糖尿病等基础疾病。

（3）及时处理造口缺血坏死、造口回缩等并发症的发生。

2. 处理

（1）评估肠造口黏膜色泽、回缩程度、有无狭窄，造口黏膜与皮肤分离的程度。

（2）湿性愈合理论及新型敷料用于皮肤黏膜分离处，注意保护伤口，勿让粪便污染伤口。

（3）指导饮食卫生，避免腹泻。

（4）指导患者正确进行扩肛，防止肠造口狭窄等并发症的发生。

（八）造口旁疝

1. 预防

（1）选取合适的位置进行造口定位，尽可能将造口定于腹直肌上。

（2）正确实施造口手术。

（3）避免导致腹内压增高的因素，如慢性咳嗽、长期便秘、提重物等；指导患者咳嗽或打喷嚏时用手按压造口部位，腹壁肌肉薄弱者宜使用腹带或束裤加以支持固定。

2. 处理

（1）根据造口旁疝的分型及大小选择处理措施。

（2）对于早期或症状较轻者，使用较柔软的一件式造口袋，加上合适的腹带或特制的造口腰带保护，减轻症状，防止肠管缺血坏死、旁疝嵌顿等并发症的发生。

（3）疝进一步增大，影响外观及造口护理困难时，或有持续性疼痛及肠梗阻危险时应考虑手术。

（4）指导患者避免腹内压增高的因素。

（九）肠造口水肿

1. 预防

（1）正确实施造口手术。

（2）护理方法正确，剪裁造口袋大小合适。

2. 处理

（1）手术初期使用两件式透明造口袋，便于观察及护理。

（2）当造口开始出现水肿时，造口袋剪裁的开口要比造口大 4 ～ 5mm，避免压迫造口。

（3）一般手术后 1 ～ 2 周造口开始出现水肿，6 ～ 8 周逐渐消退；严重水肿时，可用 50 %硫酸镁加温水稀释后湿敷，每日 2 次，每次 20 ～ 30min 至水肿消退。

（4）当造口水肿消退后，正确地修剪造口底盘，剪裁的开口比造口大 1 ～ 2mm。

（5）如果水肿情况持续严重，则需通知医师处理。

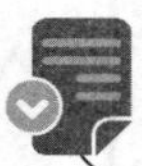

操作考核评分标准

造口护理操作考核评分标准

项目	总分	评分细则	评分等级 A	B	C	D	得分及扣分依据
操作前	20	1. 护士：仪表规范，态度和蔼可亲，核对医嘱，洗手、戴口罩；评估患者的病情、意识、自理能力，手术方式及造口类型，周围皮肤情况，对造口护理了解及掌握程度；与患者及家属进行沟通，告知操作目的、方法、注意事项及配合要点。	10	9	8	7	
		2. 物品：准备齐全、选择合适的造口袋及附件产品。	4	3	2	1	
		3. 环境：整洁、舒适、安全、光线充足，房间定期紫外线消毒。	4	3	2	1	
		4. 患者：愿意配合，取舒适体位。	2	1	0	0	

续表

项目	总分	评分细则	评分等级				得分及扣分依据
			A	B	C	D	
操作中	50	1. 携用物至床旁，核对患者。	4	3	2	1	
		2. 协助患者摆好体位。	4	3	2	1	
		3. 手卫生，暴露造口，下方铺治疗巾，戴一次性手套，由上至下去除旧袋，观察排泄物的颜色、性状及量。	6	5	4	3	
		4. 清洗造口及周围皮肤，由外向内。	5	4	3	2	
		5. 观察造口类型，评估造口大小、高度、形状。	5	4	3	2	
		6. 观察造口血运及周围皮肤情况，有无并发症的发生。	4	3	2	1	
		7. 选择合适造口袋，必要时使用造口附件产品。	5	4	3	2	
		8. 测量造口的大小，剪裁造口底盘开口比造口本身大 1～2mm。	4	3	2	1	
		9. 撕去底板的粘贴保护胶纸，由下至上粘贴造口袋。	3	2	1	0	
		10. 夹闭造口袋下端开口。	5	4	3	2	
		11. 手掌轻压造口袋，使造口底盘粘贴牢固。	5	4	3	2	
操作后	16	1. 嘱患者平躺 5～10min，提高造口袋的黏性。	4	3	2	1	
		2. 鼓励患者观看和触摸造口。	3	2	1	0	
		3. 整理床单位，协助摆舒适体位。	2	1	0	0	
		4. 整理用物、垃圾分类。	2	1	0	0	
		5. 做好健康指导：如饮食、休息、活动、并发症的指导。	3	2	1	0	
		6. 洗手、记录。	2	1	0	0	
综合评价	10	1. 严格执行查对制度，造口袋及附件产品选择合适。	4	3	2	1	
		2. 操作中了解患者感受、做好心理护理。	3	2	1	0	
		3. 操作熟练，患者及家属能了解造口袋更换流程。	3	2	1	0	
提问	4	1. 什么是造口？	2	1	0	0	
		2. 如何进行造口评估？	2	1	0	0	
总分	100						

1. 什么是造口？

因治疗需要，把一段肠管拉出腹腔，并将开口缝合于腹壁切口上以排泄粪便和尿液。

2. 如何进行造口评估？

（1）评估造口的活力，颜色呈牛肉红或粉红色，表面平滑且湿润。

（2）评估造口的形状及高度：呈圆形、椭圆形或不规则形，高出皮肤表面，回肠造口高出皮肤 2.5～3.5cm，结肠造口高出皮肤 1.5～2.5cm。

（3）评估造口周围皮肤是否完整，评估造口排便排气情况，评估整个造口情况。

八、膀胱造口护理

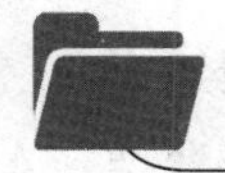

操作规程

（一）计划与实施

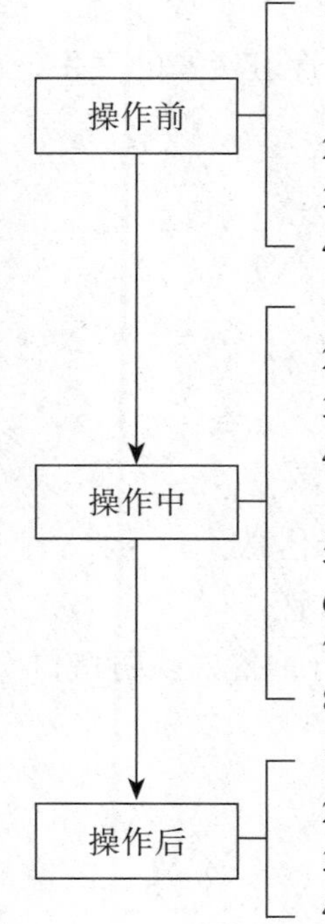

操作前

1. 护士：仪表规范、态度和蔼，核对医嘱，洗手、戴口罩；评估造口情况、患者的意识、自理能力、对造口的了解及接受程度；告知患者操作目的、方法、注意事项及配合要点。
2. 物品：换药包、有孔敷贴、引流管标识、胶布、碘伏等，检查用物包装及有效期。
3 环境：安全、安静、清洁，调节室温，注意保护患者隐私。
4. 患者：愿意配合，取舒适体位。

操作中

1. 携用物至床旁，核对患者。
2. 协助患者摆好体位，床帘或屏风遮挡，让其配合造口护理。
3. 手卫生，戴无菌手套，打开换药包，倒适量碘伏浸湿换药包内无菌棉球。
4. 取下造口敷料，暴露造口，手卫生，更换无菌手套，用换药包内镊子取碘伏棉球消毒造口周围皮肤及造口管近端，由内向外环形消毒 2 次。
5. 观察造口血运及周围皮肤情况，有无并发症的发生。
6. 皮肤待干后取有孔敷贴覆盖造口，固定造口管。
7. 用碘伏棉球消毒造口管与引流袋连接处，更换引流袋。
8. 粘贴造口管标识及引流袋更换日期。

操作后

1. 手卫生，再次核对患者信息，整理床单位，协助摆舒适体位。
2. 整理用物、垃圾分类。
3. 做好健康指导：如饮食、休息、活动、并发症的指导。
4. 洗手、记录、签名及时间。

（二）评价

1. 严格执行查对制度及无菌操作。
2. 操作熟练，管道固定在位无脱出。
3. 告知到位，患者及家属知晓相关注意事项。
4. 无相关并发症发生。

并发症的预防与处理规范

（一）膀胱造口处感染

1. 预防

（1）严格遵守操作规程，加强无菌观念。

（2）定期更换造口敷料，保持敷料清洁干燥。

2. 处理

（1）每周更换造口处敷料 1 ～ 2 次，及时发现异常情况并处理。

（2）造口处敷料渗湿立即更换。

（二）管道堵塞

1. 预防

（1）定期检查管道通畅情况，记录造口管引流量，指导患者造口管相关护理知识。

（2）患者出现血尿或脓尿等易堵管因素时要增加巡视频率，及时发现问题并处理。

（3）病情允许时多饮水，增加尿液起到冲洗管道的作用。

2. 处理

（1）患者膀胱造口引流量突然减少或患者出现下腹胀痛时应警惕管道堵塞的发生，立即予挤捏引流管，去除堵管因素（血凝块、脓液等），使引流通畅。

（2）以上操作无效时告知值班医师进行造口管冲洗。

（三）管道脱出

1. 预防

（1）妥善固定造口管，不可过度牵拉管道。

（2）指导患者在卧床及活动时注意引流管自我护理，有防范意识。

2. 处理

（1）观察患者病情变化，立即用无菌纱布覆盖造口，指导患者卧床休息。

（2）通知医师查看患者，根据具体情况决定是否重新置入膀胱造口管。

（3）需长期使用膀胱造口管患者发生造口管脱落时应在4h内进行重置，以防造口闭合无法置管。

操作考核评分标准

膀胱造口护理操作考核评分标准

项目	总分	评分细则	评分等级				得分及扣分依据
			A	B	C	D	
操作前	20	1. 护士：仪表规范、态度和蔼，核对医嘱，洗手、戴口罩；评估造口情况、患者的意识、自理能力、对造口的了解及接受程度；告知患者操作目的、方法、注意事项及配合要点。	10	9	8	7	
		2. 物品：备齐用物，放置合理。	4	3	2	1	
		3. 环境：安全、安静、清洁，调节室温，注意保护患者隐私。	4	3	2	1	
		4. 患者：愿意配合，取舒适体位。	2	1	0	0	
操作中	48	1. 携用物至床旁，核对患者。	4	3	2	1	
		2. 协助患者摆好体位，床帘或屏风遮挡，让其配合造口护理。	6	5	4	3	
		3. 手卫生，戴无菌手套，打开换药包，倒适量碘伏浸湿换药包内无菌棉球。	6	5	4	3	
		4. 取下造口敷料，暴露造口，手卫生，更换无菌手套，用换药包内镊子取碘伏棉球消毒造口周围皮肤及造口管近端，由内向外环形消毒2次。	8	6	4	2	

续表

项目	总分	评分细则	评分等级				得分及扣分依据
			A	B	C	D	
		5. 观察造口血运及周围皮肤情况，有无并发症的发生。	6	5	4	3	
		6. 皮肤待干后取有孔敷贴覆盖造口，固定造口管。	6	5	4	3	
		7. 用碘伏棉球消毒造口管与引流袋连接处，更换引流袋。	6	5	4	3	
		8. 粘贴造口管标识及引流袋更换日期。	6	5	4	3	
操作后	15	1. 手卫生，再次核对患者信息，整理床单位，协助摆舒适体位。	4	3	2	1	
		2. 整理用物、垃圾分类。	3	2	1	0	
		3. 做好健康指导：如饮食、休息、活动、并发症的指导。	5	4	3	2	
		4. 洗手、记录、签名及时间。	3	2	1	0	
综合评价	15	1. 严格执行查对制度及无菌操作。	4	3	2	1	
		2. 操作熟练，管道固定在位无脱出。	5	4	3	2	
		3. 告知到位，家属及患者知晓相关注意事项。	3	2	1	0	
		4. 无相关并发症发生。	3	2	1	0	
提问	2	膀胱造口护理的注意事项有哪些？	2	1	0	0	
总分	100						

膀胱造口护理的注意事项有哪些？

（1）换药过程中要注意无菌操作，观察造口周围皮肤情况，发现局部皮肤红肿、渗液要及时对症处理。

（2）妥善固定管道，不可过度牵拉，指导患者及家属引流管自护知识。

（3）定期换药，每周更换引流袋 1 ～ 2 次。

（4）及时倾倒引流袋内尿液，避免尿液逆流引发感染。

九、肾造口护理

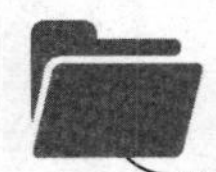

操作规程

（一）计划与实施

操作前

1. 护士：仪表规范，态度和蔼，核对医嘱，洗手、戴口罩；评估肾造口情况、患者的意识、自理能力、对造口的了解及接受程度；讲解肾造口护理的目的及意义，注意事项及配合要点。
2. 物品：换药包、有孔敷贴、引流管标识、胶布、碘伏等，检查用物包装及有效期。
3. 环境：安静、清洁，调节室温，注意保护患者隐私。
4. 患者：愿意配合，取舒适体位。

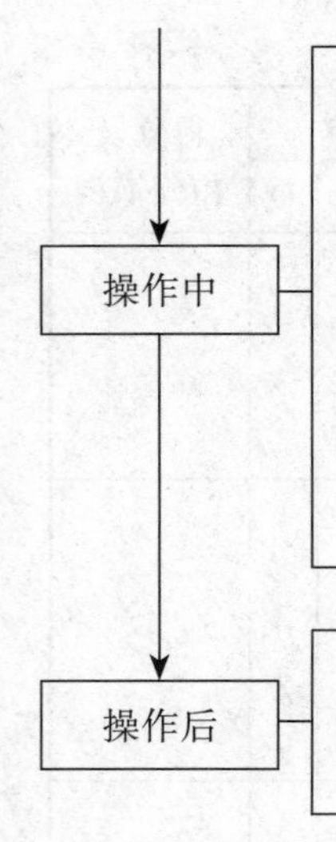

操作中：

1. 携用物至床旁，核对患者。
2. 协助患者摆好健侧卧位，床帘或屏风遮挡。
3. 手卫生，戴无菌手套，打开换药包，倒适量碘伏浸湿换药包内无菌棉球。
4. 取下造口敷料，暴露造口，手卫生，更换无菌手套，用换药包内镊子取碘伏棉球消毒造口周围皮肤及造口管近端，由内向外环形消毒 2 次。
5. 观察造口血运及周围皮肤情况，检查肾造口管外露长度及标记，有无并发症的发生。
6. 皮肤待干后取有孔敷贴覆盖造口，固定造口管。
7. 用碘伏棉球消毒造口管与引流袋连接处，更换引流袋，观察尿液是否顺利流出。
8. 粘贴造口管标识及引流袋更换日期。

操作后：

1. 手卫生，再次核对患者信息，整理床单位、协助摆舒适体位。
2. 整理用物、垃圾分类。
3. 做好健康指导：如饮食、休息、活动、并发症的指导。
4. 洗手、记录、签名及时间。

（二）评价

1. 严格执行查对制度及无菌操作。
2. 操作熟练，管道固定在位无脱出。
3. 告知到位，患者及家属知晓相关注意事项。
4. 无相关并发症发生。

并发症的预防与处理规范

（一）肾造口处感染

1. 预防

（1）严格遵守操作规程，加强无菌观念。

（2）定期更换造口敷料，保持敷料清洁干燥。

2. 处理

（1）每周更换造口处敷料 1 ～ 2 次，及时发现异常情况并处理。

（2）造口处敷料渗湿立即更换。

（二）管道堵塞

1. 预防

（1）定期检查管道通畅情况，记录造口管引流量，指导患者造口管相关护理知识。

（2）患者出现血尿、脓尿、结石形成等易堵管因素时要增加巡视频率，及时发现问题并处理。

（3）病情允许时多饮水，增加尿液起到冲洗管道的作用。

2. 处理

（1）患者肾造口引流量突然减少或患者出现腰部胀痛时应警惕管道堵塞的发生，立即予挤捏引流管，去除堵管因素（血凝块、脓液、结石残渣等），使引流通畅。

（2）以上操作无效时告知值班医师进行造口管冲洗。

（三）管道脱出

1. 预防

（1）妥善固定造口管，不可过度牵拉管道。

（2）指导患者在卧床及活动时注意引流管自我护理，有防范意识。

（3）更换造口管后立即多饮水，观察腰部胀痛及尿液引流情况，尽早发现异常并及时处理。

2. 处理

（1）观察患者病情变化，立即用无菌纱布覆盖造口，指导患者卧床休息。

（2）通知医师查看患者，根据具体情况决定是否重新置入肾造口管。

（3）需长期使用肾造口管患者发生造口管脱落时应在4h内进行重置，以防造口闭合无法重新置管。

（4）更换造口管后无引流液流出，并有腰部胀痛时要及时检查，必要时重新更换造口管。

操作考核评分标准

肾造口护理操作考核评分标准

项目	总分	评分细则	评分等级				得分及扣分依据
			A	B	C	D	
操作前	20	1. 护士：仪表规范，态度和蔼，核对医嘱，洗手、戴口罩；评估造口情况、患者的意识、自理能力、对造口的了解及接受程度；讲解造口护理的目的及意义、注意事项及配合要点。	10	9	8	7	
		2. 物品：备齐用物，放置合理。	4	3	2	1	
		3. 环境：安静、清洁，调节室温，注意保护患者隐私。	4	3	2	1	
		4. 患者：愿意配合，取舒适体位。	2	1	0	0	
操作中	48	1. 携用物至床旁，核对患者。	4	3	2	1	
		2. 与患者及家属进行操作前的沟通，协助摆好体位，配合造口管护理。	6	5	4	3	
		3. 手卫生，戴无菌手套，打开换药包，倒适量碘伏浸湿换药包内无菌棉球。	6	5	4	3	
		4. 取下造口敷料，暴露造口，手卫生，更换无菌手套，用换药包内镊子取碘伏棉球消毒造口周围皮肤及造口管近端，由内向外环形消毒2次。	8	6	4	2	
		5. 观察造口血运及周围皮肤情况，有无并发症的发生。	6	5	4	3	
		6. 皮肤待干后取有孔敷贴覆盖造口，固定造口管。	6	5	4	3	
		7. 用碘伏棉球消毒造口管与引流袋连接处，更换引流袋。	6	5	4	3	
		8. 粘贴造瘘管标识及引流袋更换日期。	6	5	4	3	

续表

项目	总分	评分细则	评分等级				得分及扣分依据
			A	B	C	D	
操作后	15	1. 手卫生，再次核对患者信息，整理床单位，协助摆舒适体位。	4	3	2	1	
		2. 整理用物、垃圾分类。	3	2	1	0	
		3. 做好健康指导：如饮食、休息、活动、并发症的指导。	5	4	3	2	
		4. 洗手、记录、签名及时间。	3	2	1	0	
综合评价	15	1. 严格执行查对制度及无菌操作。	4	3	2	1	
		2. 操作熟练，管道固定在位无脱出。	5	4	3	2	
		3. 告知到位，家属及患者知晓相关注意事项。	3	2	1	0	
		4. 无相关并发症发生。	3	2	1	0	
提问	2	肾造口护理的注意事项有哪些？	5	4	3	2	
总分	100						

肾造口护理的注意事项有哪些？

（1）换药过程中要注意无菌操作，观察造口周围皮肤情况，发现局部皮肤红肿、渗液要及时对症处理。

（2）妥善固定管道，不可过度牵拉，指导患者及家属引流管自护知识。

（3）定期换药，每周更换引流袋 1 ～ 2 次。

（4）及时倾倒引流袋内尿液，避免尿液逆流引发感染。

（5）肾造口管引流液量及性质发生变化时及时告知医师处理。

十、腹腔引流护理

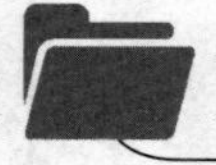

操作规程

（一）计划与实施

操作前

1. 护士：仪表规范、态度和蔼可亲，核对医嘱，洗手、戴口罩；评估患者的病情及腹部体征，引流是否通畅、引流液的颜色、性质和量及伤口敷料处有无渗血、渗液及伤口周围情况；告知患者操作目的、方法、注意事项及配合要点。
2. 物品：治疗车、治疗盘、引流袋、别针、标识、无菌换药包（弯盘、纱布、治疗巾、镊子、弯血管钳、棉签、碘伏、无菌手套）。
3. 环境：符合无菌操作，保护患者隐私及保暖。
4. 患者：愿意配合，取舒适体位。

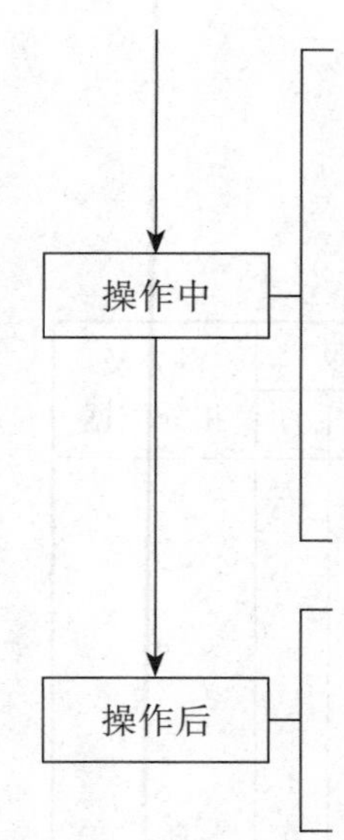

操作中
1. 携用物至床旁，核对患者。
2. 协助取合适体位。
3. 戴手套，检查伤口，暴露引流管。
4. 引流管口下铺无菌巾，置弯盘。
5. 用无菌血管钳夹紧引流管近端。
6. 分离引流管与引流袋。
7. 由内向外消毒引流管口及外周2次后，连接引流管和引流袋。
8. 松开血管钳，观察引流情况，确认引流通畅，将引流管放置在低于切口平面的位置，固定引流袋。
9. 引流管标识，标明引流管名称、时间。

操作后
1. 协助患者取舒适体位。
2. 再次核对，整理床单位及用物。
3. 观察引流液颜色、性质、量，观察有无感染、出血、慢性窦道等并发症，渗出液较多及时通知医师处理。
4. 洗手、记录。

（二）评价

1. 告知到位，语言亲切、态度和蔼，患者和/或家属知晓相关事项。
2. 患者引流通畅，引流管标识清楚，穿刺部位干燥。
3. 患者和/或家属引流期间安全防护措施得当。
4. 护士操作熟练、规范。
5. 无相关并发症发生。

并发症预防与处理

（一）感染

1. 预防　正确放置腹腔引流管，严格无菌操作。
2. 处理　保持伤口干燥，定时换药，遵医嘱应用抗菌药物。

（二）出血

1. 预防　密切观察腹腔引流液量、颜色及性状。
2. 处理　运用止血药物或手术彻底止血。

（三）慢性窦道形成

1. 预防　保持引流管引流通畅，避免异物刺激及感染。
2. 处理　清除坏死组织及死腔，不放置时间过长。

（四）损伤

1. 预防　术中正确放置引流管位置。
2. 处理　调整引流管放置位置，严重损伤者拔除腹腔引流管。

（五）引流管滑脱、阻塞和拔管困难

1. 预防　妥善固定引流管，保持引流通畅。

2. 处理　及时告知医师，协助医师重新置管或疏通引流管。

操作考核评分标准

腹腔引流护理操作考核评分标准

项目	总分	评分细则	评分等级				得分及扣分依据
			A	B	C	D	
操作前	20	1. 护士：仪表规范、态度和蔼可亲，核对医嘱，洗手、戴口罩；评估患者的病情及腹部体征，引流是否通畅、引流液的颜色、性质和量及伤口敷料处有无渗血、渗液及伤口周围情况；告知患者操作目的、方法、注意事项及配合要点。	10	9	8	7	
		2. 物品：备齐用物，放置合理。	4	3	2	1	
		3. 环境：安全，适合操作。	2	1	0	0	
		4. 患者：愿意配合，取舒适体位。	4	3	2	1	
操作中	45	1. 携用物至床旁，核对患者。	5	4	3	2	
		2. 协助取合适体位。	5	4	3	2	
		3. 戴手套，检查伤口，暴露引流管。	5	4	3	2	
		4. 引流管口下铺无菌巾，置弯盘。	5	4	3	2	
		5. 用无菌血管钳夹紧引流管近端。	5	4	3	2	
		6. 分离引流管与引流袋。	5	4	3	2	
		7. 由内向外消毒引流管口及外周 2 次后，连接引流管和引流袋。	5	4	3	2	
		8. 松开血管钳，观察引流情况，确认引流通畅，将引流管放置在低于切口平面的位置，固定引流袋。	5	4	3	2	
		9. 引流管标识，标明引流管名称、时间。	5	4	3	2	
操作后	16	1. 协助患者取舒适体位。	3	2	1	0	
		2. 再次核对，整理床单位。	4	3	2	1	
		3. 观察引流液颜色、性质、量，观察有无感染、出血、慢性窦道等并发症，渗出液较多及时通知医师处理。	6	5	4	3	
		4. 整理用物、洗手、记录。	3	2	1	0	
综合评价	15	1. 告知到位，语言亲切、态度和蔼，患者和 / 或家属知晓相关告知事项。	3	2	1	0	
		2. 患者引流通畅，引流管标识清楚，穿刺部位干燥。	3	2	1	0	
		3. 患者和 / 或家属引流期间安全防护措施得当。	3	2	1	0	
		4. 护士操作熟练、规范。	3	2	1	0	
		5. 无相关并发症发生。	3	2	1	0	
提问	4	1. 腹腔引流的目的是什么？	2	1	0	0	
		2. 腹腔引流的观察要点有哪些？	2	1	0	0	
总分	100						

1. 腹腔引流的目的是什么？

（1）引流腹腔内积血、积液、脓液及渗出液，防止腹腔脓肿及感染。

（2）观察腹腔内有无出血、吻合口瘘等并发症。

2. 腹腔引流的观察要点有哪些？

（1）观察引流是否通畅，引流液的颜色、性质和量，以及伤口敷料处有无渗血、渗液。

（2）观察引流管是否脱出，引流是否有效。

十一、“T”形管引流护理

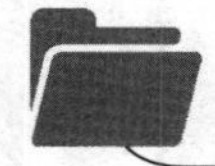

操作规程

（一）计划与实施

操作前

1. 护士：仪表规范、态度和蔼可亲，核对医嘱，洗手、戴口罩；评估患者病情、意识及配合程度，有无发热、腹痛、黄疸等，观察局部皮肤；告知患者操作目的、方法、注意事项及配合要点。
2. 物品：治疗车、治疗盘、引流袋、别针、纱布、标识，无菌换药包（弯盘、纱布、治疗巾、镊子、弯血管钳、棉签、碘伏、无菌手套）。
3. 环境：安全、清洁、宽敞、光线充足、保暖、保护隐私。
4. 患者：愿意配合，取舒适体位。

操作中

1. 携用物至床旁，核对患者。
2. 协助患者取平卧位，戴无菌手套，暴露“T”形管及右腹壁，保护患者隐私，注意保暖，检查伤口敷料。
3. 打开引流袋，检查引流袋包装盒连接紧密，固定在床沿。
4. 引流管口下铺无菌巾（或将手套内包装铺在引流管口下），挤捏引流管。
5. 止血钳夹闭引流管，消毒引流管口连接处。
6. 无菌纱布包裹引流管分离连接处，消毒引流管口。
7. 连接引流袋，松开止血钳，挤捏引流管，观察引流情况。
8. 将引流管放置在低于切口平面的位置，妥善固定引流导管，防止牵拉，并标识。
9. 取下更换的引流袋，测量引流量，观察颜色、性状等。

操作后

1. 协助患者取舒适体位。
2. 再次核对，整理床单位。
3. 观察引流液颜色、性质、量，询问患者感受。
4. 整理用物、洗手、记录。

（二）评价

1. 告知到位，患者和 / 或家属知晓相关事项。

2. 引流管通畅、引流有效。

3. 引流量记录准确。

4. 患者无不适，未污染衣被。

5. 护士操作规范、熟练，严格执行无菌技术操作规程。

6. 无相关并发症发生。

并发症预防与处理

（一）引流管滑脱、阻塞和拔管困难

1. 预防　妥善固定引流管，保持引流通畅。

2. 处理　及时告知医师，协助医师重新置管或疏通引流管。

（二）不能维持有效引流

1. 预防

（1）保持引流管摆放有序，标识清楚。

（2）注意观察胆汁颜色、量、性状，并准确记录24h引流量。

（3）不定期挤压，以防堵塞。

2. 处理

（1）仔细评估引流管是否扭曲、折叠、受压、堵塞，及时发现并解除引起不畅的原因。

（2）必要时用生理盐水冲洗，同时报告医师处理。

（三）“T”形管周围胆汁渗漏

1. 预防

（1）保持“T”形管固定妥当和引流通畅。

（2）定期消毒“T”形管周围皮肤，及时清除溢出的胆汁。

2. 处理

（1）评估“T”形管固定是否妥当，有无滑脱。

（2）如发生胆汁侵蚀、皮肤发红，局部可涂氧化锌保护。

（四）胆道逆行感染

1. 预防

（1）每天观察患者胆汁引流量及颜色，消毒引流管周围皮肤。

（2）定期更换引流管，术后1周内勿高压冲洗引流管。

2. 处理　评估引流管位置是否恰当，发现异常及时通知医师处理。

操作考核评分标准

“T”形管引流护理操作考核评分标准

项目	总分	评分细则	评分等级				得分及扣分依据
			A	B	C	D	
操作前	20	1. 护士：仪表规范、态度和蔼可亲，核对医嘱，洗手、戴口罩；评估患者病情、意识及配合程度，有无发热、腹痛、黄疸等，观察局部皮肤；告知患者操作目的、方法、注意事项及配合要点。	10	9	8	7	

续表

项目	总分	评分细则	评分等级				得分及扣分依据
			A	B	C	D	
		2. 物品：备齐用物，放置合理。	4	3	2	1	
		3. 环境：清洁、舒适，光线明亮。	2	1	0	0	
		4. 患者：愿意配合，取舒适体位。	4	3	2	1	
操作中	45	1. 携用物至床旁，核对患者。	8	6	4	2	
		2. 协助患者取平卧位，戴无菌手套，暴露“T”形管及右腹壁，保护患者隐私，注意保暖，检查伤口敷料。	4	3	2	1	
		3. 打开引流袋，检查引流袋包装盒连接紧密，固定在床沿。	6	5	4	3	
		4. 引流管口下铺无菌巾（或将手套内包装铺在引流管口下），挤捏引流管。	3	2	1	0	
		5. 止血钳夹闭引流管，消毒引流管口连接处。	4	3	2	1	
		6. 无菌纱布包裹引流管分离连接处，消毒引流管口。	4	3	2	1	
		7. 连接引流袋，松开止血钳，挤捏引流管，观察引流情况。	4	3	2	1	
		8. 将引流管放置在低于切口平面的位置，妥善固定引流导管，防止牵拉，并标识。	8	6	4	2	
		9. 取下更换的引流袋，测量引流量，观察颜色、性状等。	4	3	2	1	
操作后	16	1. 协助患者取舒适体位。	3	2	1	0	
		2. 再次核对，整理床单位。	3	2	1	0	
		3. 观察引流液颜色、性质、量，询问患者感受。	5	4	3	2	
		4. 整理用物、洗手、记录。	5	4	3	2	
综合评价	15	1. 告知到位，患者和 / 或家属知晓相关告知事项。	4	3	2	1	
		2. 引流管通畅、引流有效。	2	1	0	0	
		3. 引流量记录准确。	2	1	0	0	
		4. 患者无不适，未污染衣被。	2	1	0	0	
		5. 护士操作规范、熟练，严格执行无菌技术操作规程。	3	2	1	0	
		6. 无相关并发症发生。	2	1	0	0	
提问	4	1.“T”形管引流目的是什么？	2	1	0	0	
		2.“T”形管引流观察要点有哪些？	2	1	0	0	
总分	100						

1.“T”形管引流的目的是什么？

（1）引流胆汁和减压，防止因胆汁排出受阻导致胆总管内压增高、胆汁外漏而引起胆汁性腹膜炎。

（2）引流残余结石、使胆道内残余结石尤其是泥沙样结石通过“T”形管排出体外 .

（3）支撑胆道，防止胆总管管腔变小、狭窄等。

2.“T”形管引流观察要点有哪些？

（1）观察生命体征及腹部体征的变化，及早发现胆瘘、胆汁性腹膜炎等并发症。

（2）观察引流液颜色、性状和量并准确记录。

（3）“T”形管引流时间一般为 12 ～ 14d，拔管之前遵医嘱夹闭“T”形管 1 ～ 2d，夹管期间和拔管后观察有无发热、腹痛、黄疸等情况。

十二、经皮肝穿刺置管引流术（PTCD）护理

操作规程

（一）计划与实施

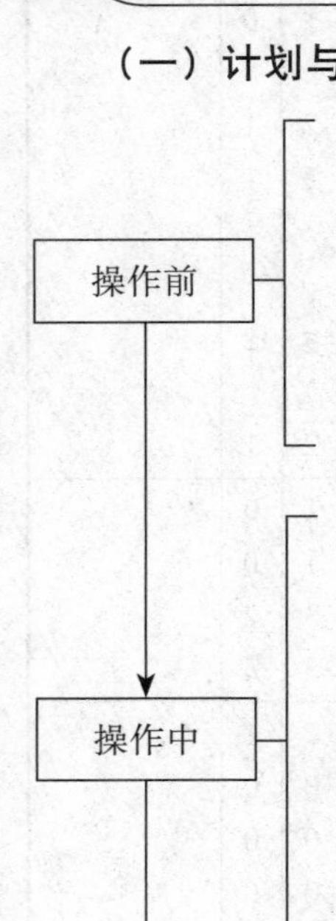

操作前

1. 护士：仪表规范、态度和蔼可亲，核对医嘱，洗手、戴口罩；评估患者病情、腹部体征、病情变化、黄疸情况、引流管周围皮肤及伤口敷料；告知患者操作目的、方法、注意事项及配合要点。
2. 物品：治疗车、治疗盘、引流袋、别针、标识，无菌换药包（弯盘、纱布、治疗巾、镊子、弯血管钳、棉签、碘伏、无菌手套）。
3. 环境：符合无菌操作，保护患者隐私及保暖。
4. 患者：愿意配合，取舒适体位。

操作中

1. 携用物至床旁，核对患者。
2. 协助患者取平卧位。
3. 戴手套，保护患者隐私，注意保暖，检查伤口敷料，检查伤口，暴露引流管与引流袋连接处。
4. 引流管口下铺无菌巾，置弯盘。
5. 用无菌血管钳夹紧引流管近端。
6. 分离引流管与引流袋。
7. 由内向外消毒引流管口及外周，连接引流管和引流袋。
8. 松开血管钳，观察引流情况，确认引流通畅，将引流管放置在低于切口平面的位置，妥善固定引流导管，防止牵拉，并标识。

操作后

1. 协助患者取舒适体位。
2. 再次核对，整理床单位。
3. 观察引流液颜色、性质、量，观察有无血型胆汁流出。
4. 需长期保留引流管，指导患者及家属进行 PTCD 引流管的自我护理。
5. 整理用物、洗手、记录。

（二）评价

1. 告知到位，患者和 / 或家属知晓相关告知事项。
2. 引流管通畅，引流有效。
3. 护士操作熟练，严格执行无菌技术操作。
4. 护士仪表规范、微笑服务，语言亲切、流畅、通俗易懂，态度和蔼可亲。

5. 患者无不适，未污染衣被。

6. 无相关并发症发生。

并发症预防与处理

（一）感染

1. 预防 正确放置PTCD引流管，严格无菌操作。

2. 处理 保持伤口干燥，定时换药，遵医嘱运用抗菌药物。

（二）出血

1. 预防 密切观察PTCD引流液量、颜色及性状。

2. 处理 运用止血药物或手术彻底止血。

（三）引流管滑脱、阻塞和拔管困难

1. 预防 妥善固定引流管，保持引流通畅。

2. 处理 及时告知医师，协助医师重新置管或疏通引流管。

操作考核评分标准

经皮肝穿刺置管引流术（PTCD）护理操作考核评分标准

项目	总分	评分细则	评分等级				得分及扣分依据
			A	B	C	D	
操作前	20	1. 护士：仪表规范、态度和蔼可亲，核对医嘱，洗手、戴口罩；评估患者病情、腹部体征、病情变化、黄疸情况、引流管周围皮肤及伤口敷料；告知患者操作目的、方法、注意事项及配合要点。	10	8	6	4	
		2. 物品：备齐用物，放置合理。	4	3	2	1	
		3. 环境：安全，适合操作。	2	1	0	0	
		4. 患者：愿意配合，取舒适体位。	4	3	2	1	
操作中	45	1. 携用物至床旁，核对患者。	8	6	4	2	
		2. 协助患者取平卧位。	3	2	1	0	
		3. 戴手套，保护患者隐私，注意保暖，检查伤口敷料，检查伤口，暴露引流管与引流袋连接处。	5	4	3	2	
		4. 引流管口下铺无菌巾，置弯盘。	6	5	4	3	
		5. 用无菌血管钳夹紧引流管近端。	4	3	2	1	
		6. 分离引流管与引流袋。	5	4	3	2	
		7. 由内向外消毒引流管口及外周，连接引流管和引流袋。	8	6	4	2	
		8. 松开血管钳，观察引流情况，确认引流通畅，将引流管放置在低于切口平面的位置，妥善固定引流导管，防止牵拉，并标识。	6	5	4	3	

续表

项目	总分	评分细则	评分等级				得分及扣分依据
			A	B	C	D	
操作后	16	1. 协助患者取舒适体位。	2	1	0	0	
		2. 再次核对，整理床单位。	2	1	0	0	
		3. 观察引流液颜色、性质、量，观察有无血型胆汁流出。	4	3	2	1	
		4. 需长期保留引流管，指导患者及家属进行 PTCD 引流管的自我护理。	5	4	3	2	
		5. 整理用物、洗手、记录。	3	2	1	0	
综合评价	15	1. 告知到位，患者和 / 或家属知晓相关告知事项。	3	2	1	0	
		2. 引流管通畅，引流有效。	2	1	0	0	
		3. 护士操作熟练，严格执行无菌技术操作。	4	3	2	1	
		4. 护士仪表规范、微笑服务，语言亲切、流畅、通俗易懂，态度和蔼可亲。	2	1	0	0	
		5. 患者无不适，未污染衣被。	2	1	0	0	
		6. 无相关并发症发生。	2	1	0	0	
提问	4	1.PTCD 引流护理的目的是什么？	2	1	0	0	
		2.PTCD 引流的适应证有哪些？	2	1	0	0	
总分	100						

1. PTCD 引流护理的目的是什么？

引流胆汁、迅速解除胆道急性梗阻、降低胆道内高压、改善肝功能、减少毒物吸收。

2. PTCD 引流的适应证有哪些？

因胆管梗阻导致胆汁淤积、不能手术或不能马上手术者，主要适应证有阻塞性黄疸、不能切除的癌肿、胆囊结石嵌顿急性感染。

十三、鼻胆管引流（ENBD）护理

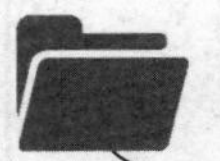

操作规程

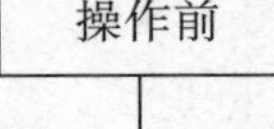

（一）计划与实施

操作前

1. 护士：仪表规范、态度和蔼可亲，核对医嘱，洗手、戴口罩；评估病情及鼻黏膜情况，引流是否通畅，引流液的颜色、性质和量；告知患者操作目的、方法、注意事项及配合要点。
2. 物品：治疗车、治疗盘、引流袋、别针、标识，无菌换药包（弯盘、纱布、治疗巾、镊子、弯血管钳、棉签、碘伏、无菌手套）。
3. 环境：安全，符合无菌操作。
4. 患者：愿意配合，取舒适体位。

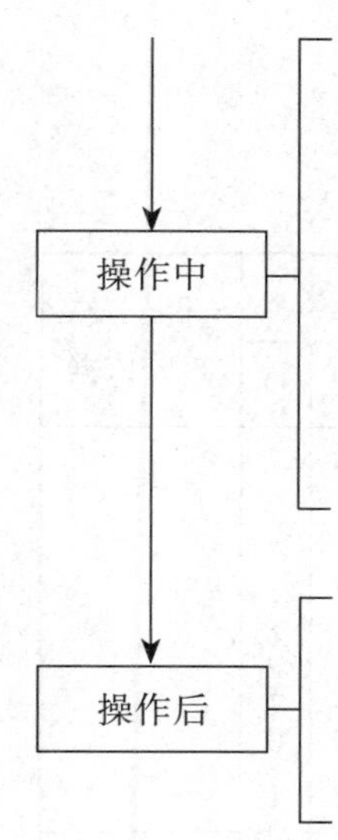

1. 携用物至床旁，核对患者。
2. 协助取合适体位。
3. 戴手套。
4. 引流管口下铺无菌巾，置弯盘。
5. 用无菌血管钳夹紧引流管近端。
6. 分离引流管与引流袋。
7. 由内向外消毒引流管口及外周2次后，连接引流管和引流袋。
8. 松开血管钳，观察引流情况，确认引流通畅，妥善固定引流导管，防止牵拉。
9. 标识引流管，标明引流管名称、时间。

1. 协助患者取舒适体位。
2. 再次核对，整理床单位。
3. 观察引流液颜色、性质、量，观察皮肤、巩膜颜色的变化；观察有无吸入性肺炎和急性胰腺炎、出血、穿孔等并发症。
4. 整理用物、洗手、记录。

（二）评价

1. 告知到位，患者和/或家属知晓相关告知事项。
2. 患者引流通畅，引流管标识清楚，引流有效。
3. 患者和/或家属引流期间安全防护措施得当。
4. 护士仪表规范、微笑服务，语言亲切、流畅、通俗易懂，态度和蔼可亲。
5. 护士操作熟练、规范。
6. 无相关并发症发生。

并发症预防与处理

（一）引流管脱出

1. 预防　妥善固定引流管于鼻翼，体外固定于颊部；嘱患者及家属勿牵拉鼻胆管，谨防意外脱出。

2. 处理　观察生命体征及引流情况，及时通知医师处理。

（二）黏膜损伤

1. 预防　操作前做好解释工作，使患者主动配合操作；操作中动作轻柔，熟练。

2. 处理　避免鼻腔黏膜干燥；严密观察生命体征，及时通知医师处理。

（三）引流管堵塞

1. 预防　引流管部分于咽喉部打折。

2. 处理　选用2ml或5ml注射器抽吸，如为胆泥或脓性絮状物堵塞引流管，告知医师及时处理，用庆大霉素生理盐水低压冲洗；抽吸时注射器呈负压，多为引流管插入胆管内过深或导管折叠，在X线下重新调整引流管位置。

操作考核评分标准

鼻胆管引流（ENBD）护理操作考核评分标准

项目	总分	评分细则	评分等级				得分及扣分依据
			A	B	C	D	
操作前	20	1. 护士：仪表规范、态度和蔼可亲、核对医嘱，洗手、戴口罩；评估病情及鼻黏膜情况，引流是否通畅，引流液的颜色、性质和量；告知患者操作目的、方法、注意事项及配合要点。	10	9	8	7	
		2 物品：备齐用物，放置合理。	4	3	2	1	
		3. 环境：安全，适合操作 .	2	1	0	0	
		4. 患者：愿意配合，取舒适体位。	4	3	2	1	
操作中	45	1. 携用物至床旁，核对患者。	5	4	3	2	
		2. 协助患者取合适体位。	5	4	3	2	
		3. 戴手套。	5	4	3	2	
		4. 引流管口下铺无菌巾，置弯盘。	5	4	3	2	
		5. 用无菌血管钳夹紧引流管近端。	5	4	3	2	
		6. 分离引流管与引流袋。	5	4	3	2	
		7. 由内向外消毒引流管口及外周 2 次后，连接引流管和引流袋。	5	4	3	2	
		8. 松开血管钳，观察引流情况，确认引流通畅，妥善固定引流导管，防止牵拉。	5	4	3	2	
		9. 引流管标识，标明引流管名称、时间。	5	4	3	2	
操作后	16	1. 协助患者取舒适体位。	4	3	2	1	
		2. 再次核对，整理床单位。	4	3	2	1	
		3. 观察引流液颜色、性质、量。	5	4	3	2	
		4. 整理用物、洗手、记录。	3	2	1	0	
综合评价	15	1. 告知到位，患者和 / 或家属知晓相关告知事项。	3	2	1	0	
		2. 患者引流通畅，引流管标识清楚，引流有效。	4	3	2	1	
		3. 患者和 / 或家属引流期间安全防护措施得当。	2	1	0	0	
		4. 护士仪表规范、微笑服务，语言亲切、流畅、通俗易懂，态度和蔼可亲。	2	1	0	0	
		5. 护士操作熟练、规范。	2	1	0	0	
		6. 无相关并发症发生。	2	1	0	0	
提问	4	1. 鼻胆管引流的目的是什么?	2	1	0	0	
		2. 鼻胆管引流的观察要点有哪些?	2	1	0	0	
总分	100						

1. 鼻胆管引流的目的是什么?

（1）引流胆汁、减轻黄疸。

(2) 改善中毒症状。

2. 鼻胆管引流的观察要点有哪些?

(1) 观察引流是否通畅，引流液的颜色、性质和量。

(2) 观察鼻黏膜是否受压、出血。

(3) 观察引流管是否脱出、引流是否有效。

十四、伤口负压引流护理

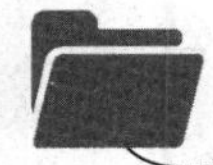

操作规程

(一) 计划与实施

操作前

1. 护士：仪表规范、态度和蔼可亲，查对医嘱，洗手、戴口罩；评估患者的病情、伤口敷料情况、引流是否通畅，引流液的颜色、性质和量；告知患者及家属负压引流的目的、方法、注意事项及配合要点。
2. 物品：治疗车、治疗盘、引流袋、别针、标识，无菌换药包（弯盘、纱布、治疗巾、镊子、弯血管钳、棉签、碘伏、无菌手套）。
3. 环境：整洁、舒适、安全、光线充足，保护患者隐私及保暖。
4. 患者：配合操作，取舒适体位。

操作中

1. 携用物至床旁，核对患者。
2. 协助取合适体位。
3. 戴手套，检查伤口。
4. 暴露引流管与负压袋连接处。
5. 引流管口下铺无菌巾，置弯盘。
6. 关闭中心负压装置，用无菌血管钳夹紧引流管近端。
7. 分离引流管与引流袋。
8. 由内向外消毒引流管口及外周 2 次后，连接引流管和引流袋。
9. 松开血管钳，遵医嘱调节好负压值，观察引流情况，确认引流通畅，固定引流袋。
10. 标识引流管，标明引流管名称、时间。

操作后

1. 撤去用物，协助患者取舒适体位。
2. 再次核对，整理床单位。
3. 观察引流液颜色、性质、量，询问患者感受。
4. 整理用物、洗手、记录。

(二) 评价

1. 护士操作熟练，严格执行无菌技术。
2. 语言亲切、态度和蔼，患者和 / 或家属知晓注意事项。
3. 引流管通畅，引流有效。
4. 患者未污染衣被，无不适，无相关并发症发生。

并发症预防与处理

（一）感染

1. 预防

（1）妥善固定负压引流管，做好周围皮肤保护。

（2）定期更换引流管，严格执行无菌操作，引流袋要低于引流平面，预防逆行感染。

（3）注意观察引流液的量及形状，准确记录24h引流量。

2. 处理

（1）当引流管出现脓性分泌物时，警惕感染的发生，必要时进行细菌培养。

（2）若确定为感染，每日消毒引流管周围，保持伤口敷料干燥，定时换药；根据患者病情考虑是否拔管。

（3）遵医嘱运用抗菌药物。

（二）引流管滑脱、阻塞

1. 预防　妥善固定负压引流管，建议采用高举平台法固定管道；维持有效负压引流，保持引流通畅。

2. 处理

（1）若引流管堵塞，首先查看引流管有无扭曲、打折，妥善放置，及时查看并调节负压；协助患者调节体位，使引流口处于低位，仍然堵塞，及时告知医师协助处理。

（2）若引流管滑脱，立即告知医师协助处理，严密观察患者生命体征、切口部位情况，积极对症处理。

操作考核评分标准

伤口负压引流护理操作考核评分标准

项目	总分	评分细则	评分等级				得分及扣分依据
			A	B	C	D	
操作前	20	1. 仪表端庄，态度和蔼可亲，查对医嘱，洗手、戴口罩；评估患者的病情、伤口敷料情况、引流是否通畅，引流液的颜色、性质和量；告知患者及家属负压引流的目的、方法、注意事项及配合要点。	10	9	8	7	
		2. 备齐用物，放置合理。	4	3	2	1	
		3. 环境安全、清洁、舒适、光线充足，适合操作。	4	3	2	1	
		4. 患者：取舒适体位。	2	1	0	0	
操作中	50	1. 携用物至床旁，核对患者。	5	4	3	2	
		2. 协助取合适体位。	5	4	3	2	
		3. 戴手套，检查伤口。	5	4	3	2	
		4. 暴露引流管与负压袋连接处。	5	4	3	2	
		5. 引流管口下铺无菌巾，置弯盘。	5	4	3	2	
		6. 关闭中心负压装置，用无菌血管钳夹紧引流管近端。	5	4	3	2	
		7. 分离引流管与引流袋。	5	4	3	2	

续表

项目	总分	评分细则	评分等级				得分及扣分依据
			A	B	C	D	
		8. 由内向外消毒引流管口及外周 2 次后，连接引流管和引流袋。	5 5	4 4	3 3	2 2	
		9. 松开血管钳，遵医嘱调节好负压值，观察引流情况，确认引流通畅，固定引流袋。	5	4	3	2	
		10. 标识引流管，标明引流管名称、时间。	5	4	3	2	
操作后	10	1. 撤去用物，协助患者取舒适体位。	2	1	0	0	
		2. 再次核对，整理床单位。	2	1	0	0	
		3. 观察引流液颜色、性质、量，询问患者感受。	4	3	2	1	
		4. 整理用物、洗手、记录。	2	1	0	0	
综合评价	16	1. 引流管固定安全、引流通畅。	4	3	2	1	
		2. 护士操作熟练，严格执行无菌技术操作。	4	3	2	1	
		3. 护士告知到位，语言亲切、态度和谐，患者和/或家属知晓相关注意事项。	4	3	2	1	
		4. 未污染患者衣被，无不适，无相关并发症发生。	4	3	2	1	
提问	4	1. 伤口负压引流的目的是什么？	2	1	0	0	
		2. 伤口负压引流的护理操作要点有哪些？	2	1	0	0	
总分	100						

1. 伤口负压引流的目的是什么？

（1）引流手术部位或伤口处的积液、积血、脓液等，预防感染。

（2）促进伤口愈合。

2. 伤口负压引流的护理操作要点？

（1）妥善固定引流管，防止脱出。

（2）遵医嘱按需调节负压，维持有效负压。

（3）保持引流通畅，避免打折、扭曲、受压。

（4）定期更换引流袋，准确记录 24h 引流量。

十五、胸腔闭式引流护理

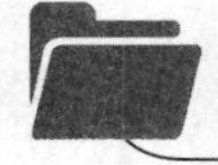

操作规程

（一）计划与实施

1. 护士：仪表规范，态度和蔼可亲，核对医嘱，洗手、戴口罩；评估病情、意识、配合程度，引流液颜色、性质、量，引流瓶内水柱波动、咳嗽时有无气泡溢出；

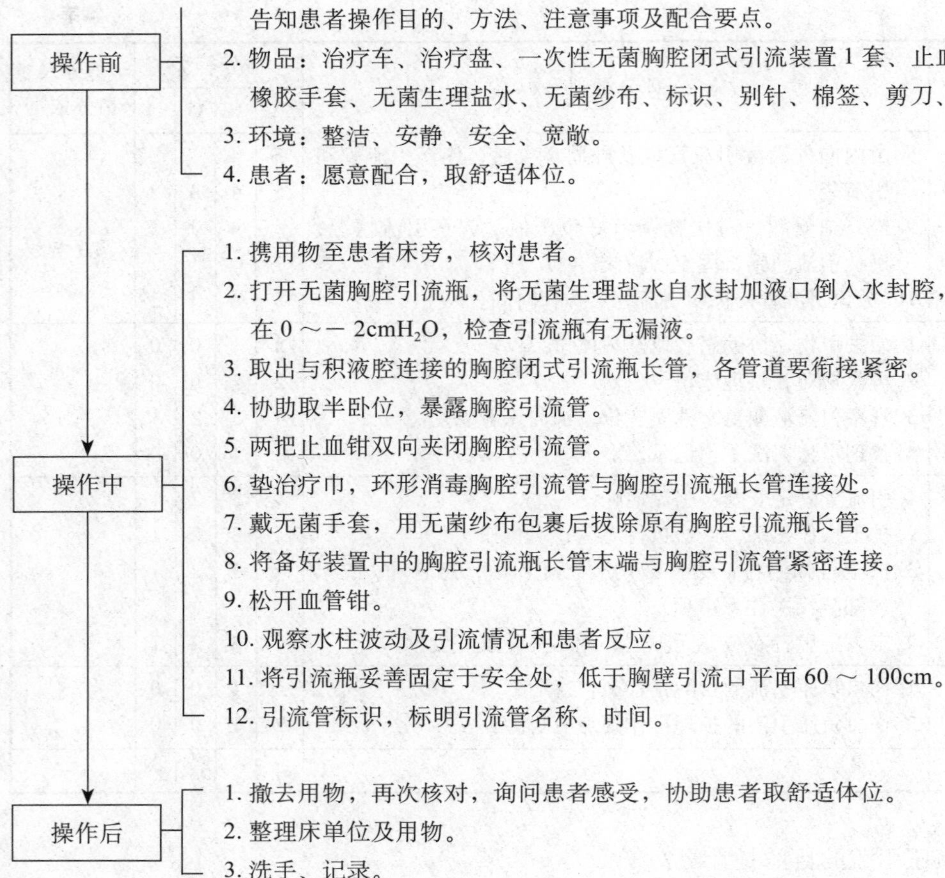

（二）评价

1. 严格执行无菌操作技术及查对制度。
2. 引流期间患者和 / 或家属安全防护措施得当。
3. 告知到位，语言亲切，态度和蔼，患者和 / 或家属知晓相关告知事项。
4. 无相关并发症发生。

并发症预防与处理

（一）引流管阻塞

1. 预防

（1）如血压平稳，取半卧位，利于引流。

（2）鼓励患者深呼吸及咳嗽，协助变换体位，促进胸腔气体及液体排出。

（3）每 1 ～ 2h 挤压引流管 1 次，引流不畅时，随时挤压调整。

（4）保证胸腔引流管无扭曲、受压。

2. 处理　观察水柱是否随呼吸运动上下波动，嘱患者做深呼吸和咳嗽，如波动停止，患者出现胸闷气急，应考虑引流管阻塞，需挤捏或负压间断吸引，使其通畅，并立即报告医师对症处理。

（二）感染

1. 预防

（1）保持患者胸部与引流瓶水平面的距离，引流瓶放置在患者胸壁引流口以下60～100cm。

（2）更换引流瓶或其他连接管时严格遵守无菌原则。

（3）引流管口的敷料如有污染或渗湿时，应随时更换。观察引流液的颜色、量及性质的变化。

2. 处理

（1）做好手卫生，严密监测体温变化。

（2）保持引流通畅，加强营养，取引流液做细菌学检查，遵医嘱使用抗生素。

（三）引流管脱落

1. 预防

（1）注意观察胸腔闭式引流管连接接头的情况，翻身活动时，不要牵拉、折叠导管，避免发生导管脱落。

（2）敷贴高举平台法固定胸管，下床活动时避免扯拉引流装置，可用长绷带拴住引流瓶两侧挂钩，保持引流瓶在胸壁引流口以下并处于中立位。

（3）随时观察伤口缝线情况，引流口定期消毒、换药，防止因缝线脱落导致导管滑脱。

2. 处理

（1）安抚患者，立即关闭引流口，观察引流口局部皮肤有无红肿。

（2）并进行胸部X线或者胸部CT检查，确定胸腔内是否还有空气或者积液。如胸腔情况已好转，可以继续观察，如果没有好转，应用胶布固定引流口，重新置管。

（四）皮下气肿

1. 预防

（1）指导患者避免憋气或者剧烈咳嗽等引起的胸内压急剧上升，因易导致胸腔内的气体沿引流管经解剖间隙进入皮下导致皮下气肿。

（2）患者住院期间离床活动或进行特殊检查时，护理人员要保证引流管的安全和通畅。使用止血钳将引流管双向夹闭，避免空气进入导致皮下气肿的发生。

2. 处理

（1）小范围局限性的皮下气肿，一般可自行吸收而不需要特殊处理。

（2）如果患者出现呼吸困难、剧烈疼痛等临床表现，可能发生了广泛性的皮下气肿，此时为了排出气体应该即刻行皮下切开引流。

操作考核评分标准

胸腔闭式引流护理操作考核评分标准

项目	总分	评分细则	评分等级				得分及扣分依据
			A	B	C	D	
操作前	20	1. 护士：仪表规范，态度和蔼可亲，核对医嘱，洗手、戴口罩；评估病情、意识、配合程度，引流液颜色、性质、量，引流瓶内水柱波动、咳嗽时有无气泡溢出；告知患者操作目的、方法、注意事项及配合要点。	10	9	8	7	
		2. 物品：备齐用物，放置合理。	4	3	2	1	
		3. 环境：整洁、安静、安全、宽敞。	4	3	2	1	
		4. 患者（家属）：愿意配合，取舒适体位。	2	1	0	0	
操作中	45	1. 携用物至床旁，核对患者；	2	1	0	0	
		2. 打开无菌胸腔引流瓶，将无菌生理盐水自水封加液口倒入水封腔，使水封腔液面在 $-2\sim0cmH_2O$，检查引流瓶有无漏液。	4	3	2	1	
		3. 取出与积液腔连接的胸腔闭式引流瓶长管，各管道要衔接紧密。	3	2	1	0	
		4. 协助取半卧位，暴露胸腔引流管。	4	3	2	1	
		5. 两把止血钳双向夹闭胸腔引流管。	4	3	2	1	
		6. 垫治疗巾，环形消毒胸腔引流管与胸腔引流瓶长管连接处。	4	3	2	1	
		7. 戴无菌手套，用无菌纱布包裹后拔除原有胸腔引流瓶长管。	4	3	2	1	
		8. 将备好装置中的胸腔引流瓶长管末端与胸腔引流管紧密连接。	4	3	2	1	
		9. 松开血管钳。	4	3	2	1	
		10. 观察水柱波动及引流情况和患者反应。	4	3	2	1	
		11. 将引流瓶妥善固定于安全处，低于胸壁引流口平面 60 ～ 100cm。	5	4	3	2	
		12. 标识引流管，标明引流管名称、时间。	3	2	1	0	
操作后	15	1. 撤去用物，再次核对，询问患者感受，协助患者取舒适体位。	6	5	4	3	
		2. 整理床单位及用物。	5	4	3	2	
		3. 洗手、记录。	4	3	2	1	
综合评价	16	1. 严格执行无菌技术操作及查对制度。	5	4	3	2	
		2. 引流管固定安全，引流通畅。	5	4	3	2	
		3. 告知到位，语言亲切、态度和蔼，患者和 / 或家属知晓相关告知事项。	3	2	1	0	
		4. 无相关并发症发生。	3	2	1	0	
提问	4	1. 胸腔闭式引流的观察要点有哪些？	2	1	0	0	
		2. 胸腔闭式引流的目的是什么？	2	1	0	0	
总分	100						

1. 胸腔闭式引流的观察要点有哪些？

（1）引流管是否通畅，有无打折扭转及脱落，引流液颜色、性质、量。

（2）长管内水柱波动情况（正常为4～6cm），咳嗽时有无气泡溢出。

（3）伤口敷料有无渗湿，有无皮下血肿及气肿。

2. 胸腔闭式引流的目的是什么？

（1）引流胸腔内积气、积血、积液。

（2）重建负压，维持纵隔的正常位置。

（3）促使肺复张。

十六、心包、纵隔引流护理

操作规程

（一）计划与实施

操作前

1. 护士：衣帽整洁，仪表大方，查对医嘱，洗手、戴口罩；评估病情、生命体征，引流液颜色、性质、量，引流瓶长管内水柱波动情况；告知患者操作目的、方法、注意事项及配合要点。
2. 物品：治疗车、治疗盘、一次性无菌胸腔闭式引流装置1套、止血钳2把、无菌橡胶手套、无菌生理盐水、无菌纱布、标识、棉签、剪刀、治疗巾。
3. 环境：安全、清洁、宽敞、光线充足。
4. 患者：愿意配合，取舒适体位。

操作中

1. 携用物至床旁，核对患者。
2. 打开无菌胸腔引流瓶，将无菌生理盐水自水封加液口倒入水封腔，使水封腔液面在－2～0cmH_2O，检查引流瓶有无漏液。
3. 取出与积液腔连接的胸腔闭式引流瓶长管，各管道要衔接紧密。
4. 协助取合适体位，暴露心包、纵隔引流管。
5. 两把止血钳交叉夹闭心包、纵隔引流管。
6. 垫治疗巾，环形消毒心包、纵隔引流管与胸腔引流瓶长管接口处。
7. 戴无菌手套，用无菌纱布包裹后拔除原有胸腔引流瓶长管。
8. 将备好装置中的胸腔引流瓶长管末端与心包、纵隔引流管紧密连接。
9. 观察水柱波动及引流情况和患者的反应。
10. 将引流瓶妥善固定，低于胸壁引流口平面60～100cm。
11. 标识引流管，标明引流管名称、时间。

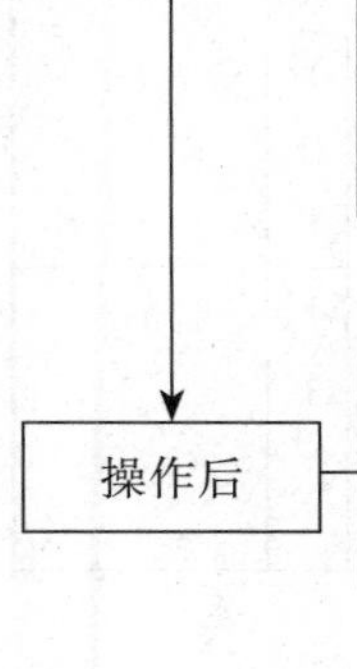

操作后

1. 协助患者取适合体位。
2. 指导放置心包、纵隔引流期间的注意事项。
3. 再次核对，整理床单位及用物。
4. 洗手、记录、签名。

（二）评价

1. 严格执行无菌操作技术及查对制度。

2. 引流期间患者和 / 或家属安全防护措施得当。

3. 告知到位，语言亲切，态度和蔼，患者和 / 或家属知晓相关告知事项。

4. 无相关并发症发生。

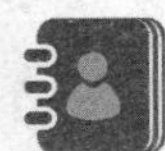

并发症预防与处理

（一）心脏压塞

1. 预防　术后早期或引流量多时，注意观察引流液的颜色、性质和量并记录，每 15 ～ 30min 挤压引流管计量 1 次，如接有负压装置，吸引压力一般 1.5 ～ 2.0kPa，保持引流管通畅，并阶段性计算累积量。若术后 2 ～ 3h 引流管内出现大量鲜红色的血性液体，如成人 > 300ml/h，小儿 > 4ml × 体重（kg）/h，引流量突然减少或引流不畅，患者出现血压下降、心率增快、中心静脉压增高、脉压缩小、呼吸困难、发绀、面色苍白、出汗等症状，考虑心脏压塞的可能。

2. 处理　立即通知医师，配合医师将血块经引流管吸出，并做好开胸止血的准备。

（二）管道脱出

1. 预防　将心包、纵隔引流管牢固地固定于患者胸腹部皮肤上，加强健康宣教，翻身时注意保持合适的引流管长度，患者下床活动时，须将引流管夹闭，以防止导管脱落、漏气或液体反流。

2. 处理　立即用无菌纱布按压，并通知医师，协助医师做相应处理。

操作考核评分标准

心包、纵隔引流护理操作考核评分标准

项目	总分	评分细则	评分等级				得分及扣分依据
			A	B	C	D	
操作前	20	1. 护士：仪表规范、态度和蔼可亲，核对医嘱，洗手、戴口罩、手套；评估病情、生命体征，引流液颜色、性质、量，引流瓶长管内水柱波动情况；告知患者操作目的、方法、注意事项及配合要点。	10	9	8	7	
		2. 物品：备齐用物，放置合理。	4	3	2	1	
		3. 环境：整洁、安静、安全、宽敞。	2	1	0	0	
		4. 患者（家属）：愿意配合，取舒适体位。	4	3	2	1	
操作中	50	1. 携用物至床旁，核对患者。	4	3	2	1	
		2. 打开无菌胸腔引流瓶，将无菌生理盐水自水封加液口倒入水封腔，使水封腔液面在 − 2 ～ 0cmH_2O，检查引流瓶有无漏液。	6	5	4	3	

续表

项目	总分	评分细则	评分等级				得分及扣分依据
			A	B	C	D	
		3. 取出与积液腔连接的胸腔闭式引流瓶长管，各管道要衔接紧密。	8	6	4	2	
		4. 协助取合适体位，暴露心包、纵隔引流管。	2	1	0	0	
		5. 两把止血钳交叉夹闭心包、纵隔引流管。	4	3	2	1	
		6. 垫治疗巾，环形消毒心包、纵隔引流管与胸腔引流瓶长管接口处。	4	3	2	1	
		7. 戴无菌手套，用无菌纱布包裹后拔除原有胸腔引流瓶长管。	5	4	3	2	
		8. 将备好装置中的胸腔引流瓶长管末端与心包、纵隔引流管紧密连接。	4	3	2	1	
		9. 观察水柱波动及引流情况和患者的反应。	5	4	3	2	
		10. 将引流瓶妥善固定，低于胸壁引流口平面 60 ～ 100cm。	5	4	3	2	
		11. 标识引流管，标明引流管名称、时间。	3	2	1	0	
操作后	10	1. 协助患者取适合体位。	1	0	0	0	
		2. 指导放置心包、纵隔引流期间的注意事项。	4	3	2	1	
		3. 再次核对，整理床单位及用物。	2	1	0	0	
		4. 洗手、记录、签名。	3	2	1	0	
综合评价	16	1. 严格执行无菌操作技术及查对制度。	5	4	3	2	
		2. 引流期间患者和 / 或家属安全防护措施得当。	5	4	3	2	
		3. 告知到位，语言亲切，态度和蔼，患者和 / 或家属知晓相关告知事项。	4	3	2	1	
		4. 无相关并发症发生。	2	1	0	0	
提问	4	1. 心包、纵隔引流的观察要点有哪些？	2	1	0	0	
		2. 心包、纵隔引流的目的是什么？	2	1	0	0	
总分	100						

1. 心包、纵隔引流的观察要点有哪些？

（1）观察引流液的颜色、性质、量。

（2）观察玻璃管内水柱波动情况，正常为 4 ～ 6cm。

2. 心包、纵隔引流的目的是什么？

引流出心包、纵隔内残存的积气、积液和积血，以利于肺脏早期膨胀，预防感染及其他并发症。

十七、脑室引流管护理

操作规程

（一）计划与实施

操作前

1. 护士：仪表规范、态度和蔼可亲，核对医嘱，洗手、戴口罩；核对患者，评估患者的病情、意识、瞳孔、活动和合作程度，评估脑室引流瓶高度、引流部位敷料有无渗血、渗液及皮肤情况；告知患者操作目的、方法、注意事项及配合要点。
2. 物品：治疗车、治疗盘、量杯、棉签、无菌手套、止血钳、一次性注射器（20ml）。
3. 环境：整洁、安静、安全、宽敞。
4. 患者：愿意配合，取舒适体位。

操作中

1. 携用物至床旁，核对患者。
2. 协助患者取舒适体位，检查脑室引流瓶高度及引流速度，引流管最高点高于侧脑室平面 10 ～ 15cm（平卧：外眦与外耳道连线中点的水平面；侧卧：正中矢状面）。每天脑脊液引流一般不超过 500ml，多数全天引流量控制在 200ml 左右，引流速度为 15 ～ 20ml/h。检查术区敷料及皮肤情况。
3. 适当挤捏引流管，止血钳夹闭引流管，打开引流瓶与引流袋接口处开关，使引流液流入引流袋中。
4. 戴无菌手套，用棉签消毒引流袋底端的肝素帽，由内向外螺旋式消毒两遍。
5. 打开无菌注射器，沿肝素帽处穿刺，抽吸引流袋内的引流液并倒入量杯中，询问患者感受。
6. 再次消毒肝素帽两遍，脱手套。
7. 关闭引流瓶与引流袋接口处开关，松开止血钳，挤捏引流管，观察引流情况，确认引流通畅。
8. 妥善固定引流装置，再次核对脑室引流瓶高度。

操作后

1. 协助患者取适合体位。
2. 观察引流液的颜色、性质，测量引流液的量，记录。
3. 严密观察患者意识、瞳孔及生命体征有无变化，询问患者感受。
4. 再次核对，整理床单位及用物。
5. 洗手、记录、签名。

（二）评价

1. 护士操作熟练、规范，严格执行无菌技术操作。，
2. 患者无不适，引流通畅，术区敷料干洁，引流管妥善固定。
3. 及时、准确记录引流液的量、颜色及性状。
4. 告知到位，语言亲切、态度和蔼，患者和 / 或家属知晓相关告知事项。
5. 无相关并发症发生。

并发症预防与处理

（一）颅内感染

1. 预防

（1）保持伤口敷料清洁干燥，加强引流管口周围皮肤消毒。

（2）操作过程中严格执行无菌技术。

（3）搬动患者或转运的途中应先关闭引流管，以免引起脑脊液逆流。

（4）引流管留置时间不宜过长，一般 7 ～ 10d，不超过 2 周。

2. 处理

（1）协助医师拔出引流管，遵医嘱使用抗菌药物。

（2）必要时协助医师行腰大池引流术，促进脑脊液的自身置换。

（二）出血

1. 预防

（1）穿刺置管前及引流过程中动态评估患者凝血功能及血小板情况，如有异常及时纠正。

（2）观察引流管长度是否足够、是否打折受压；引流管位置是否妥当，避免脑脊液过度引流。

2. 处理　严密观察患者病情变化，必要时行头颅 CT 检查，协助医师进一步处理。

（三）脱管与堵管

1. 预防

（1）妥善固定引流管，避免引流管弯曲、折叠、受压。

（2）严密观察引流管内液平面是否随呼吸、脉搏波动，适当挤压引流管，以保证引流通畅。

（3）适当限制患者头部活动范围，对躁动不能配合的患者予以保护性约束及镇静镇痛治疗。

2. 处理

（1）可疑血块阻塞时可挤压引流管，若血块较大可根据患者情况经引流管给予溶栓药物。

（2）怀疑引流管位置改变，需行头颅 CT 检查。

（四）低颅压综合征

1. 预防　注意控制引流液的量及速度，每日引流量不超过 500ml，多数全天引流量控制在 200ml 左右，引流速度为 15 ～ 20ml/h。

2. 处理　调节引流袋的高度，控制引流量及速度。

操作考核评分标准

脑室引流管护理操作考核评分标准

项目	总分	评分细则	评分等级				得分及扣分依据
			A	B	C	D	
操作前	20	1. 护士：仪表规范、态度和蔼可亲，核对医嘱，洗手、戴口罩；核对患者，评估患者的病情、意识、瞳孔、活动和合作程度，评估脑室引流瓶高度、引流部位敷料有无渗血、渗液及皮肤情况；告知患者操作目的、方法、注意事项及配合要点。	10	9	8	7	
		2. 物品：备齐用物，放置合理。	4	3	2	1	
		3. 环境：整洁、安静、安全、宽敞。	2	1	0	0	
		4. 患者：愿意配合，取舒适体位。	4	3	2	1	
操作中	45	1. 携用物至患者床旁，核对患者。	4	3	2	1	
		2. 协助患者取舒适体位，检查脑室引流瓶高度及引流速度，引流管最高点高于侧脑室平面 10 ～ 15cm（平卧：外眦与外耳道连线中点的水平面；侧卧：正中矢状面）。每天脑脊液引流一般不超过 500ml，多数全天引流量控制在 200ml 左右，引流速度为 15 ～ 20ml/。检查术区敷料及皮肤情况。	8	6	4	2	
		3. 适当挤捏引流管，观察引流通畅情况，止血钳夹闭引流管，打开引流瓶与引流袋接口处开关，使引流液流入引流袋中。	5	4	3	2	
		4. 戴无菌手套，用棉签消毒引流袋底端的肝素帽，由内向外螺旋式消毒两遍。	6	5	4	3	
		5. 打开无菌注射器，沿肝素帽处穿刺，抽吸引流袋内的引流液并倒入量杯中，询问患者感受。	6	5	4	3	
		6. 再次消毒肝素帽两遍，脱手套。	5	4	3	2	
		7. 关闭引流瓶与引流袋接口处开关，松开止血钳，挤捏引流管，观察引流情况，确认引流通畅。	6	5	4	3	
		8. 妥善固定引流装置，再次核对脑室引流瓶高度。	5	4	3	2	
操作后	16	1. 协助患者取适合体位。	3	2	1	0	
		2. 观察引流液的颜色、性质，测量引流液的量，记录。	4	3	2	1	
		3. 严密观察患者意识、瞳孔及生命体征有无变化，询问患者感受。	3	2	1	0	
		4. 再次核对，整理床单位及用物。	3	2	1	0	
		5. 洗手、记录、签名。	3	2	1	0	
综合评价	15	1. 护士操作熟练、规范，严格执行无菌技术操作。	3	2	1	0	
		2. 患者无不适，引流通畅，术区敷料干洁，引流管妥善固定。	4	3	2	1	
		3. 及时、准确记录引流液的量、颜色及性状。	4	3	2	1	
		4 告知到位，语言亲切、态度和蔼，患者和 / 或家属知晓相关告知事项。	2	1	0	0	
		5. 无相关并发症发生。	2	1	0	0	

续表

项目	总分	评分细则	评分等级				得分及扣分依据
			A	B	C	D	
提问	4	1. 脑室引流护理的目的是什么? 2. 脑室引流护理的注意事项有哪?	2 2	1 1	0 0	0 0	
总分							

1. 脑室引流护理的目的是什么?

(1) 防止患者发生逆行性感染。

(2) 通过日常护理保证引流的有效性。

(3) 观察引流液的量、颜色、性质。

(4) 维持正常的颅内压。

2. 脑室引流护理的注意事项有哪些?

(1) 严格执行无菌操作。

(2) 在搬动患者或转运的途中应先关闭并妥善固定引流管，避免牵拉、扭曲，防止逆流引起感染。

(3) 观察引流液的量、颜色、性质、速度及波动情况，注意检查管路是否堵塞，保证引流通畅，引流液的量及颜色突然改变时，及时通知医师给予处理。

(4) 严格控制引流量，根据病情控制流速，每日引流量不超过 500ml，多数控制在 200ml 左右。

(5) 引流管开口处需高于侧脑室平面 10 ～ 15cm 或遵医嘱放置，告知患者或家属引流袋位置勿随意抬高或降低。

(6) 引流管留置时间一般为≤ 7 ～ 10d，拔管前遵医嘱先夹闭引流管 24h，观察患者有无头痛、呕吐等颅内高压症状。

十八、脑出血血肿腔引流护理

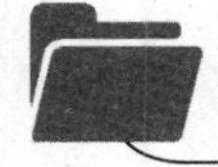

操作规程

(一) 计划与实施

操作前

1. 护士：仪表规范、态度和蔼可亲，核对医嘱，洗手、戴口罩；评估患者的病情、意识、瞳孔、活动和合作程度，评估引流瓶高度、引流部位敷料有无渗血、渗液及皮肤情况；告知患者操作目的、方法、注意事项及配合要点。
2. 物品：治疗车、治疗盘、量杯、棉签、手套、止血钳、一次性注射器 (20ml)。
3. 环境：整洁、安静、安全、宽敞。
4. 患者：愿意配合，取舒适体位。

操作中

1. 携用物至床旁，核对患者。
2. 协助患者取舒适体位，检查术区敷料及皮肤情况。
3. 观察引流通畅情况，适当挤捏引流管。用止血钳夹闭引流管。打开引流瓶与引流袋接口处三通旋阀，使引流液流入引流袋中。
4. 戴无菌手套，用棉签消毒引流袋底端的肝素帽，由内向外螺旋式消毒两遍。
5. 打开无菌注射器，沿肝素帽处穿刺，抽吸引流袋内的引流液并倒入量杯中。
6. 再次消毒肝素帽两遍，脱手套。
7. 关闭三通旋阀，松开止血钳，挤捏引流管，观察引流情况，确认引流通畅，妥善固定引流装置。

操作后

1. 协助患者取适合体位。
2. 观察引流液的颜色、性质，测量引流液的量，记录。
3. 严密观察患者意识、瞳孔及生命体征有无变化，询问患者感受。
4. 再次核对，整理床单位及用物。
5. 洗手、记录、签名。

（二）评价

1. 护士操作熟练、规范，严格执行无菌技术操作。
2. 患者无不适，引流通畅，术区敷料干燥、清洁，引流管妥善固定。
3. 及时、准确记录引流液的量、颜色及性状。
4. 告知到位，语言亲切、态度和蔼，患者和 / 或家属知晓相关告知事项。
5. 无相关并发症发生。

并发症预防与处理

（一）颅内感染

1. 预防

（1）操作过程中严格执行无菌技术。

（2）搬动患者或转运途中应先关闭引流管，以免引起逆流。

（3）引流管留置时间以 3 ～ 5d 为宜。

2. 处理　给予抗菌药物治疗颅内感染，尽早协助医师拔出引流管。

（二）脱管与堵管

1. 预防

（1）妥善固定引流管，避免引流管弯曲、折叠、受压。

（2）适当挤压引流管，以保证引流通畅。

（3）适当限制患者头部活动范围，对躁动不能合作的患者应予以保护性约束及镇静镇痛治疗。

2. 处理

（1）可疑血块阻塞时可适当挤压引流管。

（2）怀疑引流管位置改变，需行头颅 CT 检查确诊，确诊后立即拔除。

操作考核评分标准

脑出血血肿腔引流护理操作考核评分标准

项目	总分	评分细则	评分等级				得分及扣分依据
			A	B	C	D	
操作前	20	1. 护士：仪表规范、态度和蔼可亲，核对医嘱，洗手、戴口罩；评估患者的病情、意识、瞳孔、活动和合作程度，评估引流瓶高度、引流部位敷料有无渗血、渗液及皮肤情况；告知患者操作目的、方法、注意事项及配合要点。	10	9	8	7	
		2. 物品：备齐用物，放置合理。	4	3	2	1	
		3. 环境：整洁、安静、安全、宽敞。	4	3	2	1	
		4. 患者：愿意配合，取舒适体位。	2	1	0	0	
操作中	45	1. 携用物至患者床旁，核对患者。	4	3	2	1	
		2. 协助患者取舒适体位，检查引流瓶高度、术区敷料及皮肤情况。	8	6	4	2	
		3. 观察引流通畅情况，适当挤捏引流管。观察引流通畅情况，用止血钳夹闭引流管。打开引流瓶与引流袋接口处三通旋阀，使引流液流入引流袋中。	8	6	4	2	
		4. 戴无菌手套，用棉签消毒引流袋底端的肝素帽，由内向外螺旋式消毒两遍。	7	6	5	4	
		5. 打开无菌注射器，沿肝素帽处穿刺，抽吸引流袋内的引流液并倒入量杯中。	6	5	4	3	
		6. 再次消毒肝素帽两遍，脱手套。	6	5	4	3	
		7. 关闭三通旋阀，松开止血钳，挤捏引流管，观察引流情况，确认引流通畅，妥善固定引流装置。	6	5	4	3	
操作后	16	1. 协助患者取适合体位。	3	2	1	0	
		2. 观察引流液的颜色、性质，测量引流液的量，记录。	4	3	2	1	
		3. 严密观察患者意识、瞳孔及生命体征有无变化，询问患者感受。	3	2	1	0	
		4. 再次核对，整理床单位及用物。	3	2	1	0	
		5. 洗手、记录、签名。	3	2	1	0	
综合评价	15	1. 护士操作熟练、规范，严格执行无菌技术操作。	3	2	1	0	
		2. 患者无不适，引流通畅，术区敷料干洁，引流管妥善固定。	4	3	2	1	
		3. 及时、准确记录引流液的量、颜色及性状。	4	3	2	1	
		4. 告知到位，语言亲切、态度和蔼，患者和/或家属知晓相关告知事项。	2	1	0	0	
		5. 无相关并发症发生。	2	1	0	0	
提问	4	1. 脑出血血肿腔引流护理的目的是什么？	2	1	0	0	
		2. 脑出血血肿腔引流的注意事项有哪些？	2	1	0	0	
总分	100						

1. 脑出血血肿腔引流护理的目的是什么?

（1）减少患者并发症的发生，防止患者发生逆行性感染。

（2）通过日常护理保证引流的有效性。

（3）观察引流液的量、颜色、性质。

2. 脑出血血肿腔引流的注意事项有哪些?

（1）严格执行无菌操作。

（2）在搬动患者或转运的途中应先关闭并妥善固定引流管，避免牵拉、扭曲，防止逆流引起感染。

（3）观察引流液的量、颜色、性质、速度及波动情况，注意检查管路是否堵塞，随时挤捏引流管，保证引流通畅，引流液的量及颜色突然改变时，及时通知医师给予处理。

（4）引流瓶（袋）平放于床头或遵医嘱放置，告知患者或家属勿随意抬高引流袋位置或降低患者头部。

（5）引流管留置时间一般为 3 ～ 5d，拔管前遵医嘱先夹闭引流管 24 ～ 48h，观察患者有无头痛、呕吐等颅内高压症状。

十九、硬膜外、硬膜下引流护理

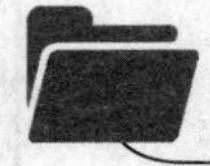

操作规程

（一）计划与实施

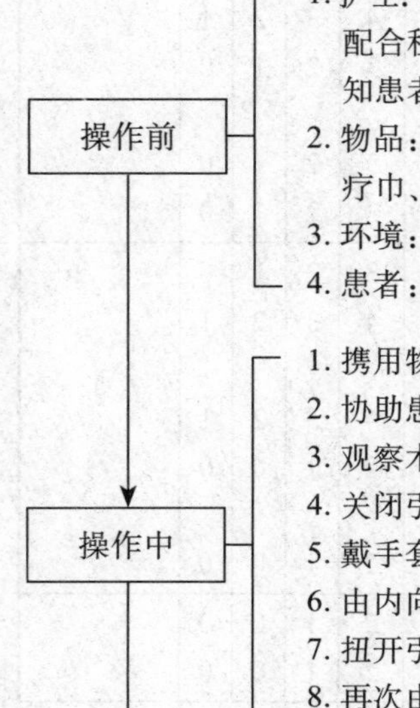

操作前：

1. 护士：仪表大方，态度和蔼可亲，查对医嘱，洗手、戴口罩；评估患者的病情、意识、配合程度，引流液的量、颜色、性质及流速，手术部位敷料有无渗血、渗液；告知患者操作目的、方法、注意事项及配合要点。
2. 物品：治疗车、治疗盘、棉签、胶布、碘伏、量杯、无菌换药包（纱布、无菌治疗巾、手套）。
3. 环境：整洁、安静、安全、宽敞。
4. 患者：愿意配合，取舒适体位。

操作中：

1. 携用物至床旁，核对患者。
2. 协助患者取合适卧位。
3. 观察术区敷料是否干燥，观察引流管是否通畅，枕下垫无菌治疗巾。
4. 关闭引流管。
5. 戴手套。
6. 由内向外消毒引流管口及外周。
7. 扭开引流袋管口，将引流液倒入量杯，观察引流液的颜色、性状和量。
8. 再次由内向外消毒引流袋管口，用无菌纱布扭紧引流袋管口。
9. 打开引流管，观察引流情况，确认引流通畅，固定引流管。

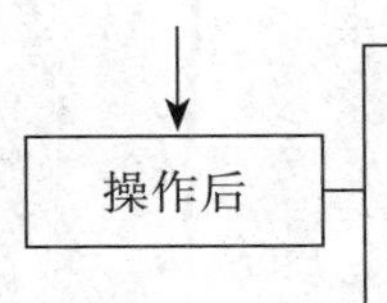

1. 协助患者取适合体位。
2. 观察患者生命体征，听患者的主诉。
3. 观察引流液的颜色、性质和量，切口 / 引流管口周围皮肤情况。
4. 再次核对，整理床单位及用物。
5. 洗手、记录、签名。

（二）评价

1. 护士操作熟练、规范，严格执行查对制度及无菌技术操作。
2. 告知到位，患者和 / 或家属知晓相关告知事项。
3. 患者引流通畅，引流管标识清楚，术区敷料干燥。
4. 无相关并发症发生。

并发症预防与处理

（一）脱管

1. 预防

（1）根据导管评分标准进行风险评估，制定防范措施。

（2）每班检查导管固定是否妥善，接头处是否牢固。

（3）指导患者正确的带管活动，以免管道滑脱。

（4）对于兴奋、躁动的患者使用保护性约束。

2. 处理

（1）立即用无菌纱布覆盖，并报告医师。

（2）安抚患者，医师陪同下外出行头颅 CT 检查。

（3）如需再次手术，应尽快完善术前准备。

（4）24h 内按流程上报护理不良事件。

（二）堵塞

1. 预防

（1）每班检查导管是否通畅，并观察性状及量。

（2）妥善固定，避免管道打折、受压。

2. 处理

（1）检查引流管是否扭曲受压并予以解除。

（2）由内向外挤压引流管。

（3）挤压后仍不通畅，应立即通知医师处理。

（三）低颅压

1. 预防

（1）观察引流液的颜色、性质和量，引流速度不宜过快。

（2）询问患者感受，严格遵医嘱设置引流管的高度。

2. 处理

（1）酌情夹闭引流管或减慢引流速度。

（2）去枕平卧，必要时口服或静脉输注生理盐水。

操作考核评分标准

硬膜外、硬膜下引流护理操作考核评分标准

项目	总分	评分细则	评分等级				得分及扣分依据
			A	B	C	D	
操作前	20	1. 护士：仪表规范，态度和蔼可亲，查对医嘱，洗手、戴口罩；评估患者的病情、意识、配合程度，引流液的量、颜色、性质及流速，手术部位敷料有无渗血、渗液；告知患者操作目的、方法、注意事项及配合要点。	10	9	8	7	
		2. 物品：备齐用物，放置合理。	4	3	2	1	
		3. 环境：整洁、安静、安全、宽敞。	4	3	2	1	
		4. 患者：愿意配合，取舒适体位。	2	1	0	0	
操作中	45	1. 携用物至床旁，核对患者。	5	4	3	2	
		2. 协助患者取合适卧位。	5	4	3	2	
		3. 观察术区敷料是否干燥，观察引流管是否通畅，枕下垫无菌治疗巾。	5	4	3	2	
		4. 关闭引流管。	5	4	3	2	
		5. 戴手套。	5	4	3	2	
		6. 由内向外消毒引流管口及外周。	5	4	3	2	
		7. 扭开引流袋管口，将引流液倒入量杯，观察引流液的颜色、性状、量。	5	4	3	2	
		8. 再次由内向外消毒引流袋管口，用无菌纱布扭紧引流袋管口。	5	4	3	2	
		9. 打开引流管，观察引流情况，确认引流通畅，固定引流管。	5	4	3	2	
操作后	15	1. 协助患者取适合体位。	3	2	1	0	
		2. 观察患者生命体征，听患者的主诉。	4	3	2	1	
		3. 观察引流液的颜色、性质和量，切口和引流管口周围皮肤情况。	4	3	2	1	
		4. 再次核对，整理床单位及用物。	2	1	0	0	
		5. 洗手、记录、签名。	2	1	0	0	
综合评价	15	1. 护士操作熟练、规范，严格执行查对制度及无菌技术操作。	4	3	2	1	
		2. 告知到位，患者和 / 或家属知晓相关告知事项。	4	3	2	1	
		3. 患者引流通畅，引流管标识清楚，术区敷料干燥。	4	3	2	1	
		4. 无相关并发症发生。	3	2	1	0	
提问	5	硬膜外、硬膜下引流的注意事项有哪些？	5	4	3	2	
总分	100						

硬膜外、硬膜下引流的注意事项有哪些?

(1)保持匀速引流,引流速度禁忌过快。

(2)注意检查管路是否堵塞。

(3)翻身时,避免引流管牵拉、滑脱、扭曲、受压;搬运患者时将引流管夹闭、妥善固定。

(4)引流管放置高度应遵医嘱。

(5)引流液量及颜色突然改变时,及时通知医师给予处理。

二十、腰大池引流护理

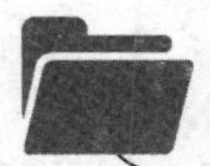

操作规程

(一)计划与实施

操作前

1. 护士:仪表规范、态度和蔼可亲,查对医嘱,洗手、戴口罩;评估患者的病情、意识、活动和合作程度,穿刺部位敷料情况;告知患者操作目的、方法、注意事项及配合要点。
2. 物品:治疗车、治疗盘、量杯、棉签、手套、一次性注射器(20ml)。
3. 环境:整洁、安静、安全、宽敞。
4. 患者:愿意配合,取舒适体位。

操作中

1. 携用物至床旁,核对患者。
2. 协助患者取侧卧位,检查术区敷料情况。
3. 挤捏引流管,观察引流通畅情况,止血钳夹闭引流管。打开引流管与引流袋接口处三通旋阀,使引流瓶内脑脊液完全流入引流袋中。
4. 戴无菌手套,用棉签由内向外螺旋式消毒引流袋底端的肝素帽两遍。
5. 打开无菌注射器,沿肝素帽处穿刺,抽吸引流袋内的脑脊液并倒入量杯中。
6. 再次消毒肝素帽两遍,脱手套。
7. 关闭三通旋阀,松开止血钳,挤捏引流管,观察引流情况,确认引流通畅,妥善固定引流装置。

操作后

1. 协助患者取适合体位。
2. 观察引流液的颜色、性质,测量引流液的量。
3. 观察患者生命体征,询问患者感受。
4. 再次核对,整理床单位及用物。
5. 洗手、记录、签名。

(二)评价

1. 告知到位,语言亲切、态度和蔼,患者和/或家属知晓相关告知事项。
2. 患者无不适,引流通畅,引流管妥善固定。
3. 及时、准确记录引流液的量、颜色及性状。
4. 护士操作熟练、规范,严格执行无菌技术操作。

5. 无相关并发症发生。

并发症预防与处理

（一）颅内感染

1. 预防

（1）操作过程中严格执行无菌技术。

（2）定期检测脑脊液生化及常规。

（3）搬动患者或转运的途中应先关闭引流管，以免引起脑脊液逆流。

（4）留置导管时间不宜过长，待脑脊液色泽逐渐变清亮，蛋白含量下降，细胞计数减少时，应及时拔管。

2. 处理　遵医嘱使用抗菌药物，尽早协助医师拔出引流管。

（二）低颅压综合征

1. 预防　注意控制引流液的量及速度，保持正常的脑脊液压力，一般为 2 ～ 4 滴 /min，每日引流量为 200 ～ 400ml 为宜。

2. 处理　调节引流袋高度，严禁抬高患者头部，及时挂高或夹闭引流管。

（三）气颅

1. 预防　注意控制引流速度，避免引流过快，保持正常脑压。

2. 处理　协助医师进行紧急排气，降低颅内压。

（四）引流不畅

1. 预防

（1）每班检查导管是否通畅，并观察性状及量。

（2）妥善固定，避免管道打折、受压。

2. 处理

（1）检查引流管是否扭曲受压并予以解除。

（2）引流管堵塞，应立即通知医师处理。

操作考核评分标准

腰大池引流护理操作考核评分标准

项目	总分	评分细则	评分等级				得分及扣分依据
			A	B	C	D	
操作前	20	1. 护士：仪表规范、态度和蔼可亲，查对医嘱，洗手、戴口罩；评估患者的病情、意识、活动和合作程度，穿刺部位敷料情况；告知患者操作目的、方法、注意事项及配合要点。	10	9	8	7	
		2. 物品：备齐用物，放置合理。	4	3	2	1	
		3. 环境：安静、清洁、舒适。	4	3	2	1	
		4. 患者：愿意配合，取舒适体位。	2	1	0	0	

续表

项目	总分	评分细则	评分等级				得分及扣分依据
			A	B	C	D	
操作中	45	1. 携用物至床旁，核对患者。	8	6	4	2	
		2. 协助患者取侧卧位，检查术区敷料情况。	4	3	2	1	
		3. 挤捏引流管，观察引流通畅情况，夹闭引流管。打开三通旋阀，使引流瓶内脑脊液完全流入引流袋中。	10	8	6	4	
		4. 戴无菌手套，用棉签消毒引流袋底端的肝素帽，由内向外螺旋式消毒两遍。	6	5	4	3	
		5. 打开无菌注射器，沿肝素帽处穿刺，抽吸引流袋内的脑脊液并倒入量杯中。	6	5	4	3	
		6. 再次消毒肝素帽两遍，脱手套。	4	3	2	1	
		7. 关闭三通旋阀，松开止血钳，挤捏引流管，观察引流情况，确认引流通畅，妥善固定引流装置。	7	6	5	4	
操作后	18	1. 协助患者取适合体位。	4	3	2	1	
		2. 观察引流液的颜色、性质，测量引流液的量。	4	3	2	1	
		3. 观察患者生命体征，询问患者感受。	4	3	2	1	
		4. 再次核对，整理床单位及用物。	2	1	0	0	
		5. 洗手、记录、签名。	4	3	2	1	
综合评价	15	1. 告知到位，语言亲切、态度和蔼，患者和/或家属知晓相关告知事项。	3	2	1	0	
		2. 患者无不适，引流通畅，引流管妥善固定。	3	2	1	0	
		3. 及时、准确记录引流液的量、颜色及性状。	3	2	1	0	
		4. 护士操作熟练、规范，严格执行无菌技术操作。	3	2	1	0	
		5. 无相关并发症发生。	3	2	1	0	
提问	2	腰大池引流护理的注意事项有哪些?	2	1	0	0	
总分	100						

腰大池引流护理的注意事项有哪些?

（1）严格执行无菌操作。

（2）在搬动患者或转运的途中应先关闭并妥善固定引流管，避免牵拉、扭曲及脑脊液逆流。

（3）观察引流液的量、颜色、性质、速度及波动情况，注意检查管路是否堵塞，随时挤捏引流管，保证引流通畅，引流液的量及颜色突然改变时，及时通知医师给予处理。

（4）严格控制引流量，根据病情控制流速，一般为 2 ～ 4 滴 /min，每日引流量为 200 ～ 400ml 为宜。

（5）根据患者的体位及时调整引流袋的位置或遵医嘱放置。

参考文献

[1] 高小雁 . 脊柱外科护理 [M]. 北京大学医学出版社 , 2015.

[2] 陈晏 , 何雪梅 . 围手术期临床护理路径在颈椎前路手术病人健康教育中的应用分析 [J]. 骨科 , 2018, 6.

[3] 李雪君 , 袁健东 , 詹姜仙 . 颈椎手术患者佩戴颈托的护理效果观察 [J]. 中国现代医生 , 2014, 31.

[4] 郭锦丽 , 程宏 , 高朝娜 . 骨科专科护士实操手册 [M]. 长春 : 吉林大学出版社 . 2018.

[5] 陆培艺 , 葛雅秋 , 陆梅 . ICU 预防深静脉血栓护理中间歇性气压治疗仪的应用及其效果探讨 [J]. 实用临床护理学电子杂志 , 2020, 47.

[6] 邹玲静 , 许丽娜 , 李珊燕 . 探讨气压治疗仪对预防骨科病人术后深静脉血栓形成的影响 [J]. 实用临床护理学电子杂志 , 2020, 14.

[7] 曲哲 , 周颖 , 江水华 , 等 . 改良的髌旁内侧入路膝关节腔穿刺注药术在治疗膝关节骨性关节炎中的应用效果 [J]. 当代医药论丛 , 2020, 18(1):96-97.

[8] 江智霞 . 护理临床实习指南 [M]. 北京 : 人民军医出版社 . 2007.

[9] 吴欣娟 , 高娜 . 北京协和医院骨科护理工作指南 [M]. 北京 : 人民卫生出版社 , 2016:61-62.

[10] 李秀华 , 王泠 , 胡爱玲 . 伤口造口失禁专科护理 [M]. 北京 : 人民卫生出版社 , 2018.

[11] 蒋琪霞 . 伤口护理实践原则 [M]. 北京 : 人民卫生出版社 , 2017.

[12] 中华人民共和国卫生部 . 关于印发＜临床护理实践指南 (2011 版) ＞的通知 (卫医政发〔2011〕55 号)

[13] 杨志强 . 集束化护理联合改良导尿管在膀胱造瘘患者术后护理中的应用效果 [J]. 医疗装备 , 2020, 19(33):181-183

[14] 潘小清 . PDCA 循环管理在肾积脓患者肾穿刺造瘘质量控制中的应用 [J]. 齐鲁护理杂志 , 2016, 1(22):50-51.

[15] 薄膜敷料在经皮肾穿刺造瘘术后患者造瘘口护理中的应用 [J]. 中华现代护理杂志 , 2016, 32(22):4721-4723.

[16] 郭爱敏 , 周兰姝 . 成人护理学 [M]. 北京 : 人民卫生出版社 , 2017.

[17] 刘怡素 , 万欢 , 唐宏英 . 肝胆专科护士实用手册 [M]. 北京 : 人民卫生出版社 , 2017.

[18] 梁廷波 , 白雪莉 . 加速康复外科理论与实践 [M]. 北京 : 人民卫生出版社 , 2018.

[19] 李秀华 , 王泠 , 胡爱玲 . 伤口造口失禁专科护理 [M]. 北京 : 人民卫生出版社 , 2018.

[20] 蒋琪霞 . 伤口护理实践原则 [M]. 北京 : 人民卫生出版社 , 2017.

[21] 孙巧凤 , 郭晓丽 . 全麻胸腔镜术后胸腔闭式引流管的护理措施及效果 [J]. 中国医药指南 [J], 2020, 1(18):341-342.

[22] 陈晓丽 . 胸腔闭式引流管护理中的护理告知程序联合健康教育的护理效果研究 [J]. 健康管理医学 , 2020, 9(6):163-164.

[23] 王玉琼 . 自发性气胸胸腔闭式引流术的综合护理体会 [J]. 河南外科学杂志 , 2019, 1(25):171-172.

[24] 宋国强 . 林彬 . 卢火佺 , 等 . 胸腔闭式引流在自发性气胸治疗中的研究进展 [J]. 中国现代医生 , 2017, 2(55):164-167.

[25] 凌青 . 持续胸腔闭式引流术后并发症的观察与护理 [J]. 齐齐哈尔医学院学报 , 2011, 32(21):3554-3555.

[26] 郭俊英 . 气胸患者的综合性护理 [J]. 当代护士 , 2020, 10(27):33-34.

[27] 韩海香 . 集束化管理在胸腔闭式引流管非计划性拔管中的策略及效果 [J] 青海医疗杂志 , 2016, 46(7):40-41.

[28] 周美娜 . 探讨开胸手术后胸腔闭式引流管的护理措施 [J]. 健康护理 , 2020, 1:155-156.

[29] 中国颅脑创伤颅内压监测专家共识 [J]. 中华神经外科志 , 2011, 27(10):1073-1074.

[30] 中国神经外科重症管理专家共识 (2020 版)[J]. 中华医学杂志 , 2020, 100(19):1443-1458.
[31] 张建宁 , 王任直 , 胡锦 . 神经外科重症监护手册 [M]. 北京 : 人民卫生出版社 , 2016:133-152.
[32] 神经外科脑脊液外引流中国专家共识 (2018 版)[J]. 中华医学杂志 , 2018, 98(21):1646-1649.
[33] 高血压性脑出血中国多学科诊治指南 [J]. 中国急救医学 , 2020, 40(8):689-702.
[34] 中国脑出血诊治指南 (2019)[J]. 中华神经科杂志 , 2019, 52(12):994-1005.
[35] 邵文娟 . 慢性硬膜下血肿应用微创钻孔引流术后的护理研究 [J]. 中西医结合护理 , 2015, 30(2):69-70.
[36] 徐园华 . ICU 腰大池引流患者合并颅内感染相关风险与护理措施 [J]. 护理实践与研究 , 2017, 24:58-59

第 4 章

妇产科及儿科护理

一、截石位护理

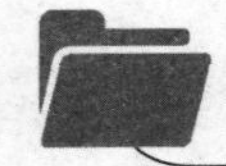

操作规程

（一）计划与实施

操作前

1. 护士：仪表规范、态度和蔼可亲，核对医嘱，洗手、戴口罩，评估患者病情、皮肤是否完整，告知患者操作目的、方法及配合要点。
2. 物品：检查床（体位支架功能完好）、围帘或屏风、踏凳、一次性护理垫单、腿套、软垫，必要时备棉垫、支腿。
3. 环境：安静、安全、舒适、整洁，光线充足，围帘或屏风遮挡。
4. 患者：愿意配合。

操作中

1. 核对患者及腕带。
2. 将患者带至处置室检查床旁。
3. 将一次性护理垫单铺于检查床，支腿架上放软垫。
4. 协助患者踩上踏凳坐于检查床上，脱下鞋子及一侧裤腿，仰卧于检查床上，两腿分开，放于支架上，臀部齐床缘，为患者穿上腿套，根据检查、治疗、手术、护理时间长短决定臀部是否垫棉垫。
5. 两手放在身体两侧或胸前。
6. 调整支腿架至合适高度，调节检查床使头部略抬高。

操作后

1. 检查患者体位是否舒适，摆放是否合理。
2. 再次核对，整理床单位。
3. 告知患者检查、治疗、手术及护理时保持体位不变。
4. 告知患者有不适及时告诉医护人员。
5. 告知患者疼痛时将手抓住检查床两侧扶手。
6. 整理用物、洗手，记录。

（二）评价

1. 遵循体位安置原则，满足检查、治疗、手术、护理的需要。

2. 用物准备齐全、放置合理、操作有序，方法正确。

3. 患者各部位处于自然功能位、舒适。

4. 告知到位，语言亲切、态度和蔼，患者和 / 或家属知晓相关告知事项。

5. 无相关并发症发生。

并发症预防与处理

（一）压力性损伤

1. 预防

（1）检查、治疗、手术、护理时间长或过瘦者骶尾部放置棉垫、水胶体或泡沫敷料，避免局部受压。

（2）保持检查床平整干燥，防止骶尾部皮肤受潮。

2. 处理

（1）出现损伤时，及时告知医师。

（2）避免损伤组织继续受压。

（3）保持床铺平整、干燥、无碎屑，避免摩擦、潮湿和排泄物对皮肤的刺激。

（4）皮肤出现水疱（直径＞ 5mm）者，消毒后穿刺抽液，无菌纱布吸干后粘贴水胶体或泡沫类敷料。水疱破裂的创面，如渗液少，生理盐水清洗后无菌纱布吸干，粘贴水胶体敷料或泡沫类敷料，必要时加用藻酸盐敷料。

（5）3、4 期压力性损伤，彻底清创，去除坏死组织，降低感染机会，促进肉芽生长及创面愈合。

（二）下肢静脉血栓形成

1. 预防

（1）不要采用下肢静脉输液。

（2）将患者腘窝腾空，支腿架支撑在小腿肌肉丰厚处。

（3）术后尽早下床活动。

2. 处理

（1）绝对卧床休息，下肢制动、抬高，避免挤压患肢，禁止热敷、按摩。

（2）遵医嘱溶栓治疗。

（3）嘱患者多饮水，保证每天饮水量 1500ml 以上。

（三）周围神经损伤

1. 预防

（1）摆放截石位时两腿之间角度不可过大，髋部不可过度屈曲。

（2）避免挤压患者肢体或膝部。

2. 处理　遵医嘱药物治疗，可联合使用针灸推拿、物理疗法。

（四）直立性低血压

1. 预防　将患者双下肢从支腿架取下时，采用单腿慢放，即一腿慢放，轻轻拍打小腿肌肉，做被动屈膝运动，再换另一侧下肢，有利于血压的稳定。

2. 处理　患者出现低直立性低血压时，协助患者取平卧位，必要时抬高双腿，加快输液，加大吸氧流量，遵医嘱给适量麻黄碱静脉注射。如果出现恶心呕吐，将患者的头偏向一侧，及时清理口腔分泌物，防止误吸。

操作考核评分标准

截石位护理操作考核评分标准

项目	总分	评分细则	评分等级				得分及扣分依据
			A	B	C	D	
操作前	15	1. 护士：仪表规范、态度和蔼可亲，核对医嘱，洗手、戴口罩，评估患者病情、皮肤是否完整，告知患者操作目的、方法及配合要点。	4	3	2	1	
		2. 物品：备齐用物，放置合理。	4	3	2	1	
		3. 环境：安静、安全、舒适、整洁，光线充足，围帘或屏风遮挡。	3	2	1	0	
		4. 患者：愿意配合。	4	3	2	1	
操作中	45	1. 核对患者及腕带。	5	4	3	2	
		2. 将患者带至处置室检查床旁。	5	4	3	2	
		3. 将一次性护理垫单铺于检查床，支腿架上放软垫。	5	4	3	2	
		4. 协助患者踩上踏凳坐于检查床上，脱下鞋子及一侧裤腿，仰卧于检查床上，两腿分开，放于支架上，臀部齐床缘，为患者穿上腿套，根据检查、治疗、手术、护理时间长短决定臀部是否垫棉垫。	20	15	10	5	
		5. 两手放在身体两侧或胸前。	5	4	3	2	
		6. 调整支腿架至合适高度，调节检查床使头部略抬高。	5	4	3	2	
操作后	20	1. 检查患者体位是否舒适，摆放是否合理。	4	3	2	1	
		2. 再次核对，整理床单位。	4	3	2	1	
		3. 告知患者检查、治疗、手术及护理时保持体位不变，防止坠床及损伤。	3	2	1	0	
		4. 告知患者有不适及时告诉医护人员。	3	2	1	0	
		5. 告知患者疼痛时将手抓住检查床两侧扶手。	3	2	1	0	
		6. 整理用物、洗手、记录。	3	2	1	0	
综合评价	16	1. 遵循体位安置原则。	3	2	1	0	
		2. 用物齐备、合理放置、操作有序、方法正确、注意节力。	3	2	1	0	
		3. 患者各部位处于自然功能位，无压迫和过度牵拉。	4	3	2	1	
		4. 告知到位，语言亲切、态度和蔼，患者和 / 或家属知晓相关告知事项。	3	2	1	0	
		5. 无相关并发症发生。	3	2	1	0	

续表

项目	总分	评分细则	评分等级				得分及扣分依据
			A	B	C	D	
提问	4	1. 截石位的目的是什么？ 2. 截石位摆放时的注意事项有哪些？	2 2	1 1	0 0	0 0	
总分	100						

1. 截石位的目的是什么？

（1）满足检查、诊断、治疗、护理的需要。

（2）会阴、肛门部位的检查、治疗或手术，如膀胱镜、妇产科检查等。

（3）产妇分娩。

2. 截石位摆放时的注意事项有哪些？

（1）隐私保护，用围帘或屏风遮挡。

（2）注意遮盖和保暖。

二、适度保护会阴

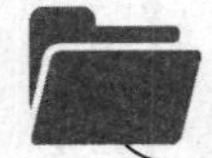

操作规程

（一）计划与实施

操作前

1. 助产士：仪表规范、态度和蔼可亲，洗手、戴帽子、口罩，核对产妇，自我介绍，向产妇解释操作目的、方法及配合要点，评估产程进展、胎儿情况，适时准备外科洗手、铺产台。
2. 环境：安静、安全、整洁，关闭门窗，减少人员走动，调节室温 25 ～ 28℃。
3. 物品：产包、无菌手套、碘伏、新生儿复苏用物，预热新生儿辐射台。
4. 产妇：了解操作目的、方法、配合要点，排空膀胱，取舒适体位，注意保暖及保护隐私。

操作中

1. 清洁、消毒外阴，外科洗手、铺产台，将用物摆放在方便使用的位置。
2. 产妇有自主用力时，指导产妇正确屏气用力，当胎头拨露 5cm×4cm，会阴后联合紧张时，根据产妇体位用单手或双手手掌控制胎头娩出速度，以每次宫缩时胎头露出阴道口直径不超过 1cm 为宜。当胎头着冠，会阴后联合高度紧张时，指导产妇宫缩时哈气，间歇时用力，使胎头在宫缩间歇时缓慢娩出。评估会阴后联合的紧张程度，必要时用一手托起会阴体部，另一手控制胎头双顶径缓慢娩出，避免胎头快速娩出。
3. 胎头娩出后，必要时清理呼吸道，同时嘱产妇张口哈气，暂缓用力。
4. 等待宫缩使胎头自动复位、外旋转后，再次宫缩时指导产妇轻轻用力，双手托住胎头，娩前肩时轻轻向下牵拉，顺势娩出前肩，娩后肩时轻轻朝产妇耻骨联合方向上提，缓缓娩出后肩。产力较强的产妇娩后肩时嘱其暂不用力。
5. 双肩娩出后，双手托住胎肩和胎臀，协助下肢以侧位娩出，将新生儿放在产妇胸腹部。

操作后
1. 即刻护理新生儿。
2. 观察产妇生命体征、胎盘剥离征象、子宫收缩及阴道流血情况。
3. 协助胎盘娩出并检查是否完整。
4. 检查软产道有无裂伤，如有裂伤，应及时进行修补缝合，计算出血量。
5. 清点、整理用物；协助产妇取舒适体位。
6. 告知产妇每日清洗会阴，保持外阴清洁干燥，阴道流血多、有肛门坠胀感等。及时告诉医护人员。
7. 洗手、记录、签字。

（二）评价

1. 严格执行查对制度及无菌技术原则。
2. 操作轻柔、熟练、规范。
3. 告知到位，语言亲切、态度和蔼，产妇知晓相关告知事项。
4. 无相关并发症发生。

并发症预防与处理

会阴阴道裂伤

1. 预防

（1）评估胎儿大小、胎位、胎头下降程度及会阴部情况，告知产妇积极配合，有会阴切开指征者行会阴切开术。

（2）胎头拨露阶段，助产士要严密观察，不可离开产妇；助产士的手不可进入阴道进行扩张或过早地将手按压在会阴体上，避免造成产道水肿、会阴体水肿、产妇不舒适。

（3）当胎头着冠，会阴后联合高度紧张时，指导产妇宫缩时哈气，间歇时用力，使胎头在宫缩间歇时缓慢娩出；遇到产妇失控时，助产士应冷静，控制胎头缓慢娩出，减少会阴撕裂。

（4）助产过程中，使会阴充分扩展，胎头大径（双顶径）即将娩出时，应缓慢娩出，避免急速娩出使会阴来不及很好扩张而撕裂；做到前肩顺势娩出后，娩后肩时将胎头朝产妇耻骨联合方向轻轻上提，缓缓娩出后肩。

2. 处理

（1）Ⅰ度会阴阴道裂伤修复术：阴道尾纱填塞阴道后穹窿及阴道上段，上推子宫，暴露会阴阴道裂伤部位，用 2-0 可吸收线间断缝合止血恢复组织结构，或酌情连续缝合；3-0 或 4-0 可吸收线行会阴皮肤皮内缝合；取出阴道尾纱，常规行肛门直肠指检，检查直肠黏膜的完整性及有无缝线暴露（若有，即时拆除），检查肛门括约肌的收缩力及有无血肿形成。

（2）Ⅱ度会阴阴道裂伤修复术：阴道尾纱填塞阴道后穹窿及阴道上段，上推子宫，暴露会阴阴道裂伤部位；2-0 可吸收线间断缝合撕裂的会阴体肌层；2-0 可吸收线缝合撕裂的阴道壁黏膜，缝合部位应超过裂口顶端 0.5 ～ 1cm，缝合会阴皮下组织；3-0/4-0 可吸收线行会阴皮肤皮内缝合；取出阴道尾纱，常规行肛门直肠指检，检查直肠黏膜的完整性及有无缝线暴露（若有，即时拆除），检查肛门括约肌的收缩力及有无血肿形成。

（3）Ⅲ、Ⅳ度会阴阴道裂伤修复术：充分暴露撕裂部位，清洁冲洗撕裂创面；缝合直肠前壁：裂口内塞入一条无菌纱布，用细圆针和 3-0 或 4-0 可吸收线间断内翻缝合撕裂的直肠前壁黏膜下及肌层组织，注意勿穿过直肠黏膜层，但要使黏膜对合，边缝边退出纱布；再间断或者连续内翻缝合直肠肌层（避免穿透直肠黏膜）及筋膜加固；用 Allis 钳夹两侧挛缩的肛门括约肌断端，尽可能完整拉出，用 7 号丝线或 2-0 可吸收线端 - 端或重叠缝合数针；再将两侧肛提肌相对缝合覆盖直肠壁上，缝合其他会阴体肌层；2-0 可吸收线缝合阴道黏膜、会阴皮下组织，3-0 或 4-0 可吸收线行皮内缝合；取出阴道尾纱，做阴道检查和肛门直肠指检。术后应禁食 3d，之后改用全流质饮食，并逐渐增加进食，同时可用止泻药控制大便，利于直肠黏膜的修复。保持会阴清洁、干燥。

操作考核评分标准

适度保护会阴操作考核评分标准

项目	总分	评分细则	评分等级				得分及扣分依据
			A	B	C	D	
操作前	10	1. 助产士：仪表规范、语言柔和恰当、态度和蔼可亲，洗手、戴帽子、口罩；核对产妇，自我介绍，向产妇解释操作目的、方法及配合要点；评估产程进展、胎儿情况，适时准备外科洗手、铺产台。	4	3	2	1	
		2. 环境：安静、安全、整洁，关闭门窗，减少人员走动，调节室温 25 ～ 28℃。	2	1	0	0	
		3. 物品：备齐物品，放置合理。	2	1	0	0	
		4. 产妇：了解操作目的、方法、配合要点，排空膀胱，取舒适体位，注意保暖及保护隐私。	2	1	0	0	
操作中	50	1. 清洁、消毒外阴，外科洗手、铺产台，将用物摆在方便使用的位置。	5	4	3	2	
		2. 产妇有自主用力的感觉时，指导产妇正确屏气用力，当胎头拨露 5cm×4cm，会阴后联合紧张时，根据产妇体位用单手或双手手掌控制胎头娩出速度，以每次宫缩时胎头露出阴道口直径不超过 1cm 为宜。当胎头着冠，会阴后联合高度紧张时，指导产妇宫缩时哈气，间歇时用力，使胎头在宫缩间歇时缓慢娩出。评估会阴后联合的紧张程度，必要时用一手托起会阴体部，另一手控制胎头双顶径缓慢娩出，避免头快速娩出。	20	15	10	5	

续表

项目	总分	评分细则	评分等级				得分及扣分依据
			A	B	C	D	
		3. 胎头娩出后，必要时清理呼吸道，同时嘱产妇张哈气，暂缓用力。	5	4	3	2	
		4. 胎头自动复位、外旋转后，再次宫缩时指导产妇轻轻用力，双手托住胎头，娩前肩时轻轻向下牵拉，顺势娩出前肩，娩后肩时轻轻朝产妇耻骨联合方向上提，缓缓娩出后肩。产力较强的产妇娩后肩时嘱其暂不用力。	15	10	8	5	
		5. 双肩娩出后，双手托住胎肩和胎臀，协助下肢以侧位娩出，将新生儿放在产妇胸腹部。	5	4	3	2	
操作后	16	1. 即刻护理新生儿。	2	1	0	0	
		2. 观察产妇生命体征、胎盘剥离征象、子宫收缩及阴道流血情况。	3	2	1	0	
		3. 协助胎盘娩出并检查是否完整。	2	1	0	0	
		4. 检查软产道有无裂伤，如有裂伤，应及时进行修补缝合；计算出血量。	3	2	1	0	
		5. 清点、整理用物；协助产妇取舒适体位。	2	1	0	0	
		6. 告知产妇每日清洗会阴，保持外阴清洁干燥，阴道流血多、有肛门坠胀感等及时告诉医护人员。	2	1	0	0	
		7. 洗手、记录、签字。	2	1	0	0	
综合评价	20	1. 严格执行查对制度及无菌技术原则。	4	3	2	0	
		2. 操作轻柔、熟练、规范。	3	2	1	0	
		3. 告知到位，语言亲切、态度和蔼，产妇知晓相关告知事项。	3	2	1	0	
		4. 无相关并发症发生（发生会阴阴道裂伤：Ⅰ度裂伤扣3分，Ⅱ度裂伤扣5分，Ⅲ、Ⅳ度裂伤扣10分）。	10	7	5	0	
提问	4	1. 适度保护会阴的目的是什么？	2	1	0	0	
		2. 什么时候开始控制胎头娩出的速度？	2	1	0	0	
总分	100						

1. 适度保护会阴的目的是什么？

通过助产人员对产妇分娩时控制胎头娩出速度和适度的会阴保护措施，减少和避免严重的会阴裂伤。

2. 什么时候开始控制胎头娩出的速度？

当胎头拨露 5cm × 4cm、会阴后联合紧张时，开始控制胎头娩出速度。

三、会阴切开缝合术

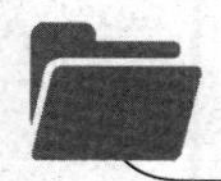

操作规程

（一）计划与实施

操作前

1. 助产士：仪表规范、语言柔和恰当、态度和蔼可亲，洗手，戴帽子、口罩，核对产妇，自我介绍，向产妇解释操作目的、方法及配合要点，评估产程进展、胎儿情况，适时准备外科洗手、铺产台。
2. 环境：安静、安全、整洁，关闭门窗，调节室温至 25 ～ 28℃。
3. 物品：侧切剪 1 把、持针器 1 把、镊子 1 把、线剪 1 把、弯盘 1 个、止血钳 2 把、尾纱（可显影）1 块及纱布数块、无菌手套、碘伏、缝线，其他同接产术。
4. 产妇：了解操作目的、方法、配合要点，知情同意，排空膀胱，屈膝半卧位、双腿外展或膀胱截石位，注意保暖及保护隐私。

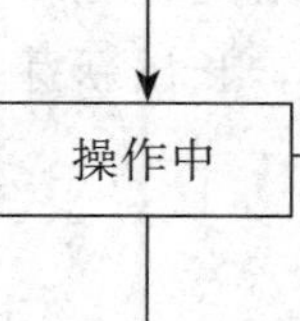

操作中

1. 清洁、消毒外阴，外科洗手、铺产台，将用物摆放在方便使用的位置。
2. 行阴部神经阻滞麻醉及会阴局部麻醉。
3. 操作者左手示指、中指伸入阴道内，置于先露部前方，二指稍作分开，撑起左侧阴道壁。右手持侧切剪，张开后一叶置于阴道外，一叶沿左手示指、中指之间置于阴道内，自会阴后联合中线向左或右旁 45° 切开会阴（会阴高度膨隆时为 60° ～70° ），侧切剪刃与皮肤垂直，等待宫缩会阴膨隆时，一次全层剪开 4 ～ 5cm。会阴正中切开：自会阴后联合处向肛门方向垂直切开 2 ～ 3cm。
4. 用纱布压迫止血，必要时用止血钳止血或结扎出血小血管。
5. 胎盘娩出后，查宫颈及阴道壁有无裂伤、切口有无延裂、有无血肿。
6. 阴道内放置尾纱 1 块，尾线留阴道口外。
7. 操作者左手示指、中指暴露切口，用 2-0 可吸收缝合线从切口顶端上方 0.5 ～ 1cm 处开始间断或连续缝合黏膜及黏膜下组织，至处女膜内缘处打结，处女膜切缘要对合整齐；用 2-0 可吸收缝合线间断缝合肌层；用丝线或可吸收缝线间断缝合皮肤并记录缝线针数，或用 3-0 或 4-0 可吸收缝线行皮下包埋缝合。
8. 缝合完毕，取出阴道内尾纱，仔细检查缝合处有无出血或血肿。
9. 擦净外阴部及周围血渍，消毒缝合后的会阴切口。
10. 常规肛门指检，检查有无缝线穿透直肠黏膜及有无阴道壁血肿。

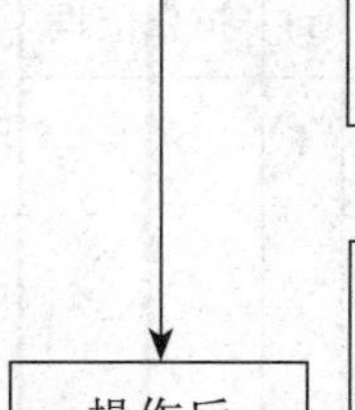

操作后

1. 准确评估术中出血量，清点、整理用物。
2. 协助产妇取舒适体位。
3. 告知产妇每日清洗会阴，保持外阴清洁干燥，多向健侧卧位
4. 告知产妇阴道流血多、会阴切口缝合处皮肤红肿、渗液、肛门坠胀等及时告诉医护人员。
5. 整理用物、洗手、记录、签字。

（二）评价

1. 严格执行查对制度及无菌技术原则。
2. 操作轻柔、熟练、规范。

3. 告知到位，语言亲切、态度和蔼，产妇知晓相关告知事项。

4. 缝合处对合好，美观，达到止血要求，无血肿发生，无缝线穿透直肠壁。

5. 无缝线、纱布、棉球等遗留在产妇阴道内。

6. 无相关并发症发生。

并发症预防与处理

（一）失血

1. 预防　掌握会阴切开时机，切口大小合适。

2. 处理　切开后用纱布压迫止血，必要时用止血钳止血或结扎出血小血管。

（二）会阴血肿

1. 预防　操作规范，止血彻底，及时结扎出血小血管，缝合时缝线松紧适宜，按解剖层次均匀对合，不留无效腔。

2. 处理　术后严密观察，及早发现，如会阴血肿小，观察若未继续增大者，予冷敷，给予止血药；若血肿继续增大者，应拆除伤口缝线，清除血肿，重新缝合止血。

（三）切口感染

1. 预防　产前治疗阴道炎，术中严格无菌操作，规范缝合伤口，术后做好会阴护理，必要时予抗生素预防感染。

2. 处理　感染者给予抗生素治疗，适时局部热敷、坐浴或理疗，一旦发现无效腔或脓肿，应彻底扩创引流。脓腔通阴道者应将窦道一下全部扩开，待局部清洁，长出新芽后酌情二次缝合。

操作考核评分标准

会阴切开缝合术操作考核评分标准

项目	总分	评分细则	评分等级				得分及扣分依据
			A	B	C	D	
操作前	10	1. 助产士：仪表规范、语言柔和恰当、态度和蔼可亲，洗手、戴帽子、口罩；核对产妇，自我介绍，向产妇解释操作目的、方法及配合要点；评估产程进展、胎儿情况，适时准备外科洗手、铺产台。	4	3	2	1	
		2. 环境：安静、安全、整洁，关闭门窗，调节室温25～28℃。	2	1	0	0	
		3. 物品：备齐物品，放置合理。	2	1	0	0	
		4. 产妇：了解操作目的、方法、配合要点，知情同意，排空膀胱，屈膝半卧位、双腿外展或膀胱截石位，注意保暖及保护隐私。	2	1	1	0	

续表

项目	总分	评分细则	评分等级				得分及扣分依据
			A	B	C	D	
操作中	60	1. 清洁、消毒外阴，外科洗手、铺产台，将用物摆放在方便使用的位置。	5	4	3	2	
		2. 行阴部神经阻滞麻醉及会阴局部麻醉。	5	4	3	2	
		3. 操作者左手示指、中指伸入阴道内，置于先露部前方，二指稍作分开，撑起左侧阴道壁。右手持侧切剪，张开后一叶置于阴道外，一叶沿左手示指、中指之间置于阴道内，自会阴后联合中线向左或右旁 45° 切开会阴（会阴高度膨隆时为 60° ～ 70° ），侧切剪刃与皮肤垂直，等待宫缩会阴膨隆时，一次全层剪开 4 ～ 5cm。会阴正中切开：自会阴后联合处向肛门方向垂直切开 2 ～ 3cm。	10	8	6	4	
		4. 用纱布压迫止血，必要时用止血钳止血或结扎出血小血管。	3	2	1	0	
		5. 胎儿胎盘娩出后，查宫颈及阴道壁有无裂伤、切口有无延裂、有无血肿。	3	2	1	0	
		6. 阴道内放置尾纱 1 块，尾线留阴道口外。	3	2	1	0	
		7. 操作者左手示指、中指暴露切口，用 2-0 可吸收缝合线从切口顶端上方 0.5 ～ 1cm 处开始间断或连续缝合黏膜及黏膜下组织，至处女膜内缘处打结，处女膜切缘要对合整齐；用 2-0 可吸收缝合线间断缝合肌层；用丝线或可吸收线间断缝合皮肤并记录缝线针数，或 3-0 或 4-0 可吸收缝线行皮下包埋缝合。	20	15	10	5	
		8. 缝合完毕，取出阴道内尾纱，检查缝合处有无出血或血肿。	5	4	3	2	
		10. 擦净外阴部及周围血渍，消毒缝合后的会阴切口。	3	2	1	0	
		11. 常规肛门指检，检查有无缝线穿透直肠黏膜及有无阴道壁血肿。	3	2	1	0	
操作后	10	1. 准确评估术中出血量，清点、整理用物。	2	2	0	0	
		2. 协助产妇取舒适体位。	2	1	0	0	
		3. 告知产妇每日清洗会阴，保持外阴清洁干燥，多向健侧卧位。	2	1	0	0	
		4. 告知产妇阴道流血多，会阴切口缝合处皮肤红肿、渗液、有肛门坠胀感等及时告诉医护人员。	2	1	0	0	
		5. 洗手、记录、签字。	2	1	0	0	

续表

项目	总分	评分细则	评分等级				得分及扣分依据
			A	B	C	D	
综合评价	16	1. 严格执行查对制度及无菌技术原则。	4	3	2	0	
		2. 操作轻柔、熟练、规范。	3	2	1	0	
		3. 告知到位，语言亲切、态度和蔼，产妇知晓相关告知事项。	2	1	0	0	
		4. 缝合处对合好，美观，达到止血要求，无血肿发生，无缝线穿透直肠壁。	2	1	0	0	
		5. 无缝线、纱布、棉球等遗留在产妇阴道内。	3	2	1	0	
		6. 无相关并发症发生。	2	1	0	0	
提问	4	1. 哪些情况酌情考虑会阴切开术？	2	1	0	0	
		2. 阴部神经阻滞或局部麻醉操作方法是怎么样的？	2	1	0	0	
总分	100						

1. 哪些情况酌情考虑会阴切开术？

(1) 会阴裂伤不可避免：会阴较紧、会阴体过长、过短，会阴坚韧或发育不良、炎症、水肿，或遇急产时会阴未能充分扩展等。

(2) 初产妇阴道助产，如产钳术、胎头吸引术及臀位助产术，取决于助产人员的判断，不建议正中切开。

(3) 需缩短第二产程：第二产程过长、宫缩乏力、胎儿窘迫（尤其是Ⅲ类胎心监护经宫内复苏无效者）、产妇存在合并症或并发症(如妊娠期高血压疾病、妊娠合并心脏病等)须尽快结束分娩者。

(4) 肩难产、巨大儿、早产儿胎头明显受压者。

2. 阴部神经阻滞或局部麻醉操作方法是怎样的？

阴部阻滞麻醉操作如下：将一手中、示指伸入阴道，触及坐骨棘做指引，另一手持长针注射器，在肛门与坐骨结节中点进针，注射 0.5% 或 1% 利多卡因 5 ～ 10ml，先皮下注射一皮丘，将针头刺向坐骨棘尖端内下方阴部神经处，回抽无血，注射 1/2 药液后，边退针边回抽，回抽无血后再注射，逐步退回至皮下向阴唇后联合方向沿拟切开的切口做扇形注射。若为阴道助产术准备，宜做双侧阴部神经阻滞麻醉，可更好地松弛盆底组织。如正中切开时，则在会阴体局部行浸润麻醉。建议预计 1 ～ 2 次宫缩胎儿可以娩出时实施。

四、会阴湿热敷

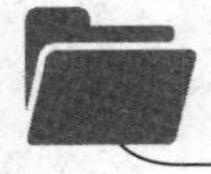

操作规程

（一）计划与实施

操作前

1. 护士：仪表规范、态度和蔼可亲，核对医嘱，洗手、戴口罩，评估患者病情及理解合作程度，告知患者会阴湿热敷的目的、方法、预后及配合要点。
2. 物品：屏风（或床帘）、橡胶单、中单各 1 块或一次性垫巾 1 块 / 棉垫 1 块、一次性手套一副、会阴擦洗盘 1 个、无菌纱布数块、医用凡士林、棉签若干；热源袋如热水袋、电热宝等，红外线灯；治疗车、沸水、煮沸的 50% 硫酸、95% 乙醇、手消毒液。
3. 环境：安静、安全、舒适、整洁、关闭门窗、床帘或屏风遮挡。
4. 患者：排空膀胱，取仰卧位，愿意配合。

操作中

1. 携用物至床旁。
2. 自我介绍，核对患者。
3. 拉上床帘或用屏风遮挡，协助患者取仰卧位，两腿屈曲分开，暴露热敷部位。
4. 患者臀下垫橡胶单、中单或一次性垫巾。
5. 热敷部位先用棉签涂上一薄层凡士林，盖上干纱布，再轻轻敷上浸有热敷溶液（50% 硫酸镁）的温纱布，外面盖上棉垫保温。
6. 每 3 ～ 5min 更换热敷垫 1 次，热敷时间 15 ～ 30min，可用热源袋放在棉垫外或用红外线灯照射以延长更换热敷垫的时间。
7. 热敷完毕，移去热敷垫，观察热敷部位皮肤，用纱布拭净皮肤上的凡士林，撤去橡胶单、中单或一次性垫巾，协助患者穿裤。

操作后

1. 再次核对，整理好床单位，拉开床帘或移去屏风，开窗通风。
2. 协助患者取舒适的体位。
3. 告知患者保持会阴部清洁、干燥，勤换内衣裤。
4. 整理用物、洗手、记录。

（二）评价

1. 严格执行查对制度。
2. 告知有效，语言亲切，态度和蔼可亲，患者和 / 或家属知晓告知事项。
3. 护士操作轻柔、熟练、规范、节力。
4. 操作中保护患者的隐私。
5. 无相关并发症发生。

并发症预防与处理

烫伤

1. 预防

（1）温度适宜，湿热敷的温度为 41 ～ 46℃。

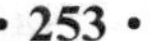

（2）定期检查热源袋的完好性，防止烫伤，对休克、虚脱、昏迷及术后感觉不灵敏的患者应尤为关注。

2. 处理

（1）停止热敷。

（2）保持局部干燥、清洁。

（3）汇报医师，遵医嘱使用烫伤药。

操作考核评分标准

会阴湿热敷操作考核评分标准

项目	总分	评分细则	评分等级				得分及扣分依据
			A	B	C	D	
操作前	15	1. 护士：仪表规范、态度和蔼可亲，核对医嘱，洗手、戴口罩，评估患者病情及理解合作程度，告知患者会阴湿热敷的目的、方法、预后及配合要点。	5	4	3	2	
		2. 物品：备齐物品，放置合理。	3	2	1	0	
		3. 环境：安静、安全、舒适、整洁、关闭门窗、床帘或屏风遮挡。	3	2	1	0	
		4. 患者：排空膀胱，取仰卧位，愿意配合。	4	3	2	1	
操作中	50	1. 携用物至床旁。	2	1	0	0	
		2. 自我介绍，核对患者。	5	4	3	2	
		3. 拉上床帘或用屏风遮挡，协助患者取仰卧位，两腿屈曲分开，暴露热敷部位。	8	6	4	2	
		4. 患者臀下垫橡胶单、中单或一次性垫巾。	5	4	3	2	
		5. 热敷部位先用棉签涂上一薄层凡士林，盖上干纱布，再轻轻敷上浸有热敷溶液（50% 硫酸镁）的温纱布，外面盖上棉垫保温。	10	8	6	4	
		6. 每 3 ～ 5min 更换热敷垫 1 次，热敷时间为 15 ～ 30min，可用热源袋放在棉垫外或用红外线灯照射以延长更换热敷垫的时间。	10	8	6	4	
		7. 热敷完毕，移去热敷垫，观察热敷部位皮肤，用纱布拭净皮肤上的凡士林，撤去橡胶单、中单或一次性垫巾，协助患者穿裤。	10	8	6	4	
操作后	18	1. 再次核对，整理好床单位，拉开床帘或移去屏风，开窗通风。	5	4	3	2	
		2. 协助患者取舒适的体位。	5	4	3	2	
		3. 告知患者保持会阴部清洁、干燥，勤换内衣裤。	5	4	3	2	
		4. 整理用物、洗手、记录。	3	2	1	0	

续表

项目	总分	评分细则	评分等级				得分及扣分依据
			A	B	C	D	
综合评价	13	1. 严格执行查对制度。	2	1	0	0	
		2. 告知有效，语言亲切，态度和蔼可亲，患者和 / 或家属知晓告知事项。	3	2	1	0	
		3. 护士操作轻柔、熟练、规范、节力。	3	2	1	0	
		4. 操作中保护患者的隐私。	2	1	0	0	
		5. 无相关并发症发生。	3	2	1	0	
提问	4	1. 会阴湿热敷的目的是什么？	2	1	0	0	
		2. 会阴湿热敷的适应证有哪些？	2	1	0	0	
总分	100						

1. 会阴湿热敷的目的是什么？

（1）促进局部血液循环，改善组织营养，增强局部白细胞的吞噬作用，加速组织再生和消炎、镇痛。

（2）促进水肿吸收，使陈旧性血肿局限。

（3）促进外阴伤口愈合。

2. 会阴湿热敷的适应证有哪些？

（1）会阴水肿及血肿的吸收期。

（2）会阴硬结及早期感染者。

五、子宫复旧护理

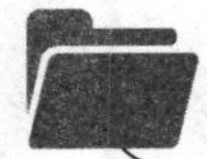

操作规程

（一）计划与实施

操作前

1. 护士：仪表规范、态度和蔼可亲，核对医嘱，洗手、戴口罩，评估产妇情况、分娩方式、排尿情况、膀胱充盈程度等，告知产妇操作目的、方法及配合要点。
2. 物品：无菌弯盘、消毒手套 1 双、无菌纱布、纱球数个、无齿镊或血管钳 1 把；0.5% 碘伏消毒液 1 瓶、一次性无菌医用垫巾 1 块、手消毒液、清洁浴巾 1 块，软尺 1 根，计量器等。
3. 环境：安静、安全、整洁，关闭门窗，屏风或围帘遮挡，室温 26 ～ 28℃。
4. 产妇：愿意配合，排空膀胱，取仰卧位。

1. 携用物至床旁。
2. 自我介绍，核对产妇。

3. 洗手、温暖双手、戴手套，协助产妇脱去对侧裤子，盖在近侧腿部，并盖上浴巾，对侧腿用被子遮盖，暴露大腿内侧 1/3、腹部肋弓以下；产妇双下肢膝稍屈曲，放松腹部，将产垫或弯盘垫于产妇臀下。
4. 操作者站在产妇一侧，嘱产妇全身放松，叩诊膀胱区是否充盈。
5. 一手手掌在子宫底均匀有力揉压，检查子宫底部、子宫软硬度及了解子宫收缩情况，或将一手拇指置于子宫前壁，其余 4 指置于子宫后壁，握住子宫底部，均匀而有节奏地按摩子宫，促进子宫收缩，注意产妇主诉。
6. 观察阴道流血颜色，是否有血块，评估出血量。
7. 测量宫底高度：用软尺测量耻骨联合上缘至宫底的距离或测量脐部至宫底的距离，记录为耻上几厘米或脐上、脐下几厘米。
8. 如有异常，及时汇报医师，遵医嘱使用宫缩药。
9. 清洁外阴，更换会阴垫。

1. 再次核对产妇、询问感受，协助产妇穿裤，取舒适卧位。
2. 移去围帘或屏风，整理床单位。
3. 告知产妇注意清洁卫生，保持大小便畅通，解大小便后用温开水清洁会阴，勤更换会阴垫，保持清洁、干燥，穿纯棉宽松的内裤。
4. 告知产妇坚持母乳喂养，按需哺乳，促进子宫复旧。
5. 整理用物、洗手、记录。

（二）评价

1. 严格执行查对制度。
2. 护士操作轻柔、熟练、规范。
3. 告知到位，语言亲切、态度和蔼，产妇及家属知晓告知事项，主动配合。
4. 能正确判断宫底高度及恶露量和性质。
5. 异常情况能及时处理。
6. 无相关并发症发生。

并发症预防与处理

（一）疼痛

1. 预防

（1）按摩子宫时，指导产妇做深呼吸放松腹部，协助产妇排空膀胱后进行，必要时导尿。

（2）指导产妇在按压宫底过程中主动配合，避免鼓气。

（3）按摩子宫时手法正确，轻柔、熟练、规范、节力，同时严密观察生命体征、子宫收缩、阴道流血情况。

（4）手术者避开切口处按压。

2. 处理

（1）按摩子宫时与产妇交流，分散注意力，指导产妇做深呼吸放松腹部，减轻疼痛。

（2）疼痛较重者，暂停操作。

（二）按摩无效

1. 预防

（1）按摩子宫时指导产妇做深呼吸放松腹部，协助产妇排空膀胱后进行，必要时导尿。

（2）按摩子宫手法正确。

2. 处理　尽快明确子宫收缩不良及产后出血的原因，对症处理，同时密切观察产妇阴道流血量及生命体征，及时汇报医师。

操作考核评分标准

子宫复旧护理操作考核评分标准

项目	总分	评分细则	评分等级				得分及扣分依据
			A	B	C	D	
操作前	15	1. 护士：仪表规范、态度和蔼可亲，核对医嘱，洗手、戴口罩，评估产妇情况、分娩方式、排尿情况、膀胱充盈程度等，告知产妇操作目的、方法及配合要点。	5	4	3	2	
		2. 物品：备齐物品，放置合理。	4	3	2	1	
		3. 环境：安静、安全、整洁，关闭门窗，屏风或围帘遮挡，室温 26 ～ 28℃。	3	2	1	0	
		4. 产妇：愿意配合，排空膀胱，取仰卧位。	3	2	1	0	
操作中	50	1. 携用物至床旁。	2	1	0	0	
		2. 自我介绍，核对产妇。	3	2	1	0	
		3. 洗手、温暖双手、戴手套，协助产妇脱去对侧裤子，盖在近侧腿部，并盖上浴巾，对侧腿用被子遮盖，暴露大腿内侧 1/3、腹部肋弓以下；产妇双下肢膝稍屈曲，放松腹部，将产垫或弯盘垫于产妇臀下。	8	6	4	2	
		4. 操作者站在产妇一侧，嘱产妇全身放松，叩诊膀胱区是否充盈。	5	4	3	2	
		5. 一手手掌在子宫底均匀有力揉压，检查子宫底部、子宫软硬度及了解子宫收缩情况，或用拇指在子宫前壁，其余 4 指在子宫后壁，握住子宫底部，均匀而有节奏地按摩子宫，注意产妇主诉。	10	8	6	4	
		6. 观察阴道流血颜色，是否有血块，评估出血量。	5	4	3	2	
		7. 测量宫底高度：用软尺测量耻骨联合上缘至宫底的距离或测量脐部至宫底的距离，记录为耻上几厘米或脐上、脐下几厘米。	10	8	6	4	
		8. 如有异常，及时汇报医师，遵医嘱使用宫缩药。	4	3	2	1	
		9. 清洁会阴，更换会阴垫。	3	2	1	0	

续表

项目	总分	评分细则	评分等级				得分及扣分依据
			A	B	C	D	
操作后	18	1. 再次核对产妇、询问感受，协助产妇穿裤，取舒适卧位。	5	4	3	2	
		2. 移去围帘或屏风，整理床单位。	3	2	1	1	
		3. 告知产妇注意清洁卫生，保持大小便畅通，解大小便后用温开水清洁会阴，勤更换会阴垫，保持清洁、干燥，穿纯棉宽松的内裤。	4	3	2	1	
		4. 告知产妇坚持母乳喂养，按需哺乳，促进子宫复旧。	4	3	2	1	
		5. 整理用物，洗手、记录。	2	1	0	0	
综合评价	13	1. 严格执行制度。	2	1	0	0	
		2. 护士操作轻柔、熟练、规范。	2	1	0	0	
		3. 告知到位，语言亲切、态度和蔼，产妇及家属知晓告知事项，主动配合。	2	1	0	0	
		4. 能正确判断宫底高度及恶露量和性质。	3	2	1	0	
		5. 异常情况能及时处理。	2	1	0	0	
		6. 无相关并发症发生。	2	1	0	0	
提问	4	1. 产后出血的定义是什么？	2	1	0	0	
		2. 恶露的分类有哪些？	2	1	0	0	
总分	100						

1. 产后出血的定义是什么？

指胎儿娩出后 24h 内阴道分娩者出血量超过 500ml，剖宫产者超过 1000ml。

2. 恶露的分类有哪些？

（1）血性恶露

（2）浆液性恶露

（3）白色恶露。

六、乳头皲裂护理

操作规程

（一）计划与实施

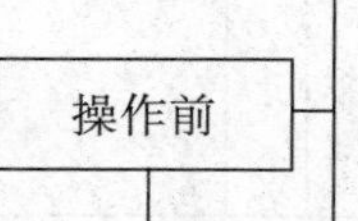

操作前

1. 护士：仪表规范、态度和蔼可亲，核对医嘱，洗手、戴口罩，评估产妇乳头皲裂的严重程度，告知产妇操作目的、方法及配合要点。
2. 物品：毛巾两块、一次性使用纱布、手套、手消毒液、浴巾、脸盆两个、温水瓶等。
3. 环境：安静、安全、整洁，关闭门窗，屏风或床帘遮挡，室温 26 ～ 28℃。
4. 产妇：取舒适体位，愿意配合。

操作中

1. 携用物推至产妇床旁。
2. 自我介绍，核对产妇。
3. 产妇取舒适的体位，解开衣扣暴露乳房，将热毛巾拧干，清洗乳房和乳头，用毛巾沾干乳头。
4. 先热敷乳房和乳头 3 ～ 5min，挤出少量乳汁使乳晕变软。
5. 指导哺乳姿势，新生儿先吸乳头皲裂较轻的一侧，让乳头和大部分乳晕含在新生儿口中。缩短吸吮时间。
6. 哺乳结束，母亲用示指轻轻按压新生儿下颌，新生儿张嘴后脱出乳头，避免在口腔负压情况下拉出乳头而引起局部疼痛或皮肤损伤。
7. 用同样的方法哺乳另一侧。
8. 哺乳完后挤出少量乳汁或乳头修复霜均匀涂抹在乳头及乳晕上，促进皲裂愈合。
9. 乳头皲裂严重者停止直接吸吮，可用乳头罩间接哺乳，或用吸奶器将乳汁吸出后喂给新生儿。

操作后

1. 再次核对产妇，协助产妇取舒适的体位。
2. 移去床帘或屏风，开窗通风，整理用物。
3. 告知产妇哺乳时应尽量让新生儿吸吮住大部分乳晕，一侧乳房每次哺乳时间一般不超过 15 ～ 20min，避免乳头浸渍损伤乳头皮肤。
4. 告知产妇每次哺乳完后用温开水洗净乳头、乳晕，注意不要直接擦洗乳头，保持干燥、清洁，先喂健侧乳房再喂患侧，避免用刺激性用物清洗，如肥皂、乙醇等，嘱产妇穿柔软、纯棉的哺乳胸罩。
5. 包好新生儿，放入新生儿车内，整理床单位，洗手、记录。

（二）评价

1. 严格执行查对制度。

2. 护士语言亲切、态度和蔼。

3. 告知有效，产妇及家属知晓告知事项，主动配合。

4 护士指导轻柔、熟练、规范、节力。

5. 护士及时处理异常情况。

6. 无相关并发症发生。

并发症预防与处理

感染

1. 预防

（1）每次哺乳完后用温开水洗净乳头、乳晕，注意不要直接擦洗乳头，保持清洁、干燥。

（2）乳头皲裂严重者停止直接吸吮，可用乳头罩间接哺乳，或用吸奶器将乳汁吸出后喂给新生儿。

（3）哺乳结束，挤出少量乳汁或用乳头修护霜均匀涂抹在乳头及乳晕上，促进皲裂愈合。

2. 处理

（1）停止哺乳；用吸奶器将乳汁吸出。

（2）保持局部清洁、干燥。

（3）汇报医师，遵医嘱用药。

操作考核评分标准

乳头皲裂护理操作考核评分标准

项目	总分	评分细则	评分等级				得分及扣分依据
			A	B	C	D	
操作前	15	1. 护士：仪表规范、态度和蔼可亲，核对医嘱，洗手、戴口罩，评估产妇乳头皲裂的严重程度，告知产妇操作目的、方法及配合要点。	5	4	3	2	
		2. 物品：备齐用物，放置合理。	4	3	2	1	
		3. 环境：安静、安全、整洁；关闭门窗，屏风或床帘遮挡，室温 26 ～ 28℃。	3	2	1	0	
		4. 产妇：取舒适体位，愿意配合。	3	2	1	0	
操作中	50	1. 携用物推至产妇床旁。	2	1	0	0	
		2. 自我介绍，核对产妇。	3	2	1	0	
		3. 产妇取舒适体位，解开衣扣暴露乳房，将热毛巾拧干，清洗乳房和乳头，用毛巾沾干乳头。	5	4	3	2	
		4. 先热敷乳房 3 ～ 5min，挤出少量乳汁使乳晕变软。	5	4	3	2	
		5. 指导哺乳姿势，新生儿先吸乳头皲裂较轻的一侧，让乳头和大部分乳晕含在新生儿口中。缩短吸吮时间。	8	6	4	2	
		6. 哺乳结束，母亲用示指轻轻按压新生儿下颌，新生儿张嘴后脱出乳头，避免在口腔负压情况下拉出乳头而引起局部疼痛或皮肤损伤。	10	8	6	4	
		7. 用同样的方法哺乳另一侧。	5	4	3	2	
		8. 哺乳完后挤出少量乳汁或乳头修复霜均匀涂抹在乳头及乳晕上，促进皲裂愈合。	4	3	2	1	
		9. 乳头皲裂严重者停止直接吸吮，可用乳头罩间接哺乳，或用吸奶器将乳汁吸出后喂给新生儿。	8	6	4	2	
操作后	18	1. 再次核对产妇，协助产妇取舒适体位。	3	2	1	0	
		2. 移去床帘或屏风，开窗通风，整理用物。	3	2	1	0	
		3. 告知产妇哺乳时应尽量让新生儿吸吮住大部分乳晕，一侧乳房每次哺乳时间一般不超过 15 ～ 20min，避免乳头浸渍损伤乳头皮肤。	4	3	2	1	
		4. 告知产妇每次哺乳完后用温开水洗净乳头、乳晕，注意不要直接擦洗乳头，保持干燥、清洁，先喂健侧乳房再喂患侧，避免用刺激性用物清洗，如肥皂、乙醇等，嘱产妇穿柔软、纯棉的哺乳胸罩。	5	4	3	2	
		5. 包好新生儿，放入新生儿车内，整理床单位，洗手、记录。	3	2	1	0	

续表

项目	总分	评分细则	评分等级				得分及扣分依据
			A	B	C	D	
综合评价	13	1. 严格执行查对制度。	2	1	0	0	
		2. 护士语言亲切、态度和蔼。	2	1	0	0	
		3. 告知有效，产妇及家属知晓告知事项，主动配合。	3	2	1	0	
		4. 护士指导轻柔、熟练、规范、节力。	2	1	0	0	
		5. 护士及时处理异常情况。	2	1	0	0	
		6. 无相关并发症发生。	2	1	0	0	
提问	4	1. 乳头皲裂的原因是什么？	2	1	0	0	
		2. 乳头皲裂的注意事项有哪些？	2	1	0	0	
总分	100						

1. 乳头皲裂的原因是什么？

（1）最常见的原因是新生儿含接姿势不当。

（2）哺乳姿势不正确。

（3）使用吸奶器不正确。

2. 乳头皲裂的注意事项有哪些？

（1）产妇哺乳过程中轻松愉悦，尽早指导产妇正确的哺乳姿势，新生儿含接姿势正确。

（2）在哺乳中不感疲劳，乳头不疼痛，新生儿吸吮有效。不用刺激性用物擦拭乳头。

（3）先喂健侧乳房再喂患侧，严重的乳头皲裂，遵医嘱涂乳头修复膏，哺乳过程中随时观察新生儿情况。

（4）乳头皲裂轻者坚持母乳喂养。

七、母乳喂养

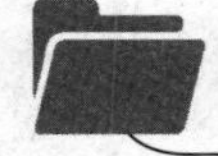

操作规程

（一）计划与实施

操作前

1. 护士：仪表规范、态度和蔼可亲，核对医嘱，洗手、戴口罩，评估产妇病情、对母乳喂养知识和技能的认知情况及有无母乳喂养禁忌证；评估产妇乳房发育，乳汁分泌及有无红肿、硬块，乳头有无皲裂等；评估新生儿分娩方式、出生情况和身体状况；告知产妇操作目的、方法及配合要点。
2. 物品：手消毒液、清洁的毛巾、纸巾、新生儿尿布、床帘或屏风等。
3. 环境：安静、安全、舒适，关闭门窗，床帘或屏风遮挡。
4. 产妇：排空膀胱，愿意配合；新生儿更换干净的尿布，清醒状态、有饥饿感时喂养。

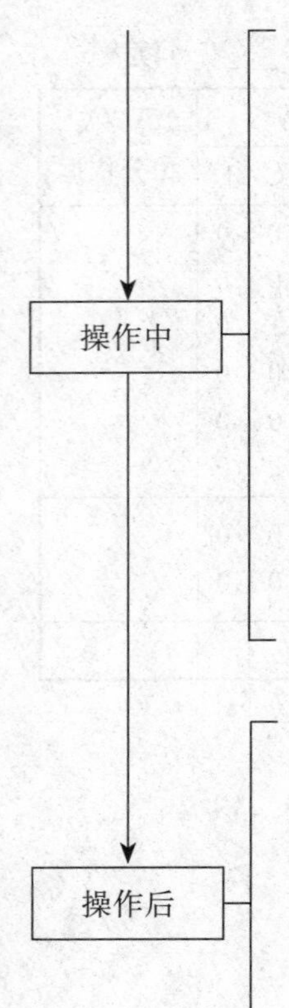

1. 携用物推至产妇床旁。
2. 自我介绍，核对产妇。
3. 产妇及护士洗手，用清水擦洗乳房和乳头。
4. 协助产妇及新生儿取舒适体位，挤压乳晕周围组织，挤出少量乳汁刺激新生儿吸吮。
5. 新生儿与母亲胸贴胸、腹贴腹、下颌贴乳房。母亲拇指与其余四指分开，拇指放在乳房上，其余四指贴在乳房下的胸壁上，"C"字形托住乳房，母亲用乳头触碰新生儿下唇，使新生儿建立觅食反射，当新生儿张大嘴时，将乳头和大部分乳晕放入新生儿口中。
6. 观察新生儿吸吮及吞咽声，防止乳房堵住新生儿鼻孔。
7. 哺乳结束，用示指轻轻向下按压新生儿下颌，新生儿张嘴后，脱出乳头，避免在口腔负压情况下拉出乳头而引起局部疼痛或皮肤损伤。
8. 用温水擦净新生儿嘴巴和产妇乳房，挤出少量乳汁，均匀涂在乳头上，自然干燥。
9. 将新生儿竖着抱起，轻拍背部 1 ～ 2min，排出胃内空气，以防吐奶。

1. 整理衣物，包好新生儿。
2. 再次核对产妇，协助穿衣，取舒适体位，移去床帘或屏风，开窗通风。
3. 告知产妇哺乳时，一侧乳房吸空后再吸吮另一侧，两侧乳房交替吸吮。
4. 告知产妇切忌用肥皂、乙醇等刺激性物品清洗乳房，以免引起局部皮肤干燥、皲裂。
5. 告知产妇哺乳期间应佩戴合适的棉质胸罩，起支托乳房和改善乳房血液循环的作用。
6. 告知产妇哺乳期间慎用药物，不给新生儿添加水及其他饮料。
7. 整理用物、洗手、记录。

（二）评价

1. 严格执行查对制度。
2. 告知到位，语言亲切，态度和蔼，产妇及家属知晓告知事项。
3. 产妇主动配合，做到早接触、早吸吮、早开奶。
4. 护士指导轻柔、熟练、规范、节力。
5. 产妇母乳喂养姿势正确，新生儿吸吮有效，按需哺乳。
6. 无相关并发症发生。

并发症预防与处理

（一）乳头皲裂

1. 预防

（1）正确的哺乳姿势，哺乳时，应使新生儿贴近产妇，新生儿头部和身体呈一条直线（不扭曲）；新生儿脸部对准产妇乳房；新生儿与母亲胸贴胸、腹贴腹、下颌贴乳房。

（2）新生儿有效地含接，哺乳时母亲先用乳头触碰新生儿下唇，使新生儿建立觅食反射，当新生儿张大嘴时，将乳头和大部分乳晕放入新生儿口中，避免只将乳头放入新生儿口中。

(3) 哺乳结束，用示指轻轻向下按压新生儿下颌，新生儿张嘴后，脱出乳头，避免在口腔负压情况下拉出乳头而引起局部疼痛或皮肤损伤。

(4) 哺乳结束，挤出少量乳汁涂抹在乳头及乳晕上，自然干燥。

(5) 指导产妇正确使用吸奶器，选择吸奶器罩杯与自己乳房相匹配，吸引乳汁时，应使乳头位于抽吸管中央，避免乳头在管壁上摩擦而发生损伤或皲裂。

(6) 保护乳头皮肤，不要用肥皂、乙醇清洗乳头。

2. 处理

(1) 哺乳时，可将乳汁或乳头修护霜涂于患处，先喂健侧乳房再喂患侧。

(2) 可根据乳头皲裂部位及程度选用相应的乳头保护罩进行哺乳。

(3) 乳头皲裂严重者可用吸奶器将乳汁吸出后喂给婴儿。

(4) 哺乳结束，挤出少许乳汁或用乳头修护霜涂抹在乳头及乳晕上，促进皲裂愈合。

(二) 乳汁淤积

1. 预防

(1) 做到早接触、早吸吮、早开奶。

(2) 新生儿有效含接。

(3) 产妇手托乳房姿势正确，产妇拇指与其余四指分开，拇指放在乳房上部，其余四指贴在乳房下的胸壁上，支撑乳房基底部，"C" 字形托起的同时可以轻轻挤压乳房，使乳晕紧缩，乳头更突出，利于新生儿含接。不要将手指放在乳晕上，以免影响新生儿含接乳房。

(4) 按需哺乳，产妇一侧乳房吸空后再吸吮另一侧，两侧交替吸吮。

2. 处理

(1) 将清洁毛巾浸泡在 50℃左右的热水中，拧干后热敷在乳房上，热敷 3 ～ 5min。

(2) 涂上按摩油按摩乳房，一手 "C" 字形托住乳房，另一手的四指 (即示指至小指) 按压在乳房肿胀部位或有硬结的地方，顺时针按压，开始先轻轻按摩，观察产妇是否能耐受，逐渐增加按压力度。先从邻近乳头的肿胀部位开始按摩，逐渐移向乳房边缘。

(3) 按摩后让新生儿吸吮，如果新生儿睡觉或不吸吮，可以用手挤出或吸奶器吸出乳汁。

(4) 如果肿胀遍及整个乳房，应先按摩乳晕部位，挤出乳汁，使乳晕组织变得柔软，方便新生儿有效含接乳房。

(5) 可以按摩、新生儿吸吮、挤奶交替进行，直至乳房的乳腺管全部疏通，乳房变柔软。

操作考核评分标准

母乳喂养操作考核评分标准

项目	总分	评分细则	评分等级				得分及扣分依据
			A	B	C	D	
操作前	15	1. 护士：仪表规范、态度和蔼可亲，核对医嘱，洗手、戴口罩，评估产妇病情、对母乳喂养知识和技能的认知情况及有无母乳喂养禁忌证；评估产妇乳房发育，乳汁分泌及有无红肿、硬块，乳头有无皲裂等；评估新生儿分娩方式、出生情况和身体状况；告知产妇操作目的、方法及配合要点。	5	4	3	2	
		2. 物品：备齐用物，放置合理。	3	2	1	0	
		3. 环境：安静、安全、舒适，关闭门窗，床帘或屏风遮挡。	2	1	0	0	
		4. 产妇：排空膀胱，愿意配合；新生儿更换干净的尿布，清醒状态、有饥饿感时喂养。	5	4	3	2	
操作中	50	1. 携用物推至产妇床旁。	2	1	0	0	
		2. 自我介绍，核对产妇。	3	2	1	0	
		3. 产妇及护士洗手，用清水擦洗乳房和乳头。	5	4	3	2	
		4. 协助产妇及新生儿取舒适体位，挤压乳晕周围组织，挤出少量乳汁刺激新生儿吸吮。	5	4	3	2	
		5. 新生儿与母亲胸贴胸、腹贴腹、下颌贴乳房，母亲拇指与其余四指分开，拇指放在乳房上，其余四指贴在乳房下的胸壁上，“C”字形托住乳房，母亲用乳头触碰新生儿下唇，使新生儿建立觅食反射，当新生儿张大嘴时，将乳头和大部分乳晕放入新生儿口中。	10	8	6	4	
		6. 观察新生儿吸吮及吞咽声，防止乳房堵住新生儿鼻孔。	5	4	3	2	
		7. 哺乳结束，用示指轻轻向下按压新生儿下颌，新生儿张嘴后，脱出乳头，避免在口腔负压情况下拉出乳头而引起局部疼痛或皮肤损伤。	10	8	6	4	
		8. 用温水擦净新生儿嘴巴和产妇乳房，挤出少量乳汁，均匀涂在乳头上，自然干燥。	5	4	3	2	
		9. 将新生儿竖着抱起，轻拍背部1～2min，排出胃内空气，以防吐奶。	5	4	3	2	
操作后	18	1. 整理衣物，包好新生儿。	2	1	0	0	
		2. 再次核对产妇，协助产妇穿衣，取舒适体位，移去床帘或屏风，开窗通风。	2	1	0	0	
		3. 告知产妇哺乳时，一侧乳房吸空后再吸吮另一侧，两侧乳房交替吸吮。	3	2	1	0	
		4. 告知产妇切忌用肥皂、乙醇等刺激性物品清洗乳房，以免引起局部皮肤干燥、皲裂。	3	2	1	0	
		5. 告知产妇哺乳期间应佩戴合适的棉质胸罩，起支托乳房和改善乳房血液循环的作用。	3	2	1	0	

续表

项目	总分	评分细则	评分等级				得分及扣分依据
			A	B	C	D	
		6. 告知产妇哺乳期间慎用药物，不给新生儿添加水及其他饮料。	3	2	1	0	
		7. 整理用物、洗手、记录。	2	1	0	0	
综合评价	13	1. 严格执行查对制度。	2	1	0	0	
		2. 告知到位，语言亲切，态度和蔼，产妇及家属知晓告知事项。	2	1	0	0	
		3. 产妇主动配合，做到早接触、早吸吮、早开奶。	2	1	0	0	
		4. 护士指导轻柔、熟练、规范、节力。	2	1	0	0	
		5. 产妇母乳喂养姿势正确，新生儿吸吮有效，按需哺乳。	3	2	1	0	
		6. 产妇无相关并发症发生。	2	1	0	0	
提问	4	1. 母乳喂养的注意事项有哪些？	2	1	0	0	
		2. 母乳喂养的目的是什么？	2	1	0	0	
总分	100						

1. 母乳喂养的注意事项有哪些？

（1）按需哺乳，能看到吸吮动作，能听到吞咽声音。

（2）产妇一侧乳房吸空后再吸吮另一侧，两侧交替吸吮。

（3）防止乳房堵住新生儿鼻腔。

（4）乳头凹陷者，每次哺乳前牵拉乳头，凹陷严重者易用吸奶器吸出后喂养。

（5）做到早接触、早吸吮、早开奶，按需哺乳，哺乳的时间一般一侧不超过 15 ～ 20min，避免乳头浸渍、皲裂而导致乳腺炎。

2. 母乳喂养的目的是什么？

（1）促进母婴健康。

（2）预防乳房胀痛及乳腺炎的发生。

八、新生儿沐浴

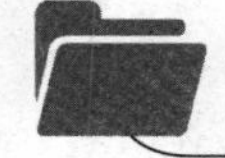

操作规程

（一）计划与实施

1. 护士：仪表规范、态度和蔼可亲，核对医嘱，确认新生儿，洗手、戴口罩，评估新生儿吃奶的时间、身体情况及皮肤状况，告知家属操作目的、方法及配合要点。
2. 物品：婴儿尿布、衣服、小毛巾、浴巾、包被、梳子、指甲剪、棉签、石蜡油、

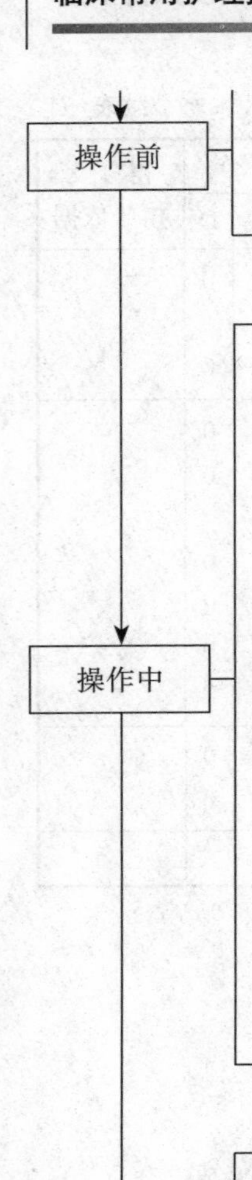

护臀霜、75% 乙醇、婴儿洗护液、水温计、磅秤、浴盆内备热水（2 / 3 满，备水时水温 38 ～ 42℃，沐浴时水温 37 ～ 39℃）。

3. 环境：安全、清洁、宽敞、光线充足、关闭门窗，调节室温至 26 ～ 28℃。
4. 新生儿：喂奶前或喂奶后 1h，无哭闹，全身皮肤无破损，家属愿意配合。

1. 备齐用物至沐浴室。
2. 将新生儿放于操作台上，核对新生儿（床号、妈妈姓名、住院号）。
3. 脱衣服、解尿布，用浴巾包裹全身，测体重并记录。
4. 左前臂托住婴儿背部，左手掌托住头部，拇指与中指分别将新生儿双耳廓折向前方，轻轻按住，堵住外耳道口，左臂及腋下夹住新生儿臀部及下肢，将头移至盆边。
5. 用小毛巾由内眦向外眦擦拭眼睛、擦洗面部及耳部，用棉签清洁鼻孔，右手挤洗护液洗头，用清水洗净，并用毛巾擦干头发。
6. 左手握住新生儿左肩及腋窝处，使其头颈枕于操作者前臂；用右手握住新生儿左腿靠近腹股沟处，使其臀部位于护士手掌上，轻放新生儿于水中，松开右手，用毛巾淋湿新生儿全身，挤沐浴露按顺序洗颈下、胸腹、腋下、手臂、手、会阴、下肢，边洗边冲净。
7. 右手从新生儿前方握住新生儿左肩及腋窝处，使其头颈部俯于操作者右前臂，左手挤沐浴露清洗新生儿后颈、背部、臀部及下肢，用水冲净。
8. 洗毕，将新生儿按照放入水中的方法抱出，用浴巾包裹全身并将水分吸干，棉签蘸水擦净女婴大阴唇及男婴包皮处污垢，用棉签蘸 75% 乙醇消毒脐带残端及脐轮周围。
9. 臀部涂护臀霜，为新生儿包好尿布、穿衣，必要时修剪指甲。

1. 包好包被，核对无误，将新生儿抱回病房交给妈妈。
2. 告知家属，沐浴应在新生儿喂奶前或喂奶后 1h，无哭闹，皮肤无破损时进行，以防呕吐或溢奶。
3. 告知家属沐浴过程中，动作轻柔，防止水或沐浴液进入耳、眼内，减少暴露，注意保暖，注意观察面色、呼吸，如有异常，停止操作。
4. 告知家属，注意水温，防止烫伤，备水时水温 38 ～ 42℃，沐浴时水温 37 ～ 39℃。
5. 告知家属不可用力清洗新生儿头顶部的皮脂结痂，可涂液体石蜡浸润，待痂皮软化后清洗。
6. 告知家属注意保护未脱落的脐带残端，避免脐部被水浸泡或污染。
7. 整理用物、洗手、记录。

（二）评价

1. 严格执行查对制度，无交叉感染。
2. 告知有效，语言亲切，态度和蔼，家属知晓相关注意事项。
3. 护士操作轻柔、熟练、规范、节力。
4. 新生儿出现异常情况时，护士处理及时。
5. 无相关并发症发生。

并发症预防与处理

（一）烫伤

1. 预防　注意水温，防止烫伤，备水时水温 38 ～ 42℃，沐浴时水温 37 ～ 39℃，保持恒温。

2. 处理　停止沐浴，立即通知医师进行处理。

（二）窒息

1. 预防

（1）沐浴应在新生儿喂奶前或喂奶后 1h，无哭闹，以防呕吐或溢奶。

（2）沐浴过程中，防止水或沐浴液进入耳、眼内，注意观察面色、呼吸，如有异常，停止操作。

2. 处理　立即进行新生儿复苏，通知医师进行处理。

操作考核评分标准

新生儿沐浴操作考核评分标准

项目	总分	评分细则	评分等级				得分及扣分依据
			A	B	C	D	
操作前	15	1. 护士：仪表规范、态度和蔼可亲，核对医嘱，确认新生儿，洗手、戴口罩，评估新生儿吃奶的时间、身体情况及皮肤状况，告知家属操作目的、方法及配合要点。	5	4	3	2	
		2. 物品：备齐用物，放置合理。	2	1	0	0	
		3. 环境：安全、整洁、宽敞、光线充足、关闭门窗，调节室温 26 ～ 28℃。	4	3	2	1	
		4. 新生儿：喂奶前或喂奶后 1h，无哭闹，全身皮肤无破损，家属愿意配合。	4	3	2	1	
操作中	50	1. 备齐用物至沐浴室。	2	1	0	0	
		2. 将新生儿放于操作台上，核对新生儿（床号、妈妈姓名、住院号）。	3	2	1	0	
		3. 脱衣服、解尿布，用浴巾包裹全身，测体重并记录。	2	1	0	0	
		4. 左前臂托住婴儿背部，左手掌托住头部，拇指与中指分别将新生儿双耳廓折向前方，轻轻按住，堵住外耳道口，左臂及腋下夹住新生儿臀部及下肢，将头移至盆边。	4	3	2	1	
		5. 用小毛巾由内眦向外眦擦拭眼睛、擦洗面部及耳部，用棉签清洁鼻孔，右手挤洗护液洗头，用清水洗净，并用毛巾擦干头发。	10	8	6	4	
		6. 左手握住新生儿左肩及腋窝处，使其头颈枕于操作者前臂；用右手握住新生儿左腿靠近腹股沟处，使其臀部位于护士手掌上，轻放新生儿于水中，松开右手，用毛巾淋湿新生儿全身，挤沐浴露按顺序洗颈下、胸腹、腋下、手臂、手、会阴、下肢，边洗边冲净。	10	8	6	4	

续表

项目	总分	评分细则	评分等级				得分及扣分依据
			A	B	C	D	
		7. 右手从新生儿前方握住新生儿左肩及腋窝处，使其头颈部俯于操作者右前臂，左手挤沐浴露清洗新生儿后颈、背部、臀部及下肢，用水冲净。	8	6	4	2	
		8. 洗毕，将新生儿按照放入水中的方法抱出，用浴巾包裹全身并将水分吸干，棉签蘸水擦净女婴大阴唇及男婴包皮处污垢，用棉签蘸 75% 乙醇消毒脐带残端及脐轮周围。	8	6	4	2	
		9. 臀部涂护臀霜，为新生儿包好尿布、穿衣，必要时修剪指甲。	3	2	1	0	
操作后	20	1. 包好包被，核对无误，将新生儿抱回病房交给妈妈。	3	2	1	0	
		2. 告知家属，沐浴应在新生儿喂奶前或喂奶后 1h，无哭闹，皮肤无破损时进行，以防呕吐或溢奶。	3	2	1	0	
		3. 告知家属沐浴过程中，动作轻柔，防止水或沐浴液进入耳、眼内，减少暴露，注意保暖，注意观察面色、呼吸，如有异常，停止操作。	3	2	1	0	
		4. 告知家属，注意水温，防止烫伤，备水时水温 38 ～ 42℃，沐浴时水温 37 ～ 39℃。	3	1	0	0	
		5. 告知家属不可用力清洗新生儿头顶部的皮脂结痂，可涂液体石蜡浸润，待痂皮软化后清洗。	3	2	1	0	
		6. 告知家属注意保护未脱落的脐带残端，避免脐部被水浸泡或污染。	3	2	1	0	
		7. 整理用物、洗手、记录。	2	1	0	0	
综合评价	11	1. 严格执行查对制度，无交叉感染。	2	1	0	0	
		2. 告知有效，语言亲切，态度和蔼，家属知晓相关注意事项。	2	1	0	0	
		3. 护士操作轻柔、熟练、规范、节力。	3	2	1	0	
		4. 新生儿出现异常情况时，护士处理及时。	2	1	0	0	
		5. 无相关并发症发生。	2	1	0	0	
提问	4	1. 沐浴的目的是什么？	2	1	0	0	
		2. 沐浴的注意事项是什么？	2	1	0	0	
总分	100						

1. 沐浴的目的是什么？

（1）保持皮肤清洁、舒适。

（2）协助皮肤排泄、促进血液循环、活动肌肉和肢体。

2. 沐浴的注意事项是什么？

（1）严格掌握新生儿沐浴时机，应在喂奶前或喂奶后 1h，无哭闹，清醒状态，全身皮肤无破损下进行。

（2）护士为每个新生儿洗澡之间要严格手卫生，防止交叉感染。

（3）保持室温、水温恒定，动作轻快，减少暴露，注意保暖。

（4）水或沐浴液不得进入耳、眼内；不可用力清洗新生儿头顶部的皮脂结痂，可涂液体石蜡浸润，待次日予以清洗。

（5）沐浴时注意观察全身情况。

九、新生儿乙肝疫苗接种

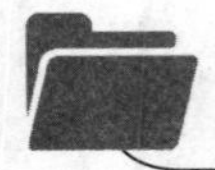

操作规程

（一）计划与实施

操作前

1. 护士：仪表规范、态度和蔼可亲，核对医嘱，确认新生儿，洗手、戴口罩，评估新生儿出生时间、孕周、体重、体温、接种部位皮肤情况等；告知家属操作目的、方法及配合要点。
2. 物品：治疗车、治疗盘、无菌治疗巾、无菌棉签、无菌纱布、砂轮、弯盘、冷藏盒（内置冰盒）、手消毒液、无菌手套、乙肝疫苗、乙肝疫苗接种卡、1ml注射器、手消毒液、75%乙醇，锐器盒、生活垃圾桶、医疗垃圾桶。
3. 环境：安静、安全、整洁、光线充足，关闭门窗，调节室温至26～28℃。
4. 新生儿：侧卧位或平卧位头偏向一侧，家属愿意配合。

操作中

1. 携用物至床旁。
2. 核对医嘱及新生儿腕带信息。
3. 请新生儿监护人一同检验疫苗的有效期和名称，确保无误。
4. 将无菌治疗巾铺在冷藏盒上，摇匀乙肝疫苗，用1ml注射器抽取10μg乙肝疫苗，置于无菌治疗巾内。
5. 暴露新生儿右上臂外侧三角肌，用75%乙醇消毒皮肤，待干。
6. 再次核对，排尽空气，左手拇指、示指绷紧局部皮肤，右手以执笔式持注射器，中指固定针栓，将针梗的1/2～2/3迅速垂直刺入皮肤，松开绷紧皮肤的手，抽动活塞，如无回血，推注药液。
7. 注射完毕，用无菌干棉签轻压针刺处，快速拔出针头，按压至不出血为止。
8. 为新生儿穿好衣服，包好包被；置新生儿侧卧位或平卧位头偏向一侧；整理床单位；观察新生儿有无接种反应（现场观察至少30min）。

操作后

1. 再次核对，整理用物。
2. 告知家属接种乙肝疫苗后，少数新生儿可出现局部疼痛、硬结、红肿等。也可出现中低度发热、疲倦乏力等，一般不需要特殊处理，可自行缓解，严重时到医院处理。
3. 告知家属第二次、第三次接种乙肝疫苗时间及地点，家属签名确认。
4. 洗手，填写新生儿乙肝疫苗接种卡，记录接种时间，家属签名确认。

（二）评价

1. 严格执行查对制度及无菌技术原则。

2. 护士操作熟练、轻柔、规范、节力，注射一次成功。

3. 告知有效，语言亲切，态度和蔼，家属了解乙肝疫苗接种的目的、药物作用及不良反应。

4. 无不良反应发生。

并发症预防与处理

（一）局部无菌性化脓

1. 预防　严格执行无菌技术原则。

2. 处理　用注射器反复抽出脓液，严重时（破溃）需扩创清除坏死组织。

（二）过敏性休克

1. 预防　一般在注射疫苗后1h内发生，观察新生儿面色、呼吸等，如有异常，停止操作。

2. 处理　汇报医师，立即遵医嘱注射肾上腺素、吸氧等，配合医师进行抢救。

操作考核评分标准

新生儿乙肝疫苗接种操作考核评分标准

项目	总分	评分细则	评分等级				得分及扣分依据
			A	B	C	D	
操作前	15	1. 护士：仪表规范、态度和蔼可亲，核对医嘱，确认新生儿，洗手、戴口罩，评估新生儿出生时间、孕周、体重、体温、接种部位皮肤情况等；告知家属操作目的、方法及配合要点。	5	4	3	2	
		2. 物品：备齐物品，放置合理。	3	2	1	0	
		3. 环境：安静、清洁、舒适、安全、光线充足，关闭门窗，调节室温至26～28℃。	3	2	1	0	
		4. 新生儿：侧卧位或平卧位头偏向一侧，家属愿意配合。	4	3	2	1	
操作中	50	1. 携用物至床旁。	2	1	0	0	
		2. 核对医嘱及新生儿腕带信息。	5	4	3	2	
		3. 请新生儿监护人一同检验疫苗的有效期和名称，确保无误。	8	6	4	2	
		4. 将无菌治疗巾铺在冷藏盒上，摇匀乙肝疫苗，用1ml注射器抽取10μg乙肝疫苗，置于无菌治疗巾内。	8	4	3	2	
		5. 暴露新生儿右上臂外侧三角肌，用75%乙醇消毒皮肤，待干。	5	4	3	2	
		6. 再次核对，排尽空气，左手拇指、示指绷紧局部皮肤，右手以执笔式持注射器，中指固定针栓，将针梗的1/2～2/3迅速垂直刺入皮肤，松开绷紧皮肤的手，抽动活塞，如无回血，推注药液。	10	5	4	3	

续表

项目	总分	评分细则	评分等级				得分及扣分依据
			A	B	C	D	
		7. 注射完毕，用无菌干棉签轻压针刺处，快速拔出针头，按压至不出血为止。	6	4	3	2	
		8. 为新生儿穿好衣服，包好包被；置新生儿侧卧位或平卧位头偏向一侧；整理床单位，观察新生儿有无接种反应（现场观察至少 30min）。	6	4	3	2	
操作后	20	1. 再次核对，整理用物。	2	1	0	0	
		2. 告知家属接种乙肝疫苗后，少数新生儿可出现局部疼痛、硬结、红肿等，也可出现中低度发热、疲倦乏力等，一般不需要特殊处理，可自行缓解，必要时到医院对症处理。	6	4	2	0	
		3. 告知家属第二次、第三次接种乙肝疫苗时间及地点。	6	4	2	0	
		4. 洗手，填写新生儿乙肝疫苗接种卡，记录接种时间，家属签名确认。	6	4	2	0	
综合评价	11	1. 严格执行查对制度及无菌技术原则。	3	2	1	0	
		2. 护士操作熟练、轻柔、规范、节力、注射一次成功。	3	2	1	0	
		3. 告知有效，语言亲切，态度和蔼，家属了解乙肝疫苗接种的目的、药物作用及不良反应。	2	1	0	0	
		4. 无不良反应发生。	3	2	1	0	
提问	4	1. 注射乙肝疫苗的目的是什么？	2	1	0	0	
		2. 正常新生儿首次注射乙肝疫苗的时间？	2	1	0	0	
总分	100						

1. 注射乙肝疫苗的目的是什么？

通过人工自动免疫，使新生儿体内产生抗体，预防乙型肝炎感染。

2. 正常新生儿首次注射乙肝疫苗的时间？

在出生后 24h 内注射乙肝疫苗。

十、新生儿卡介苗接种

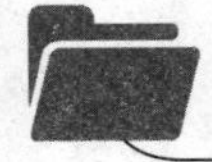

操作规程

（一）计划与实施

1. 护士：仪表规范、态度和蔼可亲，核对医嘱，洗手、戴口罩，确认新生儿，评估新生儿出生时间、孕周、体重、体温、接种部位皮肤情况等，告知家属操作目的、方法及配合要点。

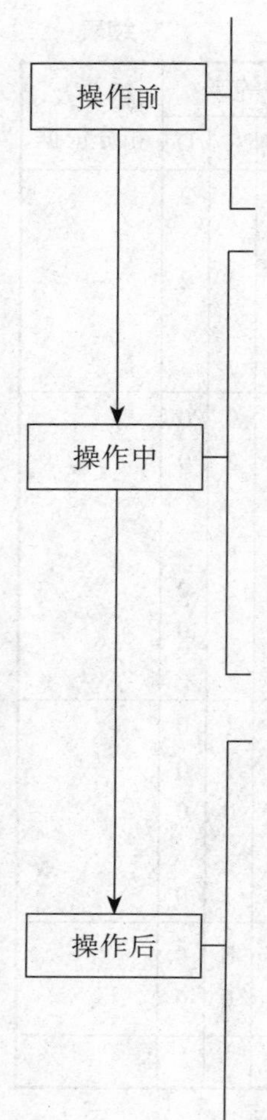

2. 物品：治疗车、治疗盘、无菌治疗巾、无菌棉签、无菌纱布、砂轮、弯盘、冷藏盒（内置冰盒）、手消毒液、无菌手套、卡介苗、接种卡、1ml 注射器、手消毒液、75% 乙醇，锐器盒、生活垃圾桶、医疗垃圾桶。
3. 环境：安静、安全、整洁、光线充足，关闭门窗，调节室温 26 ～ 28℃。
4. 新生儿：侧卧位或平卧位头偏向一侧，家属愿意配合。

1. 携用物至床旁。
2. 核对医嘱及新生儿腕带信息。
3. 请新生儿监护人一同检验疫苗的有效期和名称，确保无误。
4. 将无菌治疗巾铺在冷藏盒上，沿疫苗瓶内壁缓慢注入 0.5ml 所附稀释剂，放置约 1min，轻轻摇荡使之溶解并充分混匀。
5. 用 1ml 注射器抽取 0.1ml 卡介苗，置于无菌治疗巾内。
6. 暴露新生儿左上臂外侧三角肌中部略下处皮肤，用 75% 乙醇消毒皮肤，待干。
7. 再次核对，排尽空气，左手绷紧局部皮肤，右手以平执式持注射器，针头斜面向上，与皮肤呈 5° 进针，针头斜面完全进入皮内后，放平注射器，左手拇指固定针栓，注入药液 0.1ml，使局部隆起形成半球状皮丘。
8. 注射完毕，将注射器及针顺时针方向旋转 180° 后，拔出针头，勿按压针眼。

1. 为新生儿穿好衣服，包好包被；置新生儿侧卧位或平卧位头偏向一侧，观察新生儿反应。
2. 再次核对，整理用物。
3. 告知家属接种后 2 周左右，局部可出现红肿浸润，若随后化脓，形成小溃疡，一般 8 ～ 12 周后结痂，保持清洁，不要自行排脓或揭痂。
4. 告知家属局部脓肿和溃疡直径超过 10mm 及长期不愈（大于 12 周），应及时就诊。
5. 告知家属接种侧腋下淋巴结可出现轻微肿大，如局部淋巴结肿大形成脓疱，应及时就诊。
6. 接种疫苗后可出现一过性发热反应，大多数为轻度发热反应，持续 1 ～ 2d 后可自行缓解，异常时及时就医。
7. 洗手，填写新生儿卡介苗接种卡，记录接种时间，家属签名确认。

（二）评价

1. 严格执行查对制度及无菌技术原则。

2. 护士操作熟练、轻柔、规范、节力，注射一次成功。

3. 告知有效，语言亲切，态度和蔼，家属了解卡介苗接种的目的、药物作用及不良反应。

4. 无不良反应发生。

并发症预防与处理

（一）局部脓疱或浅表性溃疡

1. 预防　严格执行无菌技术原则。

2. 处理　可涂 1% 甲紫（龙胆紫），使其干燥结痂，不要自行排脓或揭痂，必要时到医院就诊。

（二）一过性发热反应

1. 预防　严格执行无菌技术原则。

2. 处理　轻度发热反应，可自行缓解。对于中度发热反应或发热时间超过 48h 者，给予对症处理。

操作考核评分标准

新生儿卡介苗接种操作考核评分标准

项目	总分	评分细则	评分等级				得分及扣分依据
			A	B	C	D	
操作前	15	1. 护士：仪表规范、态度和蔼可亲，核对医嘱，洗手、戴口罩，确认新生儿，评估新生儿出生时间、孕周、体重、体温、接种部位皮肤情况等，告知家属操作目的、方法及配合要点。	5	4	3	2	
		2. 物品：备齐用物，放置合理。	3	2	1	0	
		3. 环境：安静、清洁、舒适、安全、光线充足，关闭门窗，调节室温至 26 ～ 28℃。	2	1	0	0	
		4. 新生儿：侧卧位或平卧位头偏向一侧，家属愿意配合。	5	4	2	2	
操作中	50	1. 携用物至床旁。	2	1	0	0	
		2. 核对医嘱及新生儿腕带信息。	4	3	2	1	
		3. 请新生儿监护人一同检验疫苗的有效期和名称，确保无误。	8	6	4	2	
		4. 将无菌治疗巾铺在冷藏盒上，沿疫苗瓶内壁缓慢注入 0.5ml 所附稀释剂，放置约 1min，轻轻摇荡使之溶解并充分混匀。	8	6	4	2	
		5. 用 1ml 注射器抽取 0.1ml 卡介苗，置于无菌治疗巾内。	5	4	3	2	
		6. 暴露新生儿左上臂外侧三角肌中部略下处皮肤，用 75% 乙醇消毒皮肤，待干。	5	4	3	2	
		7. 再次核对，排尽空气，左手绷紧局部皮肤，右手以平执式持注射器，针头斜面向上，与皮肤呈 5° 进针，针头斜面完全进入皮内后，放平注射器，左手拇指固定针栓，注入药液 0.1ml，使局部隆起形成半球状皮丘。	10	8	6	4	
		8. 注射完毕，将注射器及针顺时针方向旋转 180° 后，拔出针头，勿按压针眼。	8	6	4	2	
操作后	20	1. 为新生儿穿好衣服，包好包被；置新生儿侧卧位或平卧位头偏向一侧，观察新生儿反应。	2	1	0	0	
		2. 再次核对，整理用物。	3	2	1	0	
		3. 告知家属接种后 2 周左右，局部可出现红肿浸润，若随后化脓，形成小溃疡，一般 8 ～ 12 周后结痂，保持清洁，不要自行排脓或揭痂。	3	2	1	0	
		4. 告知家属局部脓肿和溃疡直径超过 10mm 及长期不愈（大于 12 周），应及时就诊。	3	2	1	0	

续表

项目	总分	评分细则	评分等级 A	B	C	D	得分及扣分依据
		5. 告知家属接种侧腋下淋巴结可出现轻微肿大，如局部淋巴结肿大形成脓疱，应及时就诊。	3	2	1	0	
		6. 告知家属接种疫苗后可出现一过性发热反应，大多数为轻度发热反应，持续 1 ～ 2d 后可自行缓解，异常时及时就医。	3	2	1	0	
		7. 洗手，填写新生儿卡介苗接种卡，记录接种时间，家属签名确认。	3	2	1	0	
综合评价	11	1. 严格执行查对制度及无菌技术原则。	3	2	1	0	
		2. 操作熟练、轻柔、规范、节力，注射一次成功。	2	1	0	0	
		3. 告知有效，语言亲切，态度和蔼，家属了解卡介苗接种的目的、药物作用及不良反应。	3	2	1	0	
		4. 无不良反应发生。	3	2	1	0	
提问	4	1. 注射卡介苗的目的是什么？	2	1	0	0	
		2. 冰箱存放卡介苗的温度范围是多少？	2	1	0	0	
总分	100						

1. 注射卡介苗的目的是什么？

使机体产生细胞免疫应答，预防结核病的发生。

2. 冰箱存放卡介苗的温度范围是多少？

冰箱存放卡介苗的温度：2 ～ 8℃。

十一、新生儿眼部护理

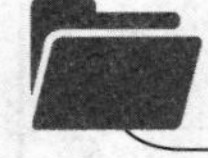

操作规程

（一）计划与实施

操作前

1. 护士：仪表规范、态度和蔼可亲，核对医嘱，洗手、戴口罩，评估新生儿的情况、意识、配合程度及眼部情况，包括有无出血点、感染、分泌物等，告知家属操作目的、方法及配合要点。
2. 物品：治疗车、治疗碗、治疗巾、棉签、眼部护理溶液或药物。
3. 环境：安静、安全、整洁、舒适、光线充足。
4. 新生儿：体位舒适，家属愿意配合。

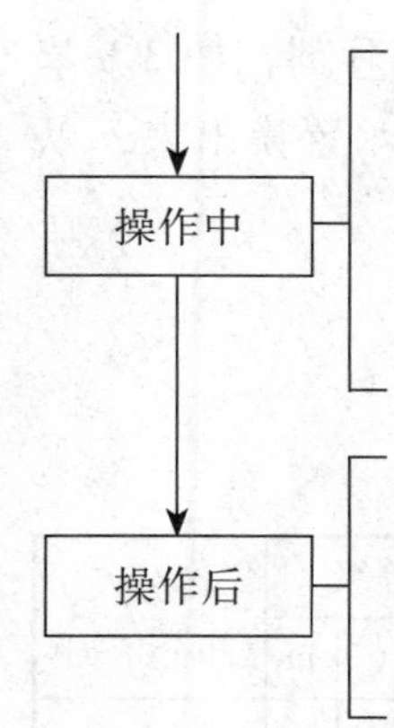

操作中：
1. 携用物至新生儿床旁，核对新生儿及腕带。
2. 手卫生。
3. 协助新生儿取舒适体位，头偏向一侧，保暖好。
4. 垫治疗巾于头侧，倒眼部护理溶液于治疗碗内。
5. 用棉签蘸取眼部护理溶液从内眦到外眦清洁。
6. 遵医嘱用药。

操作后：
1. 协助新生儿取舒适体位。
2. 再次核对，整理床单位。
3. 告知家属接触新生儿时做好手卫生。
4. 告知家属保持新生儿眼部清洁，切勿用力擦拭新生儿眼部。
5. 整理用物、洗手、记录。

（二）评价

1. 告知有效，患新生儿家属知晓相关告知事项。
2. 新生儿眼部清洁。
3. 护士及时处理异常情况。
4. 指导家属正确的眼部清洁方法，家属获得眼部清洁方面的知识及技能。
5. 护士仪表规范、微笑服务，语言亲切、流畅、通俗易懂，态度和蔼可亲。
6. 护士操作轻柔、熟练、规范、节力。
7. 严格执行查对制度。
8. 无相关并发症及交叉感染发生。

并发症预防与处理

（一）眼部损伤

1. 预防

（1）动作应轻柔，以免损伤眼部组织。

（2）有难以去除的异物时，切勿用力擦拭。

（3）避免在新生儿烦躁、哭闹时进行护理。

2. 处理

（1）立即停止操作。

（2）及时告知医师，遵医嘱用药。

（3）告知家属护理注意事项，避免再次伤害。

（二）液体流入耳道

1. 预防　眼部护理时，棉签勿蘸取过多液体，避免液体流入两侧耳道。

2. 处理

（1）立即将新生儿取侧卧位，进液体侧朝下，同时用手轻轻拉扯耳朵，把耳道拉直，使液体流出。

（2）用消毒的脱脂棉，轻轻地伸入进水耳道吸出水。

（3）如果水进入很深，上述方法还不能解决，可遵医嘱使用油性滴耳剂，如2%苯酚甘油滴耳剂点耳朵，隔3～4h点一次，一般2次后即可将不清洁的水置换出来，以避免发生中耳炎。

操作考核评分标准

新生儿眼部护理操作考核评分标准

项目	总分	评分细则	评分等级				得分及扣分依据
			A	B	C	D	
操作前	15	1. 护士：仪表规范、态度和蔼可亲，核对医嘱，洗手、戴口罩，评估新生儿眼部情况，包括有无出血点、感染、分泌物等，告知家属操作目的、方法及配合要点。	5	4	3	0	
		2. 物品：备齐用物，放置合理。	3	2	1	0	
		3. 环境：安静、安全、整洁、舒适、光线充足。	4	3	2	1	
		4. 新生儿：体位舒适，家属愿意配合。	3	2	1	0	
操作中	50	1. 携用物至新生儿床旁，核对新生儿及腕带。	5	4	3	2	
		2. 手卫生。	3	2	1	0	
		3. 协助新生儿取舒适体位，头偏向一侧，做好保暖。	10	8	6	4	
		4. 垫治疗巾于头侧，倒眼部护理溶液于治疗碗内，方法正确。	10	8	6	4	
		5. 用棉签蘸取眼部护理溶液从内眦到外眦清洁，棉签湿度适宜。	10	8	6	4	
		6. 擦洗过程中安抚新生儿，动作轻柔。	8	6	4	2	
		7. 遵医嘱正确用药。	4	3	2	1	
操作后	16	1. 协助新生儿取舒适体位。	3	2	1	0	
		2. 再次核对，整理床单位。	3	2	1	0	
		3. 告知家属接触新生儿时做好手卫生。	3	2	1	0	
		4. 告知家属保持新生儿眼部清洁，切勿用力擦拭新生儿眼部。	4	3	2	1	
		5. 整理用物、洗手、记录。	3	2	1	0	
综合评价	15	1. 告知有效，新生儿家属知晓相关告知事项。	2	1	0	0	
		2. 新生儿眼部清洁。	2	1	0	0	
		3. 护士及时处理异常情况。	2	1	0	0	
		4. 家属获得眼部清洁方面的知识及技能。	2	1	0	0	
		5. 护士仪表规范，语言亲切，态度和蔼。	2	1	0	0	
		6. 护士操作轻柔、熟练、规范、节力。	2	1	0	0	
		7. 严格执行查对制度，无相关并发症及交叉感染发生。	3	2	1	0	
提问	4	1. 新生儿眼部护理的目的是什么？	2	1	0	0	
		2. 新生儿眼部护理的注意事项有哪些？	2	1	0	0	
总分	100						

1. 新生儿眼部护理的目的是什么？

（1）保持眼部清洁。

（2）预防眼部感染及其他并发症。

（3）观察眼部情况，提供病情变化的动态信息。

2. 新生儿眼部护理的注意事项有哪些？

（1）动作轻柔。

（2）1 根棉签只能擦拭 1 次。

（3）发现异常及时处理。

十二、新生儿脐部护理

操作规程

（一）计划与实施

操作前

1. 护士：仪表规范、态度和蔼可亲，核对医嘱，洗手、戴口罩，评估患儿脐部情况，包括有无出血、红肿、分泌物及渗出等，告知家属操作目的、方法及配合要点。
2. 物品：治疗车、治疗盘、棉签、无菌纱布，脐部护理消毒溶液（碘伏、乙醇、双氧水）或药物。
3. 环境：安静、安全、整洁、舒适、光线充足。
4. 新生儿：体位舒适，家属愿意配合。

↓

操作中

1. 携用物至新生儿床旁，核对新生儿及腕带。
2. 手卫生。
3. 协助新生儿取舒适体位，暴露脐部，保暖好。
4. 用棉签蘸取脐部护理消毒溶液环形消毒脐带根部，动作轻柔。
5. 脐部有分泌物、渗出及出血，脐轮红肿时遵医嘱处理。

↓

操作后

1. 协助新生儿取舒适体位，穿好衣服。
2. 再次核对，整理床单位。
3. 告知家属接触新生儿时做好手卫生。
4. 告知家属脐带未脱落时勿强行剥落脐带。
5. 告知家属如发现脐部异常，如结扎线脱落，应及时告知医师。
6. 告知家属沐浴时注意保护好脐部，沐浴后要及时擦干脐部水分
7. 告知家属使用尿不湿时一定要露出脐部，不能将尿布遮住脐部，避免脐部潮湿。
8. 整理用物、洗手、记录。

（二）评价

1. 告知有效，新生儿家属知晓相关告知事项。

2. 新生儿脐部清洁、干燥。

3. 护士及时处理异常情况。

4. 指导家属正确的脐部清洁消毒方法，家属获得脐部清洁消毒方面的知识及技能。
5. 护士仪表规范、微笑服务，语言亲切、流畅、通俗易懂，态度和蔼可亲。
6. 护士操作轻柔、熟练、规范、节力。
7. 严格执行查对制度。
8. 无相关并发症及交叉感染发生。

并发症预防与处理

脐部损伤

1. 预防　脐部护理时，动作应轻柔，以免损伤脐部。
2. 处理
(1) 立即停止操作。
(2) 及时告知医师，遵医嘱用药。
(3) 保持脐部清洁干燥。
(4) 告知家属护理注意事项，避免尿裤、衣裤摩擦脐部造成二次伤害。

操作考核评分标准

新生儿脐部护理操作考核评分标准

项目	总分	评分细则	评分等级				得分及扣分依据
			A	B	C	D	
操作前	15	1. 护士：仪表规范、态度和蔼可亲，核对医嘱，洗手、戴口罩，评估患儿脐部情况，包括有无出血、红肿、分泌物及渗出等，告知家属操作目的、方法及配合要点。	5	4	3	2	
		2. 物品：备齐用物，放置合理。	3	2	1	0	
		3. 环境：安静、安全、整洁、舒适、光线充足。	4	3	2	1	
		4. 新生儿：体位舒适，家属愿意配合。	3	2	1	0	
操作中	45	1. 携用物至新生儿床旁，核对新生儿及腕带。	5	4	3	2	
		2. 手卫生。	3	2	1	0	
		3. 协助新生儿取舒适体位，暴露脐部，做好保暖。	8	6	4	2	
		4. 棉签蘸取消毒液合适，湿度适宜。	8	6	4	2	
		5. 消毒顺序（先是脐窝、再环形消毒脐带根部）、方法正确。	10	8	6	4	
		6. 操作过程中安抚新生儿，动作轻柔。	5	4	3	2	
		7. 脐部有分泌物、渗出及出血，脐轮红肿时遵医嘱正确处理及用药。	6	5	4	3	

续表

项目	总分	评分细则	评分等级				得分及扣分依据
			A	B	C	D	
操作后	20	1. 协助新生儿取舒适体位，穿好衣服。	2	1	0	0	
		2. 再次核对，整理床单位。	2	1	0	0	
		3. 告知家属接触新生儿时做好手卫生。	2	1	0	0	
		4. 告知家属脐带未脱落时勿强行剥落脐带。	2	1	0	0	
		5. 告知家属如发现脐部异常，如结扎线脱落，应及时告知医师。	3	2	1	0	
		6. 告知家属沐浴时注意保护好脐部，沐浴后要及时擦干脐部水分。	3	2	1	0	
		7. 告知家属使用尿不湿时一定要露出脐部，不能将尿布遮住脐部，避免脐部潮湿。	3	2	1	0	
		8. 整理用物、洗手、记录。	3	1	1	0	
综合评价	16	1. 告知有效，新生儿家属知晓相关告知事项。	2	1	0	0	
		2. 新生儿脐部清洁、干燥。	2	1	0	0	
		3. 护士及时处理异常情况。	2	1	0	0	
		4. 指导家属正确的脐部清洁消毒方法，家属获得脐部护理方面的知识及技能。	2	1	0	0	
		5. 护士仪表规范，语言亲切，态度和蔼。	2	1	0	0	
		6. 护士操作轻柔、熟练、规范、节力。	2	1	0	0	
		7. 严格执行查对制度。	2	1	0	0	
		8. 无相关并发症及交叉感染发生。	2	1	0	0	
提问	4	1. 新生儿脐部护理的目的是什么？	2	1	0	0	
		2. 新生儿脐部护理的注意事项有哪些？	2	1	0	0	
总分	100						

1. 新生儿脐部护理的目的是什么？

（1）保持脐部清洁、干燥。

（2）预防脐部感染及其他并发症。

（3）观察脐部情况，提供病情变化的动态信息。

2. 新生儿脐部护理的注意事项有哪些？

（1）动作轻柔。

（2）保持脐部清洁、干燥，每日彻底清洁消毒脐部 1 ～ 2 次，直至脱落。

（3）发现异常及时处理。

十三、新生儿臀部护理

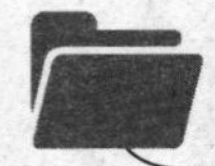

操作规程

（一）计划与实施

操作前

1. 护士：仪表规范、态度和蔼可亲，核对医嘱，洗手、戴口罩，评估患儿臀部情况，包括有无臀红、感染、破损等，告知家属操作目的、方法及配合要点。
2. 物品：治疗车、尿布、盆、毛巾、湿巾、棉签，臀部护理药物、温水。
3. 环境：安静、安全、整洁、舒适、光线充足。
4. 患儿：体位舒适，家属愿意配合。

操作中

1. 携用物至患儿床旁，核对患儿及腕带。
2. 手卫生。
3. 解开尿布，露出臀部。
4. 以原尿布上端两角洁净处轻拭会阴部及臀部，并以此盖上污湿部分垫于臀部下面，再用湿巾擦拭。
5. 用温水清洗，擦干。
6. 更换清洁尿布，粘好。
7. 根据臀部皮肤情况遵医嘱给予药物治疗，如油类、软膏、抗生素。

操作后

1. 协助患儿取舒适体位，穿好衣服，盖好被子。
2. 再次核对，整理床单位及用物。
3. 告知家属接触患儿时做好手卫生。
4. 告知家属保持患儿臀部清洁、干燥，切勿用力擦拭患儿臀部，指导选择合适的尿布。
5. 指导家属观察大小便的颜色及性状，如有改变及时就医。
6. 整理用物，洗手、记录。

（二）评价

1. 告知有效，患儿家属知晓相关告知事项。
2. 患儿臀部清洁、干燥，尿布平整，松紧适宜。
3. 护士及时处理异常情况。
4. 指导家属正确的臀部清洁方法，家属获得臀部清洁方面的知识及技能。
5. 护士仪表规范、微笑服务，语言亲切、流畅、通俗易懂，态度和蔼可亲。
6. 护士操作轻柔、熟练、规范、节力。
7. 严格执行查对制度。
8. 无相关并发症及交叉感染发生。

并发症预防与处理

（一）会阴部污染

1. 预防　严格遵守操作规程，按由前向后的方向擦拭，擦拭过臀部的纸巾不能再接触会阴部，避免污染，预防感染发生。

2. 处理　操作完毕，再次观察会阴部、臀部皮肤，除去遗留尿液、粪便。

（二）皮肤损伤

1. 预防

（1）臀部护理时，应动作轻柔，出现粪便粘连在臀部不易擦拭时，切忌强力擦拭，可使用石蜡油软化后再擦拭，避免擦伤。

（2）穿戴尿布时，注意松紧适宜，避免皮肤勒伤。

2. 处理

（1）出现损伤时，及时通知医师。

（2）遵医嘱使用药物，可联合使用局部氧疗法。

（3）暴露局部皮肤，避免尿布摩擦，再次损伤。

（4）保持臀部皮肤清洁、干燥。

操作考核评分标准

新生儿臀部护理操作考核评分标准

项目	总分	评分细则	评分等级				得分及扣分依据
			A	B	C	D	
操作前	15	1. 护士：仪表端庄、态度和蔼可亲，核对医嘱，洗手、戴口罩，评估患儿的臀部情况，包括有无臀红、感染、破损等，告知家属操作目的、方法及配合要点。	5	4	3	2	
		2. 物品：备齐用物，放置合理。	3	2	1	0	
		3. 环境：安静、安全、整洁、舒适、光线充足。	4	3	2	1	
		4. 患儿：体位舒适，家属愿意配合。	3	2	1	0	
操作中	50	1. 推车至患儿床旁，核对患儿及腕带。	5	4	3	2	
		2. 手卫生。	3	2	1	0	
		3. 解开尿布，露出臀部。	5	4	3	2	
		4. 以原尿布上端两角洁净处轻拭会阴部及臀部，并以此盖上污湿部分垫于臀部下面，再用湿巾擦拭。	8	6	4	3	
		5. 用温水清洗，擦干，清洁方法正确。	10	8	6	4	
		6. 更换清洁尿布，粘好。	5	4	3	2	
		7. 擦洗过程中安抚患儿，注意保暖。	6	5	4	3	
		8. 根据臀部皮肤情况遵医嘱给予药物治疗，如油类、软膏、抗生素。	8	6	4	3	
操作后	15	1. 协助患儿取舒适体位，穿好衣服，盖好被子。	2	1	0	0	
		2. 再次核对，整理床单位及用物。	3	2	1	0	
		3. 告知家属接触患儿时做好手卫生。	2	1	0	0	
		4. 告知家属保持患儿臀部清洁、干燥，切勿用力擦拭患儿臀部，指导选择合适的尿布。	3	2	1	0	
		5. 指导家属观察大小便的颜色及性状，如有改变及时就医。	3	2	1	0	
		6. 整理用物洗手、记录。	2	1	0	0	

续表

项目	总分	评分细则	评分等级				得分及扣分依据
			A	B	C	D	
综合评价	16	1. 告知有效，患儿家属知晓相关告知事项。	2	1	0	0	
		2. 患儿臀部清洁、干燥；尿布平整，松紧适宜。	2	1	0	0	
		3. 护士及时处理异常情况。	2	1	0	0	
		4. 家属获得臀部清洁方面的知识及技能。	2	1	0	0	
		5. 护士仪表规范，语言亲切，态度和蔼。	2	1	0	0	
		6. 护士操作轻柔、熟练、规范、节力。	2	1	0	0	
		7. 严格执行查对制度。	2	1	0	0	
		8. 无相关并发症及无交叉感染发生。	2	1	0	0	
提问	4	1. 新生儿臀部护理的目的是什么？	2	1	0	0	
		2. 新生儿臀部护理的注意事项有哪些？	2	1	0	0	
总分	100						

1. 新生儿臀部护理的目的是什么？

（1）保持臀部清洁、干燥，促进舒适。

（2）防止尿液、粪便等因素对皮肤长时间的刺激。

（3）预防尿布性皮炎的发生或使原有的尿布性皮炎逐步痊愈。

2. 新生儿臀部护理的注意事项有哪些？

（1）选择质地柔软、透气性好、吸水性强的尿布，减少对臀部皮肤的刺激。

（2）动作轻快，避免过度暴露，尿布松紧适宜。

（3）暴露时要注意保暖，远红外线灯照射时专人看护，避免烫伤。

（4）用物携带齐全，避免操作中离开婴儿。

（5）禁止将婴儿单独留在操作台，始终确保一只手与婴儿接触，防止婴儿翻滚坠落。

十四、奶瓶喂养

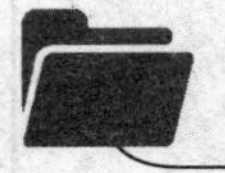

操作规程

（一）计划与实施

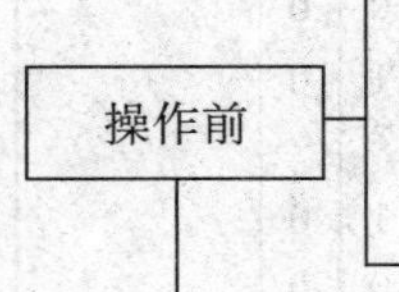

1. 护士：仪表规范、态度和蔼可亲，核对奶的种类及量，洗手、戴口罩，评估患儿的病情、日龄、体重、发育及喂养情况，告知家属操作目的、方法及配合要点。
2. 物品：奶瓶、奶嘴、小毛巾，奶粉或母乳、温水，根据医嘱配奶。
3. 环境：安静、安全、清洁、光线充足，调节室温至 26 ～ 28℃。
4. 患儿：体位舒适，做好保暖，家属愿意配合。

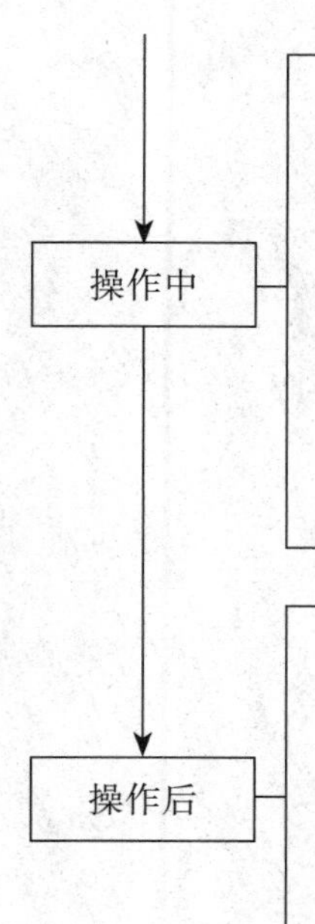

操作中：
1. 携用物至患儿床旁，核对患儿及腕带。
2. 手卫生。
3. 用手腕内侧测试温度并查看奶嘴孔大小及流速。
4. 斜抱患儿，头部枕于喂奶者肘窝处，呈头高足低位。
5. 颌下垫小毛巾。
6. 将奶瓶倾斜，奶嘴头充满乳液，再次检查奶嘴孔的大小是否合适。
7. 将奶嘴送入患儿口中。
8. 观察患儿吸吮及吞咽。
9. 喂完后清洁患儿面部。
10. 竖抱患儿，将其头部靠于喂奶者肩部，轻拍患儿背部，驱除胃内空气。

操作后：
1. 患儿取右侧卧位并抬高床头 30°。
2. 再次核对，整理床单位。
3. 告知家属接触患儿及喂奶时做好手卫生。
4. 指导家属选择合适的奶嘴喂奶，奶液要充满奶嘴，避免吸入空气。
5. 指导家属牛奶配置时根据奶粉说明书及每次喂奶后应清洗奶瓶、奶嘴。
6. 指导家属喂奶时注意观察患儿的脸色，避免发生呛咳，喂奶后轻拍患儿背部，驱除胃内空气，注意有无溢乳、呕吐等。
7. 整理用物、洗手、记录、签字。

（二）评价

1. 告知有效，患儿家属知晓相关告知事项。
2. 患儿吸吮有力、无呛咳及呕吐。
3. 护士及时处理异常情况。
4. 指导正确的喂养方法，家属获得喂养方面的知识及技能。
5. 护士仪表规范，语言亲切、流畅、通俗易懂，态度和蔼可亲。
6. 护士操作轻柔、熟练、规范、节力。
7. 严格执行查对制度。
8. 无相关并发症发生。

并发症预防与处理

（一）呛奶

1. 预防

（1）检查奶嘴开口大小是否合适。

（2）喂奶时持奶瓶呈斜位，使奶嘴充满乳汁，防止吸入空气。

（3）喂完后轻拍背部，驱除胃内空气。

2. 处理

（1）立即停止喂奶，取侧卧位，轻拍背部。

（2）疑有乳汁吸入时，予清理呼吸道。

（3）密切观察患儿的面色及呼吸，做好抢救准备。

（二）低氧血症

1. 预防

（1）喂奶前评估患儿的胎龄、日龄、体重、状态病情及喂养情况。

（2）床旁备吸氧装置并检查处于备用状态。

（3）喂奶前检查气道状况，保持呼吸道通畅。

（4）喂奶过程中使用经皮血氧饱和度监护仪，密切观察患儿面色及呼吸。

2. 处理

（1）立即停止喂奶，如缺氧仍不能缓解，给予吸氧或加大氧流量。

（2）如奶瓶喂养不耐受，予鼻饲喂养。

（3）密切观察患儿的病情变化，做好抢救准备。

（三）皮炎

1. 预防

（1）喂奶前颈部垫小毛巾。

（2）喂奶后清洁颜面部残余奶渍。

（3）吐奶后予检查并清洁颈部、耳后皮肤，更换衣服。

2. 处理

（1）保持皮肤的清洁干燥。

（2）予局部暴露。

（3）遵医嘱用药。

操作考核评分标准

奶瓶喂养操作考核评分标准

项目	总分	评分细则	评分等级				得分及扣分依据
			A	B	C	D	
操作前	15	1. 护士：仪表规范、态度和蔼可亲，核对奶的种类及量，洗手、戴口罩，评估患儿的状态、日龄、体重、发育及喂养情况，告知家属操作目的、方法及配合要点。	5	4	3	2	
		2. 物品：备齐用物，放置合理。	3	2	1	0	
		3. 环境：安静、安全、清洁、光线充足，调节室温至26～28℃。	4	3	2	1	
		4. 患儿：体位舒适，做好保暖，家属愿意配合。	3	2	1	0	
操作中	45	1. 携用物至患儿床旁，核对患儿及腕带；	5	4	3	2	
		2. 手卫生。	3	2	1	0	
		3. 用手腕内侧测试温度并查看奶嘴孔大小及流速。	5	4	3	2	
		4. 斜抱患儿，头部枕于喂奶者肘窝处，呈头高足低位。	5	4	3	2	
		5. 颌下垫小毛巾。	3	2	1	0	
		6. 将奶瓶倾斜，奶嘴头充满乳液，再次检查奶嘴孔的大小是否合适。	6	5	4	3	

续表

项目	总分	评分细则	评分等级				得分及扣分依据
			A	B	C	D	
		7. 将奶嘴送入患儿口中。	5	4	3	2	
		8. 观察患儿吸吮及吞咽。	4	3	2	1	
		9. 喂完后清洁面部。	5	4	3	2	
		10. 抱起患儿轻拍背部排出奶嗝。	4	3	2	1	
操作后	16	1. 患儿取右侧卧位并抬高床头30°。	2	1	0	0	
		2. 再次核对，整理床单位。	2	1	0	0	
		3. 告知家属接触患儿及喂奶时做好手卫生。	2	1	0	0	
		4. 指导家属选择合适的奶嘴喂奶，奶液要充满奶嘴，避免吸入空气。	2	1	0	0	
		5. 指导家属牛奶配置时根据奶粉说明书及每次喂奶后应清洗奶瓶、奶嘴。	3	2	1	0	
		6. 指导家属喂奶时注意观察患儿的脸色，避免发生呛咳，喂奶后轻拍患儿背部，驱除胃内空气，注意有无溢乳、呕吐等。	3	2	1	0	
		7. 整理用物、洗手、记录、签字。	2	1	0	0	
综合评价	20	1. 告知有效，患儿家属知晓相关告知事项。	2	1	0	0	
		2. 患儿吸吮有力、无呛咳及呕吐。	2	1	0	0	
		3. 护士及时处理异常情况。	3	2	1	0	
		4. 指导正确的喂养方法，家属获得喂养方面的知识及技能。	3	2	1	0	
		5. 护士仪表规范，语言亲切、流畅、通俗易懂，态度和蔼可亲。	2	1	0	0	
		6. 护士操作轻柔、熟练、规范、节力。	4	3	2	0	
		7. 严格执行查对制度。	2	1	0	0	
		8. 无相关并发症发生。	2	1	0	0	
提问	4	1. 奶瓶喂养的指导要点是什么?	2	1	0	0	
		2. 奶瓶喂养的注意事项有哪些?	2	1	0	0	
总分	100						

1. 奶瓶喂养的指导要点是什么?

（1）告知家属喂奶过程中奶嘴应充满奶液，不能有空气。

（2）告知家属当奶嘴吸瘪时，稍转动奶瓶，负压即消失。

（3）指导家属选择奶嘴孔大小合适的奶嘴。

2. 奶瓶喂养的注意事项是什么有哪些?

(1) 检查乳头开口大小是否合适，喂奶时注意力集中，出现呛咳或发绀时，暂停喂奶，观察患儿面色及呼吸，待症状缓解后再继续喂奶。

（2）喂奶时持奶瓶呈斜位，使奶嘴充满乳汁，防止喂奶的同时吸入空气，喂完后轻拍小儿背部，驱除胃内空气。

（3）奶具需经灭菌后使用，严禁混用。

（4）防止喂奶时奶液污染患儿衣服和颈部，避免引起皮肤炎症。

十五、小儿鼻饲喂养

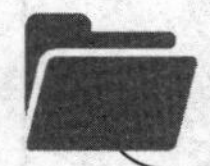

操作规程

（一）计划与实施

操作前

1. 护士：仪表规范、态度和蔼可亲，核对医嘱，洗手、戴口罩，评估患儿病情，告知患者和 / 或家属操作目的、方法及配合要点。
2. 物品：胃管、50ml 或 20ml 注射器、胶布、纱布、橡皮筋、听诊器、温开水、鼻饲液。
3. 环境：安静、安全、舒适、整洁、光线充足。
4. 患者：病情允许，床头抬高 30° ～ 45°，患儿和 / 或家属愿意配合。

操作后

1. 携用物至患者床旁，核对患者及腕带。
2. 手卫生。
3. 检查并确认鼻饲管在位、通畅。
4. 注射器连接胃管抽吸并评估胃内残留量，胃内残留液超过鼻饲液量的 1/4 时，报告医师酌情减量或暂停鼻饲。
5. 将胃内残留液注入胃内，温开水冲洗胃管。
6. 缓慢注入鼻饲液，温度 38 ～ 40℃。新生儿及婴儿鼻饲时，不宜推注，应撤去针栓，将鼻饲液注入空针筒，以自然力灌入胃内。
7. 注入时密切观察患儿生命体征，有无呛咳、呕吐，如有异常立即停止操作。
8. 鼻饲后，用温开水冲洗鼻饲管。
9. 鼻饲完毕，纱布包裹、固定鼻饲管末端。

操作前

1. 协助患者取舒适体位。
2. 再次核对，整理床单位。
3. 告知患者及家属避免用力咳嗽，以免导管滑脱。
4. 告知患者及家属活动时避免牵拉导管。
5. 整理用物、洗手、记录。

（二）评价

1. 严格执行查对制度及无菌技术原则。
2. 操作轻柔、熟练、规范。
3. 告知到位，语言亲切、态度和蔼，患者和 / 或家属知晓相关告知事项。
4. 无相关并发症发生。

并发症预防与处理

（一）机械性并发症

1. 鼻炎及食管黏膜损伤

（1）预防

1）选择粗细合适的胃管。一般新生儿选择 6F 胃管，1 岁内选择 8F，1 ～ 2 岁选择 10F，4 ～ 7 岁选择 12F，8 ～ 11 选择 14F，12 岁以上可以选择 16 ～ 18F 胃管；

2）留置时间不宜过长，可根据胃管的材质（产品说明书）决定胃管留置时间；

3）胃管插入长度适宜：胃管插入长度（cm）=6.7+[0.26× 身高（cm）]，新生儿经鼻腔插入长度以 18 ～ 22cm 为宜，经口 15 ～ 17cm 为宜。

（2）处理

1）遵医嘱用药；

2）如因胃管粗细、长度不适宜，选择合适的胃管重新置入适宜的长度。

2. 管道堵塞

（1）预防

1）鼻饲液的浓度和黏度要合适，选择低黏或中黏的营养液；

2）每次鼻饲后或每输注 4 ～ 6h 鼻饲液，用温开水冲洗鼻饲管；

3）鼻饲管口径不宜过小。

（2）处理：发生堵管时，用温开水轻轻推注，若不通，重置胃管。

（二）胃肠道并发症

1. 腹泻及腹痛

（1）预防：输注速度不宜过快，单次输注量不宜过多；营养液温度不宜过低；密切观察患儿有无营养液物质不耐受（乳糖不耐受、脂肪吸收不良）及肠道蠕动情况。

（2）处理

1）新生儿及婴儿以自然力灌入鼻饲液，鼻饲量从 1 天全量的 1/3 开始；

2）控制鼻饲液温度在 38 ～ 40℃；

3）遵医嘱予调节胃肠道功能药物。

2. 腹胀，恶心、呕吐

（1）预防：注意观察患儿有无胃潴留；营养液渗透压不宜过高，鼻饲速度及鼻饲量合适；鼻饲液气味不宜过腥。

（2）处理：每次鼻饲前注射器抽吸胃内容物，对持续鼻饲患儿每 4h 抽吸胃内容物，当胃内残留液超过鼻饲量的 1/4 时，应报告医师酌情减量或暂停鼻饲，遵医嘱加用胃肠动力药，降低鼻饲速度及鼻饲量，延长鼻饲间隔时间；用等渗及腥味淡营养液。

3. 便秘

（1）预防：观察患儿排大便情况及有无脱水；配置富含膳食纤维的肠内营养配方；增加床上或者床下运动，腹部按摩。

（2）处理：摄入充足的水分；配置富含膳食纤维的肠内营养配方；增加床上或者床下运动，腹部按摩；遵医嘱药物通便及灌肠。

操作考核评分标准

小儿鼻饲喂养操作考核评分标准

项目	总分	评分细则	评分等级				得分及扣分依据
			A	B	C	D	
操作前	15	1. 护士：仪表规范、态度和蔼可亲，双人核对医嘱，洗手、戴口罩，评估患儿病情，告知患者和/或家属操作目的、方法及配合要点。	3	2	1	0	
		2. 物品：备齐用物，放置合理。	4	3	2	1	
		3. 环境：安静、安全、舒适、整洁、光线充足。	4	3	2	1	
		4. 患者：病情允许，床头抬高 30° ～ 45° ，患儿和/或家属愿意配合。	4	3	2	0	
操作中	50	1. 携用物至患者床旁，核对患者及腕带。	3	2	1	0	
		2. 手卫生。	3	2	1	0	
		3. 检查、确认鼻饲管在位通畅。	5	4	3	2	
		4. 抽吸并估计胃内残留量。	5	4	3	2	
		5. 用 2 ～ 5ml 温水冲洗喂养管，如有异常及时报告。	5	4	3	2	
		6. 鼻饲药物、流质食物：温度 38 ～ 40℃缓慢注入。	10	8	6	4	
		7. 输注方法正确，速度均匀，观察患儿有无呛咳、呕吐，如有异常立即停止操作。	10	8	5	3	
		8. 鼻饲后，用 2 ～ 5ml 温水冲洗鼻饲管。	5	4	3	2	
		9. 纱布包裹、固定鼻饲管末端。	4	3	2	1	
操作后	16	1. 撤去用物，协助取舒适体位。	3	2	1	0	
		2. 再次核对，整理床单位。	3	2	1	0	
		3. 告知患者及家属避免用力咳嗽，以免导管滑脱。	3	2	1	0	
		4. 告知患者及家属活动时避免牵拉导管。	2	1	0	0	
		5. 整理用物、洗手。	3	2	1	0	
		6. 记录鼻饲量，观察鼻饲后反应。	2	1	0	0	
综合评价	15	1. 严格执行查对制度及无菌技术原则。	3	2	1	0	
		2. 操作轻柔、熟练、规范。	5	4	3	2	
		3. 告知到位，语言亲切、态度和蔼，患者和/或家属知晓相关告知事项。	4	3	2	1	
		4. 无相关并发症发生。	3	2	1	0	
提问	4	1. 如何评估胃内残留量?	2	1	0	0	
		2. 小儿鼻饲喂养的注意事项有哪些?	2	1	0	0	
总分	100						

1. 如何评估胃内残留量？

注射器连接胃管抽吸并评估胃内残留量，胃内残留液超过鼻饲液量的 1/4 时，报告医师酌情减量或暂停鼻饲。

2. 小儿鼻饲喂养的注意事项有哪些？

（1）鼻饲液现配现用，粉剂应搅拌均匀，配制后的营养液放置于 4℃以下的冰箱冷藏，24h 内用完。

（2）长期留置鼻胃管或鼻肠管者，每天用油膏涂拭鼻腔黏膜，每日进行口腔护理，定期更换胃管。

（3）鼻饲前后或特殊用药前后用约 2 ～ 5ml 温水冲洗鼻饲管，药片或药丸经研碎、溶解后注入鼻饲管。

（4）避免空气入胃，引起胀气。

（5）观察观察有无呛咳、呕吐及耐受情况。

十六、婴幼儿吸氧

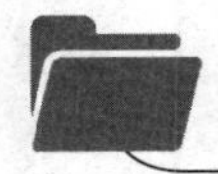

操作规程

（一）计划与实施

操作前

1. 护士：仪表规范、态度和蔼可亲，双人核对医嘱，洗手、戴口罩，评估患儿缺氧程度、血气分析结果及患儿呼吸情况，必要时清理呼吸道，告知患儿及家属吸氧的目的、方法及配合要点。
2. 物品：治疗车、治疗盘、管道氧气装置或氧气筒、氧气压力表装置、湿化瓶、一次性使用鼻氧管或头罩 / 面罩、小药杯（内盛灭菌注射用水）、纱布、弯盘、棉签、胶布、灭菌注射用水、手电筒。
3. 环境：安静、安全、舒适、整洁。
4. 患儿：患儿和 / 或家属愿意配合，取舒适体位。

操作中

1. 吸氧

（1）携用物至患儿床旁，核对腕带，确认患儿身份。

（2）湿棉签清洁双侧鼻腔并检查有无分泌物阻塞及异常，确认吸氧方式。

（3）安装吸氧装置并检查有无漏气，接湿化瓶（与地面垂直），内盛灭菌注射用水至 1/3 ～ 1/2，调节氧流量。

（4）将吸氧管末端放入小药杯内检查是否通畅。

（5）插入鼻氧管，单侧：插入一侧鼻腔，长度为鼻尖至耳垂的 1/3；双侧：插入双侧鼻腔，深度 1cm，并将导管固定稳妥。若为头罩或面罩吸氧者，将鼻氧管连接头罩或面罩，罩住患儿头部或口鼻部，固定好吸氧管。

（6）观察氧疗效果、实验室指标、有无氧疗副作用。

2. 停氧

(1) 评估患儿缺氧症状改善情况，向患儿及家属解释。
(2) 取下鼻氧管或头罩 / 面罩，关闭流量开关，清除患儿面部痕迹。
(3) 中心供氧：取下流量表；氧气筒：关闭总开关，放出余气，关闭流量开关，再卸表。

操作后
1. 协助患儿取舒适体位。
2. 再次核对患儿身份及氧流量，整理床单位。
3. 告知患儿家属不能随意调节氧流量，禁止吸烟、使用明火及接触氧气装置。
4. 整理用物、洗手、记录。

（二）评价

1. 告知到位，患儿和 / 或家属知晓相关告知事项。
2. 患儿缺氧得到纠正。
3. 患儿出现异常情况时，护士处理及时。
4. 对家属进行用氧安全指导，家属知晓用氧安全相关知识。
5. 护士操作轻柔、熟练、规范。
6. 护士仪表规范，态度和蔼可亲，语言亲切、流畅、通俗易懂。
7. 无相关并发症发生。

并发症预防与处理

（一）气道黏膜干燥

1. 预防

（1）根据患儿缺氧情况及血气分析调节氧流量、浓度和时间。

（2）及时补充氧气湿化瓶内的湿化液，加温加湿吸氧装置，定期更换吸氧管、氧气湿化瓶和湿化液。

2. 处理

（1）根据患儿缺氧情况调节氧流量。

（2）及时补充氧气湿化瓶内的湿化液。

（3）条件允许下可应用加温加湿吸氧装置，有效防止气道黏膜干燥。

（4）遵医嘱予雾化吸入。

（5）严密观察缺氧症状，定时检测患儿的血氧饱和度。

（二）氧中毒

1. 预防

（1）尽量避免或缩短高浓度氧疗时间，监测血气分析，动态观察氧疗效果。

（2）100%的纯氧吸入不宜超过 6h，80%的氧气吸入不宜超过 12h，60%氧气吸入不宜超过 24h。

2. 处理　遵医嘱停止吸氧，协助患儿取舒适体位，观察患儿呼吸频率、节律改变，观察有无恶心、呕吐，保持呼吸道通畅。

操作考核评分标准

婴幼儿吸氧操作考核评分标准

项目	总分	评分细则	评分等级				得分及扣分依据
			A	B	C	D	
操作前	15	1. 护士：仪表规范、态度和蔼可亲，双人核对医嘱，洗手、戴口罩，评估患儿缺氧程度、血气分析结果及患儿呼吸情况，必要时清理呼吸道；告知患儿及家属吸氧的目的、方法及配合要点。	6	5	4	3	
		2. 物品：备齐用物，放置合理。	4	3	2	1	
		3. 环境：安静、安全、舒适、整洁。	2	1	0	0	
		4. 患儿：患儿和 / 或家属愿意配合，取舒适体位。	3	2	1	0	
操作中	50	1. 吸氧：					
		(1) 携用物至患儿床旁，核对腕带，确认患儿身份	6	5	4	3	
		(2) 湿棉签清洁双侧鼻腔并检查有无分泌物阻塞及异常，确认吸氧方式。	6	5	4	3	
		(3) 安装吸氧装置并检查有无漏气，接湿化瓶（与地面垂直）内盛灭菌注射用水至 1/3 ～ 1/2，调节氧流量。	6	5	4	3	
		(4) 将吸氧管末端放入小药杯内检查是否通畅。	4	3	2	1	
		(5) 插入鼻氧管，单侧：插入一侧鼻腔，长度为鼻尖至耳垂的 1/3；双侧：插入双侧鼻腔，深度 1cm，并将导管固定稳妥。若为头罩或面罩吸氧者，将鼻氧管连接头罩或面罩，罩住患儿头部或口鼻部，固定好吸氧管。	6	5	4	3	
		(6) 观察氧疗效果、实验室指标、有无氧疗副作用。	5	4	3	2	
		2. 停氧：					
		(1) 评估患儿缺氧症状改善情况，向患儿及家属解释。	6	5	4	3	
		(2) 取下鼻氧管或头罩 / 面罩，关闭流量开关，清除患儿面部痕迹。	5	4	3	2	
		(3) 中心供氧：取下流量表；氧气筒：关闭总开关，放出余气，关闭流量开关，再卸表。	6	5	4	3	
操作后	18	1. 协助患儿取舒适体位。	5	4	3	2	
		2. 再次核对患儿身份及氧流量，整理床单位。	5	4	3	2	
		3. 告知患儿家属不能随意调节氧流量，禁止吸烟、使用明火及用手接触氧气装置。	5	4	3	2	
		4. 整理用物、洗手、记录。	3	2	1	0	
综合评价	15	1. 告知到位，患儿和 / 或家属知晓相关注意事项。	2	1	0	0	
		2. 患儿缺氧得到纠正。	2	1	0	0	
		3. 患儿出现异常情况时，护士处理及时。	3	2	1	0	
		4. 对家属进行用氧安全指导，家属知晓用氧安全相关知识。	2	1	0	0	
		5. 护士操作轻柔、熟练、规范。	2	1	0	0	
		6. 护士仪表规范，态度和蔼可亲，语言亲切、流畅、通俗易懂。	2	1	0	0	
		7. 无相关并发症发生。	2	1	0	0	
提问	2	吸氧的注意事项有哪些？	2	1	0	0	
总分	100						

吸氧的注意事项有哪些？

1. 严格遵守操作规程，做到安全用氧，使用过程中做好“四防”：防震、防火、防热、防油。

2. 使用氧气时，应先调节好氧流量再与患儿连接。停氧时，先分离鼻氧管或面罩/头罩后，再关闭氧气开关。

3. 氧气筒要有标志注明“满”或“空”，以便及时更换。

4. 给氧过程中应观察患儿缺氧症状有无改善，导管是否通畅。持续给氧患儿，每天定时更换导管 1 ～ 2 次，保持口鼻清洁。

5. 急性肺水肿患儿湿化瓶内应加入 20%～ 30%乙醇湿化，以降低肺泡内泡沫的表面张力，使肺泡泡沫破裂、消散，改善肺部气体交换，减轻缺氧症状，但每次乙醇湿化氧气吸入时间不宜超过 20min。

6. 氧气筒内的氧气勿用尽，压力表至少要保留 0.5MPa（$5kg/cm^2$），以免灰尘进入筒内，再充气时引起爆炸。

十七、暖箱使用法

操作规程

（一）计划与实施

操作前

1. 护士：仪表规范、态度和蔼可亲，核对医嘱，洗手、戴口罩，评估患儿孕周、体重及日龄，告知家属操作目的、方法、配合要点及相关安全知识。
2. 物品：暖箱（清洁消毒，性能完好），暖箱水槽内加入灭菌注射用水、体重秤、衣物、包被、温湿度计。
3. 环境：安静、安全、清洁、宽敞；暖箱避免放置在阳光直射、有对流风或取暖设备附近；调节室温至 24 ～ 26℃。
4. 患儿：家属愿意配合，给患儿称体重，清洁皮肤，穿单衣、尿布。

操作中

1. 进箱

（1）携用物至患儿床旁，核对患儿及腕带。

（2）手卫生。

（3）预热暖箱至所需的温、湿度（根据患儿孕周、体重及日龄设定）。

（4）监测体温：在最初 2h，应 30 ～ 60min 测量体温 1 次，体温稳定后，1 ～ 4h 测体温 1 次。维持体温在 36.5 ～ 37.5℃，维持相对湿度 60% ～ 80%。

（5）一切护理操作尽量在箱内进行。

（6）暖箱报警，应及时查找原因，妥善处理。

2. 出箱

（1）携用物至患儿床旁，核对患儿及腕带。

（2）手卫生。

(3) 为患儿穿衣服，抱出箱外，称体重，清洁皮肤，更换清洁尿布，包被保暖。
(4) 切断电源。
(5) 清洁消毒暖箱，干燥备用。

操作后
1. 协助患儿取舒适体位。
2. 再次核对，整理床单位。
3. 告知家属接触患儿时做好手卫生。
4. 告知家属不能随意调节暖箱温度及打开箱门。
5. 告知家属不能敲打暖箱，一旦暖箱报警请及时告知护士，及时给与处理。
6. 整理用物、洗手、记录。

（二）评价

1. 告知有效，患儿家属知晓相关告知事项。
2. 患儿体温正常，体重增长好。
3. 护士及时处理异常情况。
4. 家属手卫生意识强。
5. 护士仪表规范、微笑服务，语言亲切、流畅、通俗易懂，态度和蔼可亲。
6. 护士操作轻柔、熟练、规范、节力。
7. 严格执行查对制度。
8. 无相关并发症及交叉感染发生。

并发症预防与处理

（一）发热

1. 预防

(1) 暖箱应在24～26℃的环境温度下使用，避免放在阳光直射或取暖设备附近。

(2) 根据患儿的体重、日龄、胎龄设置箱温。

(3) 监测体温：在最初2h，应30～60min测量体温1次，体温稳定后，1～4h测体温1次。

(4) 严禁骤然提高箱温。

2. 处理

(1) 调低箱温，每次下调0.5～1℃，30min后复测体温。

(2) 遵医嘱予物理降温，30min后复测体温。

（二）低体温

1. 预防

(1) 暖箱应在24～26℃的环境温度下使用，避免放在空调出风口或有对流风的地方。

(2) 所有操作集中进行，减少开门的时间和次数。

(3) 根据患儿的体重、日龄、胎龄设置箱温。

（4）监测体温：在最初 2h，应 30 ～ 60min 测量体温 1 次，体温稳定后，1 ～ 4h 测体温 1 次。

（5）严禁骤然降低箱温。

2. 处理

（1）调高箱温，每次上调 0.5 ～ 1℃，0.5h 后复测体温。

（2）予增加衣被、戴帽子、覆盖薄膜等措施，0.5h 后复测体温。

（三）感染

1. 预防

（1）暖箱每日清洁，每周终末消毒，定期进行细菌监测。

（2）接触暖箱前后均严格执行手卫生。

2. 处理

（1）疑似感染时立即更换暖箱，进行终末消毒。

（2）密切观察患儿病情变化，做好记录及抢救准备。

（3）对消毒后的暖箱进行细菌学监测，合格后方能使用。

操作考核评分标准

暖箱护理操作考核评分标准

项目	总分	评分细则	评分等级				得分及扣分依据
			A	B	C	D	
操作前	15	1. 护士：仪表规范、态度和蔼可亲，核对医嘱，洗手、戴口罩，评估患儿孕周、体重及日龄，告知家属操作目的、方法、配合要点及相关安全知识。	4	3	2	1	
		2. 物品：备齐用物，放置合理。	3	2	1	0	
		3. 环境：安静、安全、清洁、宽敞；暖箱避免放置在阳光直射、有对流风或取暖设备附近；调节室温至 24 ～ 26℃。	4	3	2	1	
		4. 患儿：家属愿意配合，给患儿称体重，清洁皮肤，穿单衣、尿布。	4	3	2	1	
操作中	50	进箱：					
		1. 携用物至患儿床旁，核对患儿及腕带。	4	3	2	1	
		2. 手卫生。	3	2	1	0	
		3. 预热暖箱至所需的温、湿度（根据患儿孕周、体重及日龄设定）。	6	5	4	3	
		4. 监测体温：在最初 2h，应 30 ～ 60min 测量体温 1 次，体温稳定后，1 ～ 4h 测体温 1 次。维持体温在 36.5 ～ 37.5℃，维持相对湿度 60% ～ 80%。	6	5	4	3	
		5. 一切护理操作尽量在箱内进行。	6	5	4	3	
		6. 暖箱报警，应及时查找原因，妥善处理。	5	4	3	2	

续表

项目	总分	评分细则	评分等级				得分及扣分依据
			A	B	C	D	
		出箱					
		1. 携用物至患儿床旁，核对患儿及腕带。	4	3	2	1	
		2. 手卫生。	3	2	1	0	
		3. 为患儿穿衣服，抱出箱外，称体重，清洁皮肤，更换清洁尿布，包被保暖。	5	4	3	2	
		4. 切断电源。	3	2	1	0	
		5. 清洁消毒暖箱，干燥备用。	5	4	3	2	
操作后	15	1. 协助患儿取舒适体位。	2	1	0	0	
		2. 再次核对，整理床单位。	2	1	0	0	
		3. 告知家属接触患儿时做好手卫生。	3	2	1	0	
		4. 告知家属不能随意调节暖箱温度及打开箱门。	3	2	1	0	
		5. 告知家属不能敲打暖箱，一旦暖箱报警请及时告知护士，及时给与处理。	3	2	1	0	
		6. 整理用物、洗手、记录。	2	1	0	0	
综合评价	16	1. 告知有效，患儿家属知晓相关告知事项。	2	1	0	0	
		2. 患儿体温正常，体重增长好。	2	1	0	0	
		3. 护士及时处理异常情况。	2	1	0	0	
		4. 家属手卫生意识强。	2	1	0	0	
		5. 护士仪表规范、微笑服务，语言亲切、流畅、通俗易懂，态度和蔼可亲。	2	1	0	0	
		6. 护士操作轻柔、熟练、规范、节力。	2	1	0	0	
		7. 严格执行查对制度。	2	1	0	0	
		8. 无相关并发症及交叉感染发生。	2	1	0	0	
提问	4	1. 出箱的条件是什么?	2	1	0	0	
		2. 暖箱使用的注意事项有哪些?	2	1	0	0	
总分	100						

1. 出箱的条件是什么?

（1）体重≥ 2000g，体温正常。

（2）室温 22 ～ 24℃时能维持正常体温，一般情况良好，吸吮有力者。

（3）在暖箱内生活了 1 个月以上，体重虽不到 2000g，但一般情况良好。

2. 暖箱使用的注意事项有哪些?

（1）严格执行操作规程，保证绝对安全并随时观察使用效果。

（2）注意保持患儿体温，腋窝温度需维持在 36.5 ～ 37.5℃，使用肤控模式时应注意探头是否脱落，造成患儿体温不升的假象，导致箱温调节失控。

（3）暖箱所在房间室温应维持在 24 ～ 26℃，减少辐射散热，避免放置在阳光直射、有对流风或取暖设备附近，以免影响箱内温度。

(4) 操作应尽量在箱内集中进行，如喂奶换尿布及检查等，并尽量减少开门次数和时间，以免箱内温度波动。

(5) 接触患儿前后，必须洗手或卫生手消毒，防止交叉感染。

(6) 注意观察患儿情况和暖箱状态，如暖箱报警，应及时查找原因，妥善处理，严禁骤然提高暖箱温度，以免患儿体温上升造成不良后果。

(7) 保持暖箱的清洁，每天清洁暖箱，并更换蒸馏水，每周更换暖箱 1 次，彻底清洁、消毒，定期进行细菌监测。

十八、光照疗法

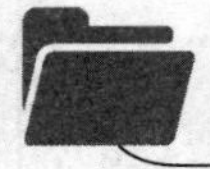

操作规程

(一) 计划与实施

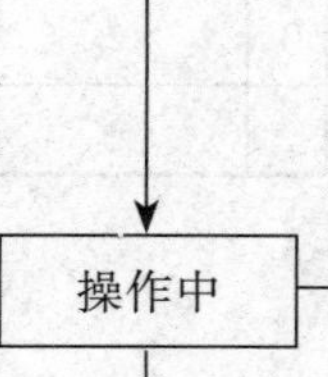

操作前

1. 护士：仪表规范、态度和蔼可亲，核对医嘱，洗手、戴口罩，评估患儿体重及日龄，告知家属操作目的、方法、配合要点及光疗箱使用相关安全知识。
2. 物品：清洁消毒后的光疗箱，性能完好，加湿化灭菌用水，体重秤、衣物、包被、眼罩。
3. 环境：安静、安全、清洁、宽敞；调节室温至 24 ～ 26℃。
4. 患儿：家属愿意配合，患儿称体重，清洁皮肤，剪指甲。

操作中

1. 入箱

(1) 携用物至患儿床旁，核对患儿及腕带。

(2) 手卫生。

(3) 预热光疗箱至所需的温、湿度（根据患儿体重及日龄设定）。

(4) 为患儿戴眼罩、穿尿布后放入箱中。

(5) 光疗时应每 4h 测体温、脉搏、呼吸 1 次或根据病情随时测量，使体温保持在 36.5 ～ 37.2℃，根据体温调节箱温。体温高于 38℃或者低于 35℃时暂停光疗。

(6) 使患儿皮肤均匀受光，尽量广泛照射。

2. 出箱

(1) 携用物至患儿床旁，核对患儿及腕带。

(2) 手卫生。

(3) 为患儿穿衣服，抱出箱外，称体重，清洁皮肤，更换清洁尿布，包被保暖。

(4) 切断电源。

(5) 清洁消毒光疗箱，干燥备用。

1. 协助患儿取舒适体位。
2. 再次核对，整理床单位。
3. 告知家属接触患儿时做好手卫生。

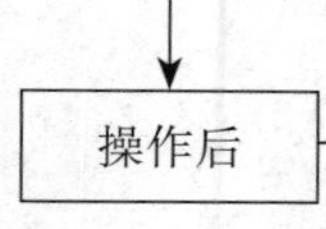

4. 告知家属不能随意调节光疗箱温度及打开箱门。
5. 告知家属不能敲打温箱，一旦温箱报警请及时告知护士。
6. 告知家属不能给患儿涂油剂或粉类物品，一定要检查眼罩是否遮住眼部及尿布是否遮住会阴部。
7. 整理用物、洗手、记录。

（二）评价

1. 告知有效，患儿家属知晓相关告知事项。
2. 患儿胆红素降至正常，生命体征平稳。
3. 护士及时处理异常情况。
4. 家属手卫生意识强。
5. 护士仪表规范、微笑服务，语言亲切、流畅、通俗易懂，态度和蔼可亲。
6. 护士操作轻柔、熟练、规范、节力。
7. 严格执行查对制度。
8. 无相关并发症及交叉感染发生。

并发症预防与处理

（一）皮肤破损

1. 预防

（1）修剪指甲，双足予小毛巾包裹保护，头部垫软枕。

（2）将光疗箱四周挡板用软布覆盖。

（3）患儿哭闹时及时安抚。

（4）加强皮肤的观察及交接班。

2. 处理

（1）找到发生损伤的原因，避免损伤继续发生。

（2）保持损伤部位皮肤的清洁、干燥，预防感染。

（3）使用伤口敷料，保护局部，促进愈合。

（4）必要时请外科或伤口小组会诊。

（二）发热

1. 预防

（1）使用带有温度伺服器的光疗设备。

（2）每 4 ～ 6h 测量体温。

（3）保证足够的奶量或液体摄入。

2. 处理　当肤温在 37.5 ～ 38℃时，下调环境温度 0.5℃；肤温≥ 38℃，遵医嘱给予降温处理，必要时暂停光疗。

操作考核评分标准

光照疗法操作考核评分标准

项目	总分	评分细则	评分等级				得分及扣分依据
			A	B	C	D	
操作前	15	1. 护士：仪表规范、态度和蔼可亲，核对医嘱，洗手、戴口罩评估患儿体重及日龄，告知家属操作目的、方法、配合要点及光疗箱使用相关安全知识。	4	3	2	1	
		2. 物品：备齐用物，放置合理。	3	2	1	0	
		3. 环境：安静、安全、清洁、宽敞；调节室温至24～26℃。	4	3	2	1	
		4. 患儿：家属愿意配合，患儿称体重，清洁皮肤，剪指甲。	4	3	2	1	
操作中	50	入箱					
		1. 携用物至患儿床旁，核对患儿及腕带。	4	3	3	1	
		2. 手卫生。	3	2	1	0	
		3. 预热光疗箱至所需的温、湿度（根据患儿体重及日龄设定）。	6	5	4	3	
		4. 患儿戴眼罩、穿尿布后放入箱中。	6	5	4	3	
		5. 光疗时应每4h测体温、脉搏、呼吸1次或根据病情随时测量，使体温维持在36.5～37.2℃，根据体温调节箱温。体温高于37.8℃或者低于35℃时暂停光疗。	6	5	4	3	
		6. 使患儿皮肤均匀受光，尽量广泛照射。	6	5	4	3	
		出箱					
		1. 携用物至患儿床旁，核对患儿及腕带。	4	3	2	1	
		2. 手卫生。	3	2	1	0	
		3. 为患儿穿衣服，抱出箱外，称体重，清洁皮肤，更换清洁尿布，包被保暖。	5	4	3	2	
		4. 切断电源。	3	2	1	0	
		5. 清洁消毒光疗箱，干燥备用。	4	3	2	1	
操作后	15	1. 协助患儿取舒适体位。	2	1	0	0	
		2. 再次核对，整理床单位。	2	1	0	0	
		3. 告知家属接触患儿时做好手卫生。	2	1	0	0	
		4. 告知家属不能随意调节光疗箱温度及打开箱门。	2	1	0	0	
		5. 告知家属不能敲打光疗箱，一旦光疗箱报警请及时告知护士。	2	1	0	0	
		6. 告知家属不能给患儿涂油剂或粉类的物品，一定要检查眼罩是否遮住眼部及尿布是否遮住会阴部。	3	2	0	0	
		7. 整理用物、洗手、记录。	2	1	0	0	

续表

项目	总分	评分细则	评分等级				得分及扣分依据
			A	B	C	D	
综合评价	16	1. 告知有效，患儿家属知晓相关告知事项。	2	1	0	0	
		2. 患儿胆红素降至正常，生命体征平稳。	2	1	0	0	
		3. 护士及时处理异常情况。	2	1	0	0	
		4. 家属手卫生意识强。	2	1	0	0	
		5. 护士仪表规范、微笑服务，语言亲切、流畅、通俗易懂，态度和蔼可亲。	2	1	0	0	
		6. 护士操作轻柔、熟练、规范、节力。	2	1	0	0	
		7. 严格执行查对制度。	2	1	0	0	
		8. 无相关并发症及交叉感染发生。	2	1	0	0	
提问	4	1. 光疗的指征是什么？	2	1	0	0	
		2. 光疗箱使用的注意事项有哪些？	2	1	0	0	
总分	100						

1. 光疗的指征是什么？

（1）任何原因引起的间接胆红素增高者。

（2）凡总胆红素在 12 ～ 15mg/dl 或以上，在检查病因的同时即可进行光疗。

（3）已确诊为溶血病的患儿，应及早进行光疗。

（4）需要换血的患儿，换血前即可进行光疗，以减少换血次数。

2. 光疗箱使用的注意事项有哪些？

（1）患儿入箱前须进行皮肤清洁，禁忌在皮肤上涂粉剂或油类。

（2）患儿光疗时随时观察患儿眼罩、会阴遮盖物有无脱落，注意皮肤有无破损。

（3）患儿光疗时，体温维持在 36.5 ～ 37.2℃，如体温高于 38℃或者低于 35℃，应暂时停止光疗。

（4）光疗过程中患儿出现烦躁、嗜睡、高热、皮疹、呕吐、拒奶、腹泻及脱水等症状时，及时与医师联系，妥善处理。

（5）光疗超过 24h 会造成体内核黄素缺乏，一般光疗同时或光疗后应补充核黄素，以防止继发的红细胞谷胱甘肽还原酶活性降低导致的溶血。

（6）保持灯管及反射板的清洁，每日擦拭，防止灰尘影响光照强度。

（7）灯管与患儿的距离需遵照设备说明调节，使用时间达到设备规定时间也必须更换。

（8）患儿光疗时较烦躁容易移动体位，因此在光疗过程中，注意观察患儿在光疗箱的位置，及时纠正不良体位。

十九、小儿经气管插管和切开吸痰

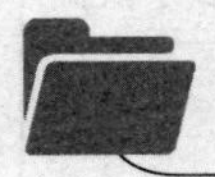

操作规程

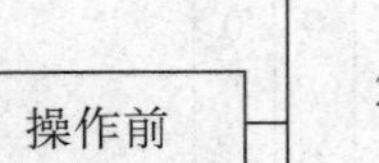

（一）计划与实施

操作前

1. 护士：仪表规范，态度和蔼可亲，核对医嘱，洗手、戴口罩，评估患儿吸痰指征及痰液分泌情况，告知患儿和/或家属操作目的、方法及配合要点。
2. 物品：治疗车、治疗盘（必要时）、一次性连接导管、一次性吸痰管、生理盐水、纱布、听诊器；床边备电动吸引器或中心吸引装置、必要时备吸氧装置。
3. 环境：安静、安全、舒适、整洁，光线充足。
4. 患者：取舒适体位，患儿和/或家属愿意配合。

操作中

1. 携用物至床旁，核对患儿及腕带。
2. 协助患儿取舒适体位。
3. 洗手或手消毒。
4. 吸引瓶导管连接。中心吸引器：连接导管一端与吸引瓶口相连，另一端与中心吸引装置的接头相连；另一根连接导管与吸引瓶接头相连。电动吸引器：将连接导管与吸引瓶接头相连。
5. 安装中心吸引装置：关闭调节阀开关及负压调节开关，打开真空安全帽，将调节阀插头快速插入吸引终端插孔内，听到“咔嚓”声响表示插头与插孔锁住。
6. 检查吸引器性能，调节负压。中心吸引器：缓慢打开负压调节开关→反折吸引头端的连接导管，检测负压，调节负压：儿童 0.01 ～ 0.02MPa；新生儿 0.01MPa。电动吸引器：接通电源，打开开关，反折吸引头端的连接导管，检测负压，调节负压
7. 听患者双肺呼吸音，评估 SPO_2，调高氧流量。使用呼吸机的患者，评估呼吸机参数、气道压力，调节呼吸机氧吸浓度至 100% 吸入 1 ～ 2min。
8. 撕开吸痰管外包装前端，一只手戴无菌手套，将吸痰管抽出并盘绕在戴有无菌手套的手中，根部与负压管相连。
9. 非无菌手断开呼吸机与气管导管，将呼吸机接头放在无菌纸巾上，手持吸痰管接头（不堵侧孔，以防负压产生），戴无菌手套的手将吸痰管沿气管导管送入气管插管或气管套管末端再插入 1 ～ 2cm，用拇指堵住吸痰管接头侧孔（产生负压），边上提边旋转边吸引，每次吸痰不超过 10 ～ 15s。
10. 吸痰结束后立即接呼吸机通气，调节呼吸机氧吸浓度 100% 吸入 1 ～ 2min，未使用呼吸机者，调高氧流量，或血氧饱和度升至正常水平后再将氧浓度调至原来水平。
11. 冲洗吸痰管和负压吸引管，如需再次吸痰应重新更换吸痰管。
12. 擦净患者面部的污物，听诊双肺呼吸音。

操作后

1. 询问患儿感受，协助取舒适体位。
2. 再次核对，整理床单位。
3. 观察患儿生命体征，吸出物性状、量、颜色，呼吸频率。
4. 告知患儿和/或家属气管插管的目的及维护重要性，不宜随意拔除气管插管及撕扯胶布。
5. 整理用物、洗手、记录。

（二）评价

1. 严格执行查对制度与无菌技术要求。

2. 患者生命体征及痰液清理情况良好。

3. 告知有效，语言亲切、态度和蔼，患和/或家属知晓相关告知事项。

4. 护士操作熟练、规范、节力。

5. 无相关并发症。

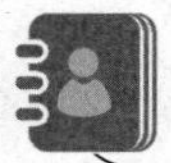

并发症预防与处理

（一）呼吸道黏膜损伤

1. 预防

（1）严格无菌操作，用物齐备。

（2）做好口腔护理，密切观察口腔黏膜有无损伤。

（3）根据年龄、痰液的性质选用型号合适的吸痰管，选用外径应≤气管插管内径1/2的吸痰管，吸引时测量长度，将吸引管插至超出气管插管末端1～2cm的位置进行浅吸引。

（4）每次操作最多吸引3次，每次持续不超10～15s，同时查看负压，避免过高，吸引管拔出应边旋转边退出。

2. 处理

（1）吸痰动作宜轻柔，忌插管粗暴。

（2）吸痰管不易插入过深。

（3）吸引装置负压不能过大，吸痰前调节负压：儿童0.01～0.02MPa；新生儿0.01MPa。

（4）插管时关闭负压，回抽吸痰管时旋转并边退边吸，避免气道局部持续负压加重损伤气道。

（5）必要时遵医嘱用药。

（二）缺氧

1. 预防

（1）吸痰前给予高浓度氧，可给予100%纯氧1～2min，以提高血氧浓度。

（2）吸痰时密切观察患儿生命体征和氧饱和度的变化。

（3）严格遵医嘱调节氧流量并观察血氧饱和度值，动态调整氧流量。

2. 处理

（1）气道痉挛时，应暂停吸痰。

（2）操作时发生异常需立即停止吸痰，并给予吸氧或加大浓度吸氧，观察缺氧程度改善情况。一旦发生心脏骤停，立即配合医师抢救。

（3）采用间歇吸引法，将拇指交替按压和放松吸引导管的控制口，以缓解缺氧。

（三）感染

1. 预防

(1) 吸痰时严格遵守无菌技术操作原则，使用前认真检查吸痰用品失效日期，外包装有无破损等。

(2) 用物固定，专人使用。吸痰管一次性使用，先吸气管内的分泌物后吸口、鼻腔分泌物。

(3) 吸痰前洗手，戴无菌手套，冲洗吸痰管液用生理盐水或灭菌蒸馏水。

(4) 储液瓶内水及时更换，不超过 2/3。

2. 处理

(1) 加强口腔护理，一般常规使用生理盐水和 0.02% 洗必泰溶液。当培养出致病菌时，可根据药敏试验结果，选择适当的抗生素局部应用。

(2) 发生局部感染着，予以对症处理。出现全身感染时，行血培养，做药物敏感试验，根据药敏试验结果选择抗生素静脉用药。

操作考核评分标准

小儿经气管插管和切开吸痰操作考核评分标准

项目	总分	评分细则	评分等级				得分及扣分依据
			A	B	C	D	
操作前	10	1. 护士：仪表规范，态度和蔼可亲，核对医嘱，洗手、戴口罩，评估患者吸痰指征及痰液分泌情况，告知患儿和 / 或家属操作目的、方法及配合要点。	4	3	2	1	
		2. 物品：备齐用物，放置合理。	2	1	0	0	
		3. 环境：安静、安全、舒适、整洁，光线充足。	2	1	0	0	
		4. 患儿：取舒适体位，患儿和 / 或家属愿意配合。	2	1	0	0	
操作中	60	1. 携用物至患儿床旁，核对患儿及腕带。	2	1	0	0	
		2. 协助患儿取舒适体位。	2	1	0	0	
		3. 洗手或手消毒。	2	1	0	0	
		4. 吸引瓶导管连接。	3	2	1	0	
		5. 安装中心吸引装置。	3	2	1	0	
		6. 检查吸引器性能，调节负压；儿童，0.01 ～ 0.02MPa；新生儿 0.01MPa。	4	3	2	1	
		7. 听患儿双肺呼吸音，评估 SPO_2，调高氧流量。使用呼吸机的患儿，评估呼吸机参数、气道压力，调节呼吸机氧吸浓度 100% 吸入 1 ～ 2min。	4	3	2	1	
		8. 撕开吸痰管外包装前端，一只手戴无菌手套，将吸痰管抽出并盘绕在戴有无菌手套的手中，根部与负压管相连。	12	10	8	6	

续表

项目	总分	评分细则	评分等级				得分及扣分依据
			A	B	C	D	
		9. 非无菌手断开呼吸机与气管导管，将呼吸机接头放在无菌纸巾上，手持吸痰管接头（不堵侧孔，以防负压产生），戴无菌手套的手将吸痰管沿气管导管送入气管插管或气管套管末端再插入 1 ～ 2cm，用拇指堵住吸痰管接头侧孔（产生负压），边上提边旋转边吸引，每次吸痰不超过 10 ～ 15s。	12	10	8	6	
		10. 吸痰结束后立即接呼吸机通气，调节呼吸机氧吸浓度至 100% 吸入 1 ～ 2min，未使用呼吸机者，调高氧流量，或血氧饱和度升至正常水平后再将氧浓度调至原来水平。	8	6	5	4	
		11. 冲洗吸痰管和负压吸引管，如需再次吸痰应重新更换吸痰管。	4	3	2	1	
		12. 擦净患者面部的污物，听诊双肺呼吸音。	4	3	2	1	
操作后	12	1. 询问患儿感受，协助取舒适体位。	2	1	0	0	
		2. 再次核对，整理床单位。	2	1	0	0	
		3. 观察患儿生命体征，吸出物性状、量、颜色，呼吸频率。	3	2	1	0	
		4. 告知患儿和 / 或家属气管插管的目的及维护重要性，不宜随意拔除气管插管及撕扯胶布。	3	2	1	0	
		5. 整理用物、洗手、记录。	2	1	0	0	
综合评价	13	1. 严格执行查对制度与无菌技术要求。	2	1	0	0	
		2. 患者生命体征及痰液清理情况良好。	3	2	1	0	
		3. 告知有效，语言亲切、态度和蔼，患儿和 / 或家属知晓相关告知事项。	3	2	1	0	
		4. 护士操作熟练、规范、节力。	3	2	1	0	
		5. 无相关并发症。	2	1	0	0	
提问	5	1. 经气管插管和气管切开吸痰过程中观察内容有哪些？	2	1	0	0	
		2. 经气管插管和气管切开吸痰时的注意事项有哪些？	3	2	1	0	
总分	100						

1. 经气管插管和气管切开吸痰过程中观察内容有哪些？

痰液情况、心率、血氧饱和度、生命体征变化情况、当出现心率下降或血氧饱和度低于 90%，立即停止吸痰，待心率、血氧饱和度恢复后再吸。

2. 经气管插管和气管切开吸痰时的注意事项有哪些？

（1）吸痰前，检查吸引器性能是否良好，连接是否正确。

（2）严格执行无菌操作，每次吸痰应更换吸痰管。

（3）每次吸痰时间不超 10 ～ 15s，以免造成缺氧。

（4）吸痰动作轻稳，防止呼吸道黏膜损伤。

（5）痰液黏稠时，可配合叩击、雾化吸入，提高吸痰效果。

（6）吸痰前整理呼吸机管路，集水杯内有冷凝水时，应及时倾倒。

（7）电动吸引器连续使用时间不宜过久；贮液瓶内液体达 2/3 满时，应及时倾倒，以免液体过多吸入马达内损坏仪器。

（8）注意吸痰管插入是否顺利，遇有阻力时，应分析原因，不得粗暴操作。

（9）建议吸痰管外径应≤气管插管内径 50%，婴儿则小于 70%。

二十、外周动、静脉同步换血疗法

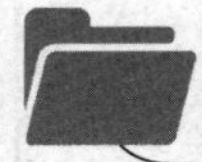

操作规程

（一）计划与实施

操作前

1. 护士：仪表规范、态度和蔼可亲，核对医嘱，洗手、戴口罩，评估患儿的孕周、体重、日龄及病情，以及皮肤黄染程度，告知家属操作目的、方法及配合要点。
2. 物品
（1）血源选择：根据医嘱备血，Rh 血型不合溶血者，应采用 Rh 血型与母亲相同、ABO 血型与患儿相同的血液，紧急或找不到血源时可选用 O 型血；ABO 溶血者：O 型洗涤红细胞和 AB 型血浆。
（2）药物：肝素、10%葡萄糖酸钙、5%葡萄糖注射液、生理盐水、急救药品。
（3）用品：治疗车、治疗盘、治疗巾、输液泵、输血泵、留置针、医用三通、肝素帽、透明敷贴、无菌手套、各种型号注射器、输血器、输液用物及急救药品、辐射抢救床、氧气、心电监护仪、吸引器等。
3. 环境：安静、安全、清洁、宽敞、舒适、光线充足。
4. 患儿：暂停喂奶 1 次，清洁皮肤，换干净纸尿裤，取舒适体位（置辐射保暖床），家属愿意配合。

操作中

1. 手卫生。
2. 预热辐射抢救床（根据患儿孕周、体重及日龄设定所需温度）。
3. 携用物至患儿床旁。
4. 核对患儿及腕带，将患儿置于辐射抢救床，肤温控制 36.5℃，连接心电监护，取舒适体位。
5. 手卫生，戴口罩、手套，铺治疗巾，双人核对。
6. 配置 1ml=10U 的肝素液（12 500U/2ml 肝素 0.8ml+500ml0.9%NaCl）；配置钙剂：5% 葡萄糖 40ml+10%葡萄糖酸钙 10ml。
7. 建立动、静脉通路，标识清楚。
8. 进行所有管道及动、静脉通路的连接。
9. 遵医嘱调整好各进出通道的速度，监测生命体征。
10. 再次核对血袋及床头卡、腕带，确认无误开始换血。
11. 观察有无输血反应。
12. 保持各通道通畅，详细记录出入量，出现异常及时处理。

13. 监测生命体征及全身反应，遵医嘱抽取血标本。
14. 换血结束后拔除动脉及钙剂输入通道，观察各穿刺部位情况。

操作后
1. 协助患儿取舒适体位，继续予光疗。
2. 再次核对，整理床单位。
3. 告知家属接触患儿时做好手卫生。
4. 告知家属注意观察患儿反应、皮肤颜色、吃奶及有无尖叫情况，一旦发现不适，及时告知医护人员。
5. 整理用物、洗手、记录。

（二）评价

1. 告知有效，患儿家属知晓相关告知事项。
2. 患儿生命体征平稳，一般情况良好，胆红素下降。
3. 护士及时处理异常情况。
4. 家属手卫生意识强。
5. 护士仪表规范、微笑服务，语言亲切、流畅、通俗易懂，态度和蔼可亲。
6. 护士操作轻柔、熟练、规范、节力。
7. 严格执行查对制度。
8. 无相关并发症及交叉感染发生。

并发症预防与处理

（一）贫血

1. 预防　换血过程中密切观察出入量的情况，认真调节出入的速度，保证出入量的平衡，避免出量过快、入量过慢。

2. 处理

(1) 换血过程中密切观察患儿的生命体征及皮肤、甲床颜色；一旦发现生命体征变化，及时与医师沟通进行抢救。

(2) 根据医嘱进行血液出入量速度的调整，随时观察病情并做好记录。

（二）心力衰竭

1. 预防　换血过程中密切观察出入量的情况，认真调节出入的速度，保证出入量的平衡，避免入量过快、出量过慢。

2. 处理

(1) 换血过程中密切观察患儿的生命体征，注意有无心率、呼吸突然增快、面色青灰、烦躁不安、四肢冰冷、少尿等。

(2) 根据医嘱进行血液出入量速度的调整，随时观察病情并做好记录。

（三）休克

1. 预防　换血过程中密切观察出入量的情况，认真调节出入的速度，保证出入量的平衡。

2. 处理

（1）换血过程中密切观察患儿的生命体征，注意监测血压的变化。

（2）根据医嘱进行血液出入量速度的调整，随时观察病情并做好记录。

（四）感染

1. 预防　换血前做好物品准备，保持环境清洁；换血中严格执行消毒隔离及无菌操作。

2. 处理　严密观察病情及体温变化，若穿刺部位有红肿、热痛、渗血、渗液等，及时告知医师，尽早处理，必要时抽血完善相关检查，遵医嘱给予抗感染治疗。

（五）静脉血栓形成

1. 预防

（1）在穿刺时尽量选择上肢粗静脉，保护血管，避免在同一部位反复穿刺。

（2）保持输液通道通畅。

2. 处理

（1）如果血栓形成，应立即拔除，切记不要局部挤压或强行推注。

（2）及时告知医师，立即进行相应的处理。

（六）颅内出血

1. 预防　换血过程中密切观察出入量的情况，认真调节出入的速度；操作尽量集中进行，尽量减少对头部刺激及搬动。

2. 处理

（1）换血过程中密切观察患儿的生命体征，神志、瞳孔、肌张力、前囟张力。

（2）一旦发现病情变化，立即进行相应的处理。

（七）电解质紊乱

1. 预防　换血过程中密切观察出入量的情况，认真调节出入的速度，及时抽血完善相关检查，动态监测血生化、电解质、血糖等。

2. 处理　换血过程中密切观察患儿的生命体征；发现病情变化，及时告知医师，立即进行相应的处理。

操作考核评分标准

外周动、静脉同步换血疗法操作考核评分标准

项目	总分	评分细则	评分等级				得分及扣分依据
			A	B	C	D	
操作前	15	1. 护士：仪表规范、态度和蔼可亲，核对医嘱，洗手、戴口罩；评估患儿的孕周、体重、日龄及病情，皮肤黄染程度，告知家属操作目的、方法及配合要点。	4	3	2	1	
		2. 物品：备齐用物，放置合理。	3	2	1	0	
		3. 环境：安静、安全、清洁、宽敞、舒适、光线充足。	4	3	2	1	
		4. 患儿：暂停喂奶1次，清洁皮肤，换干净纸尿裤，取舒适体位（置辐射保暖床），家属愿意配合。	4	3	2	1	

续表

项目	总分	评分细则	评分等级				得分及扣分依据
			A	B	C	D	
操作中	50	1. 手卫生。	2	1	0	0	
		2. 预热辐射抢救床（根据患儿孕周、体重及日龄设定所需温度）。	2	1	0	0	
		3. 携用物至患儿床旁。	2	1	0	0	
		4. 核对患儿及腕带，将患儿置于辐射抢救床，肤温控制 36.5℃，连接心电监护，取舒适体位。	4	3	2	1	
		5. 手卫生，戴口罩、手套，铺治疗巾，双人核对。	5	4	3	2	
		6. 配置 1ml=10U 的肝素液（12 500U/2ml 肝素 0.8ml+500ml 0.9% NaCl）；配置钙剂：5% 葡萄糖 40ml+10% 葡萄糖酸钙 10ml。	3	2	1	0	
		7. 建立动、静脉通路，标识清楚。	4	3	2	0	
		8. 进行所有管道及动、静脉通路的连接。	5	4	3	2	
		9. 遵医嘱调整好各进出通道的速度，监测生命体征。	4	3	2	1	
		10. 再次核对血袋及床头卡、腕带，确认无误开始换血。	5	4	3	2	
		11. 观察有无输血反应。	5	4	3	2	
		12. 保持各通道通畅，详细记录出入量，出现异常及时处理。	3	2	1	0	
		13. 监测生命体征及全身反应，遵医嘱抽取血标本。	3	2	1	0	
		14. 换血结束后拔除动脉及钙剂输入通道，观察各穿刺部位情况。	3	2	1	0	
操作后	15	1. 协助患儿取舒适体位，继续予光疗。	3	2	1	0	
		2. 再次核对，整理床单位。	3	2	1	0	
		3. 告知家属接触患儿时做好手卫生。	3	2	1	0	
		4. 告知家属注意观察患儿反应、皮肤颜色、吃奶及有无尖叫情况，一旦发现不适，及时告知医护人员。	4	3	2	1	
		5. 整理用物、洗手、记录。	2	1	0	0	
综合评价	16	1. 告知有效，患儿家属知晓相关告知事项。	2	1	0	0	
		2. 患儿生命体征平稳，一般情况良好，胆红素下降。	2	1	0	0	
		3. 护士及时处理异常情况。	2	1	0	0	
		4. 家属手卫生意识强。	2	1	0	0	
		5. 护士仪表规范，微笑服务，语言亲切、流畅、通俗易懂，态度和蔼可亲。	2	1	0	0	
		6. 护士操作轻柔、熟练、规范、节力。	2	1	0	0	
		7. 严格执行查对制度。	2	1	0	0	
		8. 无相关并发症及交叉感染发生。	2	1	0	0	
提问	4	1. 换血的目的是什么？	2	1	0	0	
		2. 换血的注意事项有哪些？	2	1	0	0	
总分	100						

1. 换血的目的是什么？

（1）降低未结合胆红素，防止胆红素脑病的发生。

（2）换出致敏红细胞和血清中的免疫抗体，阻止溶血并纠正贫血。

（3）降低体内的各种毒素等。

2. 换血的注意事项有哪些？

（1）换入换出通道同步进行，严密观察患儿生命体征及全身反应。

（2）在换血前、中、后根据医嘱抽取标本。

（3）详细记录每次出量、入量、累计出入量及用药等。

（4）注意保暖。

（5）注射器、管道和三通管需用含肝素的生理盐水冲洗，防止凝血。

（6）换血后继续光疗。

二十一、新生儿复苏

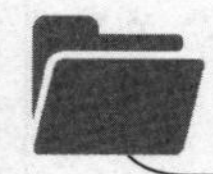

操作规程

（一）计划与实施

操作前

1. 复苏团队：做好产前咨询，组成团队，反应迅速，抢救态度积极，洗手、戴口罩、戴帽子。
2. 物品：①辐射保暖台（置温热干毛巾）；②复苏物品：复苏气囊、喉镜、根据孕周选择合适面罩及镜片（00 号、0 号或 1 号）、不同型号气管导管（2.5 号、3.0 号、3.5 号、4.0 号）、胃管、不同型号注射器（1ml、5ml、10ml、20ml、50ml）、吸痰管、胎粪吸引管、吸引球、脐静脉导管、手套、听诊器；③抢救药品。
3. 环境：安静、安全、整洁、宽敞、光线充足，调节室温至 25 ～ 28℃。
4. 患儿：家属愿意配合。

↓

快速评估

1. 足月吗？
2. 羊水清吗？
3. 肌张力好吗？
4. 有哭声和呼吸吗？

↓

初步复苏

1. 将新生儿置于辐射保暖台上，保暖并维持正常体温。
2. 将新生儿摆成“鼻吸气”体位以开放气道，必要时清理呼吸道分泌物（先口咽后鼻腔）。
3. 胎粪吸引：如新生儿无活力（无呼吸或喘息样呼吸、心率＜ 100 次 /min、肌张力弱，3 条具备 1 条）。
4. 擦干和刺激，诱发自主呼吸。

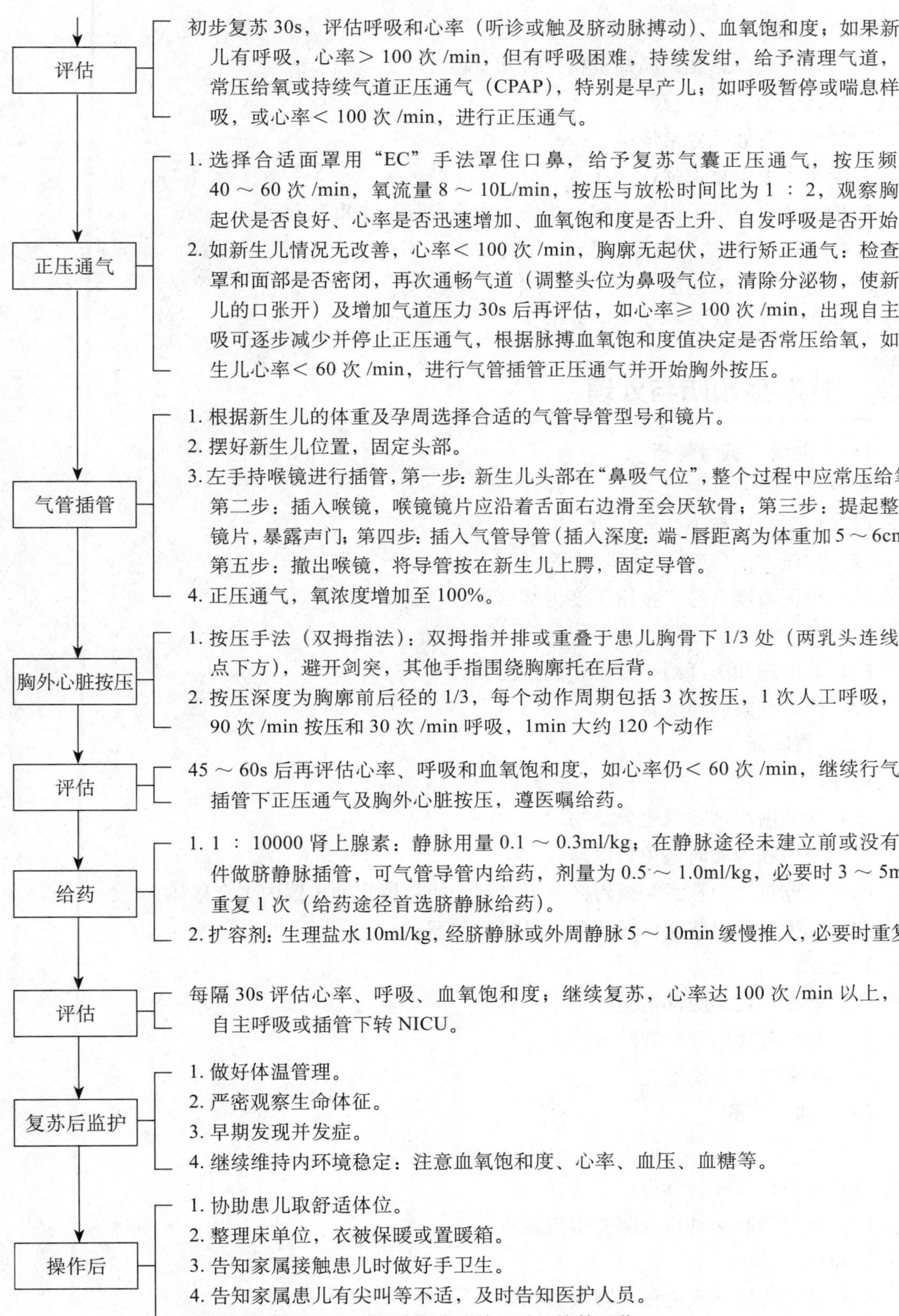

评估

初步复苏 30s，评估呼吸和心率（听诊或触及脐动脉搏动）、血氧饱和度；如果新生儿有呼吸，心率 > 100 次 /min，但有呼吸困难，持续发绀，给予清理气道，可常压给氧或持续气道正压通气（CPAP），特别是早产儿；如呼吸暂停或喘息样呼吸，或心率 < 100 次 /min，进行正压通气。

正压通气

1. 选择合适面罩用“EC”手法罩住口鼻，给予复苏气囊正压通气，按压频率 40 ～ 60 次 /min，氧流量 8 ～ 10L/min，按压与放松时间比为 1 ： 2，观察胸廓起伏是否良好、心率是否迅速增加、血氧饱和度是否上升、自发呼吸是否开始。
2. 如新生儿情况无改善，心率 < 100 次 /min，胸廓无起伏，进行矫正通气：检查面罩和面部是否密闭，再次通畅气道（调整头位为鼻吸气位，清除分泌物，使新生儿的口张开）及增加气道压力 30s 后再评估，如心率 ≥ 100 次 /min，出现自主呼吸可逐步减少并停止正压通气，根据脉搏血氧饱和度值决定是否常压给氧，如新生儿心率 < 60 次 /min，进行气管插管正压通气并开始胸外按压。

气管插管

1. 根据新生儿的体重及孕周选择合适的气管导管型号和镜片。
2. 摆好新生儿位置，固定头部。
3. 左手持喉镜进行插管，第一步：新生儿头部在“鼻吸气位”，整个过程中应常压给氧；第二步：插入喉镜，喉镜镜片应沿着舌面右边滑至会厌软骨；第三步：提起整个镜片，暴露声门；第四步：插入气管导管（插入深度：端 - 唇距离为体重加 5 ～ 6cm）；第五步：撤出喉镜，将导管按在新生儿上腭，固定导管。
4. 正压通气，氧浓度增加至 100%。

胸外心脏按压

1. 按压手法（双拇指法）：双拇指并排或重叠于患儿胸骨下 1/3 处（两乳头连线中点下方），避开剑突，其他手指围绕胸廓托在后背。
2. 按压深度为胸廓前后径的 1/3，每个动作周期包括 3 次按压，1 次人工呼吸，即 90 次 /min 按压和 30 次 /min 呼吸，1min 大约 120 个动作

评估

45 ～ 60s 后再评估心率、呼吸和血氧饱和度，如心率仍 < 60 次 /min，继续行气管插管下正压通气及胸外心脏按压，遵医嘱给药。

给药

1. 1 ： 10000 肾上腺素：静脉用量 0.1 ～ 0.3ml/kg；在静脉途径未建立前或没有条件做脐静脉插管，可气管导管内给药，剂量为 0.5 ～ 1.0ml/kg，必要时 3 ～ 5min 重复 1 次（给药途径首选脐静脉给药）。
2. 扩容剂：生理盐水 10ml/kg，经脐静脉或外周静脉 5 ～ 10min 缓慢推入，必要时重复。

评估

每隔 30s 评估心率、呼吸、血氧饱和度；继续复苏，心率达 100 次 /min 以上，有自主呼吸或插管下转 NICU。

复苏后监护

1. 做好体温管理。
2. 严密观察生命体征。
3. 早期发现并发症。
4. 继续维持内环境稳定：注意血氧饱和度、心率、血压、血糖等。

操作后

1. 协助患儿取舒适体位。
2. 整理床单位，衣被保暖或置暖箱。
3. 告知家属接触患儿时做好手卫生。
4. 告知家属患儿有尖叫等不适，及时告知医护人员。
5. 整理用物、洗手、记录复苏抢救经过及抢救用药。

（二）评价

1. 告知有效，患儿家属知晓相关告知事项。
2. 患儿生命体征平稳。
3. 护士及时处理异常情况。
4. 家属手卫生意识强；
5. 护士仪表规范，语言亲切、流畅、通俗易懂，态度和蔼可亲。
6. 护士操作轻柔、熟练、规范、节力。
7. 严格执行查对制度。
8. 无相关并发症及交叉感染发生。

并发症预防与处理

（一）肋骨、胸骨骨折

1. 预防

（1）按压位置准确。

（2）按压方法正确。

（3）按压力度合适，按压深度为胸廓前后径的 1/3。

2. 处理

（1）立即通知医师给予处理，配合抢救。

（2）严密观察病情变化。

（二）胃膨胀

1. 预防

（1）复苏前清理呼吸道分泌物。

（2）使用呼吸囊时避免过度通气。

（3）复苏过程中注意观察胃区有无隆起，留置胃管抽出胃内多余气体。

（4）发生反流时将头偏向一侧，备好吸引器。

2. 处理

（1）禁食，观察腹部情况。

（2）必要时遵医嘱行胃肠减压。

（3）严密观察病情变化。

（三）血、气胸

1. 预防

（1）同肋骨、胸骨骨折。

（2）备好胸腔穿刺包及胸腔引流装置。

2. 处理

（1）及时清理呼吸道保证呼吸通畅。

（2）紧急针头穿刺排气：选用粗针头在患侧锁骨中线第 2 肋间或腋中线第 4 ～ 5 肋间于下一肋的上缘进针进行穿刺减压。

（3）大量血胸时可在腋前线第 4 ～ 5 肋间穿刺引流。

（4）严密观察血氧饱和度及血压情况，必要时提高给氧浓度，建立静脉输液通路，备血。

（四）肺挫伤

1. 预防　同肋骨、胸骨骨折。

2. 处理

（1）及时清理呼吸道保证呼吸通畅。

（2）选用粗针头在患侧锁骨中线第二肋间或腋中线第 4 ～ 5 肋间于下一肋的上缘进针穿刺减压。

（3）严密观察病情变化，遵医嘱用药。

操作考核评分标准

新生儿复苏操作考核评分标准

项目	总分	评分细则	评分等级				得分及扣分依据
			A	B	C	D	
操作前	15	1. 复苏团队：做好产前咨询，组成团队，反应迅速，抢救态度积极，洗手、戴口罩、戴帽子。	4	3	2	1	
		2. 物品：备齐用物，放置合理。	4	3	2	1	
		3. 环境：安静、安全、整洁、宽敞、光线充足，调节室温至 25 ～ 28℃。	3	2	1	0	
		4. 患儿：家属愿意配合。	4	3	2	1	
操作过程	55	快速评估： 1. 足月吗? 2. 羊水清吗? 3. 肌张力好吗? 4. 有哭声和呼吸吗?	2	1	0	0	
		初步复苏： 1. 将新生儿置于辐射保暖台注意保暖。	2	1	0	0	
		2. 将新生儿摆成“鼻吸气”体位以开放气道，必要时清理呼吸道分泌物。	3	2	1	0	
		3. 如新生儿无活力行胎粪吸引。	2	1	0	0	
		4. 擦干和刺激，诱发自主呼吸。	2	1	0	0	
		评估： 评估呼吸、心率、血氧饱和度。	2	1	0	0	
		正压通气： 1. 指征：无呼吸或喘息样呼吸，心率＜ 100 次 /min。	3	2	1	0	
		2. 选择合适面罩用“EC”手法罩住口鼻，按压频率 40 ～ 60 次 /min，氧流量 8 ～ 10L/min，按压与放松时间比 1 ： 2。	3	2	1	0	

续表

项目	总分	评分细则	评分等级				得分及扣分依据
			A	B	C	D	
		3. 评估胸廓起伏、呼吸、心率和血氧饱和度。	2	1	0	0	
		4. 如新生儿情况无改善，心率＜ 100 次 /min，胸廓无起伏，进行矫正通气。	3	2	1	0	
		5. 评估：如新生儿心率＜ 60 次 /min，进行气管插管正压通气并开始胸外按压。	2	1	0	0	
		气管插管及胸外心脏按压：					
		1. 指征：正压通气下心率＜ 60 次 /min。	3	2	0	0	
		2. 选择合适的导管，摆好位置，固定头部，行气管插管，固定导管，正压通气，氧浓度增加至 100%。	2	1	0	0	
		3. 胸外心脏按压，按压手法（双拇指法）：双拇指并排或重叠于患儿胸骨下 1/3 处（两乳头连线中点下方），避开剑突，其他手指围绕胸廓托在后背。	3	2	1	0	
		4. 按压深度为胸廓前后径的 1/3，每个动作周期包括 3 次按压，1 次人工呼吸，即 90 次 /min 按压和 30 次 /min 呼吸，1min 大约 120 个动作。	2	1	0	0	
		评估：					
		45 ～ 60s 后再评估心率、呼吸和氧饱和度，如心率仍＜ 60/min，继续行气管插管下正压通气及胸外心脏按压，遵医嘱给药。	2	1	0	0	
		给药：					
		1. 指征：胸外按压 45 ～ 60s 后心率仍＜ 60 次 min。	3	2	1	0	
		2. 1 ∶ 10000 肾上腺素：静脉用量 0.1 ～ 0.3ml/kg；在静脉途径未建立前或没有条件做脐静脉插管，可气管导管内给药，剂量为 0.5 ～ 1.0ml/kg，必要时 3 ～ 5min 重复 1 次（给药途径首选脐静脉给药）。	2	1	0	0	
		3. 扩容剂：生理盐水 10ml/kg，经脐静脉或外周静脉 5 ～ 10min 缓慢推入，必要时重复。	2	1	0	0	
		评估：					
		每隔 30s 评估心率、呼吸、血氧饱和度；继续复苏，心率达 100 次 /min 以上，有自主呼吸或插管下转 NICU。	2	1	0	0	
		复苏后监护：					
		1. 做好体温管理。	2	1	0	0	
		2. 严密观察生命体征。	2	1	0	0	
		3. 早期发现并发症。	2	1	0	0	
		4. 继续维持内环境稳定：注意血氧饱和度、心率、血压、血糖等。	2	1	0	0	
操作后	10	1. 协助患儿取舒适体位。	2	1	0	0	
		2. 整理床单位，衣被保暖或置暖箱。	2	1	0	0	
		3. 告知家属接触患儿时做好手卫生。	2	1	0	0	
		4. 告知家属患儿有尖叫等不适，及时告知医护人员。	2	1	0	0	
		5. 整理用物、洗手、记录复苏抢救经过及抢救用药。	2	1	0	0	

续表

项目	总分	评分细则	评分等级				得分及扣分依据
			A	B	C	D	
综合评价	16	1. 告知有效，患儿家属知晓相关告知事项。 2. 患儿生命体征平稳。 3. 护士及时处理异常情况。 4. 家属手卫生意识强。 5. 护士仪表规范，语言亲切、流畅、通俗易懂，态度和蔼可亲。 6. 护士操作轻柔、熟练、规范、节力。 7. 严格执行查对制度。 8. 无相关并发症及交叉感染发生。	2 2 2 2 2 2 2 2	1 1 1 1 1 1 1 1	0 0 0 0 0 0 0 0	0 0 0 0 0 0 0 0	
提问	4	1. 新生儿复苏的步骤有哪些？ 2. 胸外心脏按压的方法是什么？	2 2	1 1	0 0	0 0	
总分	100						

1. 新生儿复苏的步骤有哪些？

（1）畅通气道。

（2）建立呼吸。

（3）恢复循环。

（4）药物治疗。

2. 胸外心脏按压的方法？

（1）双拇指法：双拇指并排或重叠于患儿胸骨下 1/3 处，其他手指围绕胸廓托在后背。

（2）按压深度为胸廓前后径的 1/3，每个动作周期包括 3 次按压，1 次人工呼吸，每分钟 90 次按压，30 次呼吸，大约 120 个“动作”。

二十二、婴幼儿口服给药

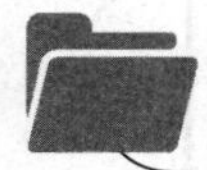

操作规程

（一）计划与实施

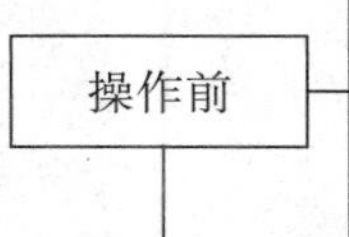

操作前

1. 护士：仪表规范、态度和蔼可亲，核对医嘱，洗手、戴口罩，评估患儿的病情、年龄、体重、意识状态、配合程度及用药情况，评估吞咽能力，有无口腔或食管疾患，有无恶心、呕吐等，告知患儿及家属操作目的、方法及配合要点。
2. 物品：治疗车、药杯、小匙、奶嘴和奶瓶、温开水、小饭巾、研钵、搅棒、药品（不能吞咽或不合作者，将药片研成粉状，倒入药杯内放入少许温水，搅拌均匀）。
3. 环境：安静、安全、舒适、整洁、光线充足。
4. 患儿：取舒适体位，患儿家属愿意配合。

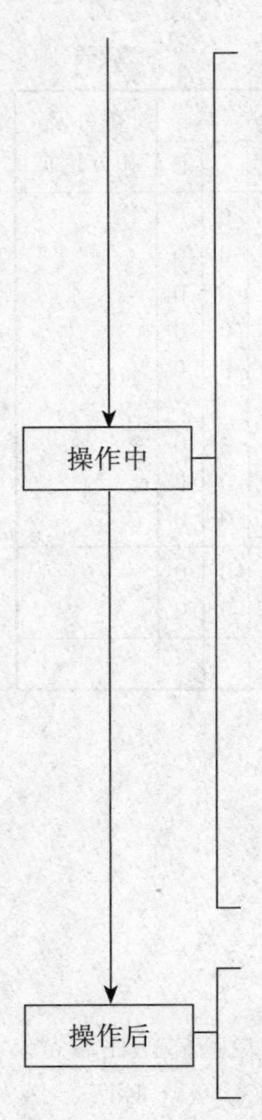

1. 携用物至患儿床旁，核对患儿及腕带。
2. 手卫生，再次核对。
3. 根据药物量、患儿年龄及配合程度选择喂药方法。
(1) 奶嘴喂药法：适用于新生儿或婴儿的口服药物剂量小于5ml。
1) 将药物放在奶嘴中，将奶嘴轻触婴儿嘴部；
2) 婴儿吮着奶嘴，将奶嘴末端向上，使药液充满奶嘴内；
3) 药液吸吮完后，奶嘴内放入少量温开水让婴儿吸吮，起到冲洗口腔作用。
(2) 奶瓶喂药法：适用于新生儿或婴儿的口服药物剂量大于5ml。
1) 将药物放在奶瓶中，水与药物充分摇匀；
2) 将奶嘴放入婴儿嘴中，奶瓶底部向上，药液充满奶嘴；
3) 药液吸吮完后，奶瓶内放入少量温开水让婴儿吸吮，起到冲洗口腔作用。
(3) 单人喂药法：适用于配合的患儿。
1) 将患儿抱起，半卧位于操作者怀中；
2) 小饭巾围于患儿颈部，用小匙盛药，轻捏其双颊，从患儿嘴角处徐徐喂入；
3) 药液喂完后，给予少量温开水喂服。
(4) 双人喂药法：适用于不配合的患儿。
1) 患儿取半卧位，一人固定头部，面朝上，另一人双手捏住患儿脸颊部，让唇部凸起，另一手持药杯，放在近侧嘴角处，缓慢倒入。患儿不吞服时，可将匙留在口中压住舌尖片刻，患儿咽下后再将小匙取出；
2) 药液喂完后，给予少量温开水喂服。
4. 小婴儿喂药完毕，将其抱起，让其伏在喂药者的肩上，用手轻拍背部，驱除胃内空气，以减少吐药。

1. 撤去用物，协助取舒适体位。
2. 再次核对，整理床单位。
3. 告知家属患儿出现呛咳、呕吐时告知医务人员。
4. 整理用物、洗手、记录。

（二）评价

1. 告知有效，患儿家属知晓相关告知事项。
2. 口服给药方法正确。
3. 护士及时处理异常情况。
4. 护士仪表规范、语言亲切、态度和蔼。
5. 护士操作熟练、规范。
6. 严格执行查对制度。
7. 无相关并发症发生。

并发症预防与处理

（一）呛咳、误吸

1. 预防

(1) 不配合服药的患儿，在服药的过程中，注意缓慢喂药。

（2）对于不能服用片剂的婴幼儿，可研碎服用，注意缓释片不可研碎，与医师沟通选用普通片剂。

2. 处理　呛咳时暂停喂药，并轻轻叩击背部，如有分泌物及时清理，防止分泌物误吸，引起吸入性肺炎。

（二）呕吐

1. 预防　药物口味苦，或有异味应缓慢喂药，避免服用过快。

2. 处理　若患儿将药物吐出，及时清理呕吐物防止窒息，通知医师，根据呕吐的时间，呕吐物的性质、量等情况，判断服用药物是否吐出，判断是否需要补服药物，通常在 1h 以内大量呕吐，则再补服同剂量。若超过 1h 后呕吐，一般无须补服。

操作考核评分标准

婴幼儿口服给药操作考核评分标准

项目	总分	评分细则	评分等级				得分及扣分依据
			A	B	C	D	
操作前	15	1. 护士：仪表规范、态度和蔼可亲，双人核对医嘱，洗手、戴口罩，评估患儿的病情、年龄、体重、意识状态、配合程度及用药情况，评估吞咽能力，有无口腔或食管疾患，有无恶心、呕吐等，告知患儿及家属操作目的、方法及配合要点。	5	4	3	2	
		2. 物品：备齐用物，放置合理。	4	3	2	1	
		3. 环境：安静、安全、舒适、整洁、光线充足。	3	2	1	0	
		4. 患儿：取舒适体位，患儿 / 家属愿意配合。	3	2	1	0	
操作中	55	1. 携用物至床边，核对患儿及腕带。	5	4	3	2	
		2. 手卫生，再次核对。	5	4	3	2	
		3. 选择喂药方法正确。	5	4	3	2	
		（1）奶嘴喂药法					
		1）将药物放在奶嘴中，将奶嘴轻触婴儿嘴部；	10	8	6	3	
		2）婴儿吮着奶嘴，将奶嘴末端向上，使药液充满奶嘴内；	15	10	8	6	
		3）药液吸吮完后，奶嘴内放入少量温开水让婴儿吸吮，起到冲洗口腔作用。	10	8	6	3	
		（2）奶瓶喂药法					
		1）将药物放在奶瓶中，水与药物充分摇匀；	10	8	6	3	
		2）将奶嘴放入婴儿嘴中，奶瓶底部向上，药液充满奶嘴；	15	10	8	6	
		3）药液吸吮完后，奶瓶内放入少量温开水让婴儿吸吮，起到冲洗口腔作用。	10	8	6	3	
		（3）单人喂药法					
		1）将患儿抱起，半卧位于操作者怀中；	10	8	6	3	
		2）小饭巾围于患儿颈部，用小匙盛药，轻捏其双颊，从患儿嘴角处徐徐喂入；	15	10	8	6	
		3）药液喂完后，给予少量温开水喂服。	10	8	6	3	

续表

项目	总分	评分细则	评分等级				得分及扣分依据
			A	B	C	D	
		（4）双人喂药法：适用于不配合的患儿。 1）患儿取半卧位，一人固定头部，面朝上，另一人双手捏住患儿脸颊部，让唇部凸起，另一手持药杯，放在近侧嘴角处，缓慢倒入。患儿不吞服时，可将匙留在口中压住舌尖片刻，患儿咽下后再将小匙取出； 2）药液喂完后，给予少量温开水喂服。	25 10	20 8	15 6	10 3	
		4. 小婴儿喂药完毕，将其抱起，让其伏在喂药者的肩上，用手轻拍背部，驱除胃内空气，以减少吐药。	5	4	3	2	
操作后	10	1. 撤去用物，协助取舒适体位。 2. 再次核对，整理床单位。 3. 告知家属观察患儿服药后效果及不良反应，如有异常，及时与医师联系酌情处理。 4. 整理用物、洗手、记录、签名。	2 2 4 2	1 1 3 1	0 0 2 0	0 0 1 0	
综合评价	16	1. 告知有效，患儿家属知晓相关告知事项。 2. 口服给药方法正确。 3. 护士及时处理异常情况。 4. 护士仪表规范、语言亲切、态度和蔼。 5. 护士操作熟练、规范。 6. 严格执行查对制度。 7. 无相关并发症发生。	3 3 2 2 2 2 2	2 2 1 1 1 1 1	1 1 0 0 0 0 0	0 0 0 0 0 0 0	
提问	4	1. 口服给药的评估要点是什么？ 2. 口服给药的注意事项有哪些？	2 2	1 1	0 0	0 0	
总分	100						

1. 口服给药的评估要点是什么？

（1）评估患儿的年龄、体重、意识状态、病情、合作程度及用药情况。

（2）评估吞咽能力，有无口腔或食管疾患，有无恶心、呕吐等。

2. 口服给药的注意事项有哪些？

（1）根据药物及患儿的情况选择给药方式。

（2）严格按照医嘱剂量和时间间隔给药。

（3）护士应根据医嘱及产品说明书掌握不同口服药的给药时间，即空腹、餐前、与食物同服或餐后服用，并掌握药物与牛奶、果汁和食物之间是否能混合服用。

（4）婴儿哭闹时不可喂药，以免引起呕吐呛入气管。

（5）服药后不宜立即平卧，防止呕吐窒息。

（6）因故暂不能服药者不发药，做好交班。

二十三、婴幼儿约束

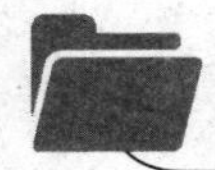

操作规程

（一）计划与实施

操作前

1. 护士：仪表规范、态度和蔼可亲，核对医嘱，洗手、戴口罩，评估患儿病情，告知患儿及家属约束的必要性、方法、注意事项及配合要点。
2. 物品：选择合适的约束工具，如大毛巾 / 大单、包被、约束带、棉垫、绷带等。
3. 环境：安静、安全、舒适、整洁、光线充足。
4. 患儿及家属：取得家长同意，签署约束使用知情同意书。

操作中

1. 携用物至患儿床旁，核对患儿及腕带。
2. 洗手或手消毒。
3. 根据患儿的病情、约束的目的选择合适的约束方法。

（1）全身约束法

1）将大毛巾 / 大单折叠，宽度相当于患儿肩至踝，长度能包裹患儿两圈半左右。

2）将患儿平卧于大毛巾 / 大单中间，用靠近护士一侧的大毛巾 / 大单从肩部绕过前胸紧紧包裹患儿身体，至对侧腋窝处掖于身下。

3）用另一侧大毛巾 / 大单绕过前胸包裹身体，将大毛巾 / 大单剩余部分塞于身下。

4）如患儿躁动明显，可用绷带系于大毛巾 / 大单外。

（2）肩部约束法

1）暴露患儿双肩，将患儿双侧腋下垫棉垫。

2）将约束带置于患儿双肩下，双侧分别穿过患儿腋下，在背部交叉后分别固定于床头。

（3）肢体约束法

1）绷带及棉垫法：①暴露患儿腕部或踝部，肢体处于功能位；②用棉垫包裹腕部或踝部，将绷带打成双套，套于棉垫外，稍拉紧，确保肢体不能脱出，松紧以不影响血液循环为宜；③将绷带系于床旁。

2）手足约束带法：①暴露患儿腕部或踝部，肢体处于功能位；②用棉垫包裹患儿腕部或踝部，将腕部或踝部置于约束带内，绕手腕或踝部系好，使肢体不能脱出，不影响血液循环为宜；③系带系于床旁。

操作后

1. 再次核对，整理床单位。
2. 观察局部皮肤情况、约束侧肢体血运及患儿反应。
3. 告知患儿及家属在约束期间，保证肢体处于功能位，保持适当的活动。
4. 整理用物、洗手。
5. 记录：约束原因、方法、部位、起止时间、松解和间隔时间、全身及约束部位皮肤情况。
6. 做好床旁交接班。

（二）评价

1. 告知到位，家属知晓相关告知事项。

2. 护士操作规范，动作轻稳、省力、协调，约束安全、顺利。

3. 护患沟通良好，家属主动配合，达到预期效果。

4. 无相关并发症的发生。

并发症预防与处理

（一）松动、脱落

1. 预防　约束带不可过松过紧，经常检查是否松脱，对于气管插管，全身麻醉术后烦躁不安且无拔管指征的患儿应遵医嘱使用镇静镇痛药。

2. 处理　重新进行约束。

（二）皮肤破损、感染

1. 预防　约束前需进行皮肤清洁，必要时在约束用具下放置棉垫或水胶体敷料，减少对皮肤摩擦造成破损、感染。

2. 处理

（1）保持损伤部位皮肤的清洁、干燥，预防感染。

（2）使用伤口敷料保护局部，促进愈合。

（3）必要时请外科或伤口小组会诊。

（三）皮肤压伤

1. 预防　每 2h 取下约束用具，给予翻身、局部按摩及评估，及时解除不必要的约束，观察受压部位皮肤颜色、肢体温度，及时发现并发症。

2. 处理　解除约束，告知医师，参照压力性损伤处理。

（四）关节僵硬

1. 预防　婴幼儿处于生长发育期，约束时需要保持肢体处于功能位，可适当活动，防止被约束肢体下垂、关节僵硬。

2. 处理　密切观察患儿病情变化，做好记录，告知医师，遵医嘱进行处理。

操作考核评分标准

婴幼儿约束操作考核评分标准

项目	总分	评分细则	评分等级				得分及扣分依据
			A	B	C	D	
操作前	15	1. 护士：仪表规范，态度和蔼可亲，双人核对医嘱，洗手、戴口罩；估患儿病情，告知患儿及家属约束的必要性、方法、注意事项及配合要点。	5	3	2	1	
		2. 物品：备齐用物，约束工具选择合适。	3	2	1	0	
		3. 环境：安静、安全、舒适、整洁、光线充足。	3	2	1	0	
		4. 患儿及家属：取得家长同意，签署约束使用知情同意书。	4	3	2	1	

续表

项目	总分	评分细则	评分等级 A	B	C	D	得分及扣分依据
操作中	50	1. 携用物至患儿床旁，核对患儿及腕带。	5	4	3	2	
		2. 洗手或手消毒。	5	4	3	2	
		3. 根据患儿的病情、约束的目的选择约束方法。	5	4	3	2	
		（1）全身约束法					
		1）将大毛巾 / 大单折叠，宽度相当于患儿肩至踝，长度能包裹患儿两圈半左右。	10	8	6	4	
		2）将患儿平卧于大毛巾 / 大单中间，用靠近护士一侧的大毛巾 / 大单从肩部绕过前胸紧紧包裹患儿身体，至对侧腋窝处掖于身下。	10	8	6	4	
		3）用另一侧大毛巾 / 大单绕过前胸包裹身体，将大毛巾 / 大单剩余部分塞于身下。	10	8	6	4	
		4）如患儿躁动明显，可用绷带系于大毛巾 / 大单外。	5	4	3	2	
		（2）肩部约束法					
		1）暴露患儿双肩，将患儿双侧腋下垫棉垫。	15	10	5	0	
		2）将约束带置于患儿双肩下，双侧分别穿过患儿腋下，在背部交叉后分别固定于床头。	20	15	10	5	
		（3）肢体约束法　1）绷带及棉垫法					
		①暴露患儿腕部或踝部，肢体处于功能位；	15	10	5	0	
		②用棉垫包裹腕部或踝部，将绷带打成双套，套于棉垫外，稍拉紧，确保肢体不能脱出，松紧以不影响血液循环为宜；	15	10	5	0	
		③将绷带系于床旁。	5	4	3	2	
		（3）肢体约束法　2）手足约束带法					
		①暴露患儿腕部或踝部，肢体处于功能位；	15	10	5	0	
		②用棉垫包裹患儿腕部或踝部，将腕部或踝部置于约束带内，绕手腕或踝部系好，使肢体不能脱出，不影响血液循环为宜；	15	10	5	0	
		③系带系于床旁。	5	4	3	2	
操作后	18	1. 再次核对，整理床单位。	2	1	0	0	
		2. 观察局部情况、约束侧肢体血运及患儿反应。	3	2	1	0	
		3. 告知患儿及家属在约束期间，保证肢体处于功能位，保持适当的活动。	3	2	1	0	
		4. 整理用物、洗手。	2	1	0	0	
		5. 记录：约束原因、方法、部位、起止时间、松解和间隔时间、全身及约束部位皮肤情况。	3	2	1	0	
		6. 做好床旁交接班。	3	2	1	0	

续表

项目	总分	评分细则	评分等级				得分及扣分依据
			A	B	C	D	
综合评价	15	1. 告知到位，家属知晓相关告知事项。	3	2	1	0	
		2. 护士操作规范，动作轻稳、省力、协调，约束安全、顺利。	4	3	2	1	
		3. 护患沟通良好，家属主动配合，达到预期效果。	3	2	1	0	
		4. 无相关并发症的发生。	5	4	3	2	
提问	2	婴幼儿约束前评估与告知内容有哪些？	2	1	0	0	
总分	100						

婴幼儿约束前评估与告知内容有哪些？

（1）评估患儿年龄、病情、意识状态、肢体活动度、约束部位皮肤色泽、温度及完整性等，评估患儿及家属心理状况，对使用约束带的认知度和接受程度。

（2）告知患儿操作目的、方法、注意事项及配合要点，取得家长同意，签署约束使用知情同意书。

二十四、婴幼儿灌肠

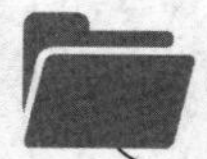

操作规程

（一）计划与实施

操作前

1. 护士：仪表规范、态度和蔼可亲，核对医嘱，洗手、戴口罩，评估患儿病情，告知患儿家属操作目的、方法及配合要点。
2. 物品：治疗盘、灌肠袋、润滑剂、纱布、产垫、尿布、卫生纸、水温计、便盆、输液架、量杯、围帘 / 屏风、各种型号的肛管、弯盘、棉签、根据医嘱备灌肠液，溶液温度为 39 ～ 41℃。
3. 环境：安静、安全、舒适、整洁，光线充足，关闭门窗，围帘或屏风遮挡。
4. 患儿：取舒适体位，患儿家属愿意配合。

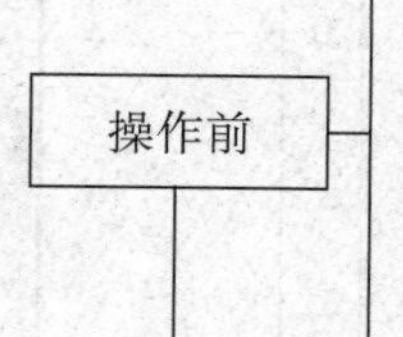

操作前

1. 携用物至患儿床旁，核对患儿及腕带。
2. 手卫生。
3. 摆放患儿体位，不合作患儿取截石位，合作患儿左侧卧位，臀下垫产垫，遮挡患儿保暖。
4. 将配置好的灌肠液倒入灌肠袋内挂于输液架上，灌肠袋距患儿臀部所在平面 30 ～ 40cm，排尽管内空气。
5. 再次核对，戴手套，用石蜡油充分润滑肛管前段及患儿肛门口，左手持纱布分开臀部，暴露肛门；嘱患儿深呼吸，右手将肛管缓缓插入肛门，婴儿 2.5 ～ 4cm，幼儿 5 ～ 7.5cm。巨结肠患儿插管需通过狭窄段至扩张段结肠内。
6. 开放调节器，使灌肠液缓慢流入。
7. 观察灌肠液下降速度和患儿情况。
8. 灌肠完毕，关闭调节器，用卫生纸包裹肛管轻轻拔出，放入弯盘内，让患儿保留数分钟后排便。如果患儿不配合，可用手夹紧患儿两侧臀部。

操作后
1. 擦净臀部，盖好被子，协助患儿取舒适体位。
2. 再次核对，整理床单位，开窗通风。
3. 告知患儿及家属尽可能保留数分钟再排便。
4. 观察患儿面色、有无异常哭闹、有无腹胀、排出液的性质。
5. 整理用物、洗手、记录。

（二）评价

1. 严格执行查对制度及无菌操作技术原则。
2. 操作轻柔、熟练、规范、节力。
3. 告知到位，语言亲切、态度和蔼，患儿及家属知晓相关告知事项。
4. 无相关并发症发生。

并发症预防与处理

（一）肠道黏膜损伤或出血

1. 预防

（1）插管过程中应动作轻柔，切忌强行插管。

（2）选择粗细适宜、质地软的肛管。

（3）插管前用液体石蜡油充分润滑肛管前端，以减少插管时的摩擦力；操作时顺应肠道解剖结构；手法轻柔、进入缓慢，忌强行插入。

（4）插管深度适宜，巨结肠患儿插管深度以肛管前端超过患儿肠管的狭窄部位为宜，肛管通过患儿肠管的狭窄部位时有突破及落空感，可见爆破样排气、排便。

2. 处理

（1）插管过程中若患儿出现不适时，应立即停止插管，嘱其做深呼吸或张大嘴哈气，休息片刻再进行插管。

（2）如果大便带少量血丝，可继续观察，第二日停止灌肠，让患儿的肠黏膜有时间进行自我修复，还可以遵医嘱给予云南白药保留灌肠，帮助其消炎、止血。

（3）如出现鲜红色血液，出血量较多，患儿腹痛、腹胀、哭闹不止，应马上通知医师，确诊是否为灌肠所致的肠腔穿孔，同时注意观察患儿腹部情况及全身情况。

（二）水中毒、电解质紊乱

1. 预防

（1）控制灌肠溶液量，每次总液量不能超过全日总需要量（包括口服、注射及其他灌注量），尽量保持灌肠液出入量的平衡，随时警惕症状，核对血生化检查。

（2）遵医嘱视患儿情况，适当补液。

2. 处理　立即停止灌肠，报告医师，遵医嘱对症补液，密切观察生命体征。

（三）肠穿孔

1. 预防

（1）选择质地柔软、粗细适宜的肛管。

（2）插管时需缓慢轻柔，忌暴力插管强行推送肛管。

2. 处理

（1）患儿一旦出现面色苍白、腹痛、腹胀、哭闹不止、出血量较多，应立即停止操作，告知医师。

（2）遵医嘱予止血、镇痛等对症治疗，密切监测生命体征、观察患儿腹部及全身情况。

（3）协助医师进行处理。

操作考核评分标准

婴幼儿灌肠考核评分标准

项目	总分	评分细则	评分等级				得分及扣分依据
			A	B	C	D	
操作前	15	1. 护士：仪表规范、态度和蔼可亲，双人核对医嘱，洗手、戴口罩，评估患儿病情，告知患儿家属操作目的、方法及配合要点。	5	4	3	2	
		2. 物品：备齐用物，放置合理。	4	3	2	1	
		3. 环境：安静、清洁、舒适、安全、光线充足；关闭门窗，围帘或屏风遮挡。	3	2	1	0	
		4. 患儿：取舒适体位，患儿家属愿意配合。	3	2	1	0	
操作中	50	1. 携用物至床边，核对患儿及腕带。	3	2	1	0	
		2. 手卫生。	3	2	1	0	
		3. 摆放患儿体位，不合作患儿取截石位，合作患儿左侧卧位，臀下垫产垫，遮挡患儿保暖。	6	5	4	3	
		4. 将配置好的灌肠液倒入灌肠袋内挂于输液架上。	3	2	1	0	
		5. 灌肠袋距患儿臀部所在平面 30 ～ 40cm。	3	2	1	0	
		6. 排尽管内空气。	3	2	1	0	
		7. 再次核对，戴手套，润滑肛管前端及患儿肛门口。	5	4	1	0	
		8. 左手持纱布分开臀部，暴露肛门。	4	3	3	2	
		9. 嘱患儿深呼吸，右手将肛管缓缓插入。	5	3	2	1	
		10. 开放调节器，使灌肠液缓慢流入。	5	3	2	1	
		11. 观察灌肠袋内液面下降速度和患儿的情况。	5	3	2	1	
		12. 灌肠完毕，用卫生纸包裹肛管轻轻拔出，放入弯盘内，让患儿保留数分钟后排便。如果患儿不配合，可用手夹紧患儿两侧臀部。	5	3	2	1	

续表

项目	总分	评分细则	评分等级				得分及扣分依据
			A	B	C	D	
操作后	20	1. 擦净臀部，盖好被子，协助患儿取舒适体位。	5	3	2	1	
		2. 再次核对，整理床单位，开窗通风。	3	2	1	0	
		3. 告知患儿及家属尽可能保留数分钟后排便。	3	2	1	0	
		4. 观察患儿面色、有无异常哭闹、有无腹胀、排出液的性质。	6	5	4	3	
		5. 整理用物、洗手、记录。	3	2	1	0	
综合评价	13	1. 严格执行查对制度及无菌操作技术原则。	4	3	2	1	
		2. 操作轻柔、熟练、规范、节力。	5	4	3	2	
		3. 告知到位，语言亲切、态度和蔼，患儿及家属知晓相关告知事项。	2	1	0	0	
		4. 无相关并发症发生。	2	1	0	0	
提问	2	婴幼儿灌肠目的是什么？	2	1	0	0	
总分	100						

婴幼儿灌肠目的是什么？

（1）促进肠蠕动，解除便秘，减轻腹胀。

（2）清洁肠道，为检查或手术做准备。

（3）清除肠道有害物质，减轻中毒。

（4）镇静剂的使用。

参考文献

[1] 王辰，李小鹰，翟振国．医院内静脉血栓栓塞症防治与管理建议 [J]. 中华医学杂志，2018, 98(5):1383-1388.

[2] 安力彬，陆虹．妇产科护理学 [M]. 6 版．北京：人民卫生出版社，2017.

[3] 李小寒，尚少梅．基础护理学 [M]. 6 版．北京：人民卫生出版社．2017.

[4] 刘炜．妇产科围术期周围神经损伤 53 例原因分析及处理 [J]. 中国实用神经杂志，2014, 17(17):102-103.

[5] 刘兴会，徐先明，段涛，等．实用产科手术学 [M]. 2 版．北京：人民卫生出版社，2020.

[6] 谢幸，孔北华，段涛． 妇产科学 [M]. 9 版．北京：人民卫生出版社，2018.

[7] 丁焱，李笑天．实用助产学 [M]. 北京：人民卫生出版社，2018.

[8] 刘兴会．贺晶．漆洪波．助产 [M]. 北京：人民卫生出版社，2018.

[9] 余艳红，陈叙． 助产学 [M]. 北京：人民卫生出版社，2017.

[10] 姜梅，庞汝彦． 助产士规范化培训教材 [M]. 北京：人民卫生出版社，2017.

[11] 蔡文智．助产技能实训 [M]. 北京：人民卫生出版社，2015.

[12] 姜梅．卢契．助产士专科培训 [M]. 6 版．北京：人民卫生出版社，2018.

[13] 姜梅．妇产科护理指南 [M]. 北京：人民卫生出版社，2018.

[14] 崔焱 . 仰曙芳 . 儿科护理学 [M]. 6 版 . 北京 : 人民卫生出版社 , 2017.
[15] 金嘉鋆 , 黄丽萍 , 曹洁 . 不同体位鼻饲喂养早产儿的安全性比较 [J]. 中国新生儿科杂志 , 2013(05):307-311.
[16] 陈建军 . 婴幼儿护理操作指南 [M]. 北京 : 人民卫生出版社 , 2018.

第5章

急、危重症监测技术

一、生命体征测量

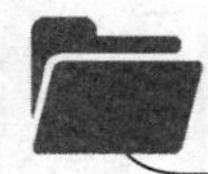

操作规程

（一）计划与实施

操作前

1. 护士：仪表规范、态度和蔼可亲，双人核对医嘱，洗手、戴口罩，告知患者操作目的、方法、注意事项及配合要点。
2. 物品：体温计、血压计、听诊器、卫生纸、记录纸、笔、棉签（必要时）；检查物品完好（体温计水银柱在35℃以下，血压计玻璃管无破损，水银与0刻度平齐、无漏出，加压球、橡胶管无漏气和老化，听诊器完好），放置合理。
3. 环境：安静、安全、舒适、整洁，光线充足，温湿度适宜。
4. 患者：了解目的、方法、注意事项及配合要点，取舒适体位，情绪稳定，测量前20～30min无剧烈活动。

操作中

1. 携用物至患者床旁，核对患者及腕带。
2. 测体温：先擦干腋下汗液（使用冰枕者，取出冰块30min后测量），体温计紧贴皮肤，将腋表水银端放于腋窝正中屈臂过胸，夹紧，测量10min，取出擦干检视，读数。
3. 测脉搏

（1）患者手腕伸展手臂放舒适位置，护士示指、中指、环指指端按压在桡动脉处，按压力度适中，以能清楚测得脉搏搏动为宜，数30s乘以2（异常脉搏测1min）。

（2）脉搏短绌应由2名护士同时测量，一个人听心率，另一人测脉搏，由听心率者发出“起”和“停”的口令，计时1min。

4. 测呼吸

（1）将手仍放于动脉处似诊脉状，眼观察胸部或腹部起伏，记数30s乘以2（异常呼吸测量 1min）（一起一伏为一次呼吸，观察深度、节律、音响、形态及有无呼吸困难）。

（2）危重患者呼吸微弱时，可用棉花絮置于患者鼻孔前观察，计时 1min。

5. 测血压：卷袖露臂，手掌向上，肘部伸直，打开血压计，开启水银槽开关，驱尽袖带内空气，平整地缠绕于上臂中部下缘距肘窝 2 ～ 3cm，松紧以能插入一指为宜，触摸肱动脉，将听诊器置动脉搏动最明显处（不可塞入袖带），一手固定，另一手握加压气球关气门，充气至肱动脉搏动消失再升高 20 ～ 30mmHg 缓慢放气，速度以水银柱下降 4mmHg 为宜听肱动脉搏动声，读数，取下听诊器，取下袖带，排尽袖带余气，关闭气门，关闭水银槽开关（向右倾斜 45°），整理，关盒。

6. 测量过程随时观察、询问患者感受。

7. 记录：体温（T）：××℃，脉搏（P）：×× 次 / 分，呼吸（R）：×× 次 / 分，血压（BP）：收缩压 / 舒张压 mmHg 或收缩压 / 变音 / 消失音 mmHg（变音与消失音之间有差异）。

操作后

1. 再次核对，协助患者取舒适体位。
2. 观察、询问感受，整理床单位。
3. 处理用物（体温计、血压计、听诊器消毒好后备用）。
4. 洗手，将数据录入护理系统。

（二）评价

1. 告知有效，患者和 / 或家属知晓相关告知事项。
2. 测量生命体征方法正确，数据准确。
3. 护士仪表规范、微笑服务，语言亲切、流畅、通俗易懂，态度和蔼可亲。
4. 护士操作过程轻柔、熟练、规范。
5. 无相关并发症发生。

并发症预防与处理

体温表破裂

1. 预防

（1）测体温前检查体温表的质量，测量过程中轻拿轻放，测量时间达到后及时取出读数。

（2）神志清楚患者，叮嘱闭紧口唇，用鼻呼吸，勿咬体温计。

（3）患者神志不清者，测腋温或肛温，有人看管。

2. 处理

（1）首先应及时清除玻璃碎屑，以免伤唇、舌、口腔、食管、胃肠道黏膜。

（2）再口服蛋清或牛奶，以延缓汞的吸收。

（3）若病情允许，可食用粗纤维食物，加速汞的排出。

操作考核评分标准

生命体征测量操作考核评分标准

项目		总分	评分细则	A	B	C	D	得分及扣分依据
操作前		20	1. 护士：仪表规范、态度和蔼可亲，双人核对医嘱，洗手、戴口罩，告知患者操作目的、方法、注意事项及配合要点。	6	5	4	3	
			2. 物品：体温计、血压计、听诊器、卫生纸、记录纸、笔、棉签（必要时）；体温计、血压计、听诊器性能完好，物品放置合理。	5	4	3	2	
			3. 环境：安静、安全、舒适、整洁，光线充足，温湿度适宜。	4	3	2	1	
			4. 患者：了解目的、方法、注意事项及配合要点，取舒适体位，情绪稳定，测量前 20 ～ 30min 无剧烈活动。	5	4	3	2	
操作中	核对	5	携用物至患者旁，核对患者及腕带。	5	4	3	2	
	测体温	8	1. 腋温：擦干腋下汗液，水银端放于腋窝深处，曲臂过胸。	4	3	2	1	
			2. 测量 10min，取出擦干，读数。	4	3	2	1	
	测脉搏	8	1. 患者手腕伸直，护士示指、中指、环指指端按压在桡动脉处，数 30s 乘以 2。	4	3	2	1	
			2. 异常脉搏测 1min，脉搏短绌者测量方法正确。	4	3	2	1	
	测呼吸	8	1. 将手仍放于桡动脉处似诊脉状，眼观胸部或腹部起伏，数 30s 乘以 2。	4	3	2	1	
			2. 异常呼吸测量 1min；呼吸微弱者，可用棉花絮置于患者鼻孔前观察，计时 1min。	4	3	2	1	
	测血压	16	1. 卷袖露臂，肘部伸直，手掌向上，被测肢体与心脏同一水平。	3	2	1	0	
			2. 打开血压计，开启开关，驱尽袖内空气。	3	2	1	0	
			3. 袖带平整地缠绕于上臂中部，下缘距肘窝 2 ～ 3cm，松紧以一指为宜，听诊器位置正确。	4	3	2	1	
			4. 注气、放气方法正确，看清视数。	3	2	1	0	
			5. 取下袖带，排尽余气，关闭气门，关闭水银槽开关（向右倾斜 45°），整理，关盒。	3	2	1	0	
	观察	6	1. 测量过程随时观察、询问患者感受。	3	2	1	0	
			2. 记录准确。	3	2	1	0	

续表

项目	总分	评分细则	评分等级				得分及扣分依据
			A	B	C	D	
操作后	10	1. 再次核对，协助患者取舒适体位。	3	2	1	0	
		2. 观察、询问感受，整理床单位。	3	2	1	0	
		3. 处理用物（体温计、血压计、听诊器消毒好后备用）。	2	1	0	0	
		4. 洗手，将数据录入护理系统。	2	1	0	0	
综合评价	15	1. 告知有效，患者和 / 或家属知晓相关告知事项。	3	2	1	0	
		2. 测量生命体征方法正确，数据准确。	4	3	2	1	
		3. 护士仪表规范、微笑服务，语言亲切、流畅、通俗易懂，态度和蔼可亲。	3	2	1	0	
		4. 护士操作过程轻柔、熟练、规范。	2	1	0	0	
		5. 无相关并发症发生。	3	2	1	0	
提问	4	1. 何为生命体征？其正常值分别是多少？	2	1	0	0	
		2. 测血压时通常采用哪两种体位，手如何放置？	2	1	0	0	
总分	100						

1. 何为生命体征？其正常值分别是多少？

（1）生命体征：体温、脉搏、呼吸、血压的总称。

（2）腋温：36 ～ 37℃；脉搏：60 ～ 100/min；呼吸：16 ～ 20/min；血压：收缩压 90 ～ 139mmHg，舒张压 60 ～ 90mmHg。

2. 测血压时通常采用哪两种体位，手如何放置？

（1）体位：坐位平第 4 肋；卧位平腋中线。

（2）手臂位置（肱动脉）与心脏同一水平。

二、心电监测和血氧饱和度（SPO_2）监测

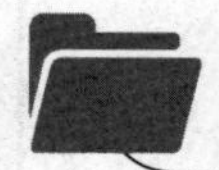

操作规程

（一）计划与实施

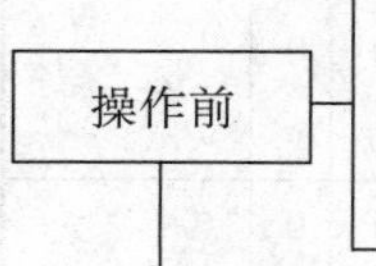

操作前

1. 护士：仪表规范、态度和蔼可亲，双人核对医嘱，洗手、戴口罩，告知患者操作目的、方法、注意事项及配合要点。
2. 物品：心电监护仪及导联线、电极片、温水毛巾，监护仪性能完好，用物放置合理。
3. 环境：安静、安全、舒适、整洁，光线充足，温湿度适宜，必要时备屏风。
4. 患者：了解目的、方法、注意事项及配合要点，取舒适体位。

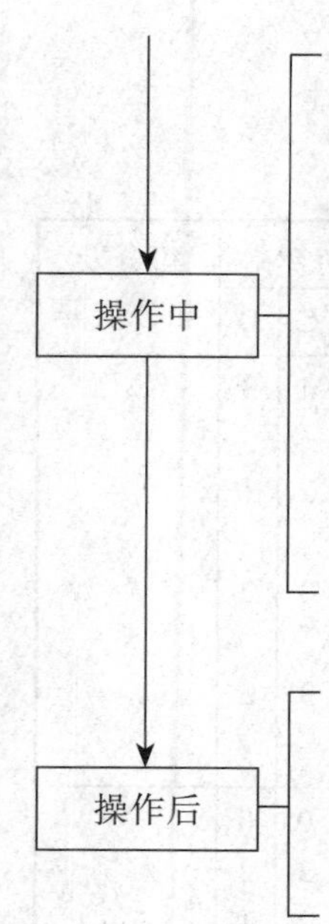

1. 携用物至床旁，核对患者及腕带。
2. 询问有无过敏史。
3. 心电监测仪放置床旁合适位置，连接电源及导联线，打开电源开关。
4. 拉闭围帘，暴露电极安放部位皮肤，评估皮肤有无皮疹、红肿、破损，有无伤口、中心静脉置管等情况，清洁患者皮肤。
5. 将电极片连接至监测仪导联线上，按照监测仪标识要求贴于患者胸腹部正确位置（RA 电极—右锁骨下靠近右肩；LA 电极—左锁骨下靠近左肩；LL 电极—左下腹；RL 电极—右下腹；V 电极—胸壁相应位置）。
6. 选择导联，调节波幅，根据患者病情设置相应合理的报警界限，保证监测波形清晰、无干扰。
7. 观察记录心电示波变化情况，及时处理异常情况。

1. 再次核对，协助患者取舒适体位。
2. 观察、询问感受，整理床单位。
3. 告知患者勿自行取下电极片，避免牵拉导联线。
4. 告知患者勿在心电监护仪上放置物品。
5. 整理用物，洗手，记录。

（二）评价

1. 严格查对制度。
2. 数据真实、准确；护士及时处理报警现象。
3. 操作过程动作轻柔、熟练、规范。
4. 语言亲切，告知有效，患者和 / 或家属知晓相关告知事项。
5. 无相关并发症发生。

并发症预防与处理

皮肤发红、过敏及破损

1. 预防

（1）对患者进行过敏史、既往史、皮肤情况及营养状况评估。

（2）粘贴前用清水或 75% 乙醇清洗擦净有明显污垢的皮肤，必要时剔除胸毛，去除皮肤油脂。

（3）选择合适的粘贴部位，尽量远离经常活动的部位。

（4）更换及揭除电极片时动作轻柔，采用 0° 及 180° 更换敷料手法揭除电极片。

2. 处理

（1）加强皮肤清洁，更换粘贴部位，及时观察皮肤变化。

（2）皮肤过敏者可外喷液体敷料，联合护理预防措施，及时观察皮肤情况。

（3）皮肤破损处予局部清洁消毒，保持干燥，必要时使用泡沫敷料，促进结痂愈合。

操作考核评分标准

心电监测和血氧饱和度（SPO_2）监测操作考核评分标准

项目	总分	评分细则	评分等级				得分及扣分依据
			A	B	C	D	
操作前	20	1. 护士：仪表规范、态度和蔼可亲，双人核对医嘱，洗手、戴口罩。	6	5	4	3	
		2. 物品：心电监护仪及导联线、电极片、温水毛巾，监护仪性能完好，用物放置合理。	4	3	2	1	
		3. 环境：安静、安全、舒适、整洁，光线充足，温湿度适宜，必要时备屏风。	5	4	3	2	
		4. 患者：了解目的、方法、注意事项及配合要点，取舒适体位。	5	4	3	2	
操作中	50	1. 携用物至床旁，核对患者及腕带。	2	1	0	0	
		2. 询问有无过敏史。	5	4	3	2	
		3. 心电监测仪放置床旁合适位置，连接电源及导联线，打开电源开关。	4	3	2	1	
		4. 拉闭围帘，充分暴露胸腹部电极安放部位皮肤。	4	3	2	1	
		5. 评估皮肤有无皮疹、红肿、破损，有无伤口、中心静脉置管等情况，清洁患者皮肤。	5	4	3	2	
		6. 将电极片连接至监测仪导联线上，按照监测仪标识要求贴于患者胸部正确位置。	10	8	6	4	
		7. 选择导联。	2	1	0	0	
		8. 调节波幅。	2	1	0	0	
		9. 设置相应合理的报警界限。	3	2	1	0	
		10. 正确处理报警。	4	3	2	1	
		11. 监测波形清晰、无干扰。	3	2	1	0	
		12. 观察记录心电示波变化情况。	3	2	1	0	
		13. 及时处理异常情况。	3	2	1	0	
操作后	13	1. 再次核对，协助患者取舒适体位。	3	2	1	0	
		2. 观察、询问感受，整理床单位。	3	2	1	0	
		3. 告知患者勿自行取下电极片，避免牵拉导联线。	2	1	0	0	
		4. 告知患者勿在心电监护仪上放置物品。	2	1	0	0	
		5. 整理用物，洗手，记录。	3	2	1	0	
综合评价	13	1. 严格查对制度。	3	2	1	0	
		2. 数据真实、准确；护士及时处理报警现象。	3	2	1	0	
		3. 操作过程动作轻柔、熟练、规范。	2	1	0	0	
		4. 语言亲切，告知有效，患者和/或家属知晓相关告知事项。	2	1	0	0	
		5. 无相关并发症发生。	3	2	1	0	
提问	4	1. 心电监测时如何指导患者？	2	1	0	0	
		2. 心电监测的注意事项有哪些？	2	1	0	0	
总分	100						

1. 心电监测时如何指导患者？

（1）指导患者不要自行移动或摘除电极片、避免在监护仪附近使用手机，以免干扰监测波形。

（2）指导患者电极片处皮肤出现瘙痒、疼痛等情况时，及时告诉医护人员。

2. 心电监测的注意事项有哪些？

（1）放置电极片时，应避开伤口、瘢痕、中心静脉插管、起搏器及电除颤时电极板的放置部位。

（2）密切监测患者异常心电波形，排除各种干扰和电极脱落，及时通知医师处理，带有起搏器的患者要区别正常心律和起搏心律。

（3）定期更换电极片及其粘贴位置，避免长时间粘贴同一位置，注意患者安全。

（4）心电监护不具有诊断意义，如需更详细了解心电图变化，需做常规导联心电图。

三、有创血压（ABP）监测

操作规程

（一）计划与实施

操作前

1. 护士：仪表规范，态度和蔼，查对医嘱，洗手、戴口罩，告知患者操作目的、方法及注意事项。
2. 物品：治疗盘、治疗巾、穿刺针、透明敷料、监护仪、压力插件、压力传感器、加压袋、500ml 软袋生理盐水、固定架等。
3. 环境：安全、安静、整洁、光线充足。
4. 患者：了解有创血压监测目的、方法、注意事项及配合要点，协助取正确体位。

操作中

1 携用物至患者床旁，核对患者。

2. 协助患者取合适体位，穿刺肢体掌心朝上。

3. 监测前准备：将生理盐水放入加压袋中，连接压力传感器，向加压袋充气至压力 300mmHg，彻底排气；连接测压系统，监护仪设定有创血压监测的数据与波形的参数。

4 进行有创动脉置管：严格执行无菌技术操作规程，首选桡动脉穿刺，避免反复穿刺。

5. 动脉血压监测

（1）每次测压前应校正压力传感器到零点并保持测压管道的通畅，将传感器置于腋中线第 4 肋间（右心房水平），避免打折或扭曲。

（2）每次测压所流入导管的血液应及时冲洗干净，避免血栓形成。

（3）每班检查穿刺部位皮肤有无红肿、渗血、渗液或脓性分泌物，保证加压带压力值为 300mmHg。

（4）定期更换敷料，透明敷料 5 ～ 7d/ 次，纱布敷料 2d/ 次，穿刺处敷料有污染或渗血渗液或松动立即更换；冲洗液盐水每日更换。

(5) 严密观察动脉穿刺部位远端皮肤情况，如疑有动脉血运受影响，应立即拔除并告知医师进行处理。

(6) 测压、读取并记录数据。

6. 测压结束：拔除动脉穿刺针时，注意无菌操作。局部按压至少 10min，注意观察压迫肢体皮肤情况及有无出血。

操作后

1. 再次核对，询问患者感受。
2. 协助患者取舒适体位，整理床单位及用物。
3. 洗手、记录。

（二）评价

1. 告知有效，患者和 / 或家属知晓相关告知事项。
2. 各导管连接正确、紧密、通畅；测压方法正确，有创血压值测量准确。
3. 操作过程无污染、无气栓、无漏血、无渗液。
4. 无相关并发症发生。
5. 护士仪表规范、语言亲切、态度和蔼。
6. 护士操作轻柔、熟练、规范、节力。

并发症预防与处理

（一）动脉痉挛及血管迷走神经反应

1. 预防　动脉穿刺难度较大，患者可因紧张而发生动脉痉挛，或由于血管迷走神经反应出现晕厥，导致采血失败。操作前向患者耐心解释，缓解紧张情绪，提高穿刺成功率。

2. 处理　发生动脉痉挛时，与局部热敷；发生血管迷走神经反应时根据症状对症处理，若出现晕厥立即保持呼吸道通畅，头偏向一侧，卧床休息，症状严重者立即告知医师，协助医师处理。

（二）血肿

1. 预防

（1）穿刺前，应评估患者的血小板计数、凝血分析结果，是否使用抗凝药物等。凝血功能有障碍者，尽量避免穿刺股动脉。

（2）拔针后立即用干燥无菌纱布或棉签按压 3 ～ 5min，并检查出血是否停止；患者有高血压、凝血时间延长或应用抗凝药物时，应延长按压时间。

（3）按压松开后应立即检查穿刺部位，如未能止血或开始形成血肿，重新按压直至完全止血；避免使用加压包扎代替按压止血。

2. 处理

（1）血肿较小时，应密切观察肿胀范围有无增大；

（2）若肿胀逐渐局限、不影响血流时，可不予特殊处理。若肿胀程度加剧，应立即按压穿刺点；局部按压无效时，应给予加压包扎或遵医嘱处理。

（三）血栓或栓塞

1. 预防　动脉血栓或栓塞的发生率与导管直径和插管时间呈正相关，与动脉直径和动脉血流速度呈负相关。选择动脉穿刺部位时，应优先考虑穿刺部位侧支循环是否良好，减少同一穿刺点的穿刺次数。拔针后，压迫穿刺点的力度应适中，做到伤口既不渗血，动脉血流又保持通畅，压迫时以指腹仍有动脉搏动感为宜；同时，及时检查各管道，防止松动、脱出，在采集动脉血气标本及校零时防止空气进入，确保整个连接管道及监测系统封闭。

2. 处理

（1）若血栓形成，积极告知医师，遵医嘱行尿激酶溶栓治疗。

（2）发现血块应及时抽出，严禁注入。

（3）测压肢体末梢循环不良时，应及时更换测压部位。

（四）感染

1. 预防　严格执行无菌操作，穿刺时应避开皮肤感染部位，严格遵守无菌原则。对于留置动脉导管的患者，病情稳定后应尽快拔出导管，导管留置时间最好不超过 96h。拔出导管时，应消毒穿刺部位。

2. 处理　若怀疑导管感染，应立即拔管并送检，遵医嘱使用抗生素治疗。

（五）留置动脉导管相关并发症

除感染外，留置动脉导管的其他并发症包括：导管堵塞、导管脱落、血管痉挛、局部出血、血肿或假性动脉瘤形成。

1. 预防　严格按照《动脉血气分析标本采集临床实践标准》进行临床实践操作。

2. 处理　据《标准》建议，间断使用肝素盐水冲洗导管；应用动脉测压管时，维持肝素盐水 300mmHg（1mmHg=0.133kPa）压力持续冲洗导管。

操作考核评分标准

有创血压（ABP）监测操作考核评分标准

项目	总分	评分细则	评分等级				得分及扣分依据
			A	B	C	D	
操作前	10	1. 仪表规范，态度和蔼，查对医嘱，洗手、戴口罩，告知患者操作目的、方法及注意事项。	3	2	1	0	
		2. 根据操作需要备齐用物，放置合理。	3	2	1	0	
		3. 环境安全，光线充足，适合操作。	2	1	0	0	
		4. 患者了解有创血压监测目的、方法、注意事项及配合要点，协助取正确体位。	2	1	0	0	
操作中	60	1. 携用物至床旁，核对患者床号、姓名。	3	2	1	0	
		2. 协患者取正确体位，穿刺肢体掌心朝上。	3	2	1	0	
		3. 测压系统连接正确、紧密、通畅，排气彻底。	3	2	1	0	

续表

项目	总分	评分细则	评分等级				得分及扣分依据
			A	B	C	D	
操作中	60	4. 与心电监护仪相连接并设置。	3	2	1	0	
		5. 双手戴无菌手套。	3	2	1	0	
		6. 首选桡动脉穿刺。	3	2	1	0	
		7. 穿刺部位下方铺治疗巾，腕部垫小枕。	3	2	1	0	
		8. 正确消毒穿刺部位皮肤，范围大于5cm × 5cm，消毒两遍，操作手部示指消毒2次。	3	2	1	0	
		9. 在搏动最明显处以30° ～45° 角穿刺，穿刺成功。	4	3	2	1	
		10. 一手指按压动脉，一手连接传感器，接口无血迹。	4	3	2	1	
		11. 校正零点，测压。	3	2	1	0	
		12. 读取并记录数据。	3	2	1	0	
		13. 测压系统、导管连接固定妥善。	4	3	2	1	
		14. 动脉导管局部敷料干燥，穿刺点无血肿，动脉导管连接传感器螺纹接口无血迹。	3	2	1	0	
		15. 操作过程中询问患者感受、注意观察患者反应。	4	3	2	1	
		16. 操作过程无反复动脉穿刺、无污染。	4	3	2	1	
		17. 管路无气栓、无漏血、无渗液。	3	2	1	0	
		18. 结束测压：严格执行无菌技术拔出动脉置管，局部加压止血有效。	4	3	2	1	
操作后	10	1. 撤去用物，再次核对，观察、询问感受，协助患者取舒适体位。	4	3	2	1	
		2. 整理床单位，用物处理正确，指导患者置管期间注意事项。	4	3	2	1	
		3. 正确处理用物，洗手，记录。	2	1	0	0	
综合评价	16	1. 置管一次成功，监测顺序正确。	2	1	0	0	
		2. 各导管连接正确、紧密、通畅。	2	1	0	0	
		3. 测压方法正确，ABP 值测量准确。	2	1	0	0	
		4. 无菌观念强。	2	1	0	0	
		5. 护士仪表规范、语言亲切、态度和蔼。	2	1	0	0	
		6. 护士操作轻柔、熟练、规范、节力。	2	1	0	0	
		7. 操作时间不超过20min。	2	1	0	0	
		8. 无相关并发症发生。	2	1	0	0	
提问	4	1. 有创血压监测的意义是什么？	2	1	0	0	
		2. 监测有创血压的注意事项有哪些？	2	1	0	0	
总分	100						

1. 有创血压监测的意义是什么？

（1）持续、动态监测动脉血压变化，根据动脉波形变化判断心肌收缩能力。

（2）用于休克、重症疾病、进行大手术或有生命危险手术患者术中和术后监护，其他存在高危情况患者的监护。

2. 监测有创血压的注意事项有哪些?

(1) 严格执行无菌技术操作规程。

(2) 保持测压管道的通畅，避免打折扭曲。

(3) 每天检查穿刺部位皮肤有无红肿、脓性分泌物，定期更换敷料、管路、压力传感器和冲洗液。

(4) 选择标准的测压零点，传感器置于腋中线第 4 肋间与右心房同一水平，每次测压前应校正压力传感器零点。

(5) 严密观察动脉穿刺部位远端皮肤情况，如疑有动脉血运受影响，应立即拔除并进行处理。

(6) 拔除动脉穿刺针时，注意无菌操作。局部按压至少 10min，注意观察压迫肢体皮肤情况及有无出血。

(7) 严格无菌操作，覆盖穿刺处透明敷料有污染及时更换。循环稳定后尽早拔除置管，减少感染途径，利于患者活动。

(8) 保持静脉导管通畅，每次测压所流入导管的血液应冲洗干净。

四、中心静脉压（CVP）监测

操作规程

(一) 计划与实施

操作前

1 护士：仪表规范、语言柔和，核对医嘱，洗手、戴口罩，评估患者病情，告知操作目的、方法及注意事项。
2. 物品：准备齐全，适合操作。
3. 环境：安全、安静、整洁、光线充足。
4. 患者：了解监测目的、方法、注意事项及配合要点，取平卧位。

操作中

1. 携用物至患者床旁，核对确认患者。
2. 患者取平卧位，保护隐私。
3. 检查穿刺部位皮肤有无红肿、脓性分泌物，严格执行无菌操作规程；防止空气进入，建立生理盐水通路，连接三通，排气，中心静脉测压通路避免输注血管活性药物，以防引起血压波动。
4. 监测器测量法：①深静脉置管外露部分下垫无菌治疗巾，将配置好的肝素生理盐水放入加压输液袋中，连接压力传感器，排气；②向加压袋充气至压力 300mmHg 左右，连接测压系统，设定 CVP 监测的数据与波形的参数；③压力传感器与中心静脉导管主管相连接；④将传感器置于腋中线与第 4 肋间交点（右心房水平），校正零点，关闭输液通路；⑤测压、读取并记录数据。
5. 简易测量法：①三通接头连接生理盐水通道及测压管、中心静脉导管，测压管上端与大气相通；②检查导管通畅情况并冲管，将测压管固定在测量尺上；③调零点，将测量尺的零点对准患者的腋中线及第 4 肋间；④转动三通，关闭输液通路，开放测压管通路，使测压管与中心静脉导管相连；⑤在呼气末读取并记录数据：记录测压管内液面自然下降至稳定时的数据。

6. 测压结束关闭并撤除测压装置，开放输液通路，调整输液速度。若无输液时予肝素生理盐水封管。

操作后

1. 指导患者正确保护穿刺部位，妥善固定，避免牵拉。
2. 告知患者穿刺部位的肢体避免用力过度或剧烈活动。
3. 观察监测过程中有无心律失常、出血、血肿、气胸、血管损伤等并发症的发生，股静脉插管时，注意观察置管侧下肢有无肿胀、静脉回流受阻等下肢静脉栓塞的表现。
4. 观察监测过程中的异常情况，及时通知医师。
5. 测量完毕后及时记录测量结果，测压系统勿脱出治疗巾外，保证测压管路的安全，再次测量时须重新校对零点。

（二）评价

1. 严格执行查对制度及无菌技术原则。
2. 操作轻柔、熟练、规范、节力。
3. 各导管连接正确、紧密、通畅；测压方法正确，CVP 值测量准确。
4. 无相关并发症发生。
5. 患者理解并配合。

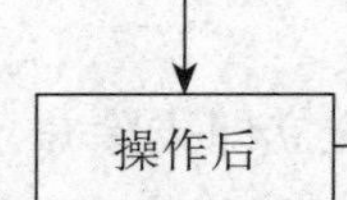

并发症预防与处理

（一）感染

1. 预防

（1）严格无菌操作，严密观察中心静脉导管穿刺部位有无红、肿等炎症反应，消毒后用无菌敷料覆盖并定时更换，若污染应及时更换，在留置中心静脉导管过程中，一旦怀疑感染，应及时拔除，并剪下导管近心端 2 ～ 3cm 行细菌培养。

（2）保持测压装置的通畅及密闭性，若有污染，应及时处理及更换，定时更换测压装置。

2. 处理　及时通知医师作相应处理，并做好相应记录。

（二）空气栓塞

1. 预防

（1）排尽管道中的气泡，管道测压系统连接紧密。

（2）监测器测量法时，保证加压袋压力处于 300mmHg 左右；简易测量法时，护士不要离开，因为当 CVP 为负值时，很容易吸入空气，测量完后要用肝素盐水进行脉冲式封管并夹闭管道。

2. 处理　及时通知医师作相应处理，并做好相应记录。

（三）导管堵塞

1. 预防

（1）经常巡视，保持导管通畅，避免导管打折、连接口脱开、漏血、空气栓塞等。

（2）管道内不残留血液，保持加压袋的压力维持在 300mmHg。

2. 处理　若出现导管堵塞，可先用注射器抽取封管液 10ml，先回抽再推注，若阻力较大不可强行推注，仍不通畅时应考虑拔管，以免发生血栓栓塞。

（四）导管滑脱

1. 预防

（1）妥善固定导管。

（2）加强宣教，指导患者避免置管肢体过度活动。

（3）神志不清者，合理使用约束带约束。

2. 处理

（1）加强巡视，及时处理输液过程中出现导管脱出的危险因素。

（2）导管脱出后，立即按压穿刺点 15 ～ 30min，予无菌敷贴覆盖，加压包扎，必要时 1.0 ～ 1.5kg 沙袋压迫 6 ～ 8h。

（3）必要时，协助医生重新置管。

（五）出血及血肿

1. 预防

（1）加强巡视，观察穿刺处有无出血，周围有无皮下血肿、瘀斑。

（2）监测凝血功能、血小板计数、血栓弹力图，加强巡视出血高风险患者。

2. 处理

（1）发现皮下血肿时，要记录好其范围、性质，并用不易退色的笔在血肿边缘做好标记，及时发现血肿扩大倾向，并采取相应措施控制出血，渗血较多时要及时更换敷料，采用适当的沙袋进行压迫止血。

（2）向患者解释中心静脉压监测重要性，提高舒适度，使其配合治疗减少脱管的概率；出血不能控制时遵医嘱拔除导管。

操作考核评分标准

中心静脉压（CVP）监测操作考核评分标准

项目	总分	评分细则	评分等级				得分及扣分依据
			A	B	C	D	
操作前	12	1. 仪表规范、语言柔和，核对医嘱，洗手、戴口罩，评估患者病情，告知操作目的、方法及注意事项。	4	3	2	1	
		2. 备齐用物，放置合理。	3	2	1	0	
		3. 环境安全，光线充足，适合操作。	2	1	0	0	
		4. 患者了解监测目的、方法、注意事项及配合要点，取平卧位。	3	2	1	0	

续表

项目	总分	评分细则	评分等级				得分及扣分依据
			A	B	C	D	
操作中	60	1. 携用物至患者床旁，核对患者床号，姓名。	2	1	0	0	
		2. 协助患者取平卧位，保护隐私。	4	3	2	1	
		3. 观察患者中心静脉是否通畅、置管深度、穿刺部位皮肤有无红肿、脓性分泌物等异常情况。	4	3	2	1	
		4. 定位“0”点准确。	3	2	1	0	
		5. 测压系统连接正确、紧密、通畅；固定妥当。	4	3	2	1	
		6. 排气无气泡。	3	2	1	0	
		7. 铺治疗巾于中心静脉导管下，正确分离中心静脉导管和输液通路接头无污染。	4	3	2	1	
		8. 正确消毒导管接口，各导管连接正确，紧密，通畅。	4	3	2	1	
		9．监测仪监测系统。					
		（1）正确连接导管与转换器、监测仪。	3	2	1	0	
		（2）校正零点，测压。	3	2	1	0	
		（3）读取并记录数据。	2	1	0	0	
		10. 简易水柱法测压系统					
		（1）确定“0”点位置。	2	1	0	0	
		（2）转动三通，关闭输液通路，开放测压管通路，使测压管与中心静脉导管相连。	4	3	2	1	
		（3）测量过程中观察患者反应。	3	2	1	0	
		（4）读取并记录数据。	3	2	1	0	
		11. 更换输液附加装置，开放输液通路，调整输液速度。若无输液时予肝素生理盐水封管。	3	2	1	0	
		12. 测量过程中询问患者感受、注意观察患者反应。	3	2	1	0	
		13. 操作过程无污染。	3	2	1	0	
		14. 无气栓、无漏血、无渗液。	3	2	1	0	
操作后	12	1. 撤去用物，协助取舒适体位。	3	2	1	0	
		2. 再次核对，整理床单位。	2	1	0	0	
		3. 整理用物，洗手，记录。	3	1	0	0	
		4. 观察监测过程中的异常情况，及时通知医师。	2	1	0	0	
		5. 病情变化或测量参数变异较大时需重新校零。	2	1	0	0	
综合评价	12	1. 严格执行查对制度及无菌技术原则。	3	2	1	0	
		2. 操作轻柔、熟练、规范、节力。	2	1	0	0	
		3. 各导管连接正确、紧密、通畅；测压方法正确，CVP 值测量准确。	3	2	1	0	
		4. 患者理解并配合。	2	1	0	0	
		5. 无相关并发症发生。	2	1	0	0	
提问	4	1. CVP 的定义及正常值是什么？	2	1	0	0	
		2. 监测 CVP 的注意事项有哪些？	2	1	0	0	
总分	100						

1. CVP 的定义及正常值是什么?

中心静脉压是右心房或胸腔段静脉内的压力，是反映右心前负荷的指标。正常值 6～12cmH_2O。

2. 监测 CVP 的注意事项有哪些?

(1) 严格执行无菌技术操作规程。

(2) 保持测压管道的通畅，避免打折扭曲。

(3) 每天检查穿刺部位皮肤有无红肿、脓性分泌物，定期更换敷料、管路、压力套装和冲洗液。

(4) 选择标准的测压零点，传感器置于腋中线第 4 肋间与右心房同一水平，每次测压前均应校正压力传感器零点。

(5) 中心静脉测压通路应避免输注血管活性药物，以防引起血压波动。

(6) 注意影响中心静脉压数值的因素，如患者的体位、机械通气、腹内压等。

(7) 观察有无心律失常。出血和血肿、气胸、血管损伤等并发症的发生，股静脉插管时，注意观察置管侧下肢有无肿胀、静脉回流受阻等下肢静脉栓塞的表现。

(8) 保持静脉导管通畅，每次测压所流入导管的血液应冲洗干净。

五、容量监测仪（PICCO）监测

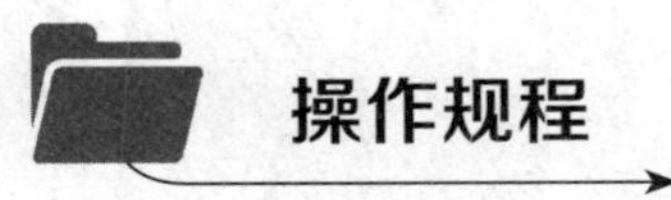

操作规程

（一）计划与实施

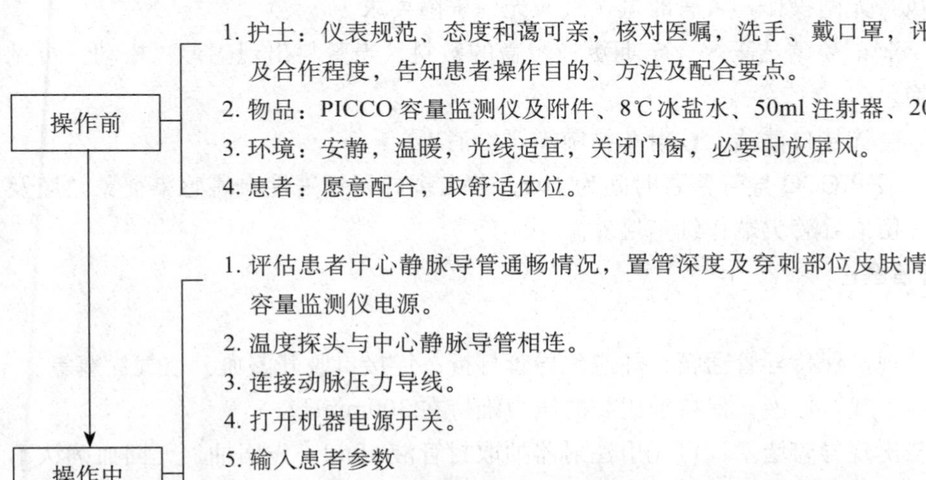

水平，校正后即可开始测量动脉压力。

7. 测量心输出量前，暂停中心静脉输液 30s 以上。

8. 待测量界面基线稳定后，从中心静脉内快速注入 < 8℃冰盐水 10 ～ 15ml（4s 内匀速注入），反复 3 次，定标取平均值。

9. 注射完成后关闭连接旋阀，测量结果出现后方可触摸或移动患者导管。

10. 监测重症患者其他血流动力学参数，如全心舒张末期容积、外周血管阻力等。

11. 洗手，记录。

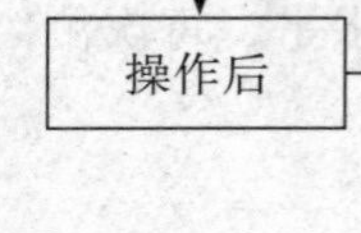

操作后

1. 协助患者取舒适卧位，指导患者正确保护穿刺部位，避免导管、导线的牵拉。

2. 观察留置导管穿刺处有无出血、血肿等并发症。

3. 观察监测过程中的异常情况，及时通知医师。

4. 病情稳定后根据医嘱每 8h 用热稀释法校正 1 次；病情变化或测量参数变异较大时需重新校正。

（二）评价

1. 严格执行查对制度及无菌技术原则。

2. 操作轻柔、熟练、规范、节力。

3. 告知到位，语言亲切、态度和蔼，患者和 / 或家属知晓相关告知事项。

4. 注意隐私保护。

5. 整个操作过程顺利，并得到准确的数据。

6. 无相关并发症发生。

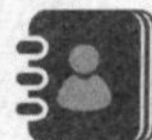

并发症预防与处理

（一）感染

1. 预防

（1）严格执行无菌操作；置管时遵循最大无菌屏障要求。

（2）保持穿刺部位清洁干燥，定期更换覆盖的敷料，当敷料出现潮湿、松动、可见污染时立即更换。

（3）保持导管连接口清洁，注射药物前需严格消毒。

2. 处理　一般 PICCO 导管留置时间为 10d，若出现导管相关性血流感染征象，应及时拔除导管，并留取导管尖端作细菌培养。

（二）导管堵塞

1. 预防

（1）经常巡视，保持导管通畅，并避免导管打折、连接口脱开漏血、空气栓塞等。

（2）管道内不残留血液，保持加压袋的压力维持在 300mmHg。

2. 处理　若出现导管堵塞，可先用注射器抽取封管液 10ml，先回抽，无回血确认不通畅时应考虑拔管，以免发生血栓栓塞。

（三）出血及血肿

1. 预防

（1）加强巡视，观察穿刺处有无出血，周围有无皮下血肿、瘀斑。

（2）监测凝血功能、血小板计数、血栓弹力图，加强巡视出血高风险患者。

（3）为了早期发现穿刺部位周围皮下隐性出血，可用皮尺测量双大腿腿围进行对照。

2. 处理

（1）发现皮下血肿时，要记录好其范围、性质，并用不易退色的笔在血肿边缘做好标记，及时发现血肿扩大倾向，并采取相应措施控制出血，渗血较多时要及时更换敷料，采用适当的沙袋进行压迫止血。

（2）向患者解释 PICCO 监测重要性，并对其心理疏导，提高舒适度，使其配合治疗减少脱管的概率。

（3）出血不能控制时遵医嘱拔除导管。

（四）静脉血栓形成

1. 预防

（1）可在 B 超引导下进行穿刺置管，避免反复穿刺。

（2）保持管道通畅，定期密切观察置管部位下肢有无肿胀、麻木、冰凉、苍白、疼痛等症状。

（3）指导患者进行踝泵运动等康复操锻炼。

2. 处理

（1）认真辨别患者的主诉，及早发现下肢缺血。

（2）及时告知医师，立即进行相应的处理。

（3）严密观察病情变化，做好心理护理。

（4）必要时，遵医嘱进行溶栓治疗。

（五）导管滑脱

1. 预防

（1）妥善固定导管。

（2）加强宣教，指导患者避免置管肢体过度活动。

（3）神志不清者，合理使用约束带约束。

2. 处理

（1）加强巡视，及时处理输液过程中出现导管脱出的危险因素。

（2）导管脱出后，立即按压穿刺点 15 ～ 30min，予无菌敷贴覆盖，加压包扎，必要时 1.0 ～ 1.5kg 沙袋压迫 6 ～ 8h。

（3）必要时，协助医师重新置管。

操作考核评分标准

容量监测仪监测操作考核评分标准

项目	总分	评分细则	评分等级				得分及扣分依据
			A	B	C	D	
操作前	11	1 护士：仪表规范、态度和蔼可亲，核对医嘱，洗手，告知患者操作目的、方法及配合要点。	3	2	1	0	
		2. 物品：PICCO 容量监测仪及附件、8℃冰盐水、50ml 注射器、20ml 注射器。	3	2	1	0	
		3. 环境：安静，温暖，光线适宜，关闭门窗，必要时放屏风。	2	1	0	0	
		4. 患者：取舒适体位，愿意配合。	3	2	1	0	
操作中	50	1. 评估患者意识状态及合作程度，评估患者中心静脉导管通畅情况、置管深度及穿刺部位皮肤情况，连接 PICCO 容量监测仪电源，温度探头与中心静脉导管相连。	6	4	2	1	
		2. 连接动脉压力导线，打开电源开关，输入患者参数。	4	3	2	1	
		3. 连接成功后，将患者置于平卧位。	3	2	1	1	
		4. 校正零点。	4	3	2	1	
		5. 测量心输出量前，暂停中心静脉输液 30s 以上。	5	4	3	2	
		6. 连接压力测量导线于中心静脉上。	6	4	2	1	
		7. 待测量界面基线稳定后，从中心静脉内快速注入＜ 8℃冰盐水 10 ～ 15ml（4s 内匀速注入）。	6	4	2	1	
		8. 反复 3 次定标取平均值。	4	3	2	1	
		9. 注射完成后关闭连接旋阀。	4	3	2	1	
		10. 测量结果出现后方可触摸或移动患者导管。	4	3	2	1	
		11. 监测重症患者其他血流动力学参数并记录。	4	3	2	1	
操作后	20	1. 协助整理衣裤、取舒适卧位、整理床单位。	2	1	0	0	
		2. 再次核对。	3	2	1	0	
		3. 整理用物。	2	1	0	0	
		4. 洗手。	2	1	0	0	
		5. 指导患者正确保护穿刺部位，避免导管、导线的牵拉。	2	1	0	0	
		6. 观察留置导管穿刺处有无出血、血肿等并发症。	2	1	0	0	
		7. 观察监测过程中的异常情况，及时通知医师。	2	1	0	0	
		8. 病情稳定后根据医嘱每 8h 用热稀释法校正 1 次。	3	2	1	0	
		9. 病情变化或测量参数变异较大时需重新校正。	2	1	0	0	
综合评价	15	1. 严格执行查对制度及无菌技术原则。	3	2	1	0	
		2. 操作轻柔、熟练、规范、节力。	2	1	0	0	
		3. 告知到位，语言亲切、态度和蔼，患者和 / 或家属知晓相关告知事项。	2	1	0	0	
		4. 保护隐私。	2	1	0	0	
		5. 操作顺利，并得到准确数据。	2	1	0	0	
		6. 无相关并发症发生。	4	3	2	1	
提问	4	1. 操作前要评估的内容有哪些？	2	1	0	0	
		2. 容量监测仪操作中的注意事项有哪些？	2	1	0	0	
总分	100						

1. 操作前要评估的内容有哪些？

评估患者的病情、意识状态、合作程度、穿刺部位皮肤情况。

2. 容量监测仪操作中的注意事项有哪些？

（1）选择大而粗的动脉置管，首选股动脉穿刺。

（2）置管成功后，将患者置于平卧位，校正零点，校正后即可开始测量动脉压力。

（3）测量心输出量之前，暂停中心静脉输液 30s 以上。

（4）正确连接压力测量导线于中心静脉上，从中心静脉内注入冰盐水，重复进行 3 次热稀释测量进行定标；在测量界面基线稳定状态下匀速注入冰盐水，注入量根据患者的体重和胸腔内液体量进行选择。

（5）注射完成后关闭连接旋阀，测量结果出现后方可触摸或移动患者导管。

六、腹内压监测

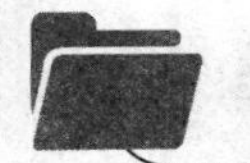

操作规程

（一）计划与实施

操作前

1. 护士：仪表规范、态度和蔼可亲，核对医嘱，洗手、戴口罩，评估患者病情、意识情况、合作程度，告知患者操作目的、方法。
2. 物品：简易测量法：治疗盘、无菌治疗巾、无菌剪刀、三通、一次性引流袋、生理盐水、输液器、注射器、标尺。
3. 环境：安全、安静、整洁、光线充足。
4. 患者：了解腹内压监测的目的、方法、注意事项及配合要点，取正确体位。

操作中

1. 携用物至患者床旁，核对床号、姓名，告知患者注意事项。
2. 患者取平卧位，去除棉被及腹带压迫，烦躁患者给予适当镇静。
3. 排空尿液，更换引流袋，在引流袋下铺上治疗巾。
4. 按照无菌要求戴手套。
5. 标尺测量法：①消毒引流管，用无菌剪剪开，“一字”型连接三通；②用注射器向尿管内注入 25ml（37 ～ 40℃）生理盐水，速度＜ 50ml/min，关闭三通；③输液器排气形成水柱；④以患者腋中线为零点测量；⑤读取并记录数据：记录输液器内液面自然下降至稳定时患者呼气末的数据。
6. 测压结束后开放引流袋，将引流袋固定低于膀胱的位置。

操作后

1. 再次核对，询问患者感受；协助患者取舒适体位。
2. 整理床单位及用物。
3. 洗手、记录。

（二）评价

1. 告知有效，患者和 / 或家属知晓相关告知事项。

2. 各导管连接正确、紧密、通畅；测压方法正确，腹内压值测量准确。

3. 操作过程无污染、无渗液。

4. 护士仪表规范、语言亲切、态度和蔼。

5. 护士操作轻柔、熟练、规范、节力。

6. 无相关并发症发生。

并发症预防与处理

（一）泌尿系统感染

1. 预防　严格执行无菌操作，连续测压患者，每 72h 更换测压管路及压力套装，每 24h 更换冲洗 NS，测压尿袋装置每 7d 更换 1 次，如有污染随时更换。

2. 处理

（1）严格无菌操作下予更换导尿管及相关装置。

（2）遵医嘱使用抗生素，并观察药物疗效及不良反应。

（3）遵医嘱在无菌操作下留置尿液标本，监测感染指标。

（二）膀胱痉挛

1. 预防　注入生理盐水温度为 37 ～ 40℃为宜，盐水不可过冷、过热及灌注速度过快。

2. 处理

（1）加强心理护理，减轻焦虑，缓解肌肉紧张。

（2）暂停腹内压测量，予排空膀胱，保持尿管通畅。

（3）镇痛解痉药物可有效地减少膀胱痉挛患者的痛苦，但要密切观察药物的疗效及不良反应。

（三）导尿管滑脱

1. 预防　操作前应确定导尿管水囊的充盈度，导尿管是否在膀胱内，操作过程中动作应轻柔，切忌过度牵拉。

2. 处理

（1）安抚患者，减轻心理负担。

（2）根据病情需要应予更换导尿管，做好患者解释工作，予无菌操作下再次置管。

（3）重新留置导尿管后，应妥善固定，防止因牵拉或翻身等原因导致脱出。

操作考核评分标准

腹内压监测操作考核评分标准

项目	总分	评分细则	评分等级				得分及扣分依据
			A	B	C	D	
操作前	10	1. 护士：仪表规范，态度和蔼可亲，核对医嘱，洗手、戴口罩，评估患者病情、意识情况、合作程度，设置呼吸机参数，告知患者操作目的、方法。	3	2	1	0	

续表

项目	总分	评分细则	评分等级				得分及扣分依据
			A	B	C	D	
		2. 物品：简易测量法：治疗盘、无菌治疗巾、无菌剪刀、三通、一次性引流袋、生理盐水、输液器、注射器、标尺。	3	2	1	0	
		3. 环境：安静、清洁、舒适、安全、光线充足。	2	1	0	0	
		4. 患者：理解目的、方法，取得配合。	2	1	0	0	
操作中	60	1. 携用物至患者床旁，核对床号、姓名、腕带，告知患者注意事项。	6	4	2	0	
		2. 协助患者取平卧位，去除棉被压迫。	5	4	3	2	
		3. 烦躁患者给予适当镇静。	5	4	3	2	
		4. 排空尿液，夹闭尿管。	5	4	3	2	
		5. 输液器排气形成水柱。	5	4	3	2	
		6. 用注射器注入 25ml 生理盐水，温度 37° ～ 40° 。	6	4	2	0	
		7. 注入速度＜ 50ml/min。	6	4	2	0	
		8. 标尺零点对准耻骨联合处。	5	4	3	2	
		9. 打开输液器开关，视线与液面平齐，水柱下降至对应刻度，读取呼气未数值。	5	4	2	0	
		10. 三通使用正确，导管连接固定妥善。	4	3	2	1	
		11. 测量过程中询问患者感受，注意观察患者反应。	4	3	2	1	
		12. 无污染、无漏液、无堵塞。	4	3	2	1	
操作后	13	1. 撤去用物，协助患者取舒适体位。	2	1	0	0	
		2. 再次核对，观察、询问患者感受。	4	3	2	1	
		3. 整理床单位，开放引流袋。	3	2	1	0	
		4. 正确处理用物。	2	1	0	0	
		5. 洗手，记录。	2	1	0	0	
综合评价	13	1. 告知有效，患者和 / 或家属知晓相关告知事项。	2	1	0	0	
		2. 各导管连接正确、紧密、通畅；测压方法正确，腹内压值测量准确。	3	2	1	0	
		3. 操作过程无污染、无渗液。	2	1	0	0	
		4. 护士仪表规范、语言亲切、态度和蔼。	2	1	0	0	
		5. 护士操作轻柔、熟练、规范、节力。	2	1	0	0	
		6. 无相关并发症发生。	2	1	0	0	
提问	4	1. 腹内压的定义及正常值是什么？	2	1	0	0	
		2. 监测腹内压的注意事项有哪些？	2	1	0	0	
总分	100						

1. 腹内压定义及正常值是什么？

腹内压是指密闭的腹腔内的压力，腹内压可随呼吸变化，正常值：0 ～ 5mmHg。

2. 监测腹内压的注意事项有哪些？

（1）严格执行无菌技术操作规程。

（2）保持测压输液器管道的通畅，避免打折扭曲。

（3）检查导尿管是否引流通畅，并排空膀胱。

（4）选择腋中线为零点，在患者呼气末读取数值。

（5）注意影响中心静脉压数值的因素，如患者的体位、机械通气、患者是否躁动等。

（6）向尿管内缓慢匀速注入 25ml 温度为 37 ～ 40℃的无菌生理盐水，避免膀胱受冷刺激而收缩，影响测量结果。

七、颅内压监测

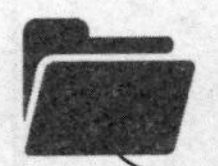

操作规程

（一）计划与实施

操作前

1. 护士：仪表规范、态度和蔼可亲，核对医嘱，洗手、戴口罩，告知患者操作目的、方法及配合要点。
2. 物品：治疗车、纱布、有创颅内压监测仪。
3. 环境：安静，温暖，光线适宜，关闭门窗，必要时放屏风。
4. 患者：理解目的、方法、注意事项及配合要点。

操作中

1. 携用物至患者床旁，核对患者（床号、姓名、住院号）。
2. 协助患者取平卧位，检查颅内传感器置入位置及固定情况。
3. 连接电源，并打开主机上的电源键。
4. 打开纱布，使 ICP 探头充分暴露，将探头连接至监测仪或监测仪缆线上。
5. 等待颅内压监测仪显示数值（需校正参数时，将监测仪上参数调整至与 ICP 探头上标识的参数一致，并按确认键）。
6. 记录 ICP 的测量值。
7. 解开 ICP 探头与线缆，用无菌纱布包裹 ICP 探头并妥善固定。

操作后

1. 协助患者取合适体位。
2. 观察患者生命体征，询问患者感受。
3. 再次核对，整理床单位及用物。
4. 洗手、记录、签名。

（二）评价

1. 严格执行查对制度及无菌技术原则。
2. 患者无不适，ICP 探头及光纤妥善固定。
3. 告知到位，患者和 / 或家属知晓相关告知事项。
4. 及时、准确记录 ICP 的值。
5. 无相关并发症发生。

并发症预防与处理

（一）颅内感染

1. 预防　颅内压监测探头置入后要严格管理维护，避免脑脊液漏及感染，留置时间建议 7 ～ 14d。

2. 处理　及时通知医师做相应处理，并做好相应记录。

（二）移位或阻塞

1. 预防　妥善固定 ICP 探头及光导纤维，避免弯曲、折叠，必要时拔出 ICP 探头或更换探头。

2. 处理　及时通知医师做相应处理，并做好相应记录。

操作考核评分标准

颅内压监测护理操作考核评分标准

项目	总分	评分细则	评分等级				得分及扣分依据
			A	B	C	D	
操作前	15	1. 护士：仪表规范、态度和蔼可亲，核对医嘱，洗手、戴口罩；告知患者操作目的、方法及配合要点。	5	4	3	2	
		2. 物品：治疗车、纱布、有创颅内压监测仪。	3	2	1	0	
		3. 环境：安静，温暖，光线适宜，关闭门窗，必要时放屏风。	3	2	1	0	
		4. 患者：了解目的、方法、注意事项及配合要点，取舒适体位。	4	3	2	0	
操作中	50	1. 携用物至患者床旁，核对患者（床号、姓名、住院号）。	6	5	4	3	
		2. 协助患者取平卧位，检查颅内传感器置入位置及固定情况。	10	8	6	4	
		3. 连接电源，并打开主机上的电源键。	6	5	4	3	
		4. 打开纱布，使 ICP 探头充分暴露，将探头连接至监测仪或监测仪缆线上。	6	5	4	3	
		5. 需校正参数时，将监测仪上参数调整至与 ICP 探头上标识的参数一致，并按确认键，等待颅内压监测仪显示数值。	10	8	6	4	
		6. 记录 ICP 的测量值。	6	5	4	3	
		7. 解开 ICP 探头与线缆，用无菌纱布包裹 ICP 探头并妥善固定。	6	5	4	3	
操作后	16	1. 协助患者取适合体位。	3	2	1	0	
		2. 观察患者生命体征，询问患者感受。	5	4	3	2	
		3. 再次核对，整理床单位及用物。	5	4	3	2	
		4. 洗手、记录、签名。	3	2	1	0	

续表

项目	总分	评分细则	评分等级				得分及扣分依据
			A	B	C	D	
综合评价	15	1. 严格执行查对制度及无菌技术原则。	3	2	1	0	
		2. 患者无不适，ICP 探头及光纤妥善固定。	3	2	1	0	
		3. 告知到位，患者和 / 或家属知晓相关告知事项。	3	2	1	0	
		4. 及时、准确记录 ICP 的值。	3	2	1	0	
		5. 无相关并发症发生。	3	2	1	0	
提问	4	1. 颅内压监测的目的是什么？	2	1	0	0	
		2. 颅内压监测的注意事项有哪些？	2	1	0	0	
总分	100						

1. 颅内压监测的目的是什么？

（1）监测颅内压数值，了解患者颅内压变化。

（2）指导临床治疗、判断和改善顶后。

2. 颅内压监测的注意事项有哪些？

（1）告知患者或家属避免对 ICP 探头及光纤的牵拉、扭曲。

（2）保持系统完整、连接紧密，检查有无阻塞或泄漏。

（3）观察颅内压值应在患者无躁动、无咳嗽情况下，不能在吸痰、翻身或给予其他外界刺激下进行，以免影响观察结果。

（4）ICP 探头处予以纱布包裹，避免污染。

八、心肺复苏（成人）

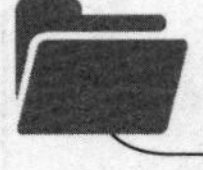

操作规程

（一）计划与实施

操作前

1. 护士：仪表规范、态度严肃认真，动作迅速、准确、流畅，听从指挥、密切合作。
2. 物品：纱布或面罩或球囊面罩（根据人工呼吸方式选择）。
3. 环境：安全、宽敞。
4. 患者：向家属告知患者的病情。

1. 轻拍患者双肩并大声呼唤，患者无反应，摆复苏体位。
2. 呼叫帮助或指挥他人呼叫帮助，取得 AED（除颤仪）及急救设备。
3. 检查脉搏：用示指和中指触及气管正中，然后滑到气管与胸锁乳突肌之间的沟内，触摸颈动脉搏动。
4. 同时检查患者是否有呼吸：观察患者胸廓有无起伏。

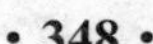

操作中

5. 胸外按压：
(1) 抢救者站或跪于患者一侧，双脚分开与肩同宽。
(2) 将患者仰卧于硬板床或平地上，如患者俯卧，将其翻转使之处于仰卧位，松解领扣，暴露胸部。
(3) 抢救者将一手掌根部紧贴患者两乳头连线与胸骨交界处，另一手掌根部重叠放于第一只手背上，手指翘起脱离胸壁。
(4) 双臂伸直，使双肩位于双手的正上方。
(5) 垂直用力、匀速按压，使胸骨下陷 5 ～ 6cm，并尽可能减少按压的中断，每次按压结束后，确保胸壁完全回弹，胸部按压与放松时间为 1 ：1，按压频率 100 ～ 120/min，按压与通气比为 30 ：2。
6. 开放气道：
方法一：仰头提颏法（怀疑颈椎损伤患者禁用）
(1) 一手置于患者的前额，然后用手掌推动，使其头部后仰。
(2) 另一手示指和中指置于下颌骨下方（下颌中点旁开 1 ～ 2cm 处），提起下颌，使颏骨上抬。
(3) 患者下颌骨与地面成直角。
方法二：推举下颌法（怀疑颈椎损伤的患者使用）
(1) 双手置于患者头部两侧，双肘置于患者仰卧的平面上。
(2) 两手拇指置于患者口角旁，其余四指托住患者下颌部位，将下颌骨前移。
(3) 如果双唇紧闭，用拇指推开下唇，使嘴唇张开。
7. 人工呼吸：
方法一：口对口人工呼吸
(1) 拇指和示指捏住患者鼻孔（使用放在前额的手），使其不漏气。
(2) 正常吸气，双唇封住患者的口周，使完全不漏气，给予一次呼吸（吹气超过 1s），使患者的胸部隆起。
(3) 吹气完毕，松开捏鼻孔的手，抢救者头稍抬起，换气。
(4) 给予第二次呼吸（吹气超过 1s），使患者的胸部隆起。
方法二：口对面罩人工呼吸
(1) 抢救者站或跪于患者一侧。以鼻梁作参照，把面罩放在患者的脸上。
(2) 靠近患者头顶的手的拇指和示指放在面罩的边缘；另一只手的拇指放在面罩的下缘，另一只手的其余手指放在下颌骨缘并提起下颌。进行仰头提颏，以开放气道。
(3) 抢救者用口包住面罩给予人工呼吸（吹气超过 1s），使患者的胸部隆起。
方法三：球囊面罩装置（双人施救）
(1) 抢救者站或跪于患者头部的正上方，双肘置于患者仰卧的平面上，用双手托起患者两侧下颌角使头后仰，打开气道。
(2) 以鼻梁作参照，把面罩放在患者的脸上，用“EC”手法固定面罩，使面罩贴紧面部。
(3) 挤压球囊给予人工呼吸（每次通气超过 1s），使患者的胸部隆起。
8. 操作 2min（或 5 个循环）后判断动脉搏动及呼吸是否恢复，有无循环征象，判断时间 5 ～ 10s。

操作后

1. 协助患者穿衣、躺卧舒适，关爱患者。
2. 整理床单位，正确处理用物。
3. 洗手、记录。

（二）评价

1. 判断迅速，准确。
2. 按压部位定位准确，手法正确，按压深度合适。
3. 气道开放手法正确，通气量适宜。
4. 每次按压后胸廓充分回弹。
5. 无相关并发症发生。
6. 复苏有效。

并发症预防与处理

（一）肋骨、胸骨骨折

1. 预防

（1）按压位置准确。

（2）按压姿势正确：肘关节伸直，上肢呈一直线、双肩正对双手，保证每次按压方向与胸骨垂直。

（3）按压力度合适：成人按压幅度 5 ～ 6cm。

（4）按压方法正确：每次按压后，保证胸廓能充分回弹，双手位置固定不能离开胸壁。

2. 处理

（1）患者平卧，用绷带及夹板固定或用胸腹带固定。

（2）立即通知医师给予处理。

（3）严密观察病情变化。

（二）胃膨胀

1. 预防

（1）心肺复苏术（CPR）前清理呼吸道分泌物。

（2）避免过度通气（送气时使胸廓抬起即可），吸气量不能过大，每次送气 500 ～ 600ml。吹气时间超过 1s，气流速度要慢，从而降低最大吸气压。

（3）CPR 过程中注意观察胃区有无隆起，有无呕吐、反流和误吸。

（4）如有反流或呕吐，将患者头偏向一侧防止呕吐物误吸，备好引流用物。

2. 处理

（1）用手轻压患者上腹部，以利于胃内气体排出。

（2）禁食、禁饮，观察腹部情况。

（3）必要时遵医嘱行胃肠减压。

（4）严密观察病情变化。

（三）血、气胸

1. 预防

（1）同肋骨、胸骨骨折。

（2）备好胸腔穿刺包及胸腔引流装置。

2. 处理

（1）及时清理呼吸道保证呼吸通畅。

（2）张力性气胸时，紧急穿刺排气：选用粗针头在患侧锁骨中线第2肋间或腋中线第4～5肋间于下一肋的上缘进针进行穿刺减压。

（3）大量血胸时，进行胸腔闭式引流，成人在患侧腋中线第4～5肋间置入胸腔引流管，儿童可选择腋前线第4～5肋间置入胸腔引流管。

（4）严密观察血氧饱和度及血压情况，必要时提高给氧浓度，建立静脉输液通路，备血，紧急情况下可进行自体输血。

（四）肺挫伤

1. 预防 同肋骨、胸骨骨折。

2. 处理

（1）及时清理呼吸道保证呼吸通畅。

（2）对症状处理。

（3）严密观察病情变化，遵医嘱用药物。

操作考核评分标准

心肺复苏（成人）操作考核评分标准

项目		总分	评分细则	评分等级 A	B	C	D	得分及扣分依据
操作前		7	1. 护士：仪表规范、态度严肃认真，动作迅速、准确、流畅，听从指挥、密切合作。	2	1	0	0	
			2. 物品：纱布或面罩或球囊面罩（根据人工呼吸方式选择）。	2	1	0	0	
			3. 环境：安全，宽敞。	2	1	0	0	
			4. 向家属告知患者的病情。	1	0	0	0	
操作中		3	1. 轻拍患者双肩并大声呼唤，患者无反应，摆复苏体位。	1	0	0	0	
			2. 呼叫帮助或指挥他人呼叫帮助，取得AED（除颤仪）及急救设备。	2	1	0	0	
		5	1. 检查脉搏：用示指及中指触及气管正中，然后滑到气管与胸锁乳突肌之间的沟内，触摸颈动脉搏动。	3	2	1	0	
			2. 同时检查患者是否有呼吸：观察患者胸廓有无起伏。	1	0	0	0	
			3. 检查患者脉搏和呼吸，用时至少5s，但不超过10s。	1	0	0	0	

续表

<table>
<tr><th rowspan="2" colspan="2">项目</th><th rowspan="2">总分</th><th rowspan="2">评分细则</th><th colspan="4">评分等级</th><th rowspan="2">得分及扣分依据</th></tr>
<tr><th>A</th><th>B</th><th>C</th><th>D</th></tr>
<tr><td rowspan="27"></td><td rowspan="8">胸外按压</td><td rowspan="8">42</td><td>1. 抢救者站或跪于患者一侧，双脚分开与肩同宽。</td><td>2</td><td>1</td><td>0</td><td>0</td><td rowspan="8"></td></tr>
<tr><td>2. 将患者仰卧于硬板床或平地上，如患者俯卧，将其翻转使之处于仰卧位，松解领扣，暴露胸部。</td><td>4</td><td>3</td><td>2</td><td>1</td></tr>
<tr><td>3. 将一只手的掌根放在患者胸部中央的胸骨上，另一只手的掌根置于第一只手上，手指翘起脱离胸壁。</td><td>7</td><td>5</td><td>3</td><td>1</td></tr>
<tr><td>4. 双臂伸直，使双肩位于双手的正上方。</td><td>6</td><td>4</td><td>2</td><td>0</td></tr>
<tr><td>5. 用力匀速按压，按压幅度：使胸骨下陷 5 ～ 6cm，确保垂直按压患者的胸骨。</td><td>10</td><td>6</td><td>3</td><td>0</td></tr>
<tr><td>6. 每次按压结束后，确保胸壁完全回弹（重新膨胀），胸部按压与放松时间为 1 ： 1。</td><td>7</td><td>8</td><td>6</td><td>4</td></tr>
<tr><td>7. 按压频率：100 ～ 120/min。</td><td>4</td><td>3</td><td>2</td><td>1</td></tr>
<tr><td>8. 胸外按压：人工呼吸为 30 ： 2。</td><td>2</td><td>1</td><td>0</td><td>0</td></tr>
<tr><td rowspan="9">开放气道</td><td rowspan="9">10</td><td>方法一：采用仰头提颏法</td><td></td><td></td><td></td><td></td><td rowspan="5"></td></tr>
<tr><td>1. 一手置于患者的前额，然后用手掌推动，使其头部后仰。</td><td>3</td><td>2</td><td>1</td><td>0</td></tr>
<tr><td>2. 另一手的示指和中指置于患者颏骨附近的下颌下方（下颌中点旁开 1 ～ 2cm 处）。</td><td>3</td><td>2</td><td>1</td><td>0</td></tr>
<tr><td>3. 提起下颌，使颏骨上抬。</td><td>1</td><td>0</td><td>0</td><td>0</td></tr>
<tr><td>4. 患者的下颌骨与地面成直角。</td><td>3</td><td>2</td><td>1</td><td>0</td></tr>
<tr><td>方法二：推举下颌法（怀疑颈椎损伤的患者）</td><td></td><td></td><td></td><td></td><td rowspan="4"></td></tr>
<tr><td>1. 双手置于患者头部两侧，双肘置于患者仰卧的平面上（双肘有支撑点）。</td><td>3</td><td>2</td><td>1</td><td>0</td></tr>
<tr><td>2. 两手拇指置于患者口角旁，其余四指托住患者下颌部位，将下颌骨前移。</td><td>4</td><td>3</td><td>2</td><td>1</td></tr>
<tr><td>3. 如果双唇紧闭，用拇指推开下唇，使嘴唇张开。</td><td>3</td><td>2</td><td>1</td><td>0</td></tr>
<tr><td rowspan="5">人工呼吸</td><td rowspan="5">18</td><td>方法一：口对口人工呼吸</td><td></td><td></td><td></td><td></td><td rowspan="5"></td></tr>
<tr><td>1. 拇指和示指捏住患者鼻孔，使其不漏气（使用放在前额的手）。</td><td>4</td><td>3</td><td>2</td><td>1</td></tr>
<tr><td>2. 正常吸一口气，双唇封住患者的口周，使完全不漏气，给予一次呼吸（吹气超过 1s），使患者的胸部隆起。</td><td>5</td><td>4</td><td>3</td><td>2</td></tr>
<tr><td>3. 吹气完毕，松开捏鼻孔的手，抢救者头稍抬起，换气。</td><td>4</td><td>3</td><td>2</td><td>1</td></tr>
<tr><td>4. 给予第二次呼吸（吹气超过 1s），使患者的胸部隆起。</td><td>5</td><td>4</td><td>3</td><td>2</td></tr>
</table>

续表

项目	总分	评分细则	评分等级				得分及扣分依据
			A	B	C	D	
		方法二：口对面罩人工呼吸					
		1. 抢救者站或跪于患者一侧。以鼻梁作参照，把面罩放在患者的脸上。	4	3	2	0	
		2. 靠近患者头顶的手的拇指和示指放在面罩的边缘；另一只手的拇指放在面罩的下缘，另一只手的其余手指放在下颌骨缘并提起下颌。进行仰头提颏，以开放气道。	8	6	4	2	
		3. 抢救者用口包住面罩给予人工呼吸（吹气超过 1s），使患者的胸部隆起。	6	4	2	0	
		方法三：球囊面罩装置（双人施救）					
		1. 抢救者站或跪于患者头部的正上方。	1	0	0	0	
		2. 提起患者下颌，保持气道开放。	4	3	2	1	
		3. 以鼻梁作参照，把面罩放在患者的脸上，用“EC”手法固定面罩，使面罩贴紧面部（无漏气）。	7	5	3	1	
		4. 挤压球囊给予人工呼吸（每次超过 1s），使患者的胸部隆起。	6	5	4	3	
	6	操作 5 个循环后判断动脉搏动是否恢复，呼吸是否恢复，有无循环征象，判断时间 5 ～ 10s。	6	5	4	3	
操作后	5	协助患者穿衣躺卧舒适，关爱患者，整理床单位，正确处理用物，洗手、记录。	5	4	3	2	
提问	4	1. 心肺复苏成功的标志有哪些？	2	1	0	0	
		2. 高质量心肺复苏的特点有哪些？	2	1	0	0	
操作时间 5min，超时部分的操作不计入成绩；胸外心脏按压 30 次人工通气 2 次为 1 循环，整个操作 5 个循环，每少做 1 循环扣 5 分。							
总分	100						

1. 心肺复苏成功的标志有哪些？

（1）能触及大动脉搏动，肱动脉收缩压＞ 60mmHg。

（2）自主呼吸恢复、呼吸改善。

（3）面色、口唇、甲床、皮肤等色泽转红润。

（4）散大的瞳孔缩小。

（5）意识逐渐恢复，昏迷变浅，出现反射或挣扎。

2. 高质量心肺复苏的特点有哪些？

（1）以足够的速率和幅度进行按压。

（2）保证每次按压后胸廓完全回弹。

（3）尽可能减少按压中断。

（4）避免过度通气。

九、胸外心脏非同步直流电除颤

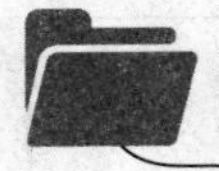

操作规程

（一）计划与实施

操作前

1. 护士：仪表规范，态度严肃认真，动作迅速准确，听从指挥、密切配合。评估患者病情、意识状态、心电图情况；监测、分析患者心律，确认心室颤动或无脉性室性心动过速，需要电除颤；评估患者除颤部位有无伤口等。告知患者操作目的、方法。
2. 物品：除颤仪、纱布、导电糊。
3. 环境：安全、宽敞、整洁、舒适。
4. 患者：询问家属是否安装起搏器，家属了解操作目的、注意事项及可能发生的不良反应。

操作中

1. 患者取仰卧位，解开衣扣，暴露胸部。
2. 开启除颤仪，选择合适的除颤能量，单项波除颤首次电击选择 360J，双向波除颤首次电击选择 120 ～ 200J。
3. 准备电极板：电极板涂导电糊或每个电极板垫 4 ～ 6 层生理盐水纱布。
4. 充电：按下“充电”按钮，将除颤仪充电至所选择的能量。
5. 放置电极板：S（sternum）电极放于胸骨右缘锁骨下方，A（apex）电极放于左乳头外侧，电极的中心在腋中线上，两电极板之间相距 10cm 以上。
6. 充分接触：两电极板充分接触皮肤并稍加压（压力约 5kg）。
7. 再次评估心电示波：确认是否存在心室颤动或无脉性室性心动过速。
8. 放电前安全确认：高喊“大家离开”，并查看自己与病床周围，确保操作者及周围无人直接或间接与患者或病床接触。
9. 放电：同时按压电极板“放电”按钮进行点击，电极板不要立即离开胸壁，应稍停留片刻。
10. 立即心肺复苏 2min。
11. 再次观察心电示波，了解除颤效果，必要时再次准备除颤；若心律转为窦性后，应判断有无动脉搏动。

操作后

1. 擦净患者胸壁的导电糊或生理盐水，协助患者穿衣、躺卧舒适，关爱患者。
2. 关机，清洁电极板，除颤仪充电备用。
3. 整理床单位，正确用物处理。
4. 洗手、记录、签名。

（二）评价

1. 判断迅速，准确。
2. 正确安放电极，除颤能量选择正确。
3. 心律失常得到纠正。
4. 无相关并发症发生。

并发症预防与处理

（一）局部皮肤灼伤

1. 预防

（1）电极板安放位置要准确，除颤时电极要与皮肤充分接触，勿留缝隙，防止空气间隙使接触电阻增高。

（2）电极板涂抹导电糊均匀，以免烧伤皮肤。

（3）除颤前，除颤部位皮肤要保持干燥、无敷料，清洁皮肤不能使用乙醇、含有苯基的酊剂或止汗剂。

（4）尽量避免反复除颤。

2. 处理

（1）轻度红斑、疼痛无需特殊处理，清洁皮肤，局部涂烫伤膏。

（2）重者出现皮肤伤口，按外科换药处理。

（二）心肌损伤

1. 预防

（1）充分评估患者，根据患者情况调节电击能量大小，勿过大。

（2）除颤次数勿过多。

（3）如患者带有植入性起搏器，应避开起搏器部位至少 10cm。

2. 处理

（1）心电监测，观察心电图变化。血压持续降低时，遵医嘱用升压药。

（2）密切观察，监测心肌酶及血清酶，数小时或数天可恢复，严重者给予血管活性药物。

（3）营养心肌治疗。

操作考核评分标准

胸外心脏非同步直流电除颤操作考核评分标准

项目	总分	评分细则	评分等级				得分及扣分依据
			A	B	C	D	
操作前	21	1. 护士：仪表规范、态度严肃认真、动作迅速准确，了解患者病情、意识状态、心电图情况，评估除颤部位皮肤情况，询问是否安装起搏器，告知家属操作目的、注意事项及可能发生的不良反应。	6	5	4	3	
		2. 物品：根据需要备齐用物，除颤器处于完好备用状态。	5	4	3	2	
		3. 环境：安全、宽敞、整洁、舒适。	4	3	2	1	
		4. 患者：心电监护时，检查监护仪的电极片是否安放好，室颤或无脉室速。	6	4	2	0	

续表

项目	总分	评分细则	评分等级				得分及扣分依据
			A	B	C	D	
操作中	50	1. 发现患者心电示波为室颤或无脉性室性心动过速，即刻呼救，记录开始抢救时间。	4	3	2	1	
		2. 患者取复苏体位，充分暴露除颤部位。	3	2	1	0	
		3. 开启除颤仪，选择合适的除颤能量，单项波除颤首次电击选择 360J，双向波除颤首次电击选择 120 ～ 200J。	5	4	3	2	
		4. 准备电极板：电极板涂导电糊或每个电极板垫 4 ～ 6 层生理盐水纱布。	5	4	3	2	
		5. 放置电极板：S（sternum）电极放于胸骨右缘锁骨下方，A（apex）电极放于左乳头外侧，电极的中心在腋中线上，两电极板之间相距 10cm 以上。	5	4	3	2	
		6. 充分接触：两电极板充分接触皮肤并稍加压（压力约 5kg）。	3	2	1	0	
		7. 再次评估心电示波：确认是否存在心室颤动或无脉性室性心动过速。	5	4	3	2	
		8. 充电：按下“充电”按钮，将除颤仪充电至所选择的能量。	4	3	2	1	
		9. 放电前安全确认：高喊“大家离开”，并查看自己与病床周围，确保操作者及周围无人直接或间接与患者或病床接触。	4	3	2	1	
		10. 放电：同时按压电极板“放电”按钮进行点击，电极板不要立即离开胸壁，应稍停留片刻。	4	3	2	1	
		11. 立即心肺复苏 2min。	3	2	1	0	
		12. 再次观察心电示波，了解除颤效果，必要时再次准备除颤，若心律转为窦性后，应判断有无动脉搏动。	5	4	3	2	
操作后	16	1. 擦净患者胸壁的导电糊或生理盐水，协助患者穿衣、躺卧舒适，关爱患者。	5	4	3	2	
		2. 关机，清洁电极板，除颤仪充电备用。	6	4	2	0	
		3. 整理床单位，正确用物处理。	3	2	1	0	
		4. 洗手、记录。	2	1	0	0	
综合评价	9	1. 告知到位，家属知晓相关告知事项。	2	1	0	0	
		2. 判断准确、操作熟练、有效。	3	2	1	0	
		3. 无相关并发症。	4	3	2	1	
提问	4	1. 胸外心脏非同步直流电除颤的目的是什么？	2	1	0	0	
		2. 除颤的注意事项有哪些？	2	1	0	0	
总分	100						

1. 胸外心脏非同步直流电除颤的目的是什么？

纠正患者心律失常。

2. 除颤的注意事项有哪些？

（1）除颤时远离水及导电材料。

（2）清洁并擦干皮肤，不能使用乙醇、含有苯基的酊剂或止汗剂。

（3）手持电极板时，两极不能相对，不能面向自己及他人。

（4）放置电极板部位应避开瘢痕、伤口。

（5）如电极板部位安放有医疗器械，除颤时电极板应远离医疗器械至少 2.5cm 以上。

（6）患者右侧卧位时，STERNUM 手柄电极，置于左肩胛下区与心脏同高处；APEX 手柄电极，置于心前区。

（7）安装有起搏器的患者除颤时，电极板距起搏器至少 10cm。

（8）操作后应保留并标记除颤时自动描记的心电图。

（9）使用后将电极板充分清洁，及时充电备用，定期充电并检查性能。

（10）放电前确保任何人不能直接或间接接触患者和病床，以免触电。

十、气管插管

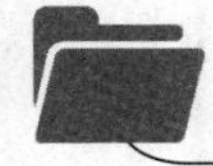

操作规程

（一）计划与实施

操作前

1. 护士：仪表规范、态度严肃认真，核对医嘱，洗手、戴口罩按照标准预防的原则，准备医务人员实施插管所需的防护用具，并正确佩戴，告知患者家属操作目的、方法和可能出现的不适及并发症，并签署告知书。
2. 物品：喉镜、气管导管、导管管芯、牙垫、5ml 注射器、胶布、润滑油、纱布、治疗巾、手套、听诊器、简易呼吸器、吸引用物、供氧装备或呼吸机、呼吸囊、面罩。
3. 环境：安全、整洁、宽敞、光线充足。
4. 患者：体位（去枕仰卧、头后仰使患者口、咽、气管成一直线）。

操作中

1. 携用物至床旁，核对患者（床号，姓名）。
2. 戴手套。
3. 清除口、鼻腔中的分泌物，取下义齿。
4. 用连接面罩的简易呼吸器正压高浓度给氧 2min，使血氧饱和度在 95% 以上。
5. 固定头部，头后仰。
6. 左手持喉镜，右手持气管导管，将喉镜片从右侧口角放入口腔，滑向正中，向前推进依次可见舌根部、悬雍垂、咽后壁、会厌；若用弯喉镜片，将镜片前端送至会厌和舌根交界根部；若用直镜片则直接挑起会厌，向前向上提喉镜，即可看见声门，对准声门送入气管导管，退出导丝。
7. 给气囊充气，接简易呼吸器，用听诊器检查两侧呼吸音是否对称。
8. 放入牙垫于两齿之间，退出喉镜，胶布妥善固定并连接呼吸器。

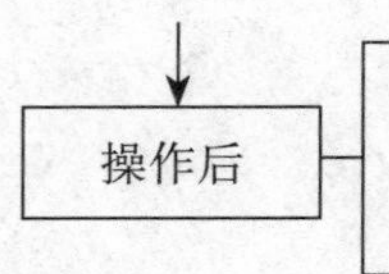

1. 及时吸痰，保持人工气道畅通。
2. 准备呼吸机，助手继续用简易呼吸器人工正压通气。
3. 协助患者取舒适体位，再次核对，整理用物。
4. 洗手、记录、签字。

（二）评价

1. 告知到位，患者和 / 或家属知晓相关告知事项。
2. 插管深度合适，患者气道通畅，缺氧情况得到改善。
3. 无相关并发症发生。
4. 护士操作轻柔、熟练、规范、节力。

操作考核评分标准

（一）误入食管

1. 预防　充分开放气道，利用喉镜在可视下进行操作。避免暴力及反复插管，导致患者呛咳误入气道。

2. 处理　出现气管导管误入食管时应马上拔出导管，吸净口腔内的分泌物，充分给氧后更换管道重新插入。

（二）气管导管误入一侧气管内

1. 预防

（1）气管插管长度不宜过深，置管的深度，自门齿起计算，男性 22 ～ 24cm，女性 20 ～ 22cm，小儿可参照公式计算：插管深度（cm）= 年龄 ÷2+12。

（2）气管插管后记录插管深度，妥善固定，防止患者躁动导致气管导管误入一侧气管内。

（3）定时检查气管插管深度，听诊双肺呼吸音是否对称。

2. 处理

（1）发现气管导管误入一侧气管时，应拔出少许后听诊双肺呼吸音是否对称，持续调整至双侧呼吸音对称后重新固定。

（2）如调整失败应拔出气管导管，重新插入。

（三）心律失常

1. 预防　不需紧急插管时，插管前可经咽部喷入 1% 丁卡因，可减少或避免对喉头、气管内表面和会厌的刺激，以减少因这些部位受刺激而引起的心律失常。

2. 处理

（1）一旦出现心律失常，应立即汇报病情，遵医嘱给予抗心律失常药物。

（2）发现心搏骤停后，要立即行心肺复苏，同时要继续完成气管插管。

（四）窒息

1. 预防

（1）经口插管患者固定时要和硬质牙垫一同固定，以避免患者咬扁气管导管导致窒息。

(2) 保持气管导管通畅，及时湿化吸痰。

2. 处理

(1) 一旦发现患者出现窒息临床表现，应立即检查气管导管是否通畅，根据情况处理。

(2) 由于牙垫脱出，患者咬扁气管导管所致窒息的应与患者沟通，取得其配合后塞入牙垫重新固定。如患者不能配合可适当的给与镇静药，在药物起效后塞入牙垫重新固定。

(3) 由于痰液或者异物堵塞所致窒息应立即拔出气管导管，充分给氧后重新气管插管。

（五）气管插管脱出

1. 预防

(1) 对烦躁、谵妄者给予充分镇静，必要时使用约束带固定双上肢。

(2) 口腔护理、更换气管插管的固定胶布时，必须用手固定气管插管，防止脱出；为患者翻身及其他涉及变动患者体位的操作时，必须使呼吸机管道随之相应移动，以避免气管插管被牵拉脱出。

2. 处理

(1) 一旦气管插管脱出，必须马上通知医师进行评估是否有必要再插管，如没必要可完全拔出气管导管，使气道通畅。

(2) 当气管导管部分脱出时，可以尝试使患者处于头后仰位，重新插入气管导管。若尝试失败或者气管导管完全脱出的应马上拔出气管导管，充分给氧后重新插入气管导管。

操作考核评分标准

气管插管操作考核评分标准

项目	总分	评分细则	评分等级				得分及扣分依据
			A	B	C	D	
操作前	25	1. 护士：仪表规范、动作迅速准确，洗手，戴口罩、手套、护目镜，评估患者，告知家属操作目的、方法并签署告知书。	8	6	4	2	
		2. 物品：喉镜、气管导管、导管管芯、牙垫、5ml 注射器、胶布、润滑油、纱布、治疗巾、手套、听诊器、简易呼吸器、吸引用物、供氧装备或呼吸机、呼吸囊、面罩等。	6	4	2	0	
		3. 环境：安全、整洁、宽敞、光线充足。	5	4	3	2	
		4. 患者：对不配合或躁动患者，遵医嘱给予镇静药或肌松药。	6	4	2	0	

续表

项目	总分	评分细则	评分等级				得分及扣分依据
			A	B	C	D	
操作中	46	1. 携用物至床旁，放置合理，核对床号、姓名，洗手或手喷消毒。	2	1	0	0	
		2. 清除口鼻腔及气道分泌物、取下义齿，用推举下颌法充分打开气道。	3	2	1	0	
		3. 用简易呼吸器加压给予高浓度氧 2min。	5	4	3	2	
		4. 打开口腔，术者左手持喉镜柄，由患者右嘴角进入，轻轻将舌体推向左侧、喉镜柄移至正中位置。	5	4	3	2	
		5. 喉镜向咽部缓慢进入，使其叶片顶端抵达会厌谷处，上提喉镜、暴露声门。	5	4	3	2	
		6. 右手持气管导管，凹面向上，斜口端对准声门裂，沿喉镜叶片走向经声门将导管插入气管。	5	4	3	2	
		7. 进入声门后，拔出管芯后套囊进入声带下 3 ～ 4cm 的位置。	5	4	3	2	
		8. 放入牙垫，给气囊充气，接简易呼吸器，用听诊器检查两侧呼吸音是否对称。	5	4	3	2	
		9. 退喉镜，将导管及牙垫妥善固定，并用蝶形胶布交叉固定于面部，记录导管距门齿的距离。	5	4	3	2	
		10. 行气管内吸痰，保持呼吸道通畅。	2	1	0	0	
		11. 需要进行人工辅助呼吸时连接呼吸囊或呼吸机防止呼吸。	2	1	0	0	
		12. 观察病情。	2	1	0	0	
操作后	10	1. 协助患者取舒适体位，告知患者及家属注意事项。	3	2	1	0	
		2. 整理床单位，用物处理正确。	4	3	2	1	
		3. 洗手、记录。	3	2	1	0	
综合评价	15	1. 告知有效，患者和 / 或家属知晓相关告知事项。	3	2	1	0	
		2. 护士及时处理异常情况。	3	2	1	0	
		3. 护士仪表规范、语言亲切、态度和蔼。	3	2	1	0	
		4. 护士动作轻柔、熟练、规范、节力。	3	2	1	0	
		5. 严格执行查对制度。	3	2	1	0	
提问	4	1. 如何确定气管导管插入气管内？	2	1	0	0	
		2. 气管插管的注意事项有哪些？	2	1	0	0	
总分	100						

1. 如何确定气管导管插入气管内？

（1）导管内持续有呼吸凝聚的水分。

（2）按压胸廓有气体自导管逸出。

（3）接简易呼吸器人工通气可见胸廓抬起。

（4）两肺部听诊有呼吸音（两侧呼吸音应对称）。

2. 气管插管的注意事项有哪些？

（1）选择合适型号的气管导管。

（2）选择合适的喉镜叶片，确保喉镜光源明亮。

（3）插管动作应轻柔、迅速准确，勿使缺氧时间过长，以免引起反射性心搏、呼吸停止，避免反复插管。

（4）严密观察患者生命体征和血氧饱和度、病情变化，出现心跳停止应立即行心肺复苏。

十一、无创正压通气

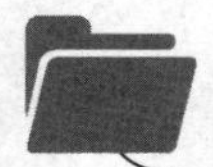

操作规程

（一）计划与实施

操作前

1. 护士：仪表规范、态度和蔼可亲，查对医嘱，洗手、戴口罩，核对患者，评估患者病情，告知目的、方法及配合要点。
2. 物品：无创呼吸机及管道、鼻罩或面罩、无菌用水、输液器、呼吸机湿化用水标识牌。
3. 环境：安全、清洁、宽敞、光线充足。
4. 患者：了解目的、方法、注意事项及配合要点，体位舒适。

操作中

1. 正确选择呼吸机管道、鼻罩或面罩。
2. 洗手或手消毒。
3. 正确连接吸气端、呼气端、传感器及呼吸机管道等，检查呼吸机运行是否正常。
4. 连接呼吸机湿化用灭菌用水，悬挂标识牌，将水加至湿化罐水位线。
5. 将呼吸机推至床旁，核对患者（床号，姓名），连接氧源、电源。
6. 评估患者病情，告知患者操作目的、作用、注意事项及方法。
7. 打开呼吸机及湿化器电源。
8. 根据病情选择合适的模式，调节呼吸机参数（呼吸频率：成人 10 ～ 20/min，儿童 20 ～ 25/min；潮气量：成人 7 ～ 15ml/kg、儿童 10 ～ 12ml/kg；吸呼比：1 ：（1.5 ～ 2.0）；吸气压（IPAP）从 8 ～ 10cmH_2O 开始调节（一般调节到 10 ～ 30cmH_2O）；呼气压（EPAP）从 4 ～ 5cmH_2O 开始调节（一般调节到 6 ～ 15cmH_2O），氧浓度：根据医生医嘱及病情调节，根据病情调节报警上下限。
9. 连接患者，根据患者病情、面部大小、个人特征选择合适的鼻罩或面罩，调整固定带松紧度，使佩戴舒适，漏气量最小（如呼吸机有记忆功能或可待机的，在面罩或鼻罩与患者连接前需将呼吸机关机或调整到待机状态后再连接）。
10. 将管道固定在支臂架上，抬高床头 30° ～ 45° （病情许可下）。

11. 指导患者呼吸频率与呼吸机同步。
12. 及时处理呼吸机报警、倾倒冷凝水、添加湿化水。
13. 监测生命体征、SPO_2、呼吸机监测值，定时观察血气分析结果，听诊双肺呼吸音，评价使用效果。
14. 密切观察并发症，发现问题及时处理。

操作后

1. 协助患者取舒适体位。
2. 再次核对，整理床单位及用物。
3. 洗手、记录。

（二）评价

1. 告知有效，患者和 / 或家属知晓相关告知事项。
2. 患者生命体征、血氧饱和度平稳，氧合改善，血气分析指标。
3. 呼吸机运转正常，无报警，患者安静，舒适。
4. 患者出现异常情况时，护士处理及时。
5. 护士仪表规范、语言亲切、态度和蔼。
6. 护士操作轻柔、熟练、规范、节力。

并发症预防与处理

（一）有误吸的危险

1. 预防　不要进食过多，进食后 1h 内不宜使用呼吸机。

2. 处理　床旁备吸痰器，随时观察患者情况，发现误吸及时清除气道内分泌物。

（二）呼吸机相关性肺炎

1. 预防　及时倾倒冷凝水，抬高床头 30° ～ 45° ，保持口腔清洁，进食后及时漱口，清除食物残渣，口腔护理≥ 2 次 /d。

2. 处理　遵医嘱对症治疗，根据感染情况针对性使用漱口液，增加口腔护理次数，保证床头抬高 30° ～ 45° 。

（三）医疗器械相关性损伤

1. 预防　选择合适的鼻罩或面罩，正确佩戴，松紧度适宜，避免长时间压迫同一部位，随时对器械下方及周围皮肤进行评估，发现问题及时处理。

2. 处理

（1）及时更换质软、大小合适的鼻罩或面罩，调整面罩或鼻罩位置，固定时松紧度适宜，发现受压部位皮肤出现问题时及时减压或加衬垫。

（2）避免佩戴时间过长，根据患者病情可与吸氧交替进行。

操作考核评分标准

无创正压通气操作考核评分标准

项目	总分	评分细则	评分等级				得分及扣分依据
			A	B	C	D	
操作前	15	1. 护士：仪表规范、态度和蔼可亲，查对医嘱，洗手、戴口罩，核对患者，评估患者病情，告知目的、方法及配合要点。	6	5	4	3	
		2. 物品：准备齐全，性能良好。	5	4	3	2	
		3. 环境：安全，适合操作。	2	1	0	0	
		4. 患者：清醒患者了解目的、方法、注意事项，取得配合。	2	1	0	0	
操作中	55	1. 正确选择呼吸机管道。	2	1	0	0	
		2. 洗手或手消毒。	2	1	0	0	
		3. 正确连接吸气端、呼气端、传感器及呼吸机管道等，检查呼吸机运行是否正常。	4	3	2	1	
		4. 连接呼吸机湿化用灭菌用水，悬挂标识牌，将水加至湿化罐水位线。	4	3	2	1	
		5. 将呼吸机推至床旁，核对患者（床号，姓名），连接氧源、电源。	3	2	1	0	
		6. 评估患者病情，告知患者操作目的、作用、注意事项及方法。	5	4	3	2	
		7. 打开呼吸机及湿化器电源。	2	1	0	0	
		8. 根据病情选择合适的模式，调节呼吸机参数（呼吸频率：成人 10 ～ 20/min，儿童 20 ～ 25/min；潮气量：成人 7 ～ 15ml/kg、儿童 10 ～ 12ml/kg；吸呼比：1 ：（1.5 ～ 2.0）；吸气压（IPAP）从 8 ～ 10cmH_2O 开始调节（一般调节到 10 ～ 30cmH_2O）；呼气压（EPAP）从 4 ～ 5cmH_2O 开始调节（一般调节到 6 ～ 15cmH_2O），氧浓度：根据医生医嘱及病情调节，根据病情调节报警上下限。	8	6	4	2	
		9. 连接患者，根据患者病情、面部大小、个人特征选择合适的鼻罩或面罩，调整固定带松紧度，使佩戴舒适，漏气量最小（如呼吸机有记忆功能或可待机的，在面罩或鼻罩与患者连接前需将呼吸机关机或调整到待机状态后再连接）。	8	6	4	2	
		10. 将管道固定在支臂架上，抬高床头 30° ～ 45° （病情许可下）。	3	2	1	0	
		11. 指导患者呼吸频率与呼吸机同步。	3	2	1	0	
		12. 及时处理呼吸机报警、倾倒冷凝水、添加湿化水。	4	3	2	1	
		13. 监测生命体征、SPO_2、呼吸机监测值，定时观察血气分析结果，听诊双肺呼吸音，评价使用效果。	4	3	2	1	
		14. 密切观察并发症，发现问题及时处理。	3	2	1	0	

续表

项目	总分	评分细则	评分等级				得分及扣分依据
			A	B	C	D	
操作后	10	1. 协助患者取舒适体位。 2. 再次核对，整理床单位及用物。 3. 洗手、记录。	3 4 3	2 3 2	1 2 1	0 1 0	
综合评价	16	1. 告知有效，患者和 / 或家属知晓相关告知事项。 2. 患者呼吸氧合得到明显改善，生命体征平稳。 3. 呼吸机运转正常，患者安静、舒适。 4. 护士及时处理异常情况。 5. 护士仪表规范、语言亲切、态度和蔼。 6. 护士操作轻柔、熟练、规范、节力。	2 4 3 3 2 2	1 3 2 2 1 1	0 2 1 1 0 0	0 1 0 0 0 0	
提问	4	1. 无创正压通气的适应证有哪些？ 2. 使用无创正压通气时应注意什么？	2 2	1 1	0 0	0 0	
总分	100						

1. 无创正压通气的适应证有哪些？

各种原因引起的急慢性呼吸功能不全。

2. 使用无创正压通气时应注意什么？

（1）检查呼吸机管路连接情况，避免破损漏气，保持呼吸机运转正常。

（2）固定松紧适宜，保护受压部位皮肤，必要时使用减压贴。

（3）注意气道湿化，协助翻身拍背，鼓励患者有效咳嗽、咳痰，适当间隙饮水。

（4）注意呼吸机管道的消毒及鼻罩或面罩的清洁，鼻罩或面罩专人专用。

（5）避免在饱餐后使用呼吸机，一般在餐后 1h 左右为宜。

（6）若使用后出现不适，如胸闷、气短、剧烈头痛、鼻或耳疼痛时，应停止使用，并通知医师。

十二、有创机械通气

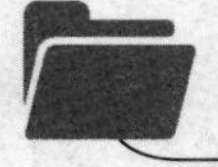

操作规程

（一）计划与实施

操作前

1. 护士：仪表规范、态度和蔼可亲，核对医嘱，洗手、戴口罩，评估患者病情，告知患者操作目的、方法及配合要点。
2. 物品：有创呼吸机及管道、无菌用水、可调节输液器、模拟肺、听诊器、呼吸机湿化用水标识牌。
3. 环境：安全、清洁、宽敞、光线充足。
4. 患者：清醒患者了解目的、方法、注意事项及配合要点，体位合适。

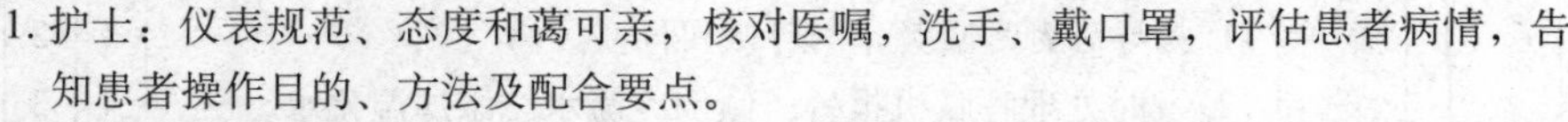

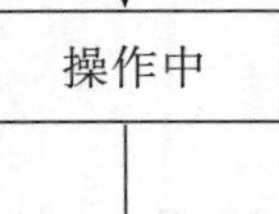

操作中

1. 根据患者年龄选择合适的呼吸机管道。
2. 手卫生。
3. 正确连接吸气端及呼气端过滤器，正确连接呼吸机管道。
4. 连接呼吸机湿化用灭菌用水，悬挂湿化用水标识牌，将水加至湿化罐水位线。
5. 将完好备用的呼吸机推至床旁，连接氧源、空气源、电源。
6. 打开电源，自检（根据呼吸机类型选择），根据医嘱、病情调节好呼吸机的通气模式及参数(呼吸频率：成人 12 ～ 16/min，儿童 22 ～ 30/min；潮气量：成人 6 ～ 8ml/kg、儿童 4 ～ 6 ml/kg；吸呼比：1：(1.5 ～ 2.0)；PEEP：3 ～ 5cmH_2O；氧浓度：根据医生医嘱及病情调节)，根据患者病情设定各参数报警限，用模拟肺连接呼吸机进行试通气，观察呼吸机转运情况，有无漏气，是否正常工作，在试运行过程中如果出现报警，则根据报警内容作相应处理。
7. 核对患者，评估患者人工气道插管深度、固定情况，听诊双肺呼吸音，评估气道是否通畅。
8. 连接患者。
9. 将管道固定在支臂架上，尽量使积水杯保持最低位，抬高床头 30° ～ 45° （病情许可下）。
10. 观察自主呼吸与呼吸机是否同步，呼吸机运转情况；听诊双肺呼吸音，观察患者生命体征和血氧饱和度变化，必要时根据患者病情及医嘱，作血气分析检查，根据结果调节呼吸机参数。
11. 使用过程中应及时发现并处理呼吸机报警，如呼吸机发生故障或报警未能排除，及时断开呼吸机给予简易呼吸器辅助通气，待故障解除试机正常后再连接呼吸机。
12. 使用过程中保持呼吸回路密闭通畅，及时清除管路冷凝水。
13. 观察湿化水使用情况，根据消耗调节输液器速度，及时添加呼吸机湿化用水。

操作后

1. 观察患者生命体征和血氧饱和度变化。
2. 协助患者取舒适体位。
3. 整理床单位及用物。
4. 洗手、记录。

（二）评价

1. 严格执行标准预防，预防医院感染。
2. 告知有效，患者和 / 或家属知晓相关告知事项。
3. 患者生命体征、血氧饱和度平稳，氧合改善，血气分析指标情况。
4. 呼吸机运转正常，无报警，患者安静，舒适。
5. 患者出现异常情况时，护士处理及时。
6. 护士仪表规范、微笑服务，语言亲切、流畅、通俗易通，态度和蔼可亲。

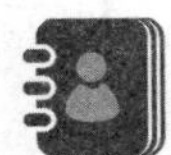

并发症预防与处理

（一）导管移位及脱出

1. 预防

（1）妥善固定导管，寸带松紧适宜，以伸进一指为宜，固定的胶布如被分泌物浸泡应及时给予更换。

(2)呼吸机管路不应固定过紧,应有一定的活动余地,对于躁动、不配合患者更应注意,以免牵拉使导管脱出。

(3) 翻身时一定先把管路从机械臂上放下翻身后再重新固定，以免牵拉引起导管脱出。

(4) 对于不配合治疗或无意识的患者应给予适当的约束，并加强巡视，以免自行拔出插管。

(5)每班认真检查导管的深度,听诊两肺,判断两侧呼吸音是否一致,并及时准确记录,如果深度发生改变，立即给予调整。

2. 处理

(1) 立即通知医师。

(2) 保持呼吸道通畅，吸氧，对于无自主呼吸患者应立即用呼吸囊辅助呼吸，同时准备重新插管。

(3) 插管后加强看护。

(二) 气压伤（皮下气肿、纵隔气肿）

1. 预防

(1) 气管切开 24h 内，护士应严密观察有无皮下气肿、纵隔气肿。

(2) 定期检查皮下有无捻发音，记录皮下气肿发生的部位、范围。

2. 处理　及时通知医师，及时给予对症处理。

(三) 呼吸机相关性肺炎

1. 预防

(1) 如无禁忌证，应将床头抬高 30° ～ 45° 。

(2) 吸痰时严格执行无菌操作，吸痰前后，必须遵循手卫生规则。

(3) 充分进行声门下分泌物的引流，保持气管插管气囊压力在 25 ～ 30cmH_2O。

(4) 采用 0.02% 洗必泰进行口腔护理，每日 2 次。

(5) 予以翻身、拍背，以利于痰液引流 .

(6) 及时倾倒呼吸机管路的冷凝水，防止冷凝水流向患者气道。

(7) 不常规更换呼吸机管道，有明显分泌物污染时应及时更换。

(8) 每日用 500mg/L 的含氯消毒剂擦拭呼吸机外壳和按钮，75% 乙醇溶液擦拭呼吸机面板。

(9) 及时评估患者，尽早撤机和拔管。

2. 处理　对症处理，如为特殊感染患者，做好特殊感染消毒隔离措施。

(四) 过度通气或不足

1. 预防

(1) 选择合适的呼吸机管路，减少呼吸死腔，保证呼吸机管路的密封。

(2) 根据患者病情、血气分析结果合理调节呼吸机参数。

（3）随时检查呼吸机管道连接是否紧密，防止漏气。

2. 处理

（1）及时通知医师，调整呼吸支持参数。

（2）严密观察病情变化。

（五）气管黏膜溃疡

1. 预防

（1）气囊压力维持在 25 ～ 30cmH_2O。

（2）短期不能脱机的患者，及早行气管切开，避免局部长期受压。

（3）吸痰时负压不可过大，时间不宜过长，以免损伤气道。

（4）严格无菌操作，有效清理呼吸道，避免气道黏膜继发性的感染。

（5）严密观察痰液的性质、量。

2. 处理　对症处理，适当用止血药。

（六）喉与气管损伤

1. 预防

（1）插管时动作轻、快、准，防止损伤。

（2）插管后尽量减少导管在喉内的活动度。

（3）尽量缩短带管时间。

（4）拔管时充分放气。

2. 处理　及时通知医师，对症处理。

操作考核评分标准

有创机械通气操作考核评分标准

项目	总分	评分细则	评分等级				得分及扣分依据
			A	B	C	D	
操作前	10	1. 护士：仪表规范、态度和蔼可亲，核对医嘱，洗手、戴口罩，评估患者病情，告知患者操作目的、方法及配合要点。	3	2	1	0	
		2. 物品：准备齐全，性能良好。	3	2	1	0	
		3. 环境：安全，合适操作；	2	1	0	0	
		4. 患者：清醒患者了解目的、方法、注意事项，取得配合。	2	1	0	0	
操作中	56	1. 根据患者年龄、选择合适的管道。	4	3	2	1	
		2. 手卫生。	4	3	2	1	
		3. 正确连接管道、熟练。	4	3	2	1	
		4. 加入湿化水适量。	3	2	1	0	
		5. 连接氧源、空气源正确。	3	2	1	0	
		6. 打开呼吸机及湿化器电源。	3	2	1	0	
		7. 根据患者病情，选择合适的模式。	4	3	2	1	
		8. 正确调节参数。	4	3	2	1	
		9. 设置呼吸机报警限	4	3	2	1	

续表

项目	总分	评分细则	评分等级 A	B	C	D	得分及扣分依据
		10. 接模拟肺，试运行。	3	2	1	0	
		11. 评估患者人工气道的深度，固定稳妥，听诊双肺呼吸音，气道是否通畅。	4	3	2	1	
		12. 连接患者，妥善固定呼吸机管道。	3	2	1	0	
		13. 抬高床头 30° ～45° 。	3	2	1	0	
		14. 监测生命体征、SPO_2、呼吸机监测值。	3	2	1	0	
		15. 听诊双肺呼吸音，检查通气效果。	3	2	1	0	
		16. 及时处理呼吸机报警、倾倒冷凝水、添加湿化水。	4	3	2	1	
操作后	10	1. 再次核对，协助患者取合适体位。	4	3	2	1	
		2. 整理床单位，用物处理正确。	4	3	2	1	
		3. 洗手，记录。	2	1	0	0	
综合评价	20	1. 告知到效，患者和 / 或家属知晓相关告知事项。	3	2	1	0	
		2. 患者生命体征、血氧饱和度平稳，氧合改善，血气分析指标情况。	4	3	2	1	
		3. 呼吸机运转正常，无报警，患者安静、舒适。	4	3	2	1	
		4. 患者出现异常情况时，护士处理及时。	3	2	1	0	
		5. 护士仪表规范、微笑服务，语言亲切、流畅、通俗易通，态度和蔼可亲。	3	2	1	0	
		6. 护士操作轻柔、熟练、规范、节力。	3	2	1	0	
提问	4	1. 有创机械通气的适应证有哪些?	2	1	0	0	
		2. 有创机械通气的注意事项有哪些?	2	1	0	0	
总分	100						

1. 有创机械通气的适应证有哪些?

（1）严重呼吸衰竭。

（2）严重的呼吸困难。

（3）慢性呼吸衰竭患者缓解期的应用。

2. 有创机械通气的注意事项有哪些?

（1）执行标准预防，预防医院感染。

（2）无禁忌证患者保持床头抬高 30° ～45° 。

（3）及时处理报警，如呼吸机发生故障或报警未能排除，应断开呼吸机给予简易呼吸器手动通气，待故障解除试机正常后再连接呼吸机。

（4）及时评估，尽早脱机拔管。

十三、洗　　胃

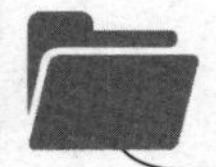

操作规程

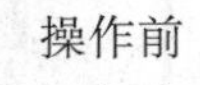

（一）计划与实施

操作前

1. 护士：仪表规范、态度和蔼、动作迅速，核对医嘱，了解病情，所服毒物的名称、性质、剂量及时间，评估患者口（鼻）腔黏膜情况、有无活动性义齿，胃和心脏有无疾病史，洗手，戴口罩、手套，向患者或家属解释洗胃的目的、方法、注意事项及配合要点。
2. 物品：洗胃机、无菌洗胃包，洗胃液、橡胶单、治疗巾、标本采集容器或试管、量杯、水温计、压舌板、开口器、消毒石蜡油、纱布、50ml 注射器、水桶 2 只。
3. 环境：整洁、安静、安全、宽敞、明亮。
4. 患者（清醒）：理解目的，愿意合作。

操作中

1. 核对患者姓名、年龄。
2. 取得患者合作，签署知情同意书。
3. 患者取头低左侧卧位，烦躁者取平卧位，头偏向一侧，适当约束，注意安全。
4. 插胃管：检查胃管是否通畅，消毒石蜡油润滑胃管前端，开口器撑开口腔，由口腔插入胃管 55 ～ 60cm。
5. 检测胃管是否在胃内：挤压橡胶球或连接注射器，抽出胃内容物，夹闭胃管远端，挤压橡胶球，胃部能听到气过水声；将胃管末端置于水杯中的液面下，无气泡逸出。
6. 用胶布固定胃管，并做标记。
7. 洗胃

（1）洗胃机洗胃：连接洗胃机，调节参数，开始洗胃。

（2）人工灌洗：连接漏斗胃管，置漏斗低于胃部水平位置，挤压橡胶球，抽尽胃内容物。举漏斗高过头部 30 ～ 50cm，将洗胃液缓缓倒入漏斗 300 ～ 500ml。当漏斗内尚余少量溶液时，速将漏斗降低至胃部以下，利用虹吸原理将胃内容物引出。反复如此灌洗，直至洗出液澄清无味为止。

8. 注意观察：生命体征，洗胃液的颜色、性质、量、气味。
9. 洗胃完毕，根据病情及所服毒物的种类，拔出或保留胃管。

操作后

1. 协助患者清洁工作，必要时擦洗身体、洗头、更换衣物。
2. 安置舒适体位，整理用物。
3. 洗手、记录。

（二）评价

1. 告知到位，语言亲切、态度和蔼，患者和 / 或家属知晓相关告知事项。
2. 用物准备齐全，操作熟练、迅速准确。
3. 插胃管方法正确，判断胃管在胃内方法正确。
4. 无相关并发症发生。
5. 灌洗中能及时发现问题，处理问题。

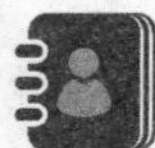

并发症预防与处理

（一）吸入性肺炎

1. 预防

（1）洗胃时采用头低左侧卧位，烦躁者取平卧位，头偏向一侧，确保胃管在胃内，拔管时反折或夹住胃管末端，防止反流。

（2）烦躁患者可视情况给予镇静药。

（3）昏迷患者洗胃时应谨慎，必要时在洗胃前气管插管，将气囊充气，避免胃液吸入呼吸道。

（4）洗胃过程中，保持灌入量与排出量平衡。

（5）洗胃毕，协助患者多翻身、拍背，以利于痰液排出。有肺部感染迹象者及时应用抗菌药物。

2. 处理

（1）发现误吸、胃内反流时，立即停止洗胃，通知医师紧急处理，用气管插管或纤维支气管镜将异物吸出。

（2）为避免左心室负担过重和胶体渗入肺间质，可使用利尿药，必要时使用糖皮质激素。

（3）如合并感染，可根据医嘱选用敏感抗菌药物治疗，并监测生命体征。

（二）窒息

1. 预防

（1）插管前在胃管表面涂消毒石蜡油，减少对喉头的摩擦和刺激。

（2）患者取侧卧位，及时清除口腔及鼻腔分泌物，保持呼吸道通畅。

（3）熟练掌握胃管置入技术，胃管置入后，确认胃管在胃内后方可进行洗胃操作。

（4）洗胃前备好氧气、吸引器、气管插管等装置和设备。

2. 处理

（1）发现窒息时，立即停止洗胃，患者取侧卧位，及时清除口腔及鼻腔分泌物。

（2）及时报告医师，积极采取抢救措施。

（三）急性胃扩张

1. 预防

（1）洗胃前准备好足量的洗胃液，以防洗胃过程中因洗胃液不足导致空气吸入胃内。

（2）食物中毒患者，洗胃前应先进行催吐（清醒患者），以防食物阻塞胃管。

（3）昏迷患者采取小剂量灌洗更为安全可靠。

（4）洗胃过程中，严密观察并记录每次出入量，保持灌入量与排出量平衡；吸出或注入洗胃液时压力适度；当抽吸无液体流出时，及时判断是胃管阻塞还是胃内液体抽空。

（5）严密观察病情变化，如神志、瞳孔、呼吸、血压及上腹部是否膨隆等。

2. 处理

(1) 确认患者已发生急性胃扩张，协助患者取半坐卧位，将头偏向一侧，并查明原因。如因洗胃管孔被食物残渣阻塞引起，立即更换胃管、重新插入，将胃内容物吸出；如为洗胃过程中空气吸入胃内引起，则应用负压吸引将空气吸出。

(2) 立即停止操作，并通知医师做相应处理，清醒患者发生急性胃扩张时可行催吐，以促进胃内液体排出。

(四) 胃穿孔

1. 预防

(1) 掌握洗胃禁忌证，服强酸、强碱等腐蚀性药物的患者切忌洗胃，以免造成穿孔；根据毒物性状予以物理性对抗剂，如牛奶、豆浆、蛋清液、米汤等保护胃黏膜。

(2) 操作轻柔，避免动作粗暴。

2. 处理

(1) 发生急性胃穿孔时，可先采用非手术治疗，行胃肠减压、输液及抗感染治疗。

(2) 必要时紧急手术。

(五) 低钾血症

1. 预防

(1) 尽量使用等渗洗胃液。

(2) 每次灌入量以 300 ～ 500ml 为宜，防止一次性注入太多液体使其进入肠内。

(3) 洗胃后常规检查血钾。

2. 处理

(1) 根据患者临床表现结合实验室检查，明确诊断后可酌情口服补钾。

(2) 必要时根据医嘱静脉补钾。

(六) 急性水中毒

1. 预防

(1) 选用粗胃管，对洗胃液量大的患者常规使用脱水药。

(2) 洗胃过程中应严密观察病情变化，如神志、瞳孔、呼吸、血压及上腹部是否膨隆等。对洗胃时间相对长者，应在洗胃过程中常规查电解质水平，并随时观察有无眼结膜水肿及病情变化等。

(3) 对昏迷患者采用小剂量灌洗更为安全，每次灌入量 300ml 为宜，并保持出入量平衡。

(4) 毒物不明患者洗胃时，最好选用清水洗胃，再更换为 0.9% ～ 1% 的温盐水洗胃至清亮无味为止，避免造成低渗性水中毒。

2. 处理

(1) 出现水中毒应及时处理，轻者禁水可自行恢复，重者立即给予 3% ～ 15% 的高渗氯化钠溶液静脉滴注，及时纠正机体的低渗状态。

(2) 出现脑水肿时，应及时应用甘露醇、地塞米松纠正。

（3）出现抽搐、昏迷者，立即用开口器或口咽通气管保护舌头，同时加用镇静药，加大吸氧流量，加用床栏保护患者，防止坠床。

（4）肺水肿严重、出现呼吸衰竭者，及时行气管插管，必要时呼吸机辅助呼吸。

（七）虚脱及寒冷反应

预防与处理

（1）清醒患者洗胃前做好心理疏导，尽可能消除患者紧张恐惧的情绪，以取得合作，必要时加用镇静药。

（2）洗胃液温度应控制在 25 ～ 38℃。

（3）注意给患者保暖，及时更换浸湿衣物。

操作考核评分标准

洗胃操作考核评分标准

项目	总分	评分细则	评分等级				得分及扣分依据
			A	B	C	D	
操作前	15	1. 护士：仪表规范、态度和蔼可亲，核对医嘱，洗手、戴口罩；向患者或家属解释洗胃的目的、方法、注意事项及配合要点；评估患者生命体征、意识状态、合作程度、有无洗胃禁忌，了解病情，所服毒物的名称、性质、剂量及时间，评估患者口（鼻）腔黏膜情况、有无活动性义齿，胃和心脏有无疾病史。	5	4	3	2	
		2. 物品：准备齐全，放置合理，洗胃液选择正确。	4	3	2	1	
		3. 环境：整洁、安静、安全、宽敞。	3	2	1	0	
		4. 患者：理解目的，愿意合作，取舒适体位。	3	2	1	0	
操作中	50	1. 将用物携至床旁，核对患者姓名、年龄。	2	1	0	0	
		2. 取得患者合作，签署知情同意书。	3	2	1	0	
		3. 患者取头低左侧卧位，烦躁者取平卧位，头偏向一侧，适当约束，注意安全。	5	4	3	2	
		4. 插胃管：检查胃管是否通畅，消毒石蜡润滑胃管前端，开口器撑开口腔，由口腔插入胃管 55 ～ 60cm。	5	4	3	2	
		5. 检测胃管是否在胃内的方法正确。	3	2	1	0	
		6. 用胶布固定胃管，并做标记。	5	4	3	2	
		7. 洗胃（两种方法，可任选一种进行评分）					
		（1）洗胃机洗胃：连接洗胃机，调节参数，开始洗胃。	10	8	6	4	
		（2）人工灌洗：连接漏斗胃管，置漏斗低于胃部水平位置，挤压橡胶球，抽尽胃内容物。举漏斗高过头部 30 ～ 50cm，将洗胃液缓缓倒入漏斗 300 ～ 500ml。当漏斗内尚余少量溶液时，速将漏斗降低至胃部以下，利用虹吸原理将胃内容物引出。反复如此灌洗，直至洗出液澄清无味为止；	10	8	6	4	
		8. 注意观察：生命体征，洗胃液的颜色、性质、量、气味。	5	4	3	2	
		9. 洗胃完毕，根据病情及所服毒物的种类，拔出或保留胃管。	2	1	0	0	

续表

项目	总分	评分细则	评分等级				得分及扣分依据
			A	B	C	D	
操作后	16	1. 协助患者清洁工作，必要时擦洗身体、洗头、更换衣物。	6	4	2	0	
		2. 安置舒适体位，整理用物。	5	4	3	2	
		3. 洗手、记录。	5	4	3	2	
综合评价	15	1. 告知到位，患者和 / 或家属知晓相关告知事项；	3	2	1	0	
		2. 用物准备齐全，迅速准确。	3	2	1	0	
		3. 插胃管方法正确，判断正确。	3	2	1	0	
		4. 无相关并发症发生。	3	2	1	0	
		5. 灌洗中能及时发现问题，处理问题。	3	2	1	0	
提问	4	1. 洗胃的目的是什么？	2	1	0	0	
		2. 判断胃管在胃内的方法是什么？	2	1	0	0	
总分	100						

1. 洗胃的目的是什么？

（1）清除胃肠道尚未吸收的毒物。

（2）减轻胃黏膜水肿。

（3）胃肠清洗。

2. 判断胃管在胃内的方法是什么？

（1）挤压橡胶球或连接注射器，抽出胃内容物。

（2）夹闭胃管末端，挤压橡胶球，胃部能听到气过水声。

（3）胃管末端置于水杯中的液面下，无气泡逸出。

十四、止血、包扎

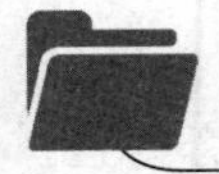

操作规程

（一）计划与实施

操作前

1. 护士：仪表规范、态度和蔼可亲、动作迅速准确，洗手，戴口罩、手套，告知患者操作目的、方法及配合要点。
2. 物品：无菌纱布、纱布垫（或衬垫）、绷带（可用干净的手帕、毛巾等代替）、止血带、胶布、标记卡、回形针。
3. 环境：安全、宽敞、明亮。
4. 患者：理解目的，配合操作。

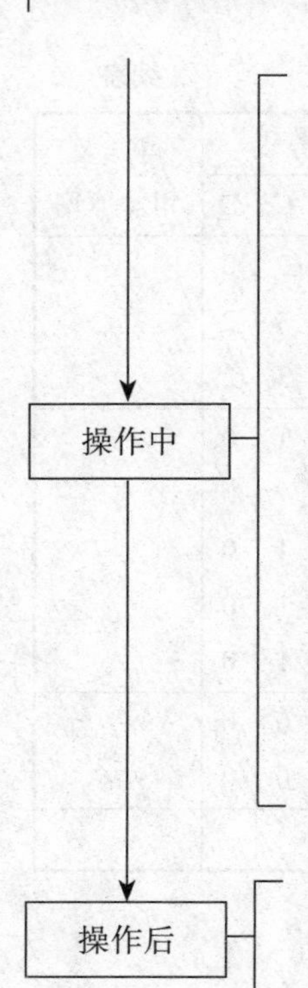

1. 携用物至患者旁，核对患者，自我介绍。
2. 协助患者取适当体位。
3. 检查伤口，迅速判断出血性质。
4. 根据出血部位、性质及现场的具体条件选择最佳止血包扎方法。
5. 止血带止血法（以橡皮止血带为例）
(1) 在伤口近心端用衬垫环绕肢体并平整垫好
(2) 左手拇指、示指、中指持止血带的头端，将长的尾端绕肢体 1 周后压住头端，再绕肢体 1 周，用左手示指、中指夹住尾端将其从止血带下拉过，由另一缘牵出，使之成为一个活结。
(3) 止血带松紧适宜（以出血停止、远端摸不到动脉搏动、止血带最松状态为宜)。
(4) 填写标记卡：注明止血部位、时间（字迹清楚)。
(5) 将标记卡固定在患者的前胸部。
6. 加压包扎
(1) 伤口处用无菌纱布覆盖，超过伤口（无菌原则取敷料)。
(2) 纱布上用绷带根据伤口大小、部位作环形、螺旋或螺旋反折加压包扎，最后用胶布将绷带尾端固定或剪开绷带尾打结固定。

1. 协助患者取舒适体位、更换衣物。
2. 整理用物，观察出血情况。
3. 洗手、记录、签名。

（二）评价

1. 止血、包扎方法正确，松紧适宜，无相关并发症发生。

2. 根据出血具体情况，选择不同的止血包扎方法，出血得到有效控制。

3. 包扎时加压均匀，包扎平整美观，敷料无外露，绷带卷无脱落，尾端固定稳妥。

4. 判断准确，操作熟练。

并发症预防与处理

（一）神经、软组织或肌肉损伤

预防与处理

(1) 选择止血带时禁止使用铁丝、电线等代替止血带。

(2) 止血带应扎在伤口的近心端，并尽量靠近伤口。

(3)扎止血带松紧度要适宜,以出血停止、远端摸不到动脉搏动、止血带最松状态为宜，一般的压力标准为上肢 250 ～ 300mmHg，下肢为 300 ～ 500mmHg。

(4) 使用止血带的伤员在其手腕或胸前衣服上做明显标记，注明止血带使用时间。

(5) 尽可能缩短止血带使用时间，总时间不超过 5h，使用过程中应每隔 0.5 ～ 1h 放松 1 次，每次放松 2 ～ 3min。

（二）止血带休克

预防与处理

(1) 尽量缩短止血带使用时间。

（2）松止血带前充分补充血容量。

（3）应缓慢松开止血带，避免快速松开。

操作考核评分标准

止血、包扎操作考核评分标准

项目	总分	评分细则	评分等级				得分及扣分依据
			A	B	C	D	
操作前	16	1. 护士：仪表规范、和蔼可亲、动作迅速准确，洗手，戴口罩、手套，自我介绍，告知患者操作目的、方法及配合要点。	5	4	3	2	
		2. 物品：无菌纱布、纱布垫（或衬垫）、绷带（或干净的手帕、毛巾等）、橡皮止血带、胶布、标记卡、回形针，用物放置合理。	5	4	3	2	
		3. 环境：安全、宽敞、明亮。	3	2	1	0	
		4. 患者：理解目的，配合操作。	3	2	1	0	
操作中	55	1. 携用物至患者旁，核对患者。	3	2	1	0	
		2. 做好操作前沟通解释。	4	3	2	1	
		3. 协助患者取适当体位。	2	1	0	0	
		4. 检查伤口，迅速判断出血性质。	3	2	1	0	
		5. 根据出血部位、性质及现场的具体条件选择最佳止血包扎方法。	4	3	2	1	
		6. 止血带止血法（以橡皮止血带为例）					
		（1）在伤口近心端用衬垫环绕肢体并平整垫好。	4	3	2	1	
		（2）左手拇指、示指、中指持止血带的头端。	4	3	2	1	
		（3）将长的尾端绕肢体 1 周后压住头端，再绕肢体 1 周，用左手示指、中指夹住尾端。	5	4	3	2	
		（4）将其从止血带下拉过，由另一缘牵出，使之成为一个活结。	4	3	2	1	
		（5）止血带松紧适宜（以出血停止、远端摸不到动脉搏动、止血带最松状态为宜）。	4	3	2	1	
		（6）填写标记：注明止血部位、时间（字迹清楚）。	3	2	1	0	
		（7）将标记卡固定在患者的前胸部。	2	1	0	0	
		7. 加压包扎					
		（1）伤口处用无菌纱布覆盖，超过伤口（无菌原则取敷料）。	4	3	2	1	
		（2）在纱布上用绷带根据伤口大小、部位作环形、螺旋或螺旋反折加压包扎。	5	4	3	2	
		（3）用胶布将绷带尾端固定或剪开绷带尾打结固定。	4	3	2	1	
操作后	10	1. 协助患者取舒适体位、更换衣物。	2	1	0	0	
		2. 整理用物，观察出血情况。	5	4	3	2	
		3. 洗手、记录。	3	2	1	0	

续表

项目	总分	评分细则	评分等级				得分及扣分依据
			A	B	C	D	
综合评价	15	1. 止血、包扎方法正确，松紧适宜。	5	4	3	2	
		2. 出血得到有效控制，无相关并发症发生。	5	4	3	2	
		3. 包扎时加压均匀，包扎平整美观，敷料无外露，绷带卷无脱落，尾端固定稳妥。	4	3	2	1	
		4. 判断准确，操作熟练。	2	1	0	0	
提问	4	1. 止血、包扎的目的是什么？	2	1	0	0	
		2. 止血、包扎的注意事项有哪些？	2	1	0	0	
总分	100						

1. 止血、包扎的目的是什么？

（1）防止创伤后出血过多、休克而引起生命危险。

（2）保护伤口，防止进一步污染。

（3）固定敷料和骨折位置。

（4）减轻疼痛。

2. 止血、包扎的注意事项有哪些？

（1）条件允许前提下，必须使用无菌敷料，在紧急状态下，现场任何清洁而合适的物品都可临时作为止血包扎用物。

（2）止血带应扎在伤口的近心端，尽量靠近伤口，松紧度以出血停止、远端摸不到动脉搏动、止血带最松状态为宜，在患者手腕或胸前做明显标记，并注明扎止血带的时间，使用过程中止血带应每隔 0.5 ～ 1h 放松 2 ～ 3min，松解时可用按压法止血。

（3）禁止使用铁丝、电线等代替止血带，紧急情况下可用绷带、布带等代替。

（4）包扎要牢固、松紧要适宜，从远心端向近心端方向包扎，并将指（趾）端外露。

（5）绷带固定时严禁在伤口、骨隆突处和易于受压部位打结，打的结应放在肢体外侧。

十五、有效排痰

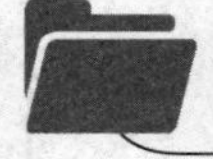

操作规程

（一）计划与实施

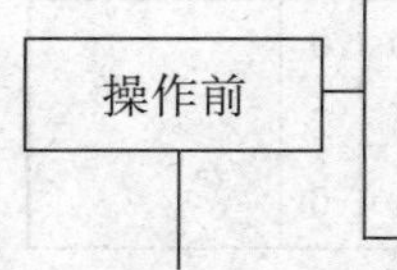

操作前

1. 护士：仪表规范，态度和蔼可亲，核对患者并评估病情和咳痰能力，洗手、戴口罩，告知患者操作目的、方法及配合要点。
2. 环境：清洁、宽敞、安全、光线充足。
3. 物品：听诊器、血压计、水、治疗碗（内盛温水）、吸管、纸巾、治疗巾。
4. 患者：了解目的、方法、注意事项及配合要点，取合适体位。

操作中

1. 备齐用物放治疗车上，推至患者床旁，核对患者（床号，姓名、腕带等）。
2. 洗手或手消消毒。
3. 时间：餐前 30min 或餐后 2h 进行。
4. 体位：根据患者病灶部位和耐受程度取合适的体位。
5. 排痰方法

（1）有效咳嗽：①患者取坐位，上身微向前倾，双肩放松；②缓慢深吸气；③屏气 1s，张口连咳 3 次，咳嗽时收缩腹肌；④停止咳嗽，缩唇将剩余气体缓慢呼出；⑤缓慢深呼吸，重复以上动作，每次训练可重复 2 ～ 3 个以上动作。

（2）叩击：根据患者病情、体形、营养状况、耐受能力，合理选择叩击方式、时间和频率；叩击时将手掌微曲成弓状，五指并拢，以手腕为支点，借助上臂力量有节奏地叩拍患者胸部，叩拍幅度以 10cm 左右为宜，叩拍频率 2 ～ 5 次 /s，每个治疗部位重复时间 3 ～ 5min，单手或双手交替叩拍，可直接或隔着衣物（不宜过厚）叩拍。重点叩拍需引流部位，沿着支气管走向由外周向中央叩拍。注意避开乳房、心脏和骨突（脊椎、胸骨、肩胛骨）部位。避免叩拍心脏、乳腺、肾脏和肝脏等重要脏器，以及肿瘤部位。注意保护胸、腹部伤口，合并气胸、肋骨骨折时，禁做叩击。

（3）振颤法（振动法）：用双手掌交叉重叠在引流肺区的胸壁上，双肘关节保持伸直，嘱患者深吸气，在呼气的同时借助上肢重力快速振动胸壁，频率 12 ～ 20 次 /s，每个治疗部位振动时间 3 ～ 5min。

（4）体位引流：置患者于特殊体位（病变部位在高位），支气管的开口向下，将肺与支气管所存积的分泌物，借重力作用使其流入大气管并咳出体外；引流时嘱患者间歇深呼吸并尽力咳痰，护士轻叩相应部位，提高引流效果；引流时宜选择空腹，每日 3 ～ 4 次，每种体位维持 20 ～ 30min。严重高血压、心力衰竭、高龄、极度衰弱、意识不清等患者应禁忌体位引流。

6. 排痰后再次肺部听诊。
7. 协助患者清洁面部、温水漱口，洗手或手消消毒。
8. 指导患者自我叩击的方法。
9. 密切观察患者意识及生命体征变化。

操作后

1. 协助患者取舒适体位。
2. 再次核对，整理床单位及用物。
3. 洗手、记录、签字。

（二）评价

1. 患者能否自主排痰。
2. 听诊患者双肺呼吸音有无啰音。
3. 无相关并发症发生。

并发症的预防与处理规范

（一）疼痛

1. 预防　操作前评估患者胸部有无损伤，有无手术，有无胸壁疼痛等。

2. 处理

（1）立即停止相关操作，密切观察一般情况，询问患者感受。

（2）评估患者病情，如有特殊及时告知医师，协助医师行相应处理。

（二）呼吸困难

1. 预防

（1）操作前评估患者患者病情，耐受力、配合能力，有无操作禁忌症；

（2）倾听患者感受，观察患者反应，发现呼吸改变及时停止操作。

2. 处理

（1）立即停止操作，协助患者取舒适体位，通知医师，予吸氧。

（2）观察患者症状有无缓解。

操作考核评分标准

有效排痰操作考核评分标准

项目	总分	评分细则	评分等级				得分及扣分依据
			A	B	C	D	
操作前	15	1. 护士：仪表规范，态度和蔼可亲，查对医嘱，洗手、戴口罩，告知患者操作目的、方法及配合要点。	3	2	1	0	
		2. 物品：根据病情需要备齐物品，放置合理。	3	2	1	0	
		3. 环境：安静、清洁，适合操作。	4	3	2	1	
		4. 患者：了解目的、方法、注意事项，取得配合。	5	4	3	2	
操作中	55	1. 携用物至患者床旁，放置合理，核对床号、姓名。	5	4	3	2	
		2. 洗手或手消消毒。	5	4	3	2	
		3. 指导患者配合方法，根据病情取合适体位。	5	4	3	2	
		4. 根据患者情况选择排痰方法。					
		（1）有效咳嗽方法正确。	8	6	4	2	
		（2）叩击方法正确。	8	6	4	2	
		（3）振颤法方法正确。	8	6	4	2	
		（4）体位引流方法正确。	5	4	3	2	
		5. 听诊肺部呼吸音。	5	4	3	2	
		6. 测量生命体征。	6	5	4	3	
操作后	10	1. 再次核对，观察、询问患者感受。	2	1	0	0	
		2. 协助患者漱口，取舒适体位。	3	2	1	0	
		3. 整理床单位，用物处理正确。	2	1	0	0	
		4. 洗手，记录，签字。	3	2	1	0	
综合评价	15	1. 告知有效，患者和 / 或家属知晓相关告知事项。	3	2	1	0	
		2. 护士及时处理异常情况。	3	2	1	0	
		3. 正确指导患者获得排痰的知识及技能。	3	2	1	0	
		4. 护士仪表规范、语言亲切、态度和蔼。	3	2	1	0	
		5. 护士动作轻柔、熟练、规范、节力。	3	2	1	0	
提问	5	1. 有效排痰的评估及观察要点是什么？	3	2	1	0	
		2. 有效排痰的注意事项有哪些？	2	1	0	0	
总分	100						

1. 有效排痰的评估及观察要点？

(1) 评估患者的病情、意识、咳痰能力、影响咳痰的因素、合作能力。

(2) 观察痰液的颜色、性质、量、气味，与卧位的关系。

(3) 评估肺部呼吸音的情况。

2. 有效排痰的注意事项有哪些？

(1) 注意保护胸、腹部伤口，合并气胸、肋骨骨折时禁做叩击。

(2) 根据患者体形、营养状况、耐受能力，合理选择叩击方式、时间和频率。

(3) 操作过程中密切观察患者意识及生命体征变化。

十六、经鼻或口腔吸痰

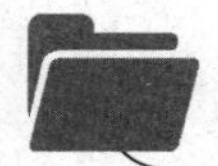

操作规程

(一) 计划与实施

操作前

1. 护士：仪表规范、态度和蔼可亲，查对医嘱，洗手、戴口罩，听诊肺部痰鸣音及检查患者口鼻腔情况（口腔吸痰困难时，由鼻腔吸痰；昏迷者用开口器协助张口；有活动义齿应取下），告知患者操作目的、方法及配合要点。
2. 物品：治疗车、一次性连接导管、一次性吸痰管、生理盐水、灭菌注射用水、纱布、听诊器、电筒、电动吸引器或中心吸引器装置（性能良好，处于备用状态），必要时备压舌板、口咽管，开口器、舌钳、电插板。
3. 环境：安静、整洁、安全。
4. 患者：了解目的、方法、注意事项及配合要点，体位合适。

操作中

1. 携用物至患者床旁，核对（床号、姓名），协助取舒适体位。
2. 手卫生。
3. 协助患者头偏向一侧，面向操作者，吸痰前提高吸氧流量。
4. 电动吸引器：接通电源，打开开关，检查吸引器性能，调节负压：成人 0.02 ～ 0.04MPa（150 ～ 300mmHg；儿童：0.01 ～ 0.02MPa（75 ～ 150mmHg）；新生儿 < 0.01MPa（< 75mmHg）。

中心负压吸引装置：安装负压吸引装置，调节负压。

5. 打开吸痰管外包装前端，取出无菌手套戴在右手，将吸痰管抽出并盘绕在戴有无菌手套的手中，根部与负压管相连。
6. 吸痰通道：口腔→咽喉或鼻腔→咽喉。
7. 非无菌手手持吸痰管与连接管处（不堵侧孔，防止负压产生），用戴无菌手套的一只手持吸痰管前端，插入口咽部（10 ～ 15cm），再用拇指堵住吸痰管末端侧孔（产生负压），轻柔左右旋转，缓慢向上提拉吸尽痰液，吸痰时间每次 < 15s，必要时反复吸（需间隔 3 ～ 5min），连续不超过 3 次。严格无菌技术操作，每吸痰 1 次应更换吸痰管。
8. 退出吸痰管，将右手无菌薄膜手套及吸痰管反转脱下，同无菌纸一起丢入医用垃圾桶，用生理盐水或灭菌注射用水冲洗连接管。
9. 观察反应、吸痰效果、气道通畅情况和吸出液颜色、量、性状。

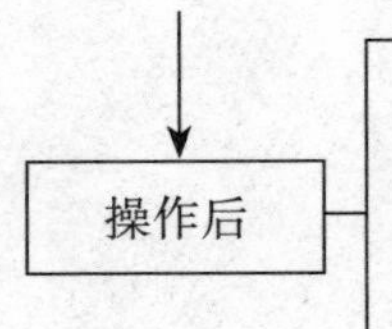

1. 擦净脸部分泌物，再次听诊患者肺部痰鸣音，核对，观察、询问患者感受，将吸氧流量调至原水平，协助取舒适体位。
2. 处理用物，连接导管前端用无菌纱布包好。
3. 定时更换吸痰用物，定时消毒，定时倾倒贮液瓶痰液（贮液瓶不得超过 2/3，以免过满引起痰液反流至负压吸引端。
4. 洗手，记录。

（二）评价

1. 告知到位，患者和 / 或家属知晓相关告知事项。

2. 患者呼吸道分泌物吸出，呼吸情况得到改善。

3. 无菌观念强，每吸一次更换一次吸痰管。

4. 痰液黏稠时，能配合叩背、雾化吸入。

5. 护士仪表规范、微笑服务，语言亲切、流畅、通俗易懂，态度和蔼可亲。

6. 护士操作轻柔、熟练、规范。

7. 无相关并发症发生。

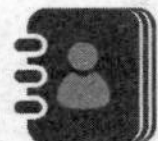

并发症预防与处理

（一）呼吸道黏膜损伤

1. 预防

（1）严格无菌操作，吸痰盒内用物齐备。

（2）做好口腔护理，密切观察口腔黏膜有无损伤。

（3）根据年龄、痰液的性质选用型号合适的吸痰管，有气管插管者，选用外径小于气管插管 1/2 的吸痰管，吸引时测量长度，将吸痰管插至超出气管插管末端 1 ～ 2cm 的位置进行浅吸引。

（4）每次操作最多吸引 3 次，每次持续不超 10 ～ 15s，同时查看负压，避免过高，吸引管拔出应边旋转边退出。

2. 处理

（1）吸痰动作宜轻柔，忌插管粗暴。

（2）吸痰管不宜插入过深。

（3）吸引装置负压不能过大，调节负压：成人 0.02 ～ 0.04MPa（150 ～ 300mmHg）；儿童 0.01 ～ 0.02MPa（75 ～ 150mmHg）；新生儿＜ 0.01MPa（＜ 75mmHg）。

（4）插管时关闭负压，回抽吸痰管时旋转并边退边吸，避免气道局部持续负压加重损伤气道。

（5）尽量鼓励患者自行咳痰，促进损伤气道黏膜修复。

（6）必要时遵医嘱用药。

（二）缺氧

1. 预防

（1）评估患者的病情、意识、呼吸状况、合作程度及缺氧状况，给予适合的吸氧方式。

（2）吸痰前给予高浓度氧，可给予 100% 纯氧 30 ～ 60s，以提高血氧浓度。

（3）吸痰时密切观察患者生命体征和氧饱和度的变化。

（4）严格遵医嘱调节氧流量并观察血氧饱和度值，动态调整氧流量。

2. 处理

（1）气道痉挛时，应暂停吸痰。

（2）操作时发生异常需立即停止吸痰，并给予吸氧或加大浓度吸氧，观察缺氧程度改善情况。一旦发生心脏骤停，立即配合医师抢救。

（3）采用间歇吸引法，将拇指交替按压和放松吸引导管的控制口，以缓解缺氧。

（三）支气管痉挛

1. 预防

（1）吸痰时密切观察患者反应，发现异常及时停止吸痰。

（2）操作时动作应轻柔，避免刺激支气管黏膜。

2. 处理

（1）发生时暂停吸痰。

（2）发生异常需立即停止吸痰，并给予吸氧或加大浓度吸氧，观察缺氧程度改善情况。一旦发生心脏骤停，立即配合医师抢救。

操作考核评分标准

经鼻或口腔吸痰操作规程考核评分标准

项目	总分	评分细则	评分等级				得分及扣分依据
			A	B	C	D	
操作前	15	1. 护士：仪表规范、态度和蔼可亲，查对医嘱，洗手、戴口罩，听诊肺部痰鸣音及检查患者口鼻情况，告知患者操作目的、方法及配合要点。	5	4	3	2	
		2. 物品：备齐用物，放置合理。	3	2	1	0	
		3. 环境：安静、整洁、安全。	3	2	1	0	
		4. 患者：愿意配合，取舒适体位。	4	3	2	1	
操作中	50	1. 携用物至患者床旁，放置合理、安全，核对床号、姓名。	4	3	2	1	
		2. 手卫生。	2	1	0	0	
		3. 协助患者头偏向一侧，面向操作者，吸痰前将氧流量调高 30 ～ 60s。	5	4	3	2	
		4. 调节负压 电动吸引器：接通电源，打开开关，检查吸引器性能，调节负压正确。 中心负压吸引装置：正确安装负压吸引装置，调节负压。成人 0.02 ～ 0.04MPa（150 ～ 300mmHg）；儿童 0.01 ～ 0.02MPa（75 ～ 150mmHg）；新生儿＜ 0.01MPa（＜ 75mmHg）。	6	4	2	0	

续表

项目	总分	评分细则	评分等级				得分及扣分依据
			A	B	C	D	
		5. 打开吸痰管外包装前端，取出无菌手套戴在右手，将吸痰管抽出并盘绕在戴有无菌手套的手中，根部与负压管相连。	5	4	3	2	
		6. 吸痰通道：口腔→咽喉或鼻腔→咽喉。	5	4	3	2	
		7. 非无菌手手持吸痰管与连接管处（不堵侧孔，防止负压产生），用戴无菌手套的一只手持吸痰管前端，插入口咽部（10 ～ 15cm），再用拇指堵住吸痰管末端侧孔（产生负压），轻柔左右旋转，缓慢向上提拉吸尽痰液，吸痰时间每次＜ 15s，必要时反复吸（需间隔 3 ～ 5min），连续不超过 3 次。严格无菌技术操作，每吸痰一次应更换吸痰管。	8	6	4	2	
		8. 退出吸痰管，将右手无菌薄膜手套及吸痰管反转脱下，同无菌纸一起丢入医用垃圾桶，用生理盐水或灭菌注射用水冲洗连接管。	5	4	3	2	
		9. 观察：吸痰效果，气道通畅情况，患者反应，吸出液的颜色、量、性状。	4	3	2	1	
操作后	15	1. 擦净脸部分泌物，再次听诊肺部痰鸣音，观察、询问感受，再次核对协助取舒适体位，整理床单位。	6	4	2	1	
		2. 处理用物正确（导管、吸痰管、贮液瓶等）。	6	4	2	1	
		3. 洗手，记录。	5	4	3	2	
综合评价	16	1. 告知到位，患者和 / 或家属知晓相关告知事项。	3	2	1	0	
		2. 患者呼吸道分泌物吸出，呼吸情况得到改善。	2	1	0	0	
		3. 无菌观念强，每吸一次更换一次吸痰管。	3	2	1	0	
		4. 痰液黏稠时，能配合叩击、雾化吸入。	2	1	0	0	
		5. 护士仪表规范、微笑服务，语言亲切、流畅、通俗易懂，态度和蔼可亲。	3	2	1	0	
		6. 护士操作轻柔、熟练、规范。	3	2	1	0	
提问	4	1. 吸痰的目的是什么？	2	1	0	0	
		2. 吸痰的注意事项有哪些？	2	1	0	0	
总分	100						

1. 吸痰的目的是什么？

（1）清除呼吸道分泌物，保持呼吸道通畅。

（2）促进呼吸功能，改善肺通气。

（3）预防吸入性肺炎、肺不张、窒息等并发症的发生。

2. 吸痰的注意事项有哪些？

（1）吸痰前检查吸引器性能是否良好，连接是否正确。

（2）严格无菌技术操作，每吸痰一次应更换一次吸痰管。

（3）痰液黏稠时，可配合叩背、雾化吸入，以提高吸痰效果。

（4）贮液瓶内吸出液应及时倾倒，不得超过 2/3。

十七、经气管插管或切开吸痰

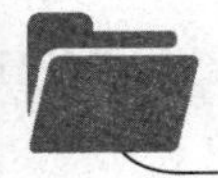

操作规程

（一）计划与实施

操作前

1. 护士：仪表规范，态度和蔼可亲，洗手、戴口罩，核对医嘱，评估患者的病情、意识状态、心理状态、配合程度、吸痰指征，评估气管插管型号、呼吸机参数、SPO_2；告知患者操作目的、方法及配合要点。
2. 物品：治疗车、一次性连接导管、一次性吸痰管、生理盐水或灭菌注射用水、纱布、听诊器、气囊压力表，床边备吸引装置、必要时备吸氧装置。
3. 环境：安全、清洁、宽敞，光线充足。
4. 患者：了解目的、方法、注意事项及配合要点，取舒适体位。

操作中

1. 备齐用物放治疗车上，推至患者床旁，核对患者（床号、姓名）。
2. 洗手或手喷消毒。
3. 协助患者取舒适体位。
4. 吸引瓶导管连接：①把一根连接导管一端与吸引瓶口连接，另一端与真空源的接头相接；②把另一根连接导管的一端与吸引瓶接头相连，另一端待吸痰时连接吸痰管。
5. 安装负压吸引表：关闭调节阀开关及负压调节开关→打开真空安全帽→将调节插头快速插入吸引管终端插孔内→听到“咔嚓”声响→表示插头与插孔锁住→缓慢打开负压调节开关→反折吸引头端连接管检测负压，关闭中心负压或电动吸引器。
6. 听诊患者双肺呼吸音，如需吸痰，先调高吸氧浓度，使用呼吸机患者给予纯氧吸入 30 ～ 60s。
7. 调节负压：成人 0.02 ～ 0.04MPa（150 ～ 300mmHg）；儿童 0.01 ～ 0.02MPa（75 ～ 150mmHg）；新生儿＜ 0.01MPa（＜ 75mmHg）。
8. 选择型号适宜的吸痰管，吸痰管外径应小于等于气管插管内径的 1/2。撕开吸痰管外包装前端，取出无菌手套戴在右手，将吸痰管抽出并盘绕在戴有无菌手套的手中，根部与负压管相连。
9. 非无菌手断开呼吸机与气管导管，将呼吸机接头放在无菌纸巾上，戴无菌手套的一只手迅速并轻轻地沿气管导管送入吸痰管，遇阻力略上提后加负压，边上提边轻旋转吸引，避免在气管内上下提插，每次吸痰不超过 15s。
10. 吸痰结束后立即接呼吸机通气，给予患者 100% 的纯氧 30 ～ 60s，待血氧饱和度升至正常水平后再将氧浓度调至原来水平。
11. 将右手无菌薄膜手套及吸痰管反转脱下，同无菌纸一起丢入医用垃圾桶。
12. 冲洗负压吸引管。遵循无菌原则，先吸净气道，再吸口腔或鼻腔，每次吸痰时均须更换吸痰管。吸痰后整理呼吸机管路，倾倒冷凝水。
13. 监测气囊压力，维持在 25 ～ 30cmH_2O。
14. 及时清理留在患者面部的污物。

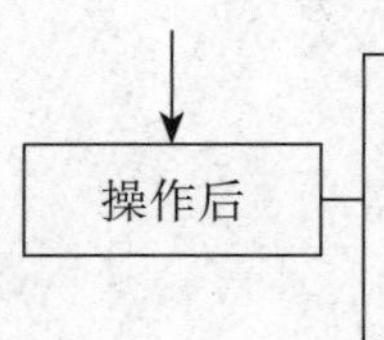

1. 撤去吸痰用物，必要时更换用物置于床旁备用。
2. 询问感受，协助患者取舒适体位。
3. 观察患者生命体征，吸出物性状、量、颜色，呼吸频率。
4. 整理床单位，用物处理正确，规范放置。
5. 洗手，记录，签字。

（二）评价

1. 告知有效，患者和 / 或家属知晓相关告知事项。
2. 严格执行查对制度与无菌技术要求。
3. 患者生命体征及痰液清理情况良好。
4. 护士仪表规范、语言亲切、态度和蔼。
5. 护士操作熟练、规范、节力。
6. 无相关并发症发生。

并发症预防与处理

（一）呼吸道黏膜损伤

1. 预防

（1）严格无菌操作，用物齐备。

（2）做好口腔护理，密切观察口腔黏膜有无损伤。

（3）根据年龄、痰液的性质选用型号合适的吸痰管，选用外径小于气管插管内径 1/2 的吸痰管，吸引时测量长度，将吸引管插至超出气管插管末端 1 ～ 2cm 的位置进行浅吸引。

（4）每次操作最多吸引 3 次，每次持续不超 10 ～ 15s，同时查看负压，避免过高，吸引管拔出时应边旋转边退出。

2. 处理

（1）吸痰动作宜轻柔，忌插管粗暴。

（2）吸痰管不易插入过深。

（3）吸引装置负压不能过大，吸痰前调节负压：成人 0.02 ～ 0.04MPa（150 ～ 300mmHg），儿童 0.01 ～ 0.02MPa（75 ～ 150mmHg）；新生儿 < 0.01MPa（< 75mmHg）。

（4）插管时关闭负压，回抽吸痰管时旋转并边退边吸，避免气道局部持续负压加重损伤气道。

（5）必要时遵医嘱用药。

（二）缺氧

1. 预防

（1）吸痰前给予高浓度氧，可给予 100% 纯氧 30 ～ 60s，以提高血氧浓度。

（2）吸痰时密切观察患者生命体征和氧饱和度的变化。

（3）严格遵医嘱调节氧流量并观察血氧饱和度值，动态调整氧流量。

2. 处理

(1) 气道痉挛时，应暂停吸痰。

(2) 操作时发生异常需立即停止吸痰，并给予吸氧或加大浓度吸氧，观察缺氧程度改善情况。一旦发生心脏骤停，立即配合医师抢救。

(3) 采用间歇吸引法，将拇指交替按压和放松吸引导管的控制口，以缓解缺氧。

(4) 使用密闭式吸痰方式吸痰。

(三) 感染

1. 预防

(1) 吸痰时严格遵守无菌技术操作原则，使用前认真检查吸痰用品失效日期、外包装有无破损等。

(2) 用物固定，专人使用。吸痰管一次性使用，先吸气管内的分泌物后吸口、鼻腔分泌物。

(3) 吸痰时洗手，戴无菌手套，冲洗吸痰管液用生理盐水或灭菌蒸馏水，注明口腔、气道。

(4) 储液瓶内水及时更换，不超过 2/3。

2. 处理

(1) 加强口腔护理，一般常规使用生理盐水和 1 ∶ 2000 洗必泰溶液。当培养出致病菌时，可根据药敏试验结果，选择适当的抗生素局部应用。

(2) 发生局部感染时，予以对症处理。出现全身感染时，行血培养，做药物敏感试验，根据药敏试验结果选择抗生素静脉用药。

操作考核评分标准

经气管插管或气管切开吸痰操作考核评分标准

项目	总分	评分细则	评分等级				得分及扣分依据
			A	B	C	D	
操作前	15	1. 护士：仪表规范，态度和蔼可亲，洗手、戴口罩，查对医嘱，评估患者的病情、意识状态、心理状态、配合程度、吸痰指征，评估气管插管型号、呼吸机参数、SPO_2，告知患者操作目的、方法及配合要点。	5	4	3	2	
		2. 物品：备齐用物，放置合理，检查设备的性能是否完好。	3	2	1	0	
		3. 环境：安全，适合操作。	3	2	1	0	
		4. 患者：了解目的、方法、注意事项及配合要点。	4	3	2	1	
操作中	55	1. 推车至患者床旁，放置合理、环境安全。	2	1	0	0	
		2. 核对床号、姓名。	2	1	0	0	
		3. 协助患者取舒适体位。	2	1	0	0	
		4. 洗手或手喷消毒。	2	1	0	0	
		5. 真空导管一端接吸引瓶口，另一端接真空源接头；吸引导管一端接吸引瓶接头，另一端连接吸痰管。	4	3	2	1	

续表

项目	总分	评分细则	评分等级				得分及扣分依据
			A	B	C	D	
		6. 关闭调节阀开关及负压调节开关，打开真空安全帽，将调节阀插头快速插入吸引管终端插座孔内，听到"咔嚓"声响。	4	3	2	1	
		7. 缓慢打开调节阀开关，反折吸引管检测负压，关闭负压。	5	4	4	2	
		8. 听双肺呼吸音，给予纯氧吸入 30 ～ 60s 观察 SPO_2。	4	3	2	1	
		9. 开放气道，撕开吸痰管外包装前端，一只手戴无菌手套，将吸痰管抽出并盘绕在手中，根部与负压管相连。	6	4	2	0	
		10. 调节负压：成人 0.02 ～ 0.04MPa（150 ～ 300mmHg）；儿童 0.01 ～ 0.02MPa（75 ～ 150mmHg）；新生儿 ＜ 0.01MPa（＜ 75mmHg）。	6	4	2	0	
		11. 非无菌手断开呼吸机与气管导管，将呼吸机接头放在无菌纸巾上，用戴无菌手套的一只手迅速并轻轻地沿气管导管送入吸痰管，吸痰管遇阻力略上提后加负压，边上提边旋转边吸引，避免在气管内上下提插。	6	4	2	0	
		12. 吸痰结束立即接呼吸机通气，给予纯氧吸入 30 ～ 60s，血氧饱和度升至正常水平后再将氧浓度调至原来水平。	2	1	0	0	
		13. 将右手无菌薄膜手套及吸痰管反转脱下，同无菌纸一起放置于医用垃圾桶。	4	3	2	1	
		14. 冲洗负压吸引管，如需再次吸痰，应重新更换吸痰管。	2	1	0	0	
		15. 监测气囊压力。	2	1	0	0	
		16. 清理留在患者面部的污物。	2	1	0	0	
操作后	10	1. 撤去用物，必要时清理后更换用物置于床旁备用。	2	1	0	0	
		2. 再次核对，询问感受，协助患者取舒适体位。	2	1	0	0	
		3. 观察生命体征，吸出物性状、量、颜色，呼吸频率。	2	1	0	0	
		4. 整理床单位，用物处理正确，规范放置。	2	1	0	0	
		5. 洗手，记录，签字。	2	1	0	0	
综合评价	16	1. 告知有效，患者和 / 或家属知晓相关告知事项。	3	2	1	0	
		2. 严格执行查对制度与无菌技术要求。	4	3	2	1	
		3. 患者生命体征及痰液清理情况良好。	3	2	1	0	
		4. 护士仪表规范、语言亲切、态度和蔼。	2	1	0	0	
		5. 护士操作熟练、规范、节力。	4	3	2	1	
提问	4	1. 经气管插管或气管切开吸痰过程中观察内容有哪些？	2	1	0	0	
		2. 经气管插管或气管切开吸痰时的注意事项有哪些？	2	1	0	0	
总分	100						

1. 经气管插管或气管切开吸痰过程中观察内容有哪些？

痰液情况、心率、血氧饱和度、生命体征变化情况；当出现心率下降或血氧饱和度低于 90%，立即停止吸痰，待心率、血氧饱和度恢复后再吸。

2. 经气管插管或气管切开吸痰时的注意事项有哪些？

（1）观察患者生命体征及呼吸机参数变化。

（2）遵循无菌原则，每次吸痰时均须更换吸痰管，应先吸气管内，再吸口鼻处。

（3）吸痰前整理呼吸机管路，倾倒冷凝水。

（4）掌握适宜的吸痰时间。

（5）注意吸痰管插入是否顺利，遇有阻力时，应分析原因，不得粗暴操作。

（6）选择型号适宜的吸痰管，吸痰管外径应≤气管插管内径的1/2。

十八、口咽通气道（管）放置

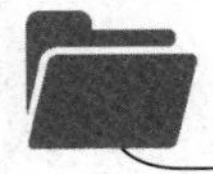

操作规程

（一）计划与实施

操作前

1. 护士：仪表规范、态度和蔼可亲，查对医嘱，洗手、戴口罩，评估患者病情、生命体征、意识及合作程度；评估患者的口腔、咽部及气道分泌物、口腔黏膜情况，了解既往史、有无活动性义齿、有无禁忌症；告知患者操作目的、方法及配合要点。
2. 环境：安全、整洁、宽敞、光线充足。
3. 物品：口咽通气管、手套、手消毒剂、纱布、开口器、舌钳、弯盘、镊子、吸痰装置、吸痰管。
4. 患者：了解目的、方法、注意事项及配合要点，取合适体位。

操作中

1. 携用物至床旁，核对患者（床号，姓名）。
2. 洗手或快速手消。
3. 清除口腔及咽部分泌物，保持呼吸道通畅。
4. 选择恰当的放置方法。

（1）顺插法：嘱患者张口，将口咽通气管咽弯曲凹面部分朝向一侧的脸颊内部插入，然后在插入过程中朝着咽后壁旋转90°向下翻转口咽通气管，使口咽通气管弯曲部分凹面向下压住舌根进入，末端到达上咽部，固定。

（2）反转法：嘱患者张口，把口咽通气管的咽弯曲部向腭部插入口腔，当其内口接近口咽后壁时，即将其旋转180°，顺势向下推送，弯曲部分下面压住舌根，上面抵住口咽后壁，固定。

5. 测试人工气道是否通畅，防止舌或唇夹置于牙和口咽通气道之间。

操作后

1. 协助患者取舒适体位。
2. 再次核对，整理床单位及用物。
3. 洗手、记录、签字

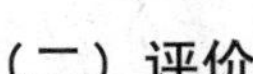

（二）评价

1. 告知到位，患者和/或家属知晓相关告知事项。
2. 气道梗阻、舌后坠等情况改善，痰液能有效吸引。
3. 护士仪表规范、微笑服务，语言亲切、流畅、通俗易懂，态度和蔼可亲。
4. 护士操作轻柔、熟练、规范、节力。

并发症预防与处理

(一)咽部及悬雍垂损伤

1. 预防

(1)置管前评估患者的意识、气道及口腔黏膜情况。喉头水肿、气管内异物、哮喘、咽反射亢进等患者禁用口咽通气管。

(2)选择合适尺寸的口咽通气管,用石蜡油润滑口咽通气管前端,禁止置管时动作粗暴。

2. 处理　避免再次刺激,多饮水。无需特殊处理。

(二)门齿折断

1. 预防

(1)动作轻柔,禁止粗暴置入。

(2)从患者口角进入。患者不配合或者牙关禁闭者,使用开口器协助打开口腔后再置管。

2. 处理　立即请口腔科医师会诊,根据门齿折断的类型做出相应处理。

(三)窒息

1. 预防

(1)规范操作,防止导管头将舌体推向咽腔部导致窒息。

(2)置入口咽通气管前充分吸尽口咽部分泌物,预防胃内容物反流阻塞气道。

2. 处理　立即开放气道,充分吸氧,密切观察患者生命体征的变化及是否缺氧,必要应及时给予气管插管、气管切开。

(四)胃内容物反流

1. 预防　对饱餐后手工洗胃、颅脑外伤等患者,除加强吸引外,同时放置胃管预防反流。

2. 处理　将患者头偏向一侧,及时清理口腔。若患者呕吐频繁且量大,增加了误吸的危险,应及时给予气管插管、气管切开。

操作考核评分标准

口咽通气道(管)放置操作考核评分标准

项目	总分	评分细则	评分等级				得分及扣分依据
			A	B	C	D	
操作前	25	1. 仪表规范、态度和蔼可亲。	5	4	3	2	
		2. 查对医嘱,洗手、戴口罩。	2	1	0	0	
		3. 评估患者病情、生命体征、意识及合作程度。	3	2	1	0	
		4. 评估患者的口腔、咽部及气道分泌物、口腔黏膜情况,既往史、有无活动性义齿、有无禁忌证。	3	2	1	0	
		5. 评估口角至耳垂或下颌骨的距离,选择合适的口咽通气管。	3	2	1	0	

续表

项目	总分	评分细则	评分等级				得分及扣分依据
			A	B	C	D	
		6. 告知患者操作目的、方法及配合要点。	3	2	1	0	
		7. 根据病情需要备齐物品，放置合理。	3	2	1	0	
		8. 环境安静、清洁，适合操作。	3	2	1	0	
操作中	45	1. 携用物至床旁，放置合理，核对床号、姓名。	5	4	3	2	
		2. 洗手或手喷消毒。	5	4	3	2	
		3. 吸净口咽部分泌物。	5	4	3	2	
		4. 选择恰当的放置方法					
		（1）顺插法：嘱患者张口，将口咽通气管咽弯曲凹面部分朝向一侧的脸颊内部插入，然后在插入过程中朝着咽后壁旋转 90° 向下翻转口咽通气管，使口咽通气管弯曲部分凹面向下压住舌根进入，末端到达上咽部，固定。	10	8	6	4	
		（2）反转法：嘱患者张口，把口咽通气管的咽弯曲部向腭部插入口腔，当其内口接近口咽后壁时，即将其旋转 180°，顺势向下推送，弯曲部分下面压住舌根，上面抵住口咽后壁，固定。	10	8	6	4	
		5. 测试人工气道是否通畅，防止舌或唇夹置于牙和口咽通气道之间。	10	8	6	4	
操作后	10	1. 再次核对，观察舌或唇有无夹置于牙和口咽通气道之间，协助患者取舒适体位。	3	2	1	0	
		2. 整理床单位，用物处理正确。	4	3	2	1	
		3. 洗手，记录。	3	2	1	0	
综合评价	15	1. 告知有效，患者和 / 或家属知晓相关告知事项。	3	2	1	0	
		2. 护士及时处理异常情况。	3	2	1	0	
		3. 正确指导，患者和 / 或家属获得口咽通气管方面的知识及技能。	3	2	1	0	
		4. 护士仪表规范、语言亲切、态度和蔼。	3	2	1	0	
		5. 护士动作轻柔、熟练、规范、节力。	3	2	1	0	
提问	5	1. 口咽通气道的注意事项有哪些?	3	2	1	0	
		2. 口咽通气道反转法是怎样的?	2	1	0	0	
总分	100						

1. 口咽通气道的注意事项有哪些?

（1）根据患者门齿到耳垂或下颌角的距离选择适宜的口咽通气道型号。

（2）禁用于意识清楚、有牙齿折断或脱落危险和浅麻醉患者（短时间应用的除外）。

（3）牙齿松动者，插入及更换口咽通气道前后应观察有无牙齿脱落。

（4）口腔内及上下颌骨创伤、咽部气道占位性病变、咽部异物梗阻患者禁忌使用口咽通气道。

（5）定时检查口咽通气道是否保持通畅。

2. 口咽通气道反转法是怎样的？

嘱患者张口，把口咽通气管的咽弯曲部向腭部插入口腔，当其内口接近口咽后壁时，即将其旋转 180°，顺势向下推送，弯曲部分下面压住舌根，上面抵住口咽后壁，固定。

十九、人工气道固定

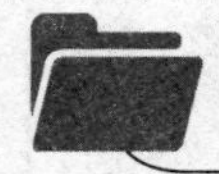

操作规程

（一）计划与实施

操作前

1. 护士：仪表规范、态度和蔼可亲，双人核对医嘱，洗手、戴口罩，清醒患者告知其操作目的、方法、注意事项及配合要点。
2. 物品：气管插管固定胶布 3 条（长度约 10cm、25cm、75cm）或气管切开固定带 1 根、牙垫、听诊器、气囊测压表、床旁备吸痰装置。性能完好，放置合理。
3. 环境：安静、安全、整洁、舒适，光线充足。
4. 患者：清醒患者理解目的、方法、配合要点及注意事项，取舒适体位。

操作中

1. 携用物至患者床旁，核对患者及腕带。
2. 听诊肺部，测量气管插管深度。
3. 吸净气道及口鼻腔内分泌物，监测气囊压力。
4. 固定气管导管，将牙垫放置在导管的一侧嘱患者咬住，可在导管的两侧都放置牙垫，防止气管导管左右偏移。
5. 采用绕颈法交叉固定气管导管，先用 10cm 胶布固定气管导管和牙垫，再将 75cm 胶带八字法缠绕气管导管，然后自嘴角沿后颈绕至导管进行固定，末端粘于患者面颊，缠绕时用 25cm 胶布遮挡患者颈部头发部位。
6. 气管切开导管固定时，在颈部一侧打死结或手术结，松紧度以能容纳一指为宜，评估颈部皮肤有无破溃、是否潮湿，可用纱布或泡沫敷料保护皮肤。
7. 再次测量气管导管的气囊压力，检查插管深度，观察两侧胸部起伏是否对称，听诊双肺呼吸音是否一致。
8. 动态观察患者生命体征和血氧饱和度变化。

操作后

1. 协助患者取舒适体位。
2. 再次核对，整理床单位及用物。
3. 洗手、记录。

（二）评价

1. 告知到位，患者和 / 或家属知晓相关告知事项。

2. 患者有无并发症出现。

3. 患者的生命体征、血氧饱和度平稳。

4. 护士及时处理异常情况。

5. 护士操作轻柔、熟练、规范、有力。

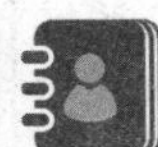

并发症预防与处理

（一）导管移位或脱出

1. 预防

（1）操作前吸尽痰液，检查导管深度，患者烦躁时可适当给予约束或使用镇静药。

（2）操作中动作轻柔，避免牵拉气管导管。

（3）操作后再次检查气管导管深度，听诊双肺呼吸音确定导管位置，维持气囊压 25 ～ $30cmH_2O$。

2. 处理

（1）立即予面罩连接呼吸囊辅助通气。

（2）密切观察患者生命体征、血氧饱和度及面色等情况。

（3）必要时重新建立人工气道，行呼吸机辅助通气。

（二）胶布撕脱伤

1. 预防

（1）去除面部固定气管插管的胶布时，动作轻柔。

（2）间断更换面部固定胶布位置，避免局部皮肤长期受压。

（3）对于烦躁不安的患者，可适当给予约束或使用镇静药。

2. 处理

（1）更换面部固定胶布位置，避免损伤处皮肤继续受压。

（2）保持创面清洁，局部使用泡沫敷料，促进创面愈合。

（三）器械相关压力性损伤

1. 预防

（1）气切固定带松紧以容纳一指为宜，并根据患者的颈部情况及时调整松紧度。

（2）及时更换气切固定带位置，避免局部皮肤长期受压。

（3）在气切固定带与颈部皮肤之间垫纱布、泡沫敷料或水胶体敷料。

（4）对于烦躁不安的患者，可适当给予约束或使用镇静药。

2. 处理

（1）更换气切固定带位置，避免损伤处皮肤继续受压。

（2）调整气切固定带松紧度。

（3）保持创面清洁，局部使用泡沫敷料，促进创面愈合。

操作考核评分标准

人工气道固定操作考核评分标准

项目	总分	评分细则	评分等级				得分及扣分依据
			A	B	C	D	
操作前	15	1. 护士：仪表规范、态度和蔼可亲，双人核对医嘱，洗手、戴口罩，告知患者操作目的、方法、注意事项及配合要点。	3	2	1	0	
		2. 物品：准备齐全，性能完好，物品放置合理。	3	2	1	0	
		3. 环境：安静、安全、整洁，光线充足，温湿度适宜。	4	3	2	1	
		4. 患者：了解目的、方法、注意事项及配合要点，取舒适体位。	5	4	3	2	
操作中	50	1. 携用物至患者床旁，核对患者及腕带。	5	4	3	2	
		2. 听诊肺部，测量气管插管深度。	5	4	3	2	
		3. 吸净气管及口鼻腔内分泌物，监测气囊压力。	8	6	4	2	
		4. 固定气管导管，将牙垫放置在导管的一侧嘱患者咬住；防止气管导管左右偏移，可在导管的两侧都放置牙垫。	8	6	4	2	
		5. 采用绕颈法交叉固定气管导管，先用 10cm 胶布固定气管导管和牙垫，再将 75cm 胶带八字法缠绕气管导管，然后自嘴角沿后颈绕至导管进行固定，末端黏于患者面颊，缠绕时用 25cm 胶布遮挡患者颈部头发部位（气管切开导管固定时，在颈部一侧打死结或手术结，松紧度以能容纳一指为宜，评估颈部皮肤有无破溃、是否潮湿，可用纱布或泡沫敷料保护皮肤）。	20	15	10	4	
		6. 再次检查气管插管深度，观察两侧胸部起伏是否对称，听诊双肺呼吸音是否一致。	4	3	2	1	
操作后	15	1. 协助取舒适体位，整理床单位。	5	4	3	2	
		2. 再次核对，正确处理用物。	5	4	3	2	
		3. 洗手、记录。	5	4	3	2	
综合评价	15	1. 告知有效，患者和 / 或家属知晓相关告知事项。	3	2	1	0	
		2. 护士评估有无并发症及处理。	3	2	1	0	
		3. 护士仪表规范、语言亲切、态度和蔼。	3	2	1	0	
		4. 护士动作轻柔、熟练、规范、节力。	3	2	1	0	
		5. 严格执行查对制度。	3	2	1	0	
提问	5	1. 人工气道固定的注意事项有哪些？	3	2	1	0	
		2. 人工气道固定的评估内容有哪些？	2	1	0	0	
总分	100						

1. 人工气道固定的注意事项有哪些？

（1）操作前，测量气囊压力，使其在正常范围内。

（2）操作前后，检查气管导管长度，避免气管导管的移位。

（3）躁动者给予适当约束或应用镇静药。

（4）更换胶布固定部位，避免皮肤损伤，采取皮肤保护措施；气管切开患者，注意气切系带的松紧度，防止颈部皮肤受压或气切套管脱出。

（5）调整呼吸机管道的长度和位置，保持头颈部与气管导管活动的一致性。

2. 人工气道固定的评估内容有哪些？

（1）评估患者的病情、意识、生命体征及合作程度。

（2）评估管路位置、深度、气囊压力，固定部位的皮肤。

二十、人工气道湿化

操作规程

（一）计划与实施

操作前

1. 护士：仪表规范、态度和蔼可亲，双人核对医嘱，洗手、戴口罩，告知患者操作目的、方法、注意事项及配合要点。
2. 物品：无菌注射用水、恒温湿化器或温湿交换器（人工鼻）或雾化器、一次性输液器、床旁吸痰装置。性能完好，放置合理。
3. 环境：安静、安全、舒适、整洁，光线充足，温湿度适宜。
4. 患者：清醒患者了解目的、方法、注意事项及配合要点，取舒适体位。

操作后

1. 携用物至患者床旁，核对患者及腕带。
2. 评估患者人工气道类型及痰液颜色、性状及量，评估患者咳嗽咳痰能力、呼吸及血氧饱和度情况。
3. 恒温湿化器：将一次性输液器连接注射用水至湿化罐，连接氧源，打开开关，放水至水位线内，调节湿化器温度（使吸入气体温度约为37℃），保持管路通畅，及时倾倒管内冷凝水。
4. 温湿交换器（人工鼻）：将人工鼻连接在气管套管与呼吸机管道之间，检查连接是否紧密。
5. 使用雾化器加湿时，保持管路装置密闭。
6. 及时清理呼吸道分泌物、指导患者有效咳嗽。
7. 动态观察患者生命体征及血氧饱和度的变化。

操作后

1. 再次核对，协助患者取舒适体位。
2. 观察、询问感受，整理床单位。
3. 观察气道湿化效果。
4. 整理用物，洗手、记录。

（二）评价

1. 告知到位，患者和 / 或家属知晓相关告知事项。

2. 湿化效果好，气道分泌物易吸出。

3. 患者的生命体征、血氧饱和度平稳。

4. 护士及时处理异常情况。

5. 护士操作轻柔、熟练、规范、节力。

6. 无相关并发症发生。

并发症预防与处理

（一）湿化不足

1. 预防

（1）保持恒温湿化器处于功能状态，及时预警湿化液温湿度变化。

（2）及时添加湿化用水。

（3）保持病房空气新鲜，定时通风，温度、湿度要适宜。

（4）及时吸痰。

2. 处理

（1）加强翻身、叩背，及时清除气道分泌物。

（2）当患者出现呼吸困难时，立即告知医师，必要时拔除气管插管或气切内套管，予重新置管。

（二）湿化过度

1. 预防

（1）严密观察患者咳痰情况及痰液性状，及时调整湿化温度。

（2）保持病房空气新鲜，定时通风，温度、湿度要适宜。

2. 处理

（1）加强痰液吸引，调整湿化温度。

（2）床旁备抢救药品及物品，必要时协助医师抢救患者。

操作考核评分标准

人工气道湿化器操作评分标准

项目	总分	评分细则	评分等级				得分及扣分依据
			A	B	C	D	
操作前	15	1. 护士：仪表规范、态度和蔼可亲，双人核对医嘱，洗手、戴口罩，告知患者操作目的、方法、注意事项及配合要点。	3	2	1	0	
		2. 物品：准备齐全，性能完好，放置合理。	3	2	1	0	
		3. 环境：安静、安全、舒适、整洁，光线充足，温湿度适宜。	4	3	2	1	
		4. 患者：了解目的、方法、注意事项及配合要点，取舒适体位。	5	4	3	2	

续表

项目	总分	评分细则	评分等级				得分及扣分依据
			A	B	C	D	
操作中	50	1. 携用物至患者床旁，核对患者及腕带。	5	4	3	2	
		2. 评估患者人工气道类型及痰液颜色、性状及量，评估患者咳嗽咳痰能力、呼吸及血氧饱和度情况。	5	4	3	2	
		3. 恒温湿化器使用正确、连接紧密；温度设置正确；保持管路中无冷凝水。	5	4	3	2	
		4. 使用温湿交换器（人工鼻）时，使用正确、连接紧密；使用雾化加湿时，保持管路装置密闭，保证呼吸机湿化器装置温度在合适的范围之内。	15	10	8	4	
		5. 湿化后配合胸部物理治疗。	10	8	6	4	
		6. 及时清理呼吸道分泌物、指导患者有效咳嗽。	5	4	3	2	
		7. 动态观察患者生命体征及血氧饱和度的变化。	5	4	3	2	
操作后	15	1. 再次核对，协助患者取舒适体位。	2	1	0	0	
		2. 观察、询问感受，整理床单位。	5	4	3	2	
		3. 观察气道湿化效果。	5	4	3	2	
		4. 整理用物，洗手、记录。	3	2	1	0	
综合评价	15	1. 告知到位，患者和 / 或家属知晓相关告知事项。	2	1	0	0	
		2. 气道分泌物易吸出。	3	2	1	0	
		3. 患者的生命体征、血氧饱和度平稳。	3	2	1	0	
		4. 护士及时处理异常情况。	2	1	0	0	
		5. 护士操作轻柔、熟练、规范、节力。	3	2	1	0	
		6. 无相关并发症发生。	2	1	0	0	
提问	5	1. 人工气道湿化的目的是什么？	2	1	0	0	
		2. 人工气道湿化的注意事项有哪些？	3	2	1	0	
总分	100						

1. 人工气道湿化的目的是什么？

保持气道通畅湿润，使痰液易吸出。

2. 人工气道湿化注意事项有哪些？

（1）保证呼吸机湿化装置温度在合适的范围之内。

（2）及时倾倒管道内积水。

（3）定期更换人工鼻，若被痰液污染随时更换。

（4）不建议常规使用气道内滴注湿化液。

（5）恒温湿化器、雾化装置、呼吸机管路等应严格消毒。

二十一、气管导管气囊压力监测

操作规程

（一）计划与实施

操作前

1. 护士：仪表规范、态度和蔼可亲，双人核对医嘱，洗手、戴口罩，告知操作目的、方法及注意事项。
2. 物品：治疗车、气囊测压仪、听诊器、10ml 注射器、1ml 注射器、床旁备吸痰用物，性能完好，放置合理。
3. 环境：整洁、舒适、安全、光线充足。
4. 患者：清醒患者了解目的、方法、注意事项及配合要点，取舒适体位。

操作中

1. 携用物至患者床旁，核对患者。
2. 嘱患者放松，勿紧张，平静呼吸，勿咳嗽。
3. 放气前，先吸净口咽部、气道内及气囊上滞留物。
4. 将气囊压力监测表连接于气管导管或气切套管气囊充气口处。
5. 抽空气囊，将听诊器放于气管处，可听到粗大的气过水声，向气囊内少量缓慢充气，直到吸气时听不到漏气声为止，然后用 1ml 注射器抽出 0.5ml 气体，此时又可听到少量漏气声，再从 0.1ml 开始注气，直至吸气时听不到漏气声为止，并记录所注入的总气体量。
6. 使用气囊测压仪监测气管导管气囊的压力在 25 ～ 30cmH_2O。

操作后

1. 撤去用物，协助患者取舒适体位。
2. 再次核对，整理床单位。
3. 整理用物、洗手，记录。

（二）评价

1. 告知到位，患者和 / 或家属知晓相关告知事项。
2. 气囊压力在正常范围，气管导管插管深度在正常范围内。
3. 护士及时处理异常情况。
4. 无相关并发症发生。
5. 护士操作轻柔、熟练、规范、节力。

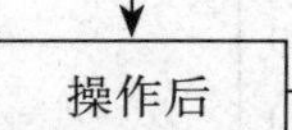

并发症预防与处理

（一）误吸

1. 预防

（1）操作前吸净痰液及口腔分泌物。

(2) 在进食或鼻饲前完成，能避免食物反流入气道。

(3) 避免过多、过快地抽出和充入气囊气体。

2. 处理

(1) 操作过程中密切观察患者的生命体征及血氧饱和度的变化。

(2) 立即清除气道内分泌物，保持气道通畅。

(3) 必要时提高吸氧浓度。

(二) 气道黏膜损伤

1. 预防

(1) 操作时使用最小闭合容量技术。

(2) 对于烦躁不安的患者，可适当给予约束或使用镇静药。

(3) 操作时动作轻柔，避免牵拉气管导管。

2. 处理

(1) 维持气囊压为25～30cmH_2O。

(2) 气囊定时放气。

(三) 气管导管脱出或移位

1. 预防

(1) 操作前妥善固定气管导管，检查导管深度。

(2) 操作中避免牵拉气管导管。

(3) 操作后再次检查气管导管深度，听诊双肺呼吸音确定导管位置，维持气囊压25～30cmH_2O。

2. 处理

(1) 立即予面罩连接呼吸囊辅助通气。

(2) 密切观察患者生命体征、血氧饱和度及面色等情况。

(3) 必要时重新建立人工气道，行呼吸机辅助通气。

操作考核评分标准

气管导管气囊压力监测操作考核评分标准

项目	总分	评分细则	评分等级				得分及扣分依据
			A	B	C	D	
操作前	15	1. 护士：仪表规范、态度和蔼可亲，双人核对医嘱，洗手、戴口罩；告知患者操作目的、方法、注意事项及配合要点。	3	2	1	0	
		2. 物品：备齐用物，性能完好，放置合理。	3	2	1	0	
		3. 环境：整洁、舒适、安全、光线充足。	4	3	2	1	
		4. 患者：清醒患者了解目的、方法、注意事项及配合要点，取舒适体位。	5	4	3	2	

续表

项目	总分	评分细则	评分等级				得分及扣分依据
			A	B	C	D	
操作中	50	1. 备齐用物放治疗车，推至患者床旁，核对患者。 2. 嘱患者放松，勿紧张，平静呼吸，勿咳嗽。 3. 放气前，先吸净气道内及气囊上滞留物。 4. 将气囊压力监测表连接于气管导管或气切套管气囊充气口处。 5. 应用最小闭合容量技术，抽空气囊，将听诊器放于气管处，可听到粗大的气过水声；向气囊囊内少量缓慢充气，直到吸气时听不到漏气声为止；然后用 1ml 注射器抽出 0.5ml 气体，此时又可听到少量漏气声，再从 0.1ml 开始注气，直至吸气时听不到漏气声为止。 6. 记录所注入的总气体量，此时的气囊容积为最小封闭容积（MOV）。 7. 定时监测气囊压力，禁忌在患者咳嗽时测量。 8. 避免过多、过快地抽出和充入气囊气体。	5 5 5 5 10 10 5 5	4 4 4 4 8 8 4 4	3 3 3 3 6 6 3 3	2 2 2 2 4 4 2 2	
操作后	15	1. 撤去用物，协助患者取舒适体位。 2. 再次核对，整理床单位；正确处理用物。 3. 告知患者勿用力牵拉、挤捏、按压气囊。 4. 洗手，记录，签名。	4 4 4 3	3 3 3 2	2 2 2 1	1 1 1 0	
综合评价	15	1. 告知到位，患者和 / 或家属知晓相关告知事项。 2. 气囊压力在正常范围，气管导管插管深度在正常范围内。 3. 护士及时处理异常情况。 4. 无相关并发症发生。 5. 护士操作轻柔、熟练、规范、节力。	3 3 3 3 3	2 2 2 2 2	1 1 1 1 1	0 0 0 0 0	
提问	5	1. 气管导管气囊压力监测的要点是什么？ 2. 气囊导管气囊压力监测的注意事项有哪些？	3 2	2 1	1 0	0 0	
总分	100						

1. 气管导管气囊压力监测的要点是什么？

（1）将气囊压力监测表连接于气管导管或气切套管气囊充气处，调整气囊压力在适当范围内。

（2）应用最小闭合容量技术，将听诊器放于气管处，向气囊内少量缓慢充气，直到吸气时听不到漏气为止。

2. 气管导管气囊压力监测的注意事项有哪些？

（1）定时监测气囊压力，禁忌在患者咳嗽时测量。

（2）避免过多、过快地抽出和充入气囊气体。

（3）患者出现烦躁不安、心率加快、血氧饱和度下降、呼吸机气道低压报警或低潮气量报警时，应重新检查气囊压力。

（4）呼吸机持续低压报警，在气管插管处可听到漏气声或者用注射器从气囊内无限抽出气体时，可能为气囊破裂，立即通知值班医师进行处理。

（5）放气前，先吸净气道内及气囊上滞留物。

二十二、气管导管气囊上滞留物清除

操作规程

（一）计划与实施

操作前

1. 护士：仪表规范、态度和蔼可亲，双人核对医嘱，洗手、戴口罩，告知操作目的、方法及注意事项。
2. 物品：简易呼吸器、注射器、听诊器、气囊测压仪、床旁备吸痰用物，性能完好，放置合理。
3. 环境：整洁、舒适、安全、光线充足。
4. 患者：清醒患者了解目的、方法、注意事项和配合要点，取舒适体位，操作前 30min 停止鼻饲。

操作中

1. 备齐用物放在治疗车上，推至患者床旁，核对患者。
2. 评估气管导管固定情况及深度。
3. 取平卧或头低脚高位，吸净气管内及口鼻腔分泌物。
4. 连接简易呼吸囊，在患者吸气时轻轻挤压简易呼吸器球囊，达到球囊送气和患者自主呼吸相协调。
5. 待患者呼吸平稳之后，在患者吸气末呼气初时，使用较大的潮气量，在塌陷的气囊周围形成正压，将滞留的分泌物冲到口咽部。
6. 立即清除口鼻腔内分泌物。
7. 连接呼吸机，吸纯氧 2min。
8. 如此操作可重复 2 ～ 3 次，直至完全清除气囊上的分泌物为止。重复操作时可让患者休息 2 ～ 5min。
9. 使用有气囊上分泌物引流功能气管导管时，应用适宜负压持续或间断进行分泌物清除。

操作后

1. 观察患者生命体征和血氧饱和度变化。
2. 检查患者插管深度及气囊充盈情况。
3. 撤去用物，协助取舒适体位。
4. 再次核对，整理床单位。
5. 整理用物、洗手、记录。

（二）评价

1. 护士操作轻柔、熟练、规范、节力。
2. 告知到位，语言亲切、态度和蔼，患者和 / 或家属知晓相关告知事项。

3. 气囊上滞留物及痰液有效清除。

4. 无相关并发症发生。

并发症预防与处理

（一）误吸

1. 预防

（1）选择恰当的操作时机，在进食或鼻饲前完成，避免食物反流入气道。

（2）操作准确、迅速，两人配合密切；气管导管气囊放气与皮囊冲击应同步进行，避免痰液逆流。

2. 处理

（1）操作过程中密切观察患者的生命体征及血氧饱和度的变化。

（2）立即清除气道内分泌物，保持气道通畅。

（3）必要时提高吸氧浓度。

（二）气管导管脱出或移位

1. 预防

（1）操作前妥善固定气管导管，检查导管深度。

（2）操作中避免牵拉气管导管。

（3）操作后再次检查气管导管深度，听诊双肺呼吸音确定导管位置，维持气囊压 25 ～ 30cmH_2O。

2. 处理

（1）立即予面罩连接呼吸囊辅助通气。

（2）密切观察患者生命体征、血氧饱和度及面色等情况。

（3）必要时重新建立人工气道，行呼吸机辅助通气。

操作考核评分标准

气管导管气囊上滞留物清除操作评分标准

项目	总分	评分细则	评分等级				得分及扣分依据
			A	B	C	D	
操作前	10	1. 护士：仪表规范、态度和蔼可亲，双人核对医嘱，洗手、戴口罩，告知操作目的、方法及注意事项。	3	2	1	0	
		2. 物品：简易呼吸器、注射器、听诊器、气囊测压仪、床旁备吸痰用物，性能完好，放置合理。	2	1	1	0	
		3. 环境：安静、清洁、舒适、安全、光线充足。	2	1	1	0	
		4. 患者：了解目的、方法、注意事项，取得配合，取舒适体位，操作前 30min 停止鼻饲。	3	2	1	0	

续表

项目	总分	评分细则	评分等级				得分及扣分依据
			A	B	C	D	
操作中	55	1. 携用物至床边，核对患者。	5	4	3	2	
		2. 评估气管导管固定情况及深度。	5	4	3	2	
		3. 取平卧或头低脚高位，吸净气管内及口腔分泌物。	5	4	3	2	
		4. 连接简易呼吸囊，在患者吸气时轻轻挤压简易呼吸器球囊，达到球囊送气和患者自主呼吸相协调。	5	4	3	2	
		5. 待患者呼吸平稳之后，在患者呼气初挤压简易呼吸器；使用较大的潮气量，在塌陷的气囊周围形成正压，将滞留的分泌物冲到口咽部，同时助手将气囊放气并在患者呼气末迅速充气囊。	10	8	6	4	
		6. 立即清除口鼻腔内分泌物。	10	8	6	4	
		7. 连接呼吸机，吸纯氧 2min。	5	4	3	2	
		8. 如此操作可重复 2 ～ 3 次，直至完全清除气囊上的分泌物为止。重复操作时可让患者休息 2 ～ 5min。	5	4	3	2	
		9. 使用有气囊上分泌物引流功能气管导管时，应用适宜负压持续或间断进行分泌物清除。	5	4	3	2	
操作后	20	1. 观察患者生命体征和血氧饱和度变化。	5	4	3	2	
		2. 检查患者插管深度及气囊充盈情况。	5	4	3	2	
		3. 撤去用物，协助取舒适体位。	5	4	3	2	
		4. 再次核对，整理床单位用物，洗手，记录。	5	4	3	2	
综合评价	12	1. 气囊上滞留物及痰液有效清除。	3	2	1	0	
		2. 患者出现异常情况时，护士及时处理。	3	2	1	0	
		3. 告知到位，语言亲切、态度和蔼，患者和 / 或家属知晓相关告知事项。	3	2	1	0	
		4. 护士操作轻柔、熟练、规范、节力。	3	2	1	0	
提问	3	给患者清除气管导管气囊上滞留物的注意事项？	3	2	1	0	
总分	100						

给患者清除气管导管气囊上滞留物的注意事项有哪些？

（1）操作准确、迅速，配合好。对于滞留物不易清除者，可重复操作 2 ～ 3 次，需间隔 2 ～ 5min，并给予适量浓度的氧气吸入。

（2）操作过程中密切观察患者生命体征、血氧饱和度及感受。清醒患者嘱其配合操作，避免影响清除效果。

（3）取平卧或头低脚高位以利于体位引流，降低滞留物反流概率。

（4）选择恰当的操作时机，在进食或鼻饲前完成，避免食物反流入气道。

（5）操作前需确定气管导管固定情况及插管深度，操作后听诊双肺呼吸音，检查气管导管有无移位。

（6）气管导管气囊放气与呼吸囊冲击应同步进行，在呼吸囊冲击后迅速充盈气囊，使气管与气管导管之间的腔隙处于封闭状态，避免滞留物逆流引起吸入性肺炎及窒息。

二十三、经口气管插管患者口腔护理

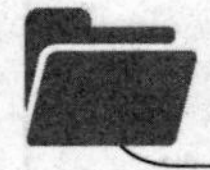

操作规程

（一）计划与实施

操作前

1. 护士：仪表规范、态度和蔼可亲，双人核对医嘱，洗手、戴口罩，告知患者操作目的、方法、注意事项及配合要点。
2. 物品：口护包（内含弯盘 1 个、治疗碗 2 个、棉球 19 个、弯止血钳 2 把、治疗巾 1 张）、牙垫、0.02% 洗必泰溶液、手电筒、压舌板、气囊测压表、医用棉签、石蜡油、清洁手套、听诊器、胶布、纱布。性能完好，放置合理。
3. 环境：安静、安全、舒适、整洁，光线充足，温湿度适宜。
4. 患者：清醒患者了解目的、方法、注意事项及配合要点，取舒适体位。

操作中

1. 携用物至患者床旁，核对患者及腕带。
2. 听诊肺部，测量气管插管深度。
3. 吸净气道及口鼻腔内分泌物，监测气囊压力，保持气囊压力在 25 ～ 30cmH_2O。
4. 两人配合，一人固定导管，另一人轻柔去除固定气管插管和牙垫的胶布，评估口腔黏膜情况及牙齿有无松动。
5. 打开口护包，将洗必泰溶液倒入湿润棉球，湿度适宜。
6. 进行口腔护理（按照常规口腔护理操作步骤），根据口腔黏膜情况需要用药或者润唇。
7. 操作过程中观察患者病情变化，有无呛咳、恶心呕吐，必要时停止操作。
8. 将牙垫置于导管的另一侧并固定，定期更换牙垫位置。
9. 操作完毕，再次查看气管插管深度和气囊压力，观察。两侧胸部起伏是否对称，听诊双肺呼吸音是否一致。
10. 用备好的胶布绕颈固定气管导管。

操作后

1. 观察患者生命体征和血氧饱和度变化。
2. 协助患者取舒适体位，整理床单位及用物。
3. 洗手、记录。

（二）评价

1. 告知有效，患者和 / 或家属知晓相关告知事项。
2. 患者口腔卫生得到改善。
3. 护士及时处理异常情况。
4. 患者的生命体征、血氧饱和度平稳。

5. 护士操作轻柔、熟练、规范、有力。

6. 无相关并发症发生。

并发症预防与处理

（一）误吸

1. 预防

（1）操作前后清点棉球数量，以免遗漏棉球在口腔。

（2）对于清醒患者，操作前询问其有无义齿；昏迷患者，操作前仔细检查牙齿有无松、脱，义齿是否活动等。

（3）棉球不宜过湿以免误吸。

（4）操作时床头抬高30°～45°。

（5）保持气囊压力在25～30cmH_2O。

（6）患者烦躁时可适当给予约束或使用镇静药。

2. 处理

（1）操作过程中密切观察患者的生命体征及血氧饱和度的变化。

（2）立即清除气道内分泌物，保持气道通畅，必要时予气管切开。

（3）必要时提高吸氧浓度。

（二）气管导管脱出或移位

1. 预防

（1）操作前妥善固定气管导管，检查导管深度。

（2）操作中避免牵拉气管导管。

（3）操作后再次检查气管导管深度，听诊双肺呼吸音确定导管位置，维持气囊压25～30cmH_2O。

2. 处理

（1）立即予面罩连接呼吸囊辅助通气。

（2）密切观察患者生命体征、血氧饱和度及面色等情况。

（3）必要时重新建立人工气道，行呼吸机辅助通气。

（三）呼吸机相关性肺炎

1. 预防

（1）严格执行手卫生。

（2）如无禁忌，床头抬高30°～45°。

（3）气囊压力维持在25～30cmH_2O。

（4）每6～8h予洗必泰溶液行口腔护理。

（5）吸痰时严格无菌操作，定时行声门下分泌物吸引。

（6）每日评估，尽早拔除导管。

2. 处理

（1）根据病情选择合适的抗生素积极抗感染治疗，并结合相应临床表现采取对症处理。

（2）加强翻身、叩背，及时清除气管内分泌物。

（3）严密监测体温、血常规等感染指标。

（四）口腔黏膜损伤

1. 预防

（1）操作时动作轻柔，用棉球将止血钳前端包裹，避免止血钳的尖端直接触及患者口腔黏膜。

（2）对凝血功能差、有出血倾向的患者，擦洗过程中注意防止碰伤粘膜及牙龈。

（3）根据口腔具体情况选择合适的口腔护理溶液。

（4）长期应用抗生素者，注意观察口腔黏膜。

2. 处理

（1）保持口腔清洁，创面局部喷涂口腔溃疡药物。

（2）如出现口腔及牙龈出血者，止血方法可采用局部止血如明胶海绵。

（3）必要时进行全身止血治疗，如肌注酚磺乙胺（止血敏）等，同时针对原发疾病进行治疗。

（五）胶布撕脱伤

1. 预防

（1）去除面部固定气管插管的胶布时，动作轻柔。

（2）间断更换面部固定胶布位置，避免局部皮肤长期受压。

（3）对于烦躁不安的患者，可适当给予约束或使用镇静药。

2. 处理

（1）更换面部固定胶布位置，避免损伤处皮肤继续受压。

（2）保持创面清洁，局部使用泡沫敷料，促进创面愈合。

操作考核评分标准

经口气管插管患者口腔护理操作考核评分标准

项目	总分	评分细则	评分等级				得分及扣分依据
			A	B	C	D	
操作前	15	1. 护士：仪表规范、态度和蔼可亲，双人核对医嘱，洗手、戴口罩，告知患者操作目的、方法、注意事项及配合要点。	3	2	1	0	
		2. 物品：准备齐全，性能完好，放置合理。	3	2	1	0	
		3. 环境：安静、安全、舒适、整洁，光线充足，温湿度适宜。	4	3	2	1	
		4. 患者：了解目的、方法、注意事项及配合要点，取舒适体位。	5	4	3	2	

续表

项目	总分	评分细则	评分等级				得分及扣分依据
			A	B	C	D	
操作中	50	1. 携用物至患者床旁，核对患者及腕带。	5	4	3	2	
		2. 听诊肺部，测量气管插管深度。	5	4	3	2	
		3. 吸净气管及口鼻腔内分泌物，监测气囊压力。	5	4	3	2	
		4. 准备固定胶布。	5	4	3	2	
		5. 两人配合，一人固定导管，另一人轻柔去除固定气管插管和牙垫的胶布，评估口腔黏膜情况及牙齿有无松动	4	3	2	1	
		6. 打开口护包，将治疗巾垫于患者颌下，将洗必泰溶液倒入湿润棉球，湿度适宜；清点棉球（19个），清洁牙垫放入治疗碗内。	2	1	0	0	
		7. 戴手套，2人配合，1人固定导管，另1人按正确顺序进行口腔护理（先擦洗无牙垫侧），根据口腔黏膜情况需要用药或者润唇。	5	4	3	2	
		8. 操作过程中观察患者病情变化，必要时停止操作。	2	1	0	0	
		9. 将牙垫置于导管另一侧固定，定期更换牙垫位置。	3	2	1	0	
		10. 清点棉球数，用纱布擦净口唇及面部，整理用物，脱手套，手卫生。	5	4	3	2	
		11. 检查插管深度和气囊压力，观察两侧胸部起伏是否对称，听诊双肺呼吸音是否一致。	2	1	0	0	
		12. 正确环形缠绕颈部方式粘贴胶布。	5	4	3	2	
		13. 涂石蜡油于口唇，防止口唇干裂。	2	1	0	0	
操作后	15	1. 再次核对，观察、协助患者取舒适体位。	5	4	3	2	
		2. 整理床单位，用物处理正确。	5	4	3	2	
		3. 洗手，记录。	5	4	3	2	
综合评价	15	1. 告知有效，患者和/或家属知晓相关告知事项。	3	2	1	0	
		2. 患者口腔卫生得到改善。	3	2	1	0	
		3. 患者出现异常情况时，护士及时处理。	2	1	0	2	
		4. 护士仪表规范、语言亲切、态度和蔼。	2	1	0	0	
		5. 护士操作轻柔、熟练、规范，胶布固定牢固、美观。	3	2	1	0	
		6. 严格执行查对制度，操作中无清洁、污染物的交叉混淆现象。	2	1	0	0	
提问	5	1. 经口气管插管患者口腔护理目的是什么？	3	2	1	0	
		2. 经口气管插管患者口腔护理注意事项有哪些？	2	1	0	0	
总分	100						

1. 经口气管插管患者口腔护理的目的是什么？

去除口腔异味和残留物质，防止口腔感染及其他并发症，保持患者舒适。

2. 经口气管插管患者口腔护理的注意事项有哪些？

（1）操作前测量气囊压力。

（2）操作过程中无触及咽部，以免引起恶心。

（3）操作前后认真清点棉球数量，禁止漱口，可采取口鼻腔冲洗。

（4）检查气管深度及外露长度，避免移位和脱出。

（5）躁动患者适当约束或运用镇静药。

（6）长期使用抗生素者，应观察口腔内膜有无霉菌感染。

二十四、拔除气管插管

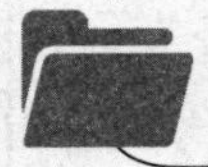

操作规程

（一）计划与实施

操作前

1. 护士：仪表规范、态度和蔼可亲，双人核对医嘱，洗手、戴口罩，告知患者操作目的、方法、注意事项及配合要点。
2. 物品：注射器、听诊器、吸氧用物、床旁备吸痰用物、气管插管包、呼吸囊、面罩。性能完好，放置合理。
3. 环境：安静、安全、清洁、宽敞、光线充足。
4. 患者：①拔管前 4 ～ 6h 禁用镇静药或肌松药；②向清醒患者做好解释工作，消除心理恐惧；③对于带管时间长的患者，拔管前 20 ～ 30min 按医嘱给予激素以防喉头水肿。

操作中

1. 备齐用物放治疗车上，推至患者床旁，核对患者。
2. 评估气管导管固定情况及深度。
3. 拔管前给予充分氧气，观察生命体征和血氧饱和度。
4. 吸尽气道、口鼻腔内及气囊上的分泌物。
5. 2 人配合，1 人解除固定，用注射器将气管导管气囊内气体缓慢抽出，放气囊后，听诊听到吸气相漏气流，确定患者无喉头水肿或气道阻塞。另 1 人将吸痰管置于气管插管腔内，然后边拔除气管导管边吸引气道内痰液。
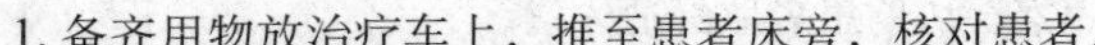
6. 拔管后立即给予吸氧，观察患者生命体征、血氧饱和度及气道是否通畅。
7. 嘱患者深呼吸并协助患者排痰，必要时继续吸引口鼻腔内分泌物。

操作后

1. 观察患者生命体征和血氧饱和度变化以呼吸道是否通畅。
2. 协助患者取舒适体位，协助患者漱口或口腔护理。
3. 再次核对，整理床单位及用物。
4. 洗手、记录。

（二）评价

1. 告知到位，患者和 / 或家属知晓相关告知事项。
2. 患者能自行咳痰，观察痰液的性质、量和颜色。
3. 患者出现异常情况时，护士及时处理。

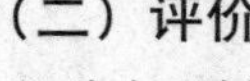

4. 患者的生命体征、血氧饱和度平稳。

5. 有无并发症发生。

6. 护士操作轻柔、熟练、规范、节力。

并发症预防与处理

（一）喉痉挛

1. 预防

（1）拔管前 1 ～ 2min 静脉注射 1 ～ 2mg/kg 利多卡因。

（2）拔管时动作轻柔、迅速。

2. 处理

（1）给予纯氧吸入，必要时纯氧正压通气，直至患者清醒，喉痉挛消失。

（2）应用静脉或吸入麻醉药加深麻醉，直至喉痉挛及其他反应消失。

（3）必要时，可给予短效肌松药，需要时应行气管内插管。

（4）拔管后喉痉挛患者 $SPO_2 < 85\%$，必须进一步处理。

（5）另外可选用抗胆碱能药物阿托品，以减少腺体分泌，使口咽分泌物刺激减小。

（二）喉水肿

1. 预防

（1）插管前可预防性静脉注射地塞米松 5mg。

（2）选择合适的拔管时机。

（3）拔管时动作轻柔、迅速。

2. 处理

（1）轻度雾化治疗或应用糖皮质激素。

（2）无效或重度喉水肿给予面罩加压给氧，氧合改善后插入较细导管。

（3）必要时行气管切开。

操作考核评分标准

拔除气管插管操作考核评分标准

项目	总分	评分细则	评分等级				得分及扣分依据
			A	B	C	D	
操作前	15	1. 护士：仪表规范、态度和蔼可亲，双人核对医嘱，洗手、戴口罩；告知患者操作目的、方法、注意事项及配合要点。	3	2	1	0	
		2. 物品：准备齐全，性能完好，放置合理。	3	2	1	0	
		3. 环境：安静、清洁、舒适、安全、光线充足。	4	3	2	1	
		4. 患者：了解目的、方法、注意事项，取得配合，取舒适体位。	5	4	3	2	

续表

项目	总分	评分细则	评分等级				得分及扣分依据
			A	B	C	D	
操作中	50	1. 携用物至床边，核对患者。	5	4	3	2	
		2. 评估气管导管固定情况及深度。	5	4	3	2	
		3. 拔管前给予充分吸氧，观察生命体征和 SPO_2。	8	6	4	2	
		4. 吸尽气道、口鼻腔内及气囊上的分泌物。	5	4	3	2	
		5. 2 人配合，1 人解除固定，用注射器将气管导管气囊内气体缓慢抽出；另 1 人将吸痰管置于气管插管腔内，然后边拔除气管导管边吸引气道内痰液。	10	8	6	4	
		6. 拔管后立即给予吸氧，观察患者生命体征、血氧饱和度及气道是否通畅等。	10	8	6	4	
		7. 协助患者排痰，必要时继续吸引口鼻腔内分泌物。	7	5	3	1	
操作后	15	1. 撤去用物，再次核对，观察患者生命体征和血氧饱和度变化，取舒适体位。	4	3	2	1	
		2. 指导患者深呼吸，进行有效咳嗽和咳痰。	4	3	2	1	
		3. 整理床单位，用物处理正确。	4	3	2	1	
		4. 洗手，记录。	3	2	1	0	
综合评价	15	1. 告知到位，患者和 / 或家属知晓相关告知事项。	3	2	1	0	
		2. 患者能自行咳痰，观察痰液的性质、量和颜色。	3	2	1	0	
		3. 患者出现异常情况时，护士及时处理。	3	2	1	0	
		4. 患者的生命体征、血氧饱和度平稳。	2	1	0	0	
		5. 有无并发症发生。	2	1	0	0	
		6. 护士操作轻柔、熟练、规范、节力。	2	1	0	0	
提问	5	1. 拔除气管插管的目的是什么？	3	2	1	0	
		2 拔除气管插管的注意事项有哪些？	2	1	0	0	
总分	100						

1. 拔除气管插管的目的是什么？

减少肺部感染的发生率。

2. 拔除气管插管的注意事项？

（1）拔管前吸净口鼻腔内分泌物。

（2）拔管后若发生喉痉挛或呼吸不畅，可用简易呼吸器加压给氧，必要时气管插管。

（3）一定要确保气囊放气，以防拔管困难或损失气道，切勿暴力拔管。

（4）拔管前解除胃肠胀气，抽空胃内容物。

二十五、气管切开伤口换药

操作规程

（一）计划与实施

操作前

1. 护士：仪表规范、态度和蔼可亲，双人核对医嘱，洗手、戴口罩，告知患者操作目的、方法、注意事项及配合要点。
2. 物品：气管切开换药包（内盛弯盘 2 个、镊子 4 把、棉球 28 个）、无菌气切纱布、无菌纱布、0.5% 碘伏、生理盐水、无菌手套、清洁手套、治疗巾，床旁备吸痰装置，放置合理。
3. 环境：安静、安全、舒适、整洁，光线充足，温湿度适宜。
4. 患者：清醒患者了解目的、方法、注意事项及配合要点，取舒适体位。

操作中

1. 携用物至患者床旁，核对患者及腕带。
2. 协助患者取平卧或半卧位，头后仰，充分暴露颈部。
3. 评估气切伤口敷料污染情况，颈部及气切伤口周围皮肤情况，气囊压力及固定带松紧度。
4. 听诊双肺呼吸音，充分吸痰，观察气道是否通畅，防止换药时痰液外溢污染。
5. 肩下垫治疗巾，戴清洁手套，取下污染敷料。
6. 打开换药包，分别倒入 0.5% 碘伏及生理盐水湿润棉球。
7. 戴无菌手套，取碘伏棉球消毒气切口周围皮肤及气管套管，方法及顺序正确。方法：切口周围共 8 个棉球，两侧托盘上下共 4 个棉球，气切套管处 1 个棉球，消毒方法规范无污染（消毒范围至切口周围至少 15cm）；用生理盐水棉球同法擦拭气切口周围皮肤及气管套管。
8. 垫无菌气切纱布，固定纱布，并注明换药的日期及时间。
9. 再次检查气切固定带松紧度。
10. 听诊双肺呼吸音，有无吸痰指征。
11. 动态观察患者生命体征和血氧饱和度变化。

操作后

1. 再次核对，协助患者取舒适体位。
2. 观察、询问感受，整理床单位。
3. 告知患者和家属不能触碰气管切开导管，不可自行松解气切固定带。
4. 整理用物，洗手、记录。

（二）评价

1. 严格执行无菌操作。
2. 告知到位，患者 / 家属知晓相关告知事项。
3. 患者的生命体征、血氧饱和度平稳。
4. 护士及时处理异常情况。
5. 护士操作轻柔、熟练、规范、节力。

6. 无相关并发症发生。

并发症预防与处理

（一）气管切开导管脱出

1. 预防

（1）气切固定带松紧适宜，根据患者的颈部情况及时调整松紧度。

（2）更换气切固定带时，须两人操作，一人固定气切套管，一人更换。

（3）为患者实施各种治疗及护理时，应专人固定套管，防止牵拉而致脱管。

（4）维持气囊压 25 ～ 30cmH_2O。

（5）对于烦躁不安的患者，可适当给予约束或使用镇静药。

2. 处理

（1）当患者有自主呼吸，立即予面罩给氧，并通知医师，做好抢救准备。

（2）当患者无自主呼吸，气管切开时间超过 1 周且窦道形成时，立即清理呼吸道分泌物，行呼吸囊辅助通气，协助医师更换套管重新置入；气管切开时间在 1 周以内未形成窦道时，用无菌纱布覆盖气切口，予面罩连接呼吸囊辅助通气，协助医师行气管插管，待病情稳定后重新气管切开置管。

（3）严密观察患者呼吸及血氧饱和度情况，观察局部有无渗血、有无皮下气肿，及时做好记录。

（二）出血

1. 预防

（1）操作时动作轻柔，避免暴力。

（2）妥善固定气管套管，防止脱管引起黏膜损伤而致出血。

（3）对于烦躁不安的患者，可适当给予约束或使用镇静药。

2. 处理

（1）严密观察生命体征及局部出血情况，监测血常规等实验室指标。

（2）予局部压迫止血，必要时外科协助行血管缝扎。

（3）遵医嘱使用止血药，观察药物作用及副作用。

（三）器械相关压力性损伤

1. 预防

（1）气切固定带松紧以容纳一指为宜，并根据患者的颈部情况及时调整松紧度。

（2）及时更换气切固定带位置，避免局部皮肤长期受压。

（3）在气切固定带与颈部皮肤之间垫纱布、泡沫敷料或水胶体敷料。

（4）对于烦躁不安的患者，可适当给予约束或使用镇静药。

2. 处理

（1）更换气切固定带位置，避免损伤处皮肤继续受压。

(4) 调整气切固定带松紧度。

(5) 保持创面清洁，局部使用泡沫敷料，促进创面愈合。

(四) 感染

1. 预防

(1) 操作前后严格执行手卫生和无菌操作原则。

(2) 保持病房空气新鲜，定时通风，温度、湿度要适宜，定时对空气消毒。

(3) 操作前充分吸痰，防止换药时痰液外溢污染。

(4) 每日更换气切纱布，有污染时随时更换，消毒气切伤口时按要求进行。

2. 处理

(1) 严密监测患者体温、血常规等感染指标。

(2) 遵医嘱合理使用抗生素，观察药物作用及副作用。

(3) 加强翻身、叩背，及时清除气道分泌物。

操作考核评分标准

气管切开伤口换药操作考核评分标准

项目	总分	评分细则	评分等级				得分及扣分依据
			A	B	C	D	
操作前	15	1. 护士：仪表规范、态度和蔼可亲，双人核对医嘱，洗手、戴口罩，告知患者操作目的、方法、注意事项及配合要点。	3	2	1	0	
		2. 物品：准备齐全，性能完好，放置合理。	3	2	1	0	
		3. 环境：安静、安全、舒适、整洁，光线充足，温湿度适宜。	4	3	2	1	
		4. 患者：了解目的、方法、注意事项及配合要点，取舒适体位。	5	4	3	2	
操作中	50	1. 携用物至患者床旁，核对患者姓名及腕带。	2	1	0	0	
		2. 协助患者取平卧或半卧位，头后仰，充分暴露颈部。	5	4	3	2	
		3. 操作前后检查气管切开套管位置，气囊压力及固定带松紧度，防止操作过程中因牵拉使导管脱出。	10	8	6	2	
		4. 换药前听诊双肺呼吸音，充分吸痰，观察气道是否通畅，防止换药时痰液外溢污染。	5	4	3	2	
		5. 去除伤口敷料，动作轻柔，防止牵拉。	5	4	3	2	
		6. 打开换药包，分别倒入0.5%碘伏及生理盐水湿润棉球。	3	2	1	0	
		7. 消毒气切口周围皮肤及气管套管方法及顺序正确；	10	8	6	4	
		8. 垫无菌气切纱布，固定纱布，并注明换药的日期及时间。	5	4	3	2	
		9. 再次检查气切固定带松紧度，听诊双肺呼吸音，有无吸痰指针。	5	4	3	2	

续表

项目	总分	评分细则	评分等级				得分及扣分依据
			A	B	C	D	
操作后	16	1. 撤去用物，听诊双肺呼吸音，再次核对，协助患者取舒适体位。	5	4	3	2	
		2. 指导患者及家属气管切开伤口的护理方法和注意事项，预防并发症。	4	3	2	1	
		3. 整理床单位，用物处理正确。	4	3	2	1	
		4. 洗手，记录。	3	2	1	0	
综合评价	17	1. 严格执行无菌操作。	3	2	1	0	
		2. 告知到位，患者和 / 或家属知晓相关告知事项。	3	2	1	0	
		3. 患者的生命体征、血氧饱和度平稳。	3	2	1	0	
		4. 护士及时处理异常情况。	2	1	0	0	
		5. 护士操作轻柔、熟练、规范、节力。	3	2	1	0	
		6. 无相关并发症发生。	3	2	1	0	
提问	2	气管切开伤口换药注意事项有哪些？	2	1	0	0	
总分	100						

气管切开伤口换药注意事项有哪些？

（1）根据患者气管切开情况选择敷料。

（2）每天换药至少 1 次，保持伤口敷料及固定带清洁、干燥。

（3）操作中防止牵拉。

（4）拔管前后听诊双肺呼吸音。

（5）遵循无菌原则，避免碘伏渗入气切口内。

二十六、气管切开套管内套管更换及清洗

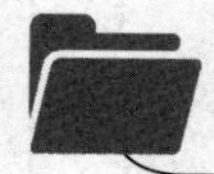

操作规程

（一）计划与实施

操作前

1. 护士：仪表规范、态度和蔼可亲，双人核对医嘱，洗手、戴口罩，告知患者操作目的、方法、注意事项及配合要点。
2. 物品：无菌气管切开内套管（型号适宜）、听诊器、一次性无菌手套、一次性清洁手套、弯盘、床旁吸痰装置，性能完好，放置合理。
3. 环境：安静、安全、舒适、整洁，光线充足，温湿度适宜。
4. 患者：了解目的、方法、注意事项及配合要点，取舒适体位。

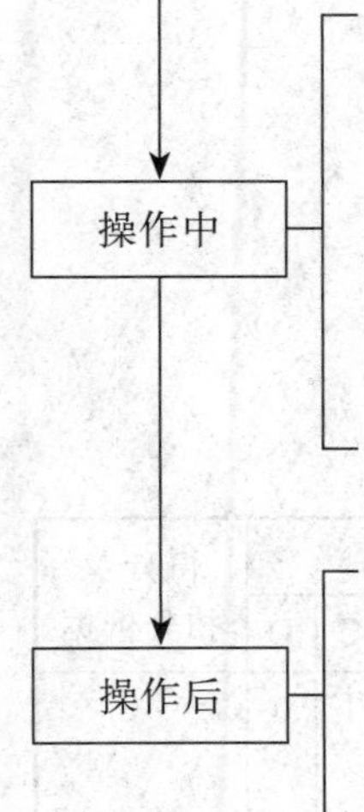

1. 携用物至患者床旁，核对患者姓名及腕带。
2. 协助患者取平卧或半卧位，头后仰，充分暴露颈部。
3. 评估患者呼吸、血氧饱和度，痰液颜色、形状及量，评估气管切开套管型号。
4. 听诊双肺呼吸音，充分吸痰。
5. 戴一次性清洁手套，旋转打开气管切开内套管卡口，取出气管切开内套管，放入弯盘内。
6. 更换无菌手套，将无菌气管切开内套管顺向放入外套管，旋转固定卡口。
7. 动态观察患者心率、呼吸及血氧饱和度变化。

1. 再次核对，协助患者取舒适体位。
2. 观察、询问感受，整理床单位。
3. 告知患者和家属不能触碰气管切开导管。
4. 整理用物，将更换后的气管切开内套管送供应中心集中消毒。
5. 洗手、记录

（二）评价

1. 严格执行无菌操作。
2. 告知到位，患者和 / 或家属知晓相关告知事项。
3. 患者的生命体征、血氧饱和度平稳。
4. 护士及时处理异常情况。
5. 护士操作轻柔、熟练、规范、节力。
6. 无相关并发症发生。

并发症预防与处理

（一）气切内套管堵塞

1. 预防

（1）按时更换气管切开内套管一次。

（2）对于痰液黏稠者，可酌情缩短更换气管切开内套管的时间。

（3）加强气道湿化，及时清除气道分泌物，防止内套管痰痂形成。

2. 处理

（1）立即更换消毒气管切开内套管。

（2）加强气道湿化，予吸痰，清除气道内痰痂。

（3）观察患者生命体征、血氧饱和度变化。

（二）感染

1. 预防

（1）操作前后严格执行手卫生和无菌操作原则。

（2）操作前检查消毒气管切开内套管是否达到灭菌要求，包装有无破损，有无过期。

（3）消毒供应中心按规范对气管切开内套管进行清洗、消毒。

2. 处理

(1) 严密监测患者体温、血常规等感染指标。

(2) 遵医嘱合理使用抗生素，观察药物作用及副作用。

(3) 加强翻身、叩背，及时清除气道分泌物。

操作考核评分标准

更换气管切开套管内套管操作考核评分标准

项目	总分	评分细则	评分等级				得分及扣分依据
			A	B	C	D	
操作前	15	1. 护士：仪表规范、态度和蔼可亲，双人核对医嘱，洗手、戴口罩，告知患者操作目的、方法、注意事项及配合要点。	3	2	1	0	
		2. 物品：准备齐全，性能完好，物品放置合理。	3	2	1	0	
		3. 环境：安静、安全、舒适、整洁，光线充足，温湿度适宜。	4	3	2	1	
		4. 患者：了解目的、方法、注意事项及配合要点，取舒适体位。	5	4	3	2	
操作中	50	1. 携用物至患者床旁，核对患者及腕带。	5	1	0	0	
		2. 协助患者取平卧或半卧位，头后仰，充分暴露颈部。	5	4	3	2	
		3. 评估患者呼吸、血氧饱和度，痰液颜色、形状及量，评估气管切开套管型号。	6	4	3	2	
		4. 听诊双肺呼吸音，充分吸痰。	6	5	4	4	
		5. 戴一次性清洁手套，旋转打开气管切开内套管卡口，取出气管切开内套管，放入弯盘内。	10	8	6	4	
		6. 更换无菌手套，将无菌气管切开内套管顺向放入外套管，旋转固定卡口。	10	8	6	4	
		7. 动态观察患者心率、呼吸及血氧饱和度变化。	8	6	4	2	
操作后	18	1. 再次核对，协助患者取舒适体位。	3	2	1	0	
		2. 观察、询问感受，整理床单位。	3	2	1	0	
		3. 告知患者和家属不能触碰气管切开导管。	4	3	2	1	
		4. 整理用物，将更换后的气管切开内套管送供应中心集中清洗消毒。	5	4	3	2	
		5. 洗手、记录。	3	2	1	0	
综合评价	15	1. 严格执行无菌操作技术。	3	2	1	0	
		2. 告知到位，患者和 / 或家属知晓相关告知事项。	2	1	0	0	
		3. 患者的生命体征、血氧饱和度平稳。	3	2	1	0	
		4. 护士及时处理异常情况。	2	1	0	0	
		5. 护士操作轻柔、熟练、规范、节力。	2	1	0	0	
		6. 无相关并发症发生。	3	2	1	0	
提问	2	气管切开内套管更换的注意事项有哪些？	2	1	0	0	
总分	100						

气管切开内套管更换的注意事项？

（1）操作中保持呼吸通畅，取出和放回套管时动作轻柔。

（2）患者不合作或有意识障碍时，适当约束肢体，防止自行拔管造成窒息或大出血。

（3）在取出内套管时，另一只手应固定好外套管，以防脱出。

（4）每 8h 清洗内套管一次，必须彻底清除内套管内壁的痰痂。

参考文献

[1] 中华人民共和国卫生部 .《关于印发<临床护理实践指南 (2011 版)>的通知》(卫医政发〔2011〕55 号).

[2] 李小寒 , 尚少梅 . 基础护理学 [M]. 6 版 . 北京 : 人民卫生出版社 , 2017.

[3] 覃继红 , 潘畅 , 黄燕平 , 等 . 3MCaVilon 液体敷料联合护理干预预防电极片过敏的应用效果观察 [J]. 实用临床护理学杂志 , 2016, 1(01):145-146.

[4] 张建霞 . 动脉血标本分析前阶段护理质量控制 . 中国护理管理 , 2011, 11(8):19-22.

[5] Susan B, Kevin D, Christopher M, et al. Procedures for the collection of arterial blood specimens; approved standard-fourth edition[J]. Clinical and Laboratory Standards Institute, 2004, 24(28):GP43-A4.

[6] 王斌 , 安友仲 . 当前对动脉导管相关性血流感染的认识 [J]. 中华危重病急救医学 , 2016, 28(5):478-480.

[7] Organization GWH, Committee WGAB. Antiretroviral therapy for HIV infection in adults and adolescents:commendations for a public health approach:2010 revision. Geneva:World Health Organization, 2010.

[8] 江智霞 . 护理临床实习指南 [M]. 北京 : 人民军医出版社 , 2007.

[9] 文艳秋 . 实用血液净化护理培训教程 [M]. 北京 : 人民卫生出版社 , 2010.

[10] 遵义医科大学附属医院护理部主编 . 临床护理操作规程及常见并发症预防与处理 , 2018

[11] 白国欣 , 高平 , 张培花 , 等 . 对持续中心静脉压监测患者并发症的观察及护理 [J]. 医学研究与教育 , 2015, 32(2):58-60.

[12] 秦岭 , 王艳 . 中心静脉压测定并发症的预防及护理 [J]. 中国临床研究 , 2012, 25(01): 90-91.

[13] 谷智慧 , 陈伟 . PICCO 在重症休克患者治疗中的应用与护理 [J]. 实用临床护理学电子杂志 , 2019, 4(18):38-41.

[14] 邵小平 . 实用急危重症护理技术规范 [M]. 上海 : 上海科学技术出版社 , 2020.

[15] 李云艳 , 蒋昌毅 . 注射器冲洗尿管只进抽吸不出的原因及处理 [J]. 临床医药文献电子杂志 , 2017, 4(83):16346-16347.

[16] 中国腹腔重症协作组 , 中国人民解放军东部战区总医院重症医学科 , 浙江大学医学附属邵逸夫医院重症医学科 , 等 . 重症患者腹内压监测与管理专家共识 [J]. 中华消化外科杂志 , 2020(10):1030-1037.

[17] 顾朝丽 . 腹内压监测护理体会 [J]. 当代护士 , 2008(12): 70-71.

[18] 向艳 , 王丽竹 . ICU 患者经膀胱行腹内压监测时的影响因素研究进展 [J]. 当代护士 , 2018, 25(06):15-18.

[19] 蒋合凤 . 腹内压监测的临床应用及护理研究进展 [J]. 华夏医学 , 2020, 33(2):193-194.

[20] 中国医师协会神经外科医师分会 , 中国神经创伤专家委员会 . 中国颅脑创伤颅内压监测专家共识 [J]. 中华神经外科杂志 , 2011, 27(10):1073-1074.

[21] 中华医学会神经外科学分会 , 中国神经外科重症管理协作组 . 中国神经外科重症管理专家共识 (2020 版)[J]. 中华医学杂志 , 2020, 100(19):1443-1458.

[22] 张建宁 , 王任直 , 胡锦 . 神经外科重症监护手册 [M]. 北京 : 人民卫生出版社 , 2016:133-152.

[23] 孙琪，金志鹏．2020 年美国心脏协会心肺复苏及心血管急救指南．中华实用儿科临床杂志，2021, 36(5):321-328.

[24] 张波，桂莉．急危重护理学 [M]. 4 版．北京：人民卫生出版社，2017.

[25] 许虹．急救护理学 [M]. 2 版．北京：人民卫生出版社，2016.

[26] 金静芬，刘颖青．急诊专科护理 [M]. 北京：人民卫生出版社，2019.

[27] 中国医师协会急诊医师分会，中国人民解放军急救医学专业委员会，中国医师协会急诊医师分会急诊外科专业委员会．止血带的急诊应用专家共识 [J]. 中华急诊医学杂志，2020, 29(06):773-779.

[28] 潘伟平，林嘉旋，安静怡，等．咳痰困难患者有效排痰方法的实践 [J]. 护士进修杂志，2006(10):948-949.

[29] 李洁，杜美莲，詹庆元．胸部物理治疗新进展 [J]. 国际呼吸杂志，2007(13):1031-1035.

[30] 孙烯辉，杨丽，黄德斌，等．胸部综合物理治疗对机械通气患者脱机趋势的影响 [J]. 护理学杂志，2019, 34(15):25-28.

[31] 江智霞，王万玲，张咏梅．护理技能实训与创新性实验：基础护理技术．北京：人民卫生出版社，2020.

[32] 肖亚茹，黄素芳．人工气道内吸痰护理的研究进展 [J]. 护理研究，2018, 32(16):2504-2508.

[33] 姜曼，敖薪．人工气道管理标准的研究与应用现状 [J]. 中华护理杂志，2016, 51(12):1479-1482.

[34] 中华医学会呼吸病学分会呼吸治疗学组．成人气道分泌物的吸引专家共识 [J]. 中华结核和呼吸杂志，2014, 37(11):162-164.

[35] 毕红月，王欣然，韩斌如．气管内吸痰术的研究与应用进展 [J]. 中国护理管理，2014, 14(07):775-777.

[36] 邵小平，杨丽娟，叶向红．急危重症护理技术规范 [M]. 上海科学技术出版社，2019.

[37] Hojiat Pourfathi, HAleh Farzin. An experience:An oropharyngeal airway with an unique feature[J]. J Clin Diagn Res, 2017, 11(6):UL01.

[38] 徐瑾．危重病患者气道护理的研究进展 [J]. 中华现代护理杂志，2011, 17(21):2596-2598.

[39] 中华医学会神经外科学分会．中国神经外科重症患者气道管理专家共识 (2016)[J]. 中华医学杂志，2016, 96(21):1639-1642.

[40] 杜世正，胡雁．人工气道护理的循证实践 [J]. 上海护理，2013, 13(4):88-94.

[41] 房丽，臧明洁．机械通气患者人工气道湿化的研究进展 [J]. 中国实用护理杂志，2017. 33(4):88-85.

[42] 路明惠，王淑芳，魏力，等．持续气囊压力监测预防呼吸机相关性肺炎效果的 Meta 分析 [J]. 循证护理，2020, 6(11):1155-1161.

[43] 汪红辉，耿爱香．人工气道气囊压力管理研究进展 [J]. 天津护理，2019, 27(03):365-367.

[44] 蒙丽英，黄玲．成人机械通气患者气囊管理的护理研究进展 [J]. 现代医药卫生，2020, 36(10):1493-1495.

[45] 赵邦术，刘新伟．比较研究气管导管套囊不同充气方法对导管套囊压与气管黏膜损伤的影响 [J]. 重庆医学，2014, 43(22):2862-2864.

[46] 郭加书，黄金剑，马岩伟．人工气道气囊压力管理研究进展 [J]. 中国实用医药，2010, 5(31):256-257.

[47] MASTERTON RG, GALLOWAY A, FRENCH G, et al. Guidelines for the management of hospital-acquired pneumonia in the UK:report of the working party on hospital-acquired pneumonia of the British Society for Antimicrobial Chemotherapy[J]. J Antimicrob Chemother, 2008, 62(1):5-34.

[48] 吴德军，熊晓华．气管插管后气囊上液与呼吸机相关性肺炎的相关性 [J]．临床医学，2007, 27(4):8-9.

[49] 宋宏，苏丹．气管导管气囊上滞留物清除时机与呼吸机相关性肺炎的相关性分析及对策 [J]. 护理实践与研究，2019, 16(14):5-8.

[50] 丘宇茹，王吉文，陈玉成，等．气囊上滞留物清除对预防呼吸机相关性肺炎的效果观察 [J]. 岭南急诊

医学杂志 , 2011, 16(01):67-68.

[51] 王伟芳 . 经口气管插管患者口腔护理研究进展 [J]. 大家健康 (学术版), 2016, 10(13):267-268.

[52] 柯燕燕 , 蒲萍 , 马丽萍 . 经口气管插管患者口腔护理操作流程的建立与应用 [J]. 护理学杂志 , 2017, 32(20):55-58.

[53] 蒲萍 , 马丽萍 , 柯燕燕 . 经口气管插管患者个性化口腔护理综合干预方案的运用效果 [J]. 解放军护理杂志 , 2017, 34(02):53-56.

[54] 王鹏霄 . 新危重监护治疗技术 [M]. 济南 : 山东科学技术出版社 , 2001:245.

[55] 胡艳 , 王海燕 , 袁映红 , 等 . 集束化护理对气管切开患者切口感染的预防效果评价 [J]. 中华医院感染学杂志 , 2015, (10):2337-2339.

[56] 闫秀芹 . 气管切开术后并发症原因分析及护理对策 [J]. 淮海医药 , 2018, 36(2):235-237.

[57] 徐庆庆 , 张爱华 , 崔清洁 . 金属气管内套管的清洗工具研究进展 [J]. 当代护士 , 2019 26(8):13-15.

[58] 中华护理学会团体标准 T/CNAS 03-2019. 气管切开非机械通气患者气道护理 .